现代麻醉基础与临床

主 编 宋光明 张 楠 刘宏武 王远军
马 骁 阳志全 王志斌 范向凯

中国海洋大学出版社
·青岛·

图书在版编目（CIP）数据

现代麻醉基础与临床 / 宋光明等主编. —青岛：
中国海洋大学出版社,2019.12
ISBN 978-7-5670-2488-5

Ⅰ.①现…　Ⅱ.①宋…　Ⅲ.①麻醉学　Ⅳ.①R614

中国版本图书馆 CIP 数据核字(2020)第 059698 号

出版发行	中国海洋大学出版社
社　　址	青岛市香港东路 23 号　　　　邮政编码　266071
出 版 人	杨立敏
网　　址	http://pub.ouc.edu.cn
电子信箱	369839221@qq.com
订购电话	0532—82032573(传真)
策划编辑	韩玉堂
责任编辑	赵　冲　矫　燕　　　　电　　话　0532—85902349
印　　制	北京虎彩文化传播有限公司
版　　次	2020 年 5 月第 1 版
印　　次	2020 年 5 月第 1 次印刷
成品尺寸	185 mm×260 mm
印　　张	19.5
字　　数	483 千
印　　数	1～1000
定　　价	118.00 元

发现印装质量问题,请致电 18600843040,由印刷厂负责调换。

前　言

　　麻醉学是临床麻醉学与治疗学相结合的一个边缘学科。过去人们对它认识不足,片面认为麻醉科的业务范围只局限于临床麻醉,实际上麻醉科是临床医学二级学科一级临床科室。随着麻醉学迅速的发展,麻醉治疗对于挽救患者生命起到了举足轻重的作用,越来越多的人开始认识到麻醉治疗的重要性。正是在这种背景下,我们组织编写了《现代麻醉基础与临床》,希望对临床麻醉治疗有一定的推进作用。

　　本书介绍了临床常用的麻醉药物、麻醉技术、各系统临床常见病症的麻醉治疗及关于疼痛的治疗。本书由具有较深厚专科理论知识和较丰富临床经验的麻醉与重症护理专业人员编写,在内容上讲究实用性和科学性。希望本书能够成为对各专业的临床医师及麻醉医师有益的参考书。

　　由于我们水平有限,加之医学科学发展迅速,书中难免存在不妥之处,希望广大医学工作者能提出宝贵的意见,以便我们今后改进和修订。

编者

2019 年 12 月

目　录

第一章　麻醉用药

第一节　静脉麻醉药概述

经静脉注射进入体内,通过血液循环作用于中枢神经系统而产生全身麻醉作用的药物,称为静脉麻醉药。也可经其他途径给予,如肌内注射。静脉麻醉药的作用取决于其在体内的分布、代谢及排泄三个过程。

理想的麻醉药应包含以下特点:①具备镇痛效应;②对重要生理机能及保护性反射干扰较小;③使用时安全、可靠,闲置时无污染、无燃烧、无爆炸,对人体无过敏性、不致吐、无心律失常及颅内压增高等不良反应;④舒适的清醒过程及迅速、完全的恢复,代谢产物中性化及迅速排泄;⑤起效迅速、作用安全,要求一个臂—脑循环时间就能起效,与其他药物无相互作用且对注射部位无损害;⑥具备肌肉松弛特性。

目前,尚无一种药物在安全浓度下可同时满足以上要求,常需多种药物配伍才能达到满意的麻醉状态。其中包括麻醉诱导、维持、清醒及恢复四个阶段。

静脉麻醉药的优点:①起效迅速、麻醉效能强。大多经一个臂—脑循环时间即可发挥麻醉效能。静脉麻醉的麻醉深度与给药的剂量有很好的相关性,给予适当剂量的麻醉药可很快达到气管插管和外科操作所要求的麻醉深度。②患者易于接受。静脉全麻醉不刺激呼吸道,静脉注射不适感短暂、轻微。③静脉麻醉实施相对简单,不需要特殊的麻醉环境。④无手术室污染、燃烧和爆炸的潜在危险,有利于保证工作人员和患者的生命安全。⑤麻醉效应可以逆转。现代新型静脉麻醉药的突出特点是有特异性拮抗剂,如纳洛酮可以拮抗阿片类药物的全部效应。静脉麻醉药的缺点:①可控性较差。药物的消除依赖患者的肝、肾功能及内环境的稳定。如果药物相对或绝对过量,则术后苏醒延迟。②静脉麻醉多数采用复合用药方法。迄今为止,尚不能通过单一用药达到理想麻醉状态,一般要复合使用镇痛药和肌肉松弛药。③随着用药速度及剂量的增加,对循环和呼吸系统都有一定程度的抑制作用。

第二节　常用静脉麻醉药

一、巴比妥类麻醉药

(一)硫喷妥钠

1. 简介

硫喷妥钠(Thiopental Sodium)又称戊硫巴比妥钠,是超短效巴比妥类静脉全麻药,为淡黄色粉末,具有大蒜样气味,有吸湿性,溶于水,部分溶于酒精。临床使用时配制成 2.5% 的水溶液,pH 为 10.6,室温下不稳定,放置时间过长会分解,24 h 后微混浊,加热后出现沉淀。它与酸性药物及氧化剂不兼容,因此许多抗生素、肌肉松弛药和镇痛药均不应与其混合使用。

2.药理作用

作用原理是靠增强脑内抑制性递质 γ-氨基丁酸(GABA)的抑制作用,阻碍谷氨酸盐应有的效应。这样干扰了神经冲动的膜传递,通过对突触后抑制的影响,使冲动向丘脑与皮层的传递减慢或停止。临床表现有呼吸抑制、反射迟钝、血压降低、心排出量减少、脑脊液压略下降,用量过大时可影响心肌收缩力。小剂量静脉注射有镇静、催眠作用;剂量稍大(3~5 mg/kg)时,20 s 内即可使患者入睡,作用时间为 15~20 min。

3.临床药理

由于硫喷妥钠的高脂溶性,静脉注射后极易透过血脑屏障。常用剂量一次静脉注射后,30 s 后在颅内达到有效浓度。血药浓度与剂量直线相关。作用恢复迅速,主要是依靠在体内的再分布,80% 与血浆蛋白结合,大量蓄积于肌肉和脂肪,最终脂肪内浓度可高出血药浓度 6~12 倍。绝大部分经肝脏代谢、转化和降解,但速度很慢。成人的排泄半衰期为 10~12 h,儿童为 6 h。仅极少量(1%~2%)以原形随尿排出。容易通过胎盘并出现于乳汁中。

该药起效快、苏醒迅速,具有一定的脑保护作用。它可以使脑血管收缩、减少脑血流、降低颅内压,还可以降低脑代谢率、减少脑组织耗氧。适用于颅脑外科手术的麻醉。缺点是麻醉效果不完善,基本没有镇痛作用,小剂量反而使痛阈降低。对神经—肌肉接头没有影响,不产生肌松作用。

与其他药物的相互作用随药物类别而异,主要表现在以下几个方面:①与中枢神经抑制药合用,反射抑制可更明显,呼吸功能抑制加深,苏醒时间延长。②与氯胺酮合用,可出现低血压、呼吸浅慢,两者均应减量。③与硫酸镁合用,可加深中枢抑制。④与吩噻嗪类药物如异丙嗪合用,在血压下降过程中可出现先兴奋后抑制的现象。

4.临床应用

①全麻诱导:常用剂量为 4~6 mg/kg,辅以肌肉松弛药即可完成气管内插管,但不宜单独用于气管内插管,容易引起严重的喉痉挛。②短小手术的麻醉:如脓肿切开引流、血管造影等,静脉注射 2.5% 溶液 6~10 mL。③控制惊厥:静脉注射 2.5% 溶液 2~3 mL。④小儿基础麻醉:深部肌内注射 2.5% 溶液 15~20 mg/kg。一定要深部肌内注射,皮下注射可引起组织坏死,动脉内注射可引起动脉痉挛、剧痛及远端肢体坏死。

5.不良反应

清醒不完全,脂肪中药物浓度可比血浆中高 11 倍,因此在全麻苏醒期脂肪中储存的硫喷妥钠可能重新释放入血,并再次透过血脑屏障,使患者发生再"抑制"。硫喷妥钠浅麻醉时由于交感神经抑制而使副交感神经相对占优势,可以引起喉部和支气管平滑肌的应激性增高,诱发喉痉挛、气管痉挛及呼吸道分泌物增多。抑制延髓和脑桥的呼吸中枢,主要表现为潮气量减少,深麻醉时可以导致呼吸停止。硫喷妥钠可选择性抑制交感神经节的传导,产生中枢性的血压下降,剂量过大、注射速度过快、患者已经处于失血性休克状态或心脏代偿功能低下、使用受体阻滞剂者,循环功能可能产生严重抑制,血压可能严重下降。也有过敏性反应、溶血反应及肾衰竭的报道。能透过胎盘屏障,如孕妇使用剂量大引起胎儿窒息。如果配制浓度大(5%)常引起血栓性静脉炎。

6.用法用量

通常配制成 2.5％的溶液,经静脉给药进行麻醉诱导。可按 4～6 mg/kg 剂量给予,10～15 s 内注射完毕,极量为 8 mg/kg,儿童剂量为 2～7 mg/kg。如单独使用本药维持麻醉,根据患者反应可重复用药或配制成 0.2％～0.4％的溶液持续输入,速度一般保持在 2～8 mg/min,最快 200 mg/min,但不可超过 4 min,每一次全麻的总量规定以 1.0 g 为限(0.5 g/h 为极量)。

治疗惊厥时,首次剂量 75～125 mg 静脉注射,必要时可加大至 250 mg。经直肠保留灌肠给药方式主要用于小儿基础麻醉或作为麻醉前用药,常用 5％的溶液 15～30 mg/kg,也可达 44 mg/kg,因效果不确切而较少使用。

肌内注射 2.5％的溶液 5～10 mg/kg(极量 30 mg/kg)因容易导致深层肌肉无菌性坏死,除特殊理由不用。中等剂量用药时,恢复迅速,但数小时内会有嗜睡及意识模糊。老人用量酌减,以免延长苏醒时间。有吸烟史、饮酒史或服用其他麻醉药物史者酌情增量。

(二)美索比妥

1.简介

美索比妥(Methohexital)又称甲己炔巴比妥,是短效巴比妥类静脉麻醉药,黄白色粉末,无味,有吸湿性,微溶于水、酒精、氯仿等,呈碱性。熔点为 92 ℃～96 ℃。与许多酸性药物不兼容,常见的如某些抗生素、阿托品、哌替啶、芬太尼、吗啡、琥珀胆碱、箭毒及含硅酮的药物等,不应混合使用。水溶液室温下可保存 6 周,但葡萄糖溶液或其氯化钠盐溶液仅可保存 24 h。

2.药理作用

药理作用与硫喷妥钠大致相同,在体内有 76％为非解离型,较硫喷妥钠多,易通过血脑屏障,故发挥作用更快。循环抑制较轻,低血压少见,但肌震颤、咳嗽等不良反应发生率高于硫喷妥钠,麻醉前使用阿片类药物可减少其发生率。

3.临床药理

常用剂量一次静脉注射后,很快在脑内达到有效浓度,麻醉诱导快。其在体内很快代谢及重新分布到其他组织,作用恢复迅速。有轻微的肌肉松弛作用。其效力是硫喷妥钠的 3 倍,而作用时间是其 1/2,蓄积作用较硫喷妥钠轻。起效迅速,一个臂—脑循环时间即发生作用。恢复比硫喷妥钠快,停药后 3 min 开始,但仍有嗜睡。代谢主要经肝脏的脱甲基和氧化作用,产物经肾小球滤过排出。与其他巴比妥类药物不同,在体内再分布时,在脂肪组织中并不能达到很高浓度。排泄半衰期是 1.5～4.0 h。

4.临床应用

适用于全麻的诱导、短小手术的基础麻醉及关节脱位的复原操作,也用于催眠。有癫痫史或哮喘发作者慎用或不用。

5.不良反应

与硫喷妥钠类似,麻醉诱导期可出现咳嗽、喷嚏、喉痉挛、支气管痉挛、打嗝等。异丙嗪可增加其不自主肌肉活动的发生率。儿童中经保留灌肠给药偶有恢复期麻醉反复的报道,再次出现反射减弱、消失及呼吸抑制。在口腔科门诊短小手术的应用报道中,7％的患者用药后出现多动症状;5％的患者出现不同程度的呼吸抑制;1.5％的人有不自主哭泣;1％发生注射部位疼痛,其中 1/10 血栓形成;0.2％的患者有过敏反应。正常人中诱发癫痫样发作的约为 6/10 万。

6. 用法用量

通常经静脉给药作为麻醉诱导，配制成 1% 的溶液注射，剂量为 50～120 mg (1～1.5 mg/kg)，按 10 mg/5 s 的速度注入。视麻醉深浅可间断追加药物，4～7 min 重复一次，每次 20～40 mg。需连续输入或滴入时，应配制成 0.2% 的溶液。使用前应注意药品有无变质，水溶液混浊或有沉淀时应弃之。

二、非巴比妥类麻醉药

(一)依托咪脂

1. 简介

依托咪脂(Etomidate)又名乙咪脂。为白色结晶粉末，熔点为 116 ℃～118 ℃。可溶于水、水与丙二醇(propylene glycol)或聚乙二醇(polyethylene glycol)的混合液中。其合成物均为左右混旋体，仅右旋体有催眠和麻醉作用。注射剂是以本药 20 mg 先溶于 3.5 mL 丙二醇中，然后用磷酸盐缓冲剂稀释至 10 mL，pH 为 6.0～8.1，封于瓶中备用，可储存两年。水溶液不稳定，24 h 即分解。目前已有该药的脂溶性新剂型上市，可减少注射疼痛。

2. 药理作用

作用类似中枢性抑制物 GABA，镇痛效应不明显。催眠量可产生皮层下位抑制，出现新皮层样睡眠，脑干网状结构的激活和反应处于抑制状态。其主要优点是起效快、时效短；苏醒迅速、完全、平稳；呼吸抑制轻微、短暂；对心肌收缩力影响较小，仅外周血管稍有扩张；不释放组织胺；无变态反应；对肝、肾无毒；体内无明显蓄积。与硫喷妥钠一致，能减少脑血流量及降低颅内压。其强度是戊炔巴比妥钠的 4 倍、硫喷妥钠的 12 倍。

3. 临床药理

成人静脉注射 0.3 mg/kg 后，1 min 内即可使脑组织内浓度达到(1.5±0.35) μg/g，高于血药浓度，从脑组织中迅速分布到全身其他组织(二室或三室分布)，而且迅速代谢，但过程复杂。2 min 出现于肺、肾、肌肉、心和脾等组织，7～28 min 达脂肪、睾丸和肠胃。78% 与清蛋白、3% 与球蛋白结合，作用时效 30～75 min，消除半衰期为(3.88±1.11) h。本药主要在肝内降解，初始 30 min 内最快，但 6 h 尚未完全。降解产物的 64.3% 与血浆蛋白结合，无药理效应，第一天内经肾脏排泄用量的 75%，其中 85% 代谢产物。部分经胆汁排泄。

4. 临床应用

经静脉给药用于麻醉诱导，起效快，作用强，清醒迅速而完全，优于硫喷妥钠。没有镇痛作用，单次剂量可维持麻醉 6～10 min，还可与其他药物配合用于复合麻醉的维持。术前给予阿片类镇痛药可减少肢体非自主活动的发生率。由于用药后体内皮质激素释放量减少，促皮质激素的效应消失，遇有免疫抑制和脓毒血症者以及进行器官移植术时应格外慎重或禁用。

5. 不良反应

可出现轻重不同的、不能自制的肌肉僵直或阵挛，左右对称或仅限于一侧，与芬太尼合用时，约有 32% 的患者(22.7%～63%)发生，肌肉松弛药可预防发作。注射部位疼痛可随选择前臂大静脉注射而减少。偶见恶心、呕吐、心律失常、呼吸频率变化及一些高敏反应。对于肾上腺皮质功能低下者，使用前应酌情补充皮质激素。

6. 用法用量

一般剂量为 0.15～0.3 mg/kg，缓慢注入(30～60 s)。复合全麻维持时，成人一般为

$0.2\sim0.3$ mg/(kg·min)。10 岁以下儿童用量酌情调整。

（二）咪唑安定

1.简介

咪唑安定（Midazolam），又称咪达唑仑，商品名速眠安（Dormicura），以盐酸盐形式存在。与同类药（安定）相比，具有良好的水溶性、稳定性，注射无痛，短效、作用迅速，代谢物活性低等特点。有良好的抗焦虑、镇静、催眠、抗惊厥及中枢性肌松作用，属于镇静类静脉全麻药。

2.药理作用

作用机制尚未完全阐明，可能和大脑皮层中的受体有关。现在认为其通过占据有关受体参与 GABA 复合物的组成，释放至神经裂隙后激发突触后膜氯通道开放，临床表现出不同的效应取决于占据受体的不同。受体在中枢分布较广，如嗅球、脑皮质、小脑、海马回、黑质、下丘等部位密度较高，而纹状体、低位脑干和脊髓中密度较低。一般认为受体占据达 20% 时产生抗焦虑作用，镇静时需要 30% 的受体受到影响，意识消失至少应有 60% 的受体被占据。咪唑安定的效力强度是安定的 $3\sim4$ 倍。

3.临床药理

近年来咪唑安定用于临床麻醉中较广泛的原因是其具有较好的水溶性，同时具有良好的脂溶性，是目前镇静药中起效迅速、苏醒较快的一种。静脉注射后迅速进入脑脊液，数分钟内脑脊液和血浆药物浓度达到平衡，药物进入脑组织。该药血浆浓度 40 ng/mL 时开始出现效应，80 ng/mL 时表现催眠作用，$100\sim200$ ng/mL 出现最大效应，达到麻醉稳定状态为400 ng/mL。单次静脉注射后分布半衰期为 (0.30 ± 0.24) h，消除半衰期为 (2.0 ± 0.8) h。主要经肝脏代谢，中间产物活性较低，大部分以葡萄糖醛酸结合物的形式由尿排出。新生儿、老年人及肝功能障碍者延长。口服利用率较低，肌内注射后生物利用度为 $80\%\sim90\%$。

4.临床应用

可作为催眠镇静用药、术前用药、麻醉诱导、维持用药等。与地西泮相比，注药后体内蓄积作用较轻，清醒迅速，因其对循环系统干扰较轻，如对外周阻力及心室收缩功能影响较小，比较适用于心功能较差的患者或心脏手术患者的麻醉。随着镇静药的拮抗药氟马西尼的出现，使用比较安全。

5.不良反应

使用后困倦、嗜睡及共济失调是常见的不良反应，由于本身固有的中枢性肌肉松弛作用，用量及用法不当可出现呼吸道梗阻或呼吸抑制。

6.用法用量

作为术前用药时，肌内注射 $0.07\sim0.15$ mg/kg，$10\sim15$ min 产生镇静效应，$30\sim40$ min产生最大效应，60 min 作用逐渐消退。可用于麻醉诱导，产生睡眠和遗忘，但无镇痛作用，给予 $0.15\sim0.2$ mg/kg 诱导剂量引起的意识消失作用不如硫喷妥钠。大部分患者注药后 120 s内产生睡眠，老年及危重患者以小于 0.15 mg/kg 为宜。因其本身没有镇痛作用，手术中应合用麻醉性镇痛药。麻醉维持中若必要可按 0.05 mg/kg 的剂量追加，或采取持续输入法给药，速度为 $1\sim2$ μg/(kg·min)。根据辅助用药、手术种类及患者情况不同，用量和输注速度应有改变。目前，咪唑安定已作为全凭静脉麻醉（total intravenous anesthesia，TIVA）的基础用药用于不同类型手术中。

ICU 患者镇静，ICU 机械通气患者常需要用药物保持镇静、控制躁动。一般每小时

1～3 mg即可获得稳态镇静浓度。老年患者及 ASA Ⅲ 级的重危患者其用量至少减少 20%。一般认为小于 0.07 mg/kg 时不会引起严重并发症。

(三)氯胺酮

1.简介

氯胺酮(Ketamine Hydrochloride)又称开他敏,是非巴比妥类静脉全麻药,白色结晶粉末,具轻微特殊气味,1.15 mg 盐酸氯胺酮相当于 1 mg 纯氯胺酮碱。

2.药理作用

镇痛作用主要是因其对丘脑内侧核选择性抑制产生的,虽然脊髓网状结构束的上行传导受阻,但脊髓丘脑束的传导并未完全停止,故表现为情感淡漠,对躯体的刺激不能定位。而且躯体痛觉有所减轻,但内脏痛改善有限。其是否增强了中枢抑制物质 GABA 的作用,并作用于吗啡受体尚不能肯定。静脉注射氯胺酮进入麻醉状态后,丘脑与新皮层之间通路阻断,但丘脑和边缘系统的活动并未减低,患者表现为眼似乎睁开,眼球震颤,角膜反射、对光反射依然存在,遇到强刺激时肌张力增高,呈僵直状,似乎还会做有意识的动作,但已无痛觉,这就是通常所称的麻醉分离状态。

3.临床药理

成人静脉注射 1～2 mg/kg,15 s 出现知觉分离,30 s 进入全麻状态,可维持 5～10 min。肌内注射 5～10 mg/kg,3～4 min 达到麻醉,可持续 12～25 min,相比静脉给药苏醒要慢。一般肌内注射 4～6 mg/kg,对于年龄在 2 岁以内的婴幼儿,因体液量相对较大,剂量可增大至 10 mg/kg。视手术过程可间断给药维持麻醉,亦可配成溶液连续输入。

本药在体内分布容积广,静脉注射后首先进入脑组织表现其麻醉特性,恢复过程是通过重新分布到外周组织如肝、肺和脂肪内,经肝脏内代谢、生物转化降解,生成一些具有其他活性的代谢产物而完成。有人认为这些中间产物可能是引起不良反应的根源。其他代谢旁路包括环己酮环的羟基化及葡萄糖醛酸的轭合作用。分布半衰期($t_{1/2\alpha}$)为 10～15 min,消除半衰期($t_{1/2\beta}$)约为 2.5 h。可透过胎盘,进入胎儿循环。绝大部分经肾脏排到体外。

4.临床应用

适用于无须肌肉松弛的短小手术,尤其是烧伤后的清创、植皮与换药等。也可经静脉给药用于全麻诱导或肌内注射作为小儿的基础麻醉,还可与其他药物合用维持麻醉。慎用于急慢性酒精中毒、心功能代偿欠佳、眼球破裂、眼压过高、脑脊液压过高、精神异常及甲状腺功能亢进危象发作者。禁用于严重高血压、心力衰竭及近期心肌梗塞患者。

5.不良反应

静脉注射后 85% 以上的患者有血压升高及心率增加,但也可出现不寻常的低血压、心动过缓、心律不齐。给药速度过快或用药量较大时可抑制呼吸功能,表现为呼吸减慢、窒息、喉痉挛等。用药后肌肉张力增高,肌肉异常收缩偶见,极少有癫痫样发作。也可出现复视、眼球震颤、恶心、呕吐、流泪、多涎、眼压及脑脊液压增高。注射部位疼痛及皮肤痒疹时有发生。反复多次给药会出现快速耐药性,需要量逐渐加大。恢复期可有噩梦、意识模糊、幻觉或不理智的行为等,青壮年多见,而且表现强烈。其中行为心理的恢复需要一定时间,24 h 内避免需要思维和精密操作的工作。

6.用法用量

通常经静脉给药进行麻醉诱导,成人剂量为 1～2 mg/kg,缓慢注入(>60 s)。按

$10\sim30\ \mu g/(kg\cdot min)$的速度连续静脉滴注或经输液泵输入用于麻醉维持。轻度肌肉强直或阵挛一般可自行消退，重症时可辅加安定$[5\ \mu g/(kg\cdot min)]$。用于一般止痛时，成人单次静脉注射剂量为$0.2\sim0.7\ mg/kg$，然后可按$0.005\sim0.02\ \mu g/(kg\cdot min)$的剂量持续静脉点滴，也可肌内注射$2\sim4\ mg/kg$后再静脉持续点滴。用于基础麻醉时，小儿肌内注射剂量是$4\sim8\ mg/kg$。使用中应注意个体差异对药效的影响。一次最大限用量，静脉注射量为$4.5\ mg/kg$，肌内注射量为$13\ mg/kg$。氯胺酮麻醉前应使用阿托品或其他合适的抗毒蕈碱类药物。

（四）γ-羟基丁酸钠

1. 简介

γ-羟基丁酸钠(Gama hydroxybutyric acid sodium salt)又名间位羟基丁酸钠，为白色细结晶粉末，易溶于水，$20\%\sim25\%$水溶液 pH 为$8.5\sim9.6$，可储存一年不混浊。

2. 药理作用

本药是微弱的中枢性抑制药，属于 GABA 的中间代谢产物，氨基被羟基替代。可透过血—脑屏障，转成 GABA 而干扰突触部位的冲动传递。常用量作用于大脑皮层灰质时可出现自然睡眠状态，遗忘明显，触觉反应消失时，角膜反应仍活跃，咽反射轻度抑制，瞳孔不大。量大时才抑制海马回、边缘系统及网状结构等活动。可能伴有副交感神经活动的轻微亢进，主要有心动缓慢、血压微升而后降、心排出量不变或略有减少、呼吸道分泌物增多，呼吸频率可减少至$8\sim16$次/分，出现潮式变化，而且潮气量相应增加。此时呼吸中枢对二氧化碳的敏感性并不降低。对肝、肾功能无影响，不改变骨骼肌的张力。本药没有镇痛作用。完全苏醒期较长，其间患者不能自理，部分可有轻度的精神错乱、狂躁、幻觉、兴奋或激动。有时会发生恶心、呕吐，个别患者出现大、小便失禁。

毒性较小，安全限度大。黄疸等肝功能不全者可使用。

3. 临床药理

在体内分布广，通过血脑屏障需要一些时间，脑组织中浓度仅为血浆的50%。起效慢，静脉注射后$10\sim15\ min$中枢性抑制才开始出现，$45\ min$后明显。静脉注射后$30\ min$血浆内即可检得代谢产物，$60\ min$血药浓度迅速下降，维持低浓度$2\sim3\ h$或更长。代谢途径与脂肪类似，有乙酸、乙醛、丙酮等过程。$80\%\sim90\%$分解成CO_2和水而排出，其余在$4\sim6\ h$内随尿排泄。与氟烷并用则苏醒时间延长，锥体束外系症状可能加重。有增强子宫收缩的作用。

4. 临床应用

主要用于全麻的诱导和维持，尤其是重危及衰弱患者，但恶病质患者仍需慎用。禁用于重症高血压、癫痫和严重的心脏传导阻滞等患者。

5. 不良反应

全麻诱导、维持和苏醒期间可出现锥体束外系症状，面部、手、趾和四肢的肌肉有不自主的震颤，注射速度快或用量过大时更多见，这是因为网状激活系统一过性活动过甚，多数自行消失，需要使用安定或硫喷妥钠缓解症状者并不多见。但谵妄、不自主活动严重者需及时使用其他全麻药予以制止。

静脉注射后$20\ min$血钾微降，$20\sim40\ min$达最低值，$60\ min$恢复正常。血钾下降程度有限，与用药量无关且仍在正常范围，因此无其他原因勿需补钾。心电图可出现 T 波平坦或倒置，甚至出现 U 波，回逆迅速，提示心脏传导系统或心肌收缩可能有轻微、短暂的抑制或减弱。

心律失常极少见。

6.用法用量

成人一次剂量为 60~80 mg/kg,小儿最多为 100 mg/kg,用 20%~25%溶液静脉注射或滴注,较长的手术可每隔 1~2 h 追加 40~60 mg/kg 不等。由于无镇痛效应,很少单独使用。

(五)异丙酚

1.简介

异丙酚(Propofcl)又名得普利麻(Diprivan)。自 20 世纪 80 年代初期将溶媒主要成分改为豆油、卵磷脂、甘油等后,静脉注射用制剂为白色乳状液,因为制剂的辅型剂中不含有抗菌剂,使用时应严格执行无菌技术,以免细菌生长。静脉注射前可用 5%葡萄糖溶液稀释,但不要低于 2 mg/mL。如采用聚氯乙烯的静脉输液管输注会降低此药的浓度。它可与 5%的葡萄糖、生理盐水或 5%的葡萄糖盐水混合使用。患者清醒时,为减轻注射部位的疼痛,可先注入少量利多卡因。

2.药理作用

异丙酚是一种起效迅速(30~50 s)、短效的全身静脉麻醉药。像许多全身麻醉药一样,对其作用机理了解甚少,镇痛效应不明显。主要优点是起效快、时效短、苏醒迅速、完全、平稳。临床剂量对呼吸抑制作用轻微,但应注意有时发生短暂的呼吸暂停;对循环功能有一定影响,血压下降程度与用药量、循环容量及患者本身的心功能有关,机制可能与外周血管阻力下降、心排出量减少、心肌抑制、压力感受器受到抑制有关。外周血管扩张诱发的反射性心动过速较少发生,可能由于迷走神经张力增加的缘故。异丙酚可使颅内压及眼压下降。对咽喉部反射的抑制有利于减轻咽喉部手术操作时的过激反应。与硫喷妥钠相比,其催眠作用强 1.8 倍。它不能抑制插管期的血液动力学反应。在体内无明显蓄积作用。

3.临床药理

静脉注射后,98%与血浆蛋白结合,以 2.5 mg/kg 的剂量给药,2 min 达峰值,维持时间为 10 min 左右。其代谢迅速,血内浓度的下降可用三室开放模型描绘。分布相迅速,$t_{1/2\alpha}$ 为 1.8~8.3 min,$t_{1/2\beta}$ 为 60~180 min。清除率是 1.5~2 L/min。由中央室向外周分布很快。清醒时血药浓度为 0.8 μg/mL。本药通过肝脏代谢成无活性的葡萄糖醛酸化合物和硫酸轭合物由尿中排泄,5 d 内 88%从肾脏排除,其中 0.3%以原形排出,2%从粪便排出。体内清除速度超过对肝血流量的估算,这点提示其在肝外也有代谢途径。临床肝移植的无肝期和体外循环均已证明其他代谢部位是胃肠消化道,代谢能力相当于肝脏的 10%。研究发现羊的肾静脉内本药浓度高于肾动脉,提示本药经过肾脏时有再合成的可能,但在人类中并未得到证实。

4.临床应用

用于 3 岁以上儿童与成人的全身麻醉中。静脉给药用于全麻诱导时,因为起效迅速,诱导期平稳,少有躁动而优于某些静脉麻醉药。同时可用于全身麻醉的维持中,特别是门诊的短小手术,因其完全、清醒的恢复特性更显示出优势。也可作为镇静药用于 ICU 的人工通气患者中(不超过 3 d)。由于蓄积作用较轻、清醒迅速而完全,明显优于目前常用的静脉麻醉药。已知对异丙酚过敏者禁用。目前尚无妊娠期使用异丙酚的足够经验,不主张在产科麻醉中使用。哺乳期妇女使用异丙酚后对新生儿的安全性尚无定论,应慎用。

异丙酚用于临床为时不久,但发展较快,目前它不仅作为 TIVA 的基础用药广泛用于不同手术麻醉中,还在其药代动力学及药效学研究基础上建立了靶控给药(target contro ued infusion，TCI）的 概 念，并 借 助 计 算 机 完 成 了 第 一 个 按 TCI 给 药 的 输 注 系 统"Diprifusor"TCI 系统。

异丙酚稀释后 6 h 内药效稳定。因其不含抗微生物的防腐剂,脂类溶媒有利于细菌生长,因此使用过程中应严格无菌操作,已开启的遗留药品不应保存。

5.不良反应

可能发生低血压和短暂的呼吸抑制。有个别报道用药后发生惊厥或角弓反张,癫痫患者应慎用。延长使用时有尿颜色改变的报道。给药后的过敏反应:如支气管痉挛、红斑、低血压等罕见。也有个别用药后发热的报道。注射静脉血栓形成或静脉炎罕见。

6.用法用量

静脉诱导剂量成人为 $1.5\sim2$ mg/kg,8 岁以下的健康儿童所需剂量略大。麻醉维持可采用分次追加法和连续输注法,根据临床需要追加用药,每次剂量 $25\sim50$ mg;在输注使用时,根据使用不同的其他全身麻醉药及不同病情,输注速度为 $4\sim12$ mg/(kg·min),儿童应用时输注速度为 $9\sim15$ mg/(kg·min)。在 ICU 中作为镇静药使用时,输注速度为 $1\sim4$ μg/(kg·min),但不用于儿童患者。高龄及 ASA 分级较差的患者使用时应酌情减量。脂肪代谢紊乱的患者及估计有脂肪超载的情况下,使用异丙酚时建议监测血脂水平,随时调整用量。同时合用其他含脂肪药物时,要酌减其量。

本节介绍的药物主要用于全麻诱导及复合麻醉的维持,以减少其他麻醉药用量。除氯安酮外,镇痛均不够完全,即使短小手术或有创的诊断性检查,除非利用其遗忘作用,很少单独使用。

应根据不同情况制订用药方案。对肾上腺皮质功能低下者,包括长期使用皮质激素者,麻醉后可出现低血压,因此围手术期给予激素治疗是必要的。长期使用其他药物,如阿司匹林、雌激素、单胺氧化酶抑制剂、抗凝剂及含锂的药物等患者在重大手术前,应酌情改变剂量或中止用药。

糖尿病、高血压等慢性疾病患者在术前也应适当调整用药计划。对合并心、肺、肝、肾功能异常者,使用全身麻醉药要慎重。

第三节 局部麻醉药概述

一、局部麻醉药的概念

局部麻醉药(local anesthetics),简称局麻药,是一类应用于局部神经末梢或神经干周围的药物,能暂时、完全和可逆性地阻断神经冲动的产生和传导,在神志清醒条件下使局部痛觉暂时消失。局麻药对各类组织都无损伤性。

二、局麻药的分类

1.根据化学结构分类

局麻药根据化学结构的不同分为酯类和酰胺类,常用的酯类局麻药有普鲁卡因、氯普鲁卡因和丁卡因;酰胺类局麻药有利多卡因、布比卡因和罗哌卡因。

2.根据临床分类

临床上常依据局麻药作用时效的长短将其分为短效局麻药,主要有普鲁卡因和氯普鲁卡因;中效局麻药,代表药为利多卡因;长效局麻药,主要有丁卡因、布比卡因和罗哌卡因。

三、局麻药的化学结构

局麻药均属于芳香基基团—中间链—胺基团构成的化合物。芳香基基团为苯核,是使局麻药分子亲脂疏水的主要结构。中间链可分别由酯链和酰胺链组成,决定局麻药的代谢途径并影响作用强度,前者为酯类局麻药,如普鲁卡因;后者为酰胺类局麻药,如利多卡因。酯类局麻药所含的对氨基化合物可形成半抗原以致引起变态反应;酰胺类则不能形成半抗原,故引起变态反应者极为罕见。

四、理化性质

合成的局麻药大多为结晶性粉末,难溶于水,且一旦暴露于空气中其化学性质很不稳定。但所有局麻药均为弱碱性,易与酸结合成盐,此种盐类易溶于水,化学性质稳定,目前临床常用的局麻药大多为盐酸盐。其盐酸盐属强酸性,除利多卡因 pH 为 6.5～7 之外,其余局麻药的 pH 均在 3～5 之间,因此注入组织后易解离成 4 价胺和氯离子,最终这种酸被组织缓冲碱所中和,使 pH 碱化为 7.0～8.0,这种碱化和缓冲作用增强了局麻药的显效速度和作用强度,并使其效能增加 4～8 倍,作用时间也延长。局麻药在酸性环境中无效或效价极低,炎症部位注射局麻药往往无效,因脓汁的 pH 为 5.0 左右。反之,过于碱化也可使局麻药效能降低,甚至失效。因此,只有在适当的 pH 范围内,局麻药才能发挥其效能。

五、构效关系

局麻药中凡属于相同系列的化合物,其化学结构的改变只引起不同生物学特性的量变,如麻醉效能、时效和代谢的速率;属于不同系列的化合物则具有不同的性质,如代谢方式和途径。地卡因与普鲁卡因在结构上的差别仅在于普鲁卡因的芳香环加丁基,如此不仅可显著增加其脂溶性,而且与蛋白质的结合力增加了近 10 倍,使其时效与毒性都有了明显的增强。在同类局麻药中,如果延长中间链,或在芳香基或胺基上增加碳原子,从而使整个分子量增加,都可增加其麻醉强度,但超过一定限度后又可降低其强度。

六、药物代谢动力学

局麻药通过吸收、分布、代谢和排泄四个过程消除。

1.吸收

进入组织后的局麻药可为细胞外液所稀释及为毛细血管所摄取,最终进入血流。注药部位、剂量、是否同时加用血管收缩药及药物本身的特性是决定局麻药吸收速率的主要因素,静脉注射吸收速度最快,黏膜表面麻醉时吸收速度仅次于静脉注射,咽喉部和气管、支气管黏膜的吸收速度相当于静脉注射速度,可能被肺泡气雾化成微粒迅速吸收,因重力作用,坐位比卧位更快。皮下和皮内注射吸收速度最缓慢,食管和胃黏膜对局麻药吸收作用不明显,还可被胃内酸性物质破坏。正常尿道黏膜吸收较慢,但黏膜被器械等擦伤时吸收很迅速,因此尿道黏膜表面麻醉引起中毒反应并非罕见。各部位注药后的血药浓度按以下顺序依次递减:肋间＞骶管＞硬膜外＞臂丛＞蛛网膜下隙＞皮下浸润。同一部位注药时，该部位的循环状况也可影响其吸收速率。

2.分布

局部注入的局麻药在体内的分布一般为三室模式。快速消散相（α）是人体高灌流器官对局麻药摄取的结果，通常以快速分布半衰期（$t_{1/2\alpha}$）表示。慢相分布（β）主要是低灌流器官对局麻药的摄取。局麻药的生物转化和排泄称为 γ 相。如果 $t_{1/2\gamma}$ 非常短，表示其生物转化速度非常快。局麻药的分布速度取决于器官血流量、体液 pH 值、药物的血浆蛋白及组织的结合率等。局麻药吸收后首先分布到高灌流器官如心、肺、脑、肝等处，称中央室；然后再分布到低灌流组织，如肌肉、脂肪和皮肤等，称周边室。随着局麻药在体内被组织、器官摄取，药物分布逐渐达稳定状态。

3.代谢和排泄

局麻药的代谢途径和速率与其化学结构有关。酯类局麻药主要通过血浆假性胆碱酯酶水解，代谢产物对氨基苯甲酸由肾脏排泄；二乙氨基乙醇大部分进一步分解代谢，最后随尿排出。也有小部分以原形排出。不同药物的代谢速率各不相同。肝功能严重受损、严重贫血或营养不良的患者，血浆内假性胆碱酯酶水平可能低下，以致局麻药的水解代谢速率降低，易发生毒性反应。酰胺类局麻药主要通过肝脏微粒体混合功能氧化酶和酰胺酶进行代谢，代谢过程比较复杂，代谢速率也慢。该类局麻药在肝内代谢的速率各不相同，代谢产物主要经肾脏排出，仅少量以原形随尿排出。利多卡因还有小部分可通过胆汁排泄。

七、药理作用

1.作用方式

局麻药通过四个步骤而发挥作用和维持麻醉状态。

（1）扩散：局麻药分子按浓度梯度进行移动，通过组织液、纤维组织、神经鞘及其他非神经组织，然后扩散到神经束。因此，局麻药显效速度与其浓度对数成正此，即浓度越大，扩散越快，显效越快，反之则慢。

（2）穿透：局麻药的脂溶性影响药效强度，由于神经膜是脂蛋白复合物，脂溶性高的局麻药易通过此膜。因此，脂溶性低的局麻药如普鲁卡因用于神经阻滞时必须用较高浓度才能有满意的效果，而脂溶性高的局麻药如布比卡因、地卡因等用 0.25%～0.75% 较低浓度就有较好效果，说明局麻药的脂溶性与药效强度之间有较明确的相关性。另外，局麻药的活性主要在于能透过神经膜的无荷电的碱基。局麻药的解离受 pH 影响，pKa 是解离后带电阳离子和不带电碱基分子数相等，即各占 50% 的 pH。

局麻药荷电的阳离子可溶于水而不溶于脂肪，而不荷电的碱基可溶于脂肪而不溶于水。pKa 决定局麻药的起效时间，pKa 越接近生理 pH（7.4），则起效就越快。甲哌卡因和布比卡因的 pKa 分别为 7.6 和 8.1，前者 pKa 较后者低，则前者起效较后者快。地卡因和普鲁卡因的 pKa 较利多卡因高，故起效较后者慢。

（3）分布：局麻药主要分布在神经细胞间隙、细胞膜和轴浆内，依据这些部位的 pH 差异和浓度梯度保持局麻药活性成分的动态平衡。对神经起阻滞作用的部位主要是细胞膜和轴浆，故局麻药到达细胞膜时产生部分阻滞，进入轴浆才产生完全阻滞。

（4）固定：局麻药的自由碱基有较大的游离分子，表面与神经纤维膜表面接触而起固定作用。当不带电荷的碱基穿透细胞膜进入带电荷及相对酸性的细胞浆内,在轴浆内解离成带正电荷的正好与细胞膜上带负电荷的受体结合,产生对神经的阻滞作用。

2.中枢神经系统

局麻药对中枢神经系统既有抑制作用也有兴奋作用。以局麻药毒性反应为例,虽然多数病例表现为兴奋型,呈现精神紧张、心血管活动亢进甚至惊厥等症状;但也有一部分患者表现为抑制型,呈现嗜睡、心血管活动衰减直至心搏停止等症状。如果先以全麻药使患者神志消失。虽给以"中毒"剂量的局麻药亦不致诱发兴奋症状;在此基础上,如果继续滴注适量的局麻药,即使全麻药的作用消退,患者仍可继续呈现抑制状态。

3.心血管系统

局麻药都有程度不同的抗心律失常作用,在中毒剂量时,局麻药可明显降低浦肯野纤维和心肌的最大去极化速率,降低心肌动作电位的幅度和传导速率,而静息电位无变化。随着剂量增加,室内传导时间延长,心电图表现 P-R 间期延长和 QRS 波增宽,最终抑制窦房结起搏功能,引起窦性心动过缓和窦性停搏,局麻药的直接负性肌力作用与血药浓度有关,不同局麻药的作用程度也不同。

其中以布比卡因的心肌抑制作用最为突出,常可达到难以逆转的程度,肾上腺素对局麻药的心肌抑制作用具有一定的拮抗作用。

酸中毒和低氧血症常可增强局麻药的负性肌力与降低心肌收缩速率的作用。与中枢神经系统对局麻药的反应相比,心血管系统具有更大的耐受性。

4.影响局麻药效能的因素

(1)剂量:剂量的大小可影响局麻药的潜伏期、阻滞深度和时效。剂量增加可使潜伏期缩短,阻滞深度和时效增加。临床常增加浓度来达到适当阻滞深度。例如,用布比卡因行硬膜外阻滞时如果容量不变,浓度可由 0.125% 增至 0.5%,会使潜伏期明显缩短,镇痛效果改善,时效也延长。无论采用任何形式的局麻(包括神经阻滞)方式,剂量为最具决定性的因素。

(2)溶液中加血管收缩剂:局麻药中加适量肾上腺素可使阻滞深度和时效增加。这可能与减少血液吸收,增加到达神经细胞膜的药量有关。局部浸润、周围神经阻滞时肾上腺素浓度以 1:20 万(5 μg/mL)为宜,即 20 mL 局麻药中加 1:1 000 肾上腺素 0.1 mL 即成。

(3)pH:常用局麻药制剂均为能溶于水的复合盐。在其水溶液中存在已离解的阳离子(NH^+)和未离解的碱基两种形式:该反应式的方向取决于 H^+ 浓度。在平衡状态时,可见 pH 的变化改变碱基和阳离子浓度比例。碱基浓度增加,局麻作用增加。

(4)局麻药碳酸化:局麻药碳酸化即以改变局麻药溶液的 pH 以缩短潜伏期和增加麻醉强度的措施。

(5)注药部位:由于身体各部位神经、血管的组织结构各异,因此在不同部位应用局麻药时,其效果也可不同。例如,蛛网膜下隙用药剂量最小但药效最强,臂丛阻滞则剂量要求较大,起效亦较缓慢。

(6)局麻药混合应用:混合应用局麻药的目的在于利用不同药物的优点互补,以期获得较好的临床效果。

一般都以起效快的短效局麻药与起效慢的长效局麻药合用,如利多卡因与丁卡因合用于硬膜外阻滞。

八、不良反应与防治

（一）毒性反应

1.毒性反应的概念

血液中局麻药的浓度达到或超过能够引起中枢神经系统的兴奋或抑制症状浓度时,称为毒性反应。根据临床表现不同可将毒性反应分为两类,即兴奋型和抑制型。轻度兴奋型的临床表现为精神紧张、多语好动,亦可伴有轻度心率增速;程度较重者可主诉气促甚至窒息感,但呼吸频率和深度并无明显改变。程度更重时呼吸频率和深度都明显增加,患者烦躁不安,缺氧症状明显,可呈现不同程度的发绀、心率增快、血压升高或波动剧烈。毒性反应继续发展可出现肌张力剧增、肌肉震颤直至惊厥。此时呼吸肌因痉挛而呈呼吸停止,心律因缺氧而紊乱,最终呼吸、心搏停止。但应指出,呼吸、循环功能的紊乱都是惊厥的后果,只要能及时控制惊厥,患者即能恢复。小剂量局麻药误注入血管后,上述症状可集中快速出现,患者"突然"发生惊厥、瞳孔散大等。

抑制型毒性反应较少见,临床表现为中枢神经和心血管系统的进行性抑制。轻者表现为神志淡漠、嗜睡或神志消失。较重者呼吸变浅变慢,也可出现间歇呼吸。严重者可有脉搏徐缓,心率慢于 50 次/分,心律紊乱、血压下降,最终心搏停止。抑制型毒性反应的后果常较兴奋型更为严重。各种局麻药足以引起毒性反应的血药浓度各有不同,还与注药部位、局麻药中是否加用肾上腺素、患者体质状态等有密切关系。如果患者动脉血 pH 降低,可使局麻药致痉阈值下降。肝功能障碍、心力衰竭、维生素缺乏、恶病质、严重感染和高热都可使机体对局麻药耐受力降低,增加毒性反应发生率。

2.毒性反应的预防

①术前应用鲁米那钠和地西泮等药物能有效降低局麻药的毒性反应,并增加对局麻药的耐药量。②局麻药中加用肾上腺素以延缓吸收,减少发生中毒的机会。③尽量采用低浓度局麻药,防止误入血管。

3.毒性反应的治疗

一旦发生中毒应迅速诊断,并采取以下措施:①轻度中毒时停用局麻药,同时吸氧、加强通气。②中度中毒:患者烦躁不安,主诉头痛、视物模糊、恶心、呕吐、面部肌肉震颤及血压升高,脉搏徐缓并伴有缺氧症状,除停药、吸氧外,可静脉注射小剂量地西泮(5～10 mg)。③重度中毒:患者出现肌肉痉挛、抽搐,应静脉注射地西泮 10 mg 或用 2.5%硫喷妥钠 2～3 mL 静脉注射,以控制抽搐。保持呼吸道通畅及吸氧,必要时可静脉注射琥珀胆碱及行气管插管控制呼吸。

（二）高敏反应

接受小剂量局麻药即出现毒性反应者称为高敏反应。其特点是剂量与症状极不相称,且临床表现多较急剧,除一般毒性反应的症状与体征外,也可突然发生昏厥、呼吸抑制及循环虚脱。高敏反应常与患者的病理生理状况及周围环境的影响有关,如脱水、酸碱失衡、感染及室温过高等都是促成高敏反应的因素。

（三）特异质反应

极小剂量的局麻药即引起严重毒性反应者称为特异质反应,临床表现为惊厥、喘息、惊恐感甚至循环虚脱。有报道一例用 2%普鲁卡因作一皮丘即引起严重的发绀和惊厥。特异质反应罕见,其没有致敏过程,主要是由于患者体质特异性所致。凡对某种局麻药有特异反应者,均不应再用此药,亦应避免使用同类局麻药。

(四)变态反应

变态反应指患者以往曾用过某种局麻药而无不良反应,当再次用此药时却发生严重反应,又称过敏反应。变态反应是抗原抗体反应。化学合成的局麻药都是低分子物质,并不足以成为抗原或半抗原,不致引起变态反应,临床上偶有可疑变态反应的报道,以普鲁卡因为多。变态反应轻者仅见皮肤斑疹或血管性水肿,重者表现为呼吸道黏膜水肿、支气管痉挛、呼吸困难,甚至发生肺水肿及循环虚脱,以致危及生命。治疗首先应中止使用局麻药,保证呼吸道通畅并进行氧疗。维持循环稳定主要靠补充血容量,必要时加用血管活性药。激素的应用十分重要,应早用且用量宜大。抗组胺药在防止组胺的释放方面有作用。真正的变态反应是罕见的。有时,因局麻药内加用肾上腺素过多,可引起面色苍白、心动过速和高血压,被误认为是"变态反应"。如遇患者主诉有局麻药过敏史,应首先与毒性反应或血管收缩药反应相鉴别。局麻药皮肤试验意义不大,假阳性发生率一般为 $40\% \sim 50\%$,且试验阴性也不能防止过敏样反应的发生。

九、局麻药的作用机理

1. 局麻作用及作用机制

局麻药对任何神经都有阻断作用,使之对任何刺激不再引起除极化。局麻药在较高浓度时也能抑制平滑肌和骨骼肌的活动。局麻药作用于神经细胞膜 Na^+ 通道内侧,抑制 Na^+ 内流,阻止动作电位的产生和传导。进一步研究发现,局麻药与 Na^+ 通道内侧受体结合后,引起 Na^+ 通道蛋白质构象变化,促使 Na^+ 通道呈现闸门关闭失活状态,阻滞 Na^+ 内流,从而产生局麻作用。

2. 局麻药对神经、肌肉的麻醉顺序

痛、温觉纤维>触、压觉纤维>中枢抑制性神经元>中枢兴奋性神经元>植物神经>运动神经>心肌(包括传导纤维)>血管平滑肌>胃肠平滑肌>子宫平滑肌>骨骼肌。

第四节 常用局麻药

局部麻醉药中临床应用最广泛的是酯类的普鲁卡因及酰胺类的利多卡因。利多卡因常用于局部浸润、传导阻滞及硬膜外麻醉,用于蛛网膜下隙阻滞时神经并发症较多。丁卡因常用于表面麻醉、神经传导阻滞、硬膜外麻醉及蛛网膜下隙阻滞,丁卡因毒性较大,使用时切勿超量。布比卡因属长效局部麻醉药,常用作外周神经传导阻滞、硬膜外麻醉及蛛网膜下隙阻滞,但由于其毒性大,特别是对心脏的毒性,使用较大剂量时需多加注意。新型局麻药罗哌卡因的作用基本同布比卡因,但毒性较布比卡因小,利用不同的浓度可分别阻滞感觉或运动神经,是一种有前途的局部麻醉药。

一、酯类局麻药

(一)普鲁卡因

普鲁卡因(Procaine)又名奴佛卡因、奴味卡因(Novocaine),为化学合成的局部麻醉药,有阻断神经纤维传导和扩张小动脉的作用。局部用药持续时间较短,注药后 1～3 min 起效,作用持续时间 30～60 min。常加入盐酸肾上腺素以延长其麻醉时间。对组织无刺激性,但弥散和穿透能力差,作用强度和毒性均较低。常用于局部浸润麻醉、神经阻滞麻醉,可用于静脉复合麻醉,很少用于椎管内麻醉,不适用于表面麻醉。在血中迅速被假性胆碱酯酶水解,半衰期为 8 min。吸收入血后可产生镇静、镇痛、肌松、抗胆碱和抗心律失常的作用。

1.用法和用量

(1)局部浸润麻醉:0.25%～1%,一次最大剂量 1 000 mg。

(2)神经阻滞麻醉:1%～2%,一次最大剂量 1 000 mg。

(3)蛛网膜下隙麻醉:3%～5%,一次最大剂量 150 mg。

(4)硬膜外麻醉:2%～4%,一次最大剂量 1 000 mg。

(5)静脉复合麻醉:以 2%溶液与 10%葡萄糖注射液以 2:1 或 3:1 比例混合后,加入镇静、镇痛、肌松等药物复合使用。

2.注意事项

(1)高浓度普鲁卡因误注入血管时,可引起不安、飘浮感、头晕、意识不清、口周感觉异常、耳鸣、面部及远端肢体震颤;随后可出现紧张性、阵挛性抽搐。血浆浓度很高时,可抑制呼吸而出现呼吸停止或昏迷。

(2)用量过大,可能引起恶心、出汗、脉速、呼吸困难、面部潮红、谵妄、兴奋、惊厥,可静脉滴注异戊巴比妥解救。

(3)脊麻时,常出现血压下降,可在麻醉前肌内注射麻黄碱 15～20 mg 以预防。有时出现过敏性休克,故用药前应询问患者过敏史,对有过敏性体质的患者应作皮内试验(0.2%溶液0.1 mL 皮内注射)。

(4)能减弱磺胺类药物的疗效,抗胆碱酯酶药物能增强本药的毒性,禁止联合应用。

(5)本药的水解产物二乙氨基乙醇能增强洋地黄的作用,可导致中毒反应,应慎用。

(6)普鲁卡因水溶液不稳定,避免久晒或曝光。

(7)神经阻滞麻醉浓度大于 5%,蛛网膜下隙麻醉浓度大于 10%时,均可引起神经炎及神经坏死。

(8)静脉复合麻醉时应限制输注速度,以免发生惊厥及循环严重抑制。

(9)不宜与葡萄糖溶液配伍应用,因可使其局麻作用降低。

(二)氯普鲁卡因

盐酸氯普鲁卡因(Chloroprocaine)属苯甲酸酯类局部麻醉药。它可能通过提高神经产生电冲动的阈值和减慢神经冲动的生成速度及降低动作电位的生成率,阻碍神经冲动的产生和传递而起作用。

本品被全身吸收后,可对心血管和中枢神经系统产生影响。血药浓度在正常治疗剂量内,对心肌传导性、兴奋性、收缩力和周围血管阻力的影响很小。其麻醉效力高于普鲁卡因,在血浆被假性胆碱酯酶很快水解,分解速度比普鲁卡因快 4 倍。因此,全身毒性低于所有其他局部麻醉药。由于氯普鲁卡因在血中很快分解,仅很少量的药物能通过胎盘到达胎儿,故对胎儿无多大影响,特别适用于产科麻醉。氯普鲁卡因起效快(通常 6～12 min),麻醉持续时间达60 min。氯普鲁卡因在血浆中被假胆碱酯酶迅速代谢,使其酯键水解,氯普鲁卡因及其代谢产物主要经肾脏排泄,尿量和影响尿 pH 的因素影响其排泄。可用于浸润麻醉、神经阻滞麻醉、骶管和硬膜外麻醉。

1.用法和用量

(1)最大安全剂量:加入肾上腺素(1∶200 000)时,一次最大剂量为 14 mg/kg,总剂量不超过 1 000 mg;不加入肾上腺素时,一次最大剂量为 11 mg/kg,总剂量不超过 800 mg。

(2)浸润麻醉和外周神经阻滞麻醉用1%或2%溶液。

(3)骶管麻醉,开始用2%或3%溶液15～25 mL,经40～60 min 间隔后可再给同量。

(4)腰部硬膜外麻醉,可用2%或3%溶液,每次 2～2.5 mL,通常总量为 15～25 mL,需重复使用可间隔40～50 min,再给药时剂量要少于起始量2～6 mL。上述剂量用于一般成人。

2.注意事项

(1)对对氨基苯甲酸(PABA)脂类药物过敏的患者禁用。

(2)硬膜外麻醉时引起完全阻断前,采用适当的试验剂量(3%盐酸氯普鲁卡因注射液3 mL或2%注射液5 mL)。若因患者移动而导致硬膜外导管移出要再次置管时,则应重复试验剂量。每次应用试验剂量后,应给予足够的起效时间。避免大剂量的局麻药注射液经导管一次快速注入,在可能的情况下将一次剂量分几次给药为更安全。

(3)儿童、老年人、衰弱的患者和有心脏病及肝病者剂量应减小。

(三)丁卡因

丁卡因(Tetracaine)又名地卡因(Dicaine),为长效酯类局麻药,脂溶性高、穿透性强,与神经组织结合快且牢固。麻醉作用的强度为普鲁卡因的10～15倍,作用迅速。毒性比普鲁卡因高10～12倍,毒性反应发生率也较普鲁卡因高。作用潜伏期为10～15 min,作用的时效为3 h左右。对中枢神经系统有明显抑制作用;对心脏呈奎尼丁样作用,对心脏收缩性的抑制作用较强,毒性较大。可经黏膜及破损皮肤处吸收,在体内大部分经肝脏代谢为对—丁氨基苯甲酸和二甲氨基乙醇,然后再降解或结合,随尿排出。

1.用法和用量

本品为粉针剂,需加氯化钠注射液或灭菌注射用水溶解使用。药液浓度及用量按用途分别如下。①硬膜外阻滞:常用浓度为 0.15%～0.3%,与盐酸利多卡因合用最高浓度为 0.3%,一次常用量为 40～50 mg,极量为 80 mg;②蛛网膜下隙阻滞:常用其混合液(1%盐酸丁卡因1 mL 与 10%葡萄糖注射液 1 mL、3%盐酸麻黄素 1 mL 混合使用),一次常用量为 10 mg,15 mg为限量,20 mg 为极量;③神经传导阻滞:常用浓度 0.1%～0.2%,一次常用量为40～50 mg,极量为 100 mg;④黏膜表面麻醉:常用浓度1%,眼科用1%等渗溶液,耳鼻喉科用1%～2%溶液,一次限量为 40 mg。

其不良反应主要有以下方面。①毒性反应:本品药效强度为普鲁卡因的 10 倍,毒性也比普鲁卡因高 10 倍,毒性反应发生率也比普鲁卡因高,常由于剂量大、吸收快或操作不当引起,如误注入血管使血药浓度过高等。用药过量的中毒症状表现为头晕、目眩,继之寒战、震颤、恐慌,最后可致惊厥和昏迷,并出现呼吸衰竭和血压下降,需及时抢救。②变态反应:过敏患者可引起猝死,即使表面麻醉时也需注意。③可产生皮疹或荨麻疹,面部、口或(和)舌咽区水肿等。

2.注意事项

(1)本品为酯类局麻药,与普鲁卡因可能有交叉过敏反应,故对普鲁卡因或具有对氨基苯甲酸结构的药物过敏者慎用。过敏患者可引起猝死,即使表面麻醉时也需注意。可产生皮疹或荨麻疹,面部、口或(和)舌咽区水肿等。

(2)毒性反应:出现中毒症状时需及时抢救。

(3)与其他局麻药合用时,本品应减量。

(4)大剂量可致心脏传导系统和中枢神经系统出现抑制。

(5)本品可与肾上腺素合用,一般浓度为1:200 000,即20 mL药液中加0.1%肾上腺素0.1 mL。其作用为使血管收缩、血流量减少、药物吸收减慢、作用持续时间延长等。但这种合用不适用于心脏病、高血压、甲亢、外周血管病等患者。

(6)药液不得注入血管内,注射时需反复抽吸,不可有回血。

(7)注射部位不能遇碘,以防本品沉淀。

(8)年老体弱、营养不良、饥饿状态者易出现毒性反应;肝功能不全、血浆胆碱酯酶活动减弱时均应减量。

(9)皮肤或黏膜表面损伤、感染严重的部位需慎用。

(10)椎管内麻醉时尤其要注意调节阻滞平面,并随时观察血压和脉搏的变化。

(11)神经传导阻滞、硬膜外阻滞以及蛛网膜下隙阻滞时,由于使用不当致死已屡见。为了防止中毒和死亡,在用药期间即使表面黏膜麻醉也应监测呼吸与循环系统的功能状态,包括心血管情况、中枢神经活动兴奋或抑制、胎儿心率。同时对呼吸和循环系统等方面的意外应做到有预见,发现及时,防治和抢救得法,不延误。

(12)本品的毒性与给药途径、给药速度、药液浓度、注射部位及是否加入肾上腺素等有关,必须严格操作和管理,控制单位时间内的用量。

(13)给予最大用量后应休息3 h以上方可活动。

(14)注射器械不可用碱性物质如肥皂、煤酚皂溶液等洗涤、消毒。

(15)禁用于浸润局麻、静脉注射和静脉滴注。

(四)苯佐卡因

苯佐卡因(Bcnzocaine)水溶性差,不易被吸收,麻醉作用弱而持久。主要用于创面、溃疡面及痔疮等的表面麻醉,不能用于浸润麻醉。

1.用法和用量

(1)耳科用20%混悬液,成人一次量可用4~5滴,滴入外耳道,按需1~2 h后可重复给药,一般在滴耳后用棉花堵塞以免外流;小儿一般不用。

(2)软膏剂5%、20%,成人用于痔疮,涂敷患处,早、晚和便后各一次;小儿不用。

(3)气雾液20%,用于皮肤或黏膜部位,可按需反复给药;3岁以下小儿不用。

(4)凝胶20%,主要用于口腔内齿龈患处,制止牙痛;小儿用的凝胶为5%。

(5)喷雾液10%~20%,喷于患处,按需可重复。

2.注意事项

(1)水溶性差,作用于局部敷药处,吸收极微。

(2)小儿慎用大剂量,有导致正铁血红蛋白血症的危险。

(3)外用时可与丁卡因呈交叉过敏反应。

（4）限于外用。苯佐卡因的典型并发症是正铁血红蛋白血症，尤其是儿童。

（五）可卡因

可卡因（Cocaine）是第一个成功应用于临床的局麻药，具有良好的表面麻醉作用。但因其毒性大，长期应用可产生依赖性，滴眼可引起角膜混浊或溃疡。临床已弃用。

二、酰胺类局麻药

（一）利多卡因

利多卡因（Lidocaine）为酰胺类中效局麻药。局麻作用强度为普鲁卡因的 3 倍，作用快、穿透性强、扩散快、作用时间长，一次用药能维持 1～2 h。血管外注射时毒性为普鲁卡因的 1～1.5 倍，静脉注射时毒性约为后者的 2 倍。麻醉指数为 2，安全范围大。对组织无刺激性，本品注射后组织分布快而广，能透过血—脑屏障和胎盘。大部分先经肝微粒酶降解为仍有局麻作用的脱乙基中间代谢物单乙基甘氨酰胺二甲苯，毒性增大，再经酰胺酶水解，经尿排出，约 10% 以原形排出，少量出现在胆汁中。主要用于浸润麻醉、神经阻滞麻醉及硬膜外麻醉，可用于表面麻醉。

1. 用法和用量

（1）表面麻醉：用 2%～4% 溶液，一次不超过 100 mg。注射给药时一次量不超过 4.5 mg/kg（不用肾上腺素）或 7 mg/kg（用 1：200 000 浓度的肾上腺素）。

（2）骶管阻滞用于分娩镇痛：用 1.0% 溶液，以 200 mg 为限。

（3）硬膜外麻醉：胸腰段用 1.5%～2.0% 溶液，250～300 mg。

（4）浸润麻醉或静脉滴注区域阻滞：用 0.25%～0.5% 溶液，50～300 mg。

（5）外周神经阻滞：臂丛（单侧）用 1.5% 溶液，250～300 mg；牙科用 2% 溶液，20～100 mg；肋间神经（每支）用 1% 溶液 30 mg，300 mg 为限；宫颈旁浸润用 0.5%～1.0% 溶液，左、右侧各 100 mg；椎旁脊神经阻滞（每支）用 1.0% 溶液，30～50 mg，300 mg 为限；阴部神经阻滞用 0.5%～1.0% 溶液，左、右侧各 100 mg。

（6）交感神经节阻滞：颈星状神经用 1.0% 溶液，50 mg；脊麻用 1.0% 溶液，50～100 mg。

（7）一次限量：不加肾上腺素为 200 mg（4 mg/kg），加肾上腺素为 300～350 mg（6 mg/kg）；静脉滴注区域阻滞，极量 4 mg/kg；治疗用静脉滴注，第一次初量 1～2 mg/kg，极量 4 mg/kg，成人静脉滴注每分钟以 1 mg 为限；反复多次给药，间隔时间不得短于45 min。

（8）小儿常用量：随个体而异，一次给药总量不得超过 4.0 mg/kg，常用 0.25%～0.5% 溶液，特殊情况才用 1.0% 溶液。

2. 注意事项

（1）本品可作用于中枢神经系统，引起嗜睡、感觉异常、肌肉震颤、惊厥、昏迷及呼吸抑制等不良反应。

（2）可引起低血压及心动过缓。血药浓度过高时可引起心房传导速度减慢、房室传导阻滞以及抑制心肌收缩力和心输出量下降。

（3）阿—斯氏综合征（急性心源性脑缺血综合征）、预激综合征、严重心脏传导阻滞（包括窦房、房室及心室内传导阻滞）患者静脉禁用。

（4）防止误入血管，注意局麻药中毒症状的诊治。

（5）肝肾功能障碍、肝血流量减少、充血性心力衰竭、严重心肌受损、低血容量及休克等患者慎用。

（6）对其他局麻药过敏者可能也对本品过敏，但利多卡因与普鲁卡因胺、奎尼丁间尚无交叉过敏反应的报道。

（7）应用本品时要严格掌握浓度和用药总量，超量可引起惊厥及心搏骤停。

（8）其体内代谢较普鲁卡因慢，有蓄积作用，可引起中毒而发生惊厥。

（9）用药期间应注意检查血压、监测心电图，并备有抢救设备；心电图 P-R 间期延长或 QRS 波增宽，出现其他心律失常或原有心律失常加重者应立即停药。

（10）本品可透过胎盘，且与胎儿蛋白结合率高于成人，孕妇用药后可导致胎儿心动过缓或过速，亦可导致新生儿高铁血红蛋白血症。

（11）新生儿用药可引起中毒，早产儿较正常儿半衰期长（3.16 h：1.8 h），故应慎用。

（12）老年人用药应根据需要及耐受程度调整剂量，70 岁以上患者剂量应减半。

（二）布比卡因

布比卡因（Bupivacaine）为酰胺类长效局部麻醉药，其麻醉时间比盐酸利多卡因长 2～3 倍，弥散度与盐酸利多卡因相仿。对循环和呼吸系统的影响较小，对组织无刺激性，不产生高铁血红蛋白，常用量对心血管功能无影响，用量大时可致血压下降、心率减慢。对 β-受体有明显的阻断作用。无明显的快速耐受性。母体血药浓度为胎儿血药浓度的 4 倍。一般在给药 5～10 min 作用开始，15～20 min 达高峰，维持 3～6 h 或更长时间。本品血浆蛋白结合率约为 95%，大部分经肝脏代谢后经肾脏排出，仅约 5% 以原形随尿排出。主要用于神经阻滞麻醉和椎管内阻滞，也可用于局部浸润麻醉。

1.用法和用量

（1）臂丛神经阻滞，0.25% 溶液，20～30 mL；或 0.375% 溶液，50～75 mg。

（2）骶管阻滞，0.25% 溶液，15～30 mL（37.5～75.0 mg）；或 0.5% 溶液，15～20 mL（75～100 mg）。

（3）硬脊膜外间隙阻滞，0.25%～0.375% 可以镇痛，0.5% 可用于一般的腹部手术等。

（4）局部浸润，总用量一般以 175～200 mg（0.25%，70～80 mL）为限，24 h 内分次给药，一日极量 400 mg。

（5）交感神经节阻滞，总用量 50～125 mg（0.25%，20～50 mL）。

（6）不宜与葡萄糖溶液配伍，因可使其局麻作用降低。蛛网膜下隙阻滞，常用量 5～15 mg，并加 10% 葡萄糖成重比重液或用脑脊液稀释成近似等比重液。

2.注意事项

（1）少数患者可出现头痛、恶心、呕吐、尿潴留及心率减慢等。如果出现严重不良反应，可静脉注射麻黄碱或阿托品。

（2）过量或误入血管可产生严重的毒性反应，导致高血压、抽搐、心搏骤停、呼吸抑制及惊厥。一旦发生心肌毒性复苏希望不大。

（3）本品毒性比利多卡因大 4 倍，心脏毒性尤应注意，其引起循环衰竭和惊厥比值较小 ［CC/CNS＝（3.7±0.5）］，心脏毒性症状出现较早，往往循环衰竭与惊厥同时发生，一旦心脏停搏，复苏甚为困难。

（4）12 岁以下小儿慎用。

（5）与碱性药物配伍会产生沉淀而失去作用。

(三)罗哌卡因

罗哌卡因(Ropivacaine)商品名耐乐品(Naropin),是第一个纯左旋体新型长效酰胺类局麻药,其作用持续时间长,且具有麻醉和止痛作用。其药理学特点为心脏毒性轻微,感觉阻滞与运动阻滞分离较明显,具有外周血管收缩作用。加用肾上腺素不改变罗哌卡因的阻滞强度和作用持续时间。罗哌卡因通过阻断 Na^+ 流入神经细胞膜内,对沿神经纤维的冲动传导产生可逆性的阻滞。盐酸罗哌卡因适用于硬膜外麻醉、区域阻滞麻醉及术后镇痛。该药尤其适用于术后镇痛和产科麻醉。

1.用法和用量

一般情况下,外科麻醉(如硬膜外用药)需要较高的浓度和较大的剂量,采用镇痛用药(如硬膜外用药)控制急性疼痛时,应使用较低的浓度和较小的剂量。例如,硬膜外麻醉:0.75%溶液,15～20 mL;控制急性疼痛:0.25%溶液,5～15 mL。

2.注意事项

(1)对本品或本品中任何成分或对同类药品过敏者禁用。

(2)临床常见不良反应有低血压、恶心、心动过缓、呕吐、感觉异常、体温升高、头痛、尿滞留、头晕、高血压、寒战、心动过速、焦虑、感觉减退等。

(3)对于高龄或伴有其他严重疾患诸如心脏传导部分或全部阻滞、严重肝病或严重肾功能不全等疾病而需施用区域麻醉的患者,应特别注意。为降低严重不良反应的潜在危险,在实施麻醉前,应尽量改善患者的一般情况,药物剂量也应随之调整。

(4)由于罗哌卡因在肝脏代谢,因此严重肝病患者应慎用,因药物排泄延迟,重复用药时需减少剂量。通常情况下,肾功能不全患者如用单一剂量或短期治疗时不需调整用药剂量,慢性肾功能不全患者伴有酸中毒及低蛋白血症时发生全身性中毒的可能性增大。

(5)硬膜外麻醉会产生低血压和心动过缓,预先扩容或使用血管加压药物可减少这一不良反应的发生,低血压一旦发生可以用5～10 mg 麻黄碱静脉注射治疗,必要时可重复用药。

(6)药品不含防腐剂,只能一次性使用,任何残留在打开容器中的液体必须丢弃。完整的容器不能再高压灭菌,当要求无菌外表时,应该选择水泡眼外包装的规格。

(7)罗哌卡因在 pH 为 6.0 以上难溶,故在碱性环境中会出现沉淀。

(8)分娩时使用罗哌卡因作为产科麻醉或镇痛未见任何不良反应。

(9)目前本品对儿童尚无研究资料,不应用于 12 岁以下儿童。

(四)辛可卡因

辛可卡因(Cinchocaine)又名地布卡因(Dibucaine),为长效局麻药,化学结构虽有酰胺键存在,但仍和酯类局麻药一样,血浆胆碱酯酶能将其水解,临床上可用以鉴定该酯酶的效应。局麻效能较普鲁卡因大 22～25 倍,持续时间长,但毒性比普鲁卡因大 15～20 倍,一旦出现中毒,需抢救4～8 h 才能逆转。在组织中远较普鲁卡因稳定,因此麻醉作用持续时间较久(约为普鲁卡因的 3 倍)。适用于硬膜外麻醉以及脊麻。容易通过黏膜,也适用于表面麻醉,但因其毒性过大(约比普鲁卡因高 15 倍),较少用于浸润麻醉。

1.用法和用量

限用于成人蛛网膜下隙阻滞,一般以 10 mg 为限,不得超过 15 mg。

2.注意事项

毒性较大,可有恶心、出汗、呼吸困难、谵妄或谵语。大剂量使用时,有惊厥、面部或皮肤潮红。个别病例有过敏反应。

(五)依替卡因

依替卡因(Fetidocaine),又名依替杜卡因,为酰胺类长效局麻药,对感觉和运动神经均有较好的阻滞作用。主要用于神经阻滞麻醉和硬膜外麻醉。

1.用法和用量

成人剂量:浸润麻醉 0.5%;神经阻滞 0.5%～1.0%;硬膜外腔阻滞 1.0%～1.5%。

2.注意事项

(1)硬膜外腔阻滞时显效 10～18 min,时效 170 min。

(2)注射初期,少数患者有短暂的不适和疼痛感。

(3)可用于产科手术麻醉。

(4)成人一次用量不超过 0.3 g。

(5)避免过量及误入血液。

(六)甲哌卡因

甲哌卡因(Mepivacaine),又名卡波卡因(Carbocaine),此药麻醉作用和毒性与利多卡因相似,但维持时间更长。可用于浸润麻醉、神经阻滞和硬膜外麻醉,也用于表面麻醉。适用于腹部、四肢及会阴部手术。

1.用量和用法

(1)浸润麻醉,0.25%～0.5%。

(2)表面麻醉,1%～2%。

(3)硬膜外麻醉,1.5%～2.0%,首次注药量最少 5 mL,最多 24 mL,一般用量10～15 mL。

(4)臂丛神经阻滞,1%,总量为 40 mL;1.5%,总量为 30 mL;2%,总量为 20～40 mL。

2.注意事项

本品能通过胎盘影响胎儿,故孕妇禁用。

(七)丙胺卡因

丙胺卡因(Prilocaine),起效较快,约为 10 min。代谢快,主要在肝内被酰胺酶水解。用于硬膜外麻醉、神经阻滞麻醉和浸润麻醉。

1.用量和用法

浸润麻醉,1%溶液;各种神经根阻滞或硬膜外麻醉,2%或 3%溶液。

2.注意事项

(1)一次最大剂量为 600 mg。

(2)贫血、先天性或自发性变性血红蛋白血症患者禁用。

(3)因该药可透过胎盘,故孕妇慎用。

第五节　阿片类药物概述

按严格的定义,阿片类药物是专指天然的阿片生物碱及其半合成的衍生物;而将能与阿片受体结合并产生不同程度激动效应的天然或合成的物质统称为阿片样物质(opioids)。

一、作用机制

阿片类药物能与中枢神经系统和其他组织中的特异性受体结合。尽管阿片类药物有一定程度的镇静作用,但主要提供镇痛作用。特定阿片类药物的药效动力学特性取决于其与阿片受体结合、亲和力大小及受体是否被激活。阿片受体与其激动剂或拮抗剂都可以结合,激动—拮抗药作用于不同受体可产生相反效应。

阿片受体的活化可抑制其突触前的释放和抑制兴奋型神经递质的突触后反应。神经调节的细胞机制可能包括钾离子和钙离子通道传导性的改变。鞘内或硬膜外给予阿片类药物可以通过脊髓背角水平干扰疼痛冲动的传递。阿片类药物的最大效应主要在中枢神经系统,但在躯体和交感外周神经中也找到了阿片受体。

二、药代动力学

(一)吸收

吗啡(Moiphine)和哌替啶(Pethidine)经肌内注射吸收迅速而完全,通常 20～60 min 后达到血浆峰值浓度。口服芬太尼(Fentanyl)柠檬酸盐可经黏膜迅速吸收,儿童镇静镇痛剂量为 15～20 $\mu g/kg$,成人为 200～800 μg。

由于芬太尼低分子量和高脂溶性的特点,芬太尼可透皮吸收,其释放量主要取决于贴剂的表面积及局部皮肤状况。恶心、呕吐发生率高和血药浓度不稳定限制了芬太尼贴剂在术后镇痛中的应用。

(二)分布

所有阿片类药物的分布半衰期都很短。吗啡的低脂溶性减慢了其通过血—脑屏障的过程,起效时间减慢而作用时间延长。高脂溶性的芬太尼和舒芬太尼起效迅速。阿芬太尼在生理 pH 时非离子化程度高、分布容积小,因此尽管阿芬太尼的脂溶性低于芬太尼,但给予镇静负荷量后阿芬太尼比芬太尼起效更快、作用时间更短。

(三)生物转化

大部分阿片类药物经肝脏转化。由于肝脏摄取率高,故这些药物的清除速率主要取决于肝脏血流的大小。阿芬太尼(Alfemanil)分布容积小、清除半衰期短(1.5 h)。吗啡通过与葡萄糖醛酸结合形成 3-葡萄糖醛酸吗啡和 6-葡萄糖醛酸吗啡。哌替啶经 N-去甲基作用转变为去甲哌替啶,去甲哌替啶是引起惊厥发作的活性产物。芬太尼、舒芬太尼(Sufentanil)和阿芬太尼的终末产物无活性。瑞芬太尼(Remifentanil)是超短效的阿片类药物,生物转化非常迅速和完全。

(四)排泄

吗啡和哌替啶生物转化的大部分终末产物经肾脏排出,少量的终末产物经胆管排出。肾衰竭患者吗啡代谢产物的蓄积可导致持续数天的昏迷和呼吸抑制。去甲哌替啶对中枢神经系统有兴奋效应,可引起肌阵挛和惊厥。芬太尼血浆浓度的第二个峰值出现在最后一次静脉注药后的 4 h,其原因为药物需经肝肠循环。舒芬太尼的代谢产物经尿和胆汁排出。瑞芬太尼的代谢产物经肾脏排出,但是代谢产物的活性本体几千分之一,故不可能产生任何阿片类效应,即使严重的肝脏疾病也不会影响瑞芬太尼的药代动力学和药效动力学。

三、器官系统效应

(一)心血管系统

一般来说,阿片类药物不会严重抑制心血管功能。哌替啶可引起心率增快,大剂量的吗啡、芬太尼、舒芬太尼、瑞芬太尼和阿芬太尼介导迷走神经,引起心动过缓。除哌替啶外,其他阿片类药物不抑制心肌,但可引起心动过缓、静脉血管扩张及交感反射降低,故通常有血压下降。

采用阿片类药物麻醉时,术中高血压并不少见,通常是由于麻醉深度不够导致。阿片类药物与其他麻醉药(如氧化亚氮、巴比妥类及吸入麻醉药)复合应用可引起严重的心肌抑制。

(二)呼吸系统

阿片类药物可抑制通气、减慢呼吸频率,使静息二氧化碳分压($PaCO_2$)增加,并且对二氧化碳增加的通气反应减弱。女性更容易出现呼吸抑制。敏感患者给予吗啡和哌替啶后可出现支气管痉挛。大剂量给予芬太尼、舒芬太尼和阿芬太尼可引起胸壁强直,严重时影响有效通气,给予神经肌肉阻滞剂可有效缓解。

(三)脑

阿片类药物对脑灌注压和颅内压的影响不是一成不变的。一般来说,阿片类药物可降低脑耗氧量、脑流量和颅内压,但远不如巴比妥类药物的影响大,且其前提是保证人工通气时正常的二氧化碳分压。但是有研究报道,给予脑肿瘤或颅内损伤的患者阿片类药物负荷量后可出现一过性轻度的颅内压增高。由于阿片类药物可引起平均动脉压降低,对于某些颅内顺应性差的患者可引起脑灌注压显著下降。阿片类药物引起颅内压任何轻微的增高都必须与麻醉深度不足时进行气管插管引起的颅内压剧烈升高相比较,不能顾此失彼。大部分阿片类药物对脑电图的影响很小。哌替啶可引起脑电图兴奋。高剂量的芬太尼很少引起癫痫发作。

阿片类药物可刺激延髓化学感受器触发带,引起恶心、呕吐。阿片类药物不能产生可靠的遗忘作用。静脉哌替啶是减少寒战反应发生的最有效的阿片类药物。

(四)消化系统

阿片类药物通过抑制蠕动来减慢胃的排空时间。其有收缩 Oddi 括约肌的作用,可能会引起胆绞痛。接受长时间阿片类药物的患者可以耐受大部分阿片类药物的不良反应,但因胃肠运动减弱可引起便秘。

(五)内分泌系统

阿片类药物比吸入麻醉药能更完全地阻滞手术刺激引起的应激反应,尤其是强效阿片类药物如芬太尼、阿芬太尼和瑞芬太尼。缺血性心脏病患者应用阿片类药物尤其重要,因为抑制应激反应对这些患者明显有利。

四、药物的相互作用

阿片类药物与单胺氧化酶抑制剂合用可引起呼吸骤停、高血压或低血压、昏迷和高热。这种作用机制目前还不清楚。

巴比妥类和其他中枢神经系统抑制药物可与阿片类药物的心血管、呼吸和镇静效应产生协同作用。

五、耐受性与依赖性

所有阿片类受体激动药物短期内反复应用均可产生耐受性,需要逐渐增加剂量方可产生原来量的效应。同时,如果突然停药就会出现戒断综合征,表现为烦躁不安、失眠、肌肉震颤、呕吐、腹痛、散瞳、流涎、出汗等。近年来对耐受性的解释认为所有阿片受体都由 G-蛋白介导,通过与第二信使 cAMP 耦联产生效应。长期接受阿片类药物后,G-蛋白-cAMP 系统适应,逐渐上调,形成稳态。当突然停药时,上调的 G-蛋白-cAMP 系统失去阿片类药物的抑制导致稳态失衡,G 蛋白-cAMP 系统急剧增高,引发 cAMP 依赖蛋白酶(PKA)活性升高;一些 PKA 底物蛋白(如儿茶酚胺生物合成的限速酶络氨酸羟化酶)的磷酸化增加,从而出现一系列戒断症状。阿片受体激动—拮抗剂很少产生耐受性和依赖性。

近年的试验和临床研究表明,对无痛的个体长期给予阿片类药物可产生耐受性,而对于慢性疼痛患者,只要按时给药,不让疼痛反复出现,就不会产生耐受性。临床常见的需要增加剂量的现象并不是由于产生了耐受性,而是由于伤害性增加所致。

第六节　阿片类受体激动剂

阿片类受体激动剂是指主要作用于 μ 受体的激动药,典型代表是吗啡。自哌替啶合成以来,又相继合成了一系列药物,其中临床应用最广的是芬太尼及其衍生物。所谓麻醉性镇痛药主要也指这类药物。

一、吗啡

吗啡是阿片中的主要生物碱,在阿片中含量约为 10%,临床所用的制剂为其硫酸盐或盐酸盐。

(一)药理作用

1. 对中枢神经系统的作用

吗啡的主要作用是镇痛,作用于脊髓、延髓、中脑和丘脑等痛觉传导区阿片受体而提高痛阈。吗啡对躯体和内脏的疼痛都有效,对持续性钝痛的效果优于间断性锐痛;疼痛出现前应用的效果较疼痛出现后应用的效果更佳。产生镇痛的同时还能消除疼痛引起的焦虑、紧张等情绪反应,甚至产生欣快感。

吗啡具有缩瞳作用(瞳孔呈针尖样是吗啡急性中毒的特征体征),是由于动眼神经 Edinger-Westphal 核中自主神经成分受激动的结果。吗啡作用于延髓孤束核的阿片受体,抑制咳嗽;作用于极后区化学感受器,引起恶心、呕吐等。吗啡对脊髓的多突触传导途径有抑制作用,对单突触传导途径有兴奋作用,因此脊髓反射和肌张力增强。

在维持通气的情况下,吗啡本身使脑血流减少、颅内压降低;但在呼吸抑制而致 $PaCO_2$ 升高的情况下,脑血流增加、颅内压升高。

2.对呼吸的作用

吗啡对呼吸具有明显的抑制作用,表现为呼吸频率减慢、潮气量减少。呼吸抑制的程度与剂量相关,大剂量时可导致呼吸停止,这是吗啡急性中毒死亡的主要原因。

吗啡由于释放组胺和对平滑肌的直接作用而引起支气管痉挛,对支气管哮喘的患者可引发哮喘发作。

3.对心血管系统的作用

治疗剂量的吗啡对血容量正常者一般无明显影响,对心肌收缩力没有抑制作用。由于对血管平滑肌的直接作用和释放组胺的作用,可引起外周血管扩张而致血压下降。这在低血容量患者用药后表现尤为显著。大剂量的吗啡对正常人的血流动力学无明显影响,但对有瓣膜病变的心脏病患者,心脏指数可增加,但由于外周血管阻力的降低而引起血压下降。

4.对消化系统的影响

吗啡由于对迷走神经的兴奋和对平滑肌的直接作用,可增加胃肠道和括约肌张力,减弱消化道推进性蠕动,从而引起便秘。吗啡还可增加胆道平滑肌张力,导致胆道内压力增高。

5.对泌尿系统的作用

吗啡可增加输尿管平滑肌张力,使膀胱括约肌处于收缩状态而引起尿潴留。

6.其他作用

吗啡可引起组胺释放,使皮肤血管扩张;兴奋交感神经中枢,促进肾上腺素释放,引起肝糖原分解增加,导致血糖升高;使体温调节中枢受抑制,加上外周血管扩张,体温散失增加,可使体温下降。

(二)体内过程

吗啡肌内注射后吸收良好,15～30 min 起效,45～90 min 达到最大效应,持续约 4 h。静脉注射后 20 min 产生最大效应。大约有 30% 的吗啡与血浆蛋白结合,大部分分布在实质脏器和肌肉组织。吗啡的亲脂性很低,只有极少部分透过血—脑脊液屏障到达中枢神经系统,但由于与阿片受体亲和力强,故可产生强效镇痛作用。小儿的血—脑屏障更易透过,因此小儿对吗啡耐受量小。吗啡可以透过胎盘到达胎儿。

吗啡主要在肝脏进行生物转化,代谢产物主要经肾脏排出。老年人的清除率减少,因此老年人用量须减少。

(三)临床应用

吗啡主要用于急性疼痛患者。

吗啡在临床还常常是急性左心衰竭所致急性肺水肿的综合治疗措施之一,可减轻呼吸困难,促进肺水肿消失,作用机制尚未阐明。吗啡禁用于以下情况:①支气管哮喘;②严重肝功能障碍;③颅内占位性病变;④未明确诊断的急腹症;⑤待产妇和哺乳妇女;⑥1 岁以内婴儿。

临床用法和用量:成人一次性用药通常为 10 mg 皮下或肌内注射,麻醉维持最大量不应超过 1 mg/kg。实施冠状动脉旁路血管移植术的患者及心功能Ⅲ级者可按 0.2 mg/kg 的计算量作为麻醉前用药。在临床上,吗啡反复使用可产生耐受性;同时,由于内源性阿片样肽减少,机体会对吗啡产生依赖性,如果突然停药,内源性阿片样肽来不及释放、补充,就会发生一系列生理紊乱,如烦躁不安、失眠、肌肉震颤、呕吐、腹痛、散瞳、流涎、出汗等所谓戒断症状,需引起重视。

(四)急性中毒及处理

吗啡急性中毒的主要表现:昏迷、呼吸抑制、针尖样瞳孔、血压下降、体温下降、抽搐,最后可因呼吸麻痹致死。

解救方法:首要的是进行气管插管和人工通气,其次补充血容量维持循环,并给予特异性拮抗药纳洛酮。

二、哌替啶

哌替啶,商品名为度冷丁。

(一)药理作用

哌替啶的药理作用与吗啡相似,但镇痛强度为吗啡的 1/10,作用时间为吗啡的 1/2～3/4。对各种疼痛都有效,尤其对内脏痛的效果更为显著。镇静作用比吗啡弱,也可产生欣快感。反复使用可产生耐受性和依赖性。

哌替啶有奎尼丁样作用,降低心肌应激性。对心肌有直接的抑制作用。对血压一般无影响,但可因外周血管扩张和组胺释放而致血压下降,心率可增快,不引起瞳孔缩小,反而可引起瞳孔扩大,并有抑制唾涎分泌的作用。对呼吸有明显的抑制作用,主要表现为潮气量减少,其程度与剂量相关。

哌替啶可引起恶心、呕吐,抑制胃肠道蠕动,增加胆道压力,与吗啡作用相似,但较弱。

(二)体内过程

哌替啶可经肠道吸收,生物利用度为肌内注射的一半。肌内注射后 10～15 min 血浆浓度达到峰值。与血浆结合率为 60%,其余迅速分布到各脏器及肌肉组织。此药可通过胎盘。哌替啶主要在肝脏进行生物转化,少量以原形随尿液排出,大部分水解为哌替啶酸或脱甲基成为去甲哌替啶,后者经水解成为去甲哌替啶酸。

(三)临床应用

哌替啶的临床应用与吗啡相似。在临床麻醉中由于其具有负性变力性作用,不宜应用大剂量作为全麻的主要用药,而主要作为麻醉前的用药和硬膜外阻滞麻醉的辅助用药。

临床用法和用量:麻醉前用药,成人肌内注射量为 50 mg;小儿为 1 mg/kg,2 岁以下小儿不宜使用。与异丙嗪或氟哌利多合用作为麻醉辅助药(哌替啶 50 mg 与异丙嗪 25 mg 或氟哌利多 5 mg 配制成合剂应用)。用于术后镇痛时,成人用量为 50 mg 肌内注射,间隔 4～6 h 可重复使用。

(四)不良反应

特大剂量哌替啶常引起中枢神经系统兴奋,表现为谵妄、瞳孔散大、抽搐等,可能是由于其代谢产物去甲哌替啶大量蓄积所致。接受单胺氧化酶抑制剂的患者应用哌替啶可产生严重反应,如高血压、抽搐、呼吸抑制、大汗及长时间昏迷甚至死亡。

三、芬太尼

芬太尼是当前临床麻醉中最常应用的镇痛药。临床所用制剂为其枸橼酸盐。

(一)药理作用

枸橼酸芬太尼是 1960 年合成的阿片类药物。主要通过中枢神经系统的阿片受体介导,选择性地抑制某些神经冲动,解除机体对疼痛的感受和心理行为反应。芬太尼为纯阿片受体激动剂,与 μ_2 受体结合力最强,μ_2 受体占据很少。μ_1 受体激动后主要产生镇痛、镇静和心率减慢作用;而 μ_2 受体激动后则产生呼吸抑制、欣快感,长期作用产生生理性依赖。

芬太尼的镇痛强度为吗啡的 75～125 倍,作用时间约为 30 min。芬太尼对呼吸有抑制作用,主要表现为呼吸频率减慢,静脉注射后 5～10 min 呼吸频率减慢至最大程度,持续约 15 min 后恢复。剂量较大时潮气量也会减少。芬太尼对心血管系统的影响很轻微,不抑制心肌收缩力,一般不影响动脉血压,但引起心率减慢,可用阿托品对抗。芬太尼也可引起恶心、呕吐,但没有释放组胺的作用。

(二)体内过程

芬太尼脂溶性很强,易通过血—脑屏障而进入脑,也易从脑重新分布到体内其他组织,尤其是肌肉和脂肪组织。芬太尼在肝脏进行广泛的生物转化:去甲基、羟基化、酰胺基水解,形成无药理活性的代谢物,随尿液和胆汁排出。芬太尼清除速率为 11.6～13.3 L/(kg·min),其与肝脏血流有一定的关系。肝血流越大,其清除速率越快。值得注意的是,肌肉等组织对芬太尼的摄取率极高,芬太尼给药后在组织内大量存留,然其必须入血后才可被代谢清除。因此,停止给药后会出现第二次血药浓度高峰。故芬太尼单次注射的作用时间短暂,反复多次注射可产生蓄积作用,使作用时间延长。除肌肉组织外,胃壁和肺组织也是储存芬太尼的重要部位,给药后 20 min,胃壁内的含量为脑内的两倍。胃壁释放出的芬太尼在肠道碱性环境中被吸收而进入循环,加上肺内芬太尼的二相分布,均可形成第二个峰值。

(三)临床应用

芬太尼主要用于临床麻醉,作为复合全麻的组成部分,由于芬太尼对心血管系统的影响很小,常用于心血管手术麻醉。芬太尼并非静脉全麻药,虽然大量、快速静脉注射能使神志消失,但应激反应存在,常伴有术中知晓。另外,芬太尼的呼吸遗忘需引起注意,必要时用纳洛酮拮抗。芬太尼也是术后镇痛和治疗晚期疼痛的主要药物。

临床用法和用量:成人麻醉前用药,0.7～1.5 μg/kg,肌内注射或静脉滴注。全麻初量:小手术 1～2 μg/kg,大手术 2～4 μg/kg,体外循环心脏手术 20～30 μg/kg。全麻吸入氧化亚氮时 10～20 μg/kg。局麻或硬膜外镇痛不全时,芬太尼作为辅助用药剂量为 1.5～2 μg/kg。芬太尼在心血管手术中用量较大,常用方法为小剂量<20 μg/kg、中等剂量 20～50 μg/kg、大剂量>50 μg/kg(可引起延迟性呼吸抑制)。

(四)不良反应

快速静脉注射芬太尼可引起胸壁和腹壁肌肉僵硬而影响通气。反复注射后可在注药后 3～4 h 出现延迟性呼吸抑制,应引起注意。

芬太尼也可产生依赖性,但较吗啡和哌替啶轻。

四、舒芬太尼和阿芬太尼

舒芬太尼和阿芬太尼都是芬太尼的衍生物。

(一)药理作用

这两种药物的作用与芬太尼基本相同,舒芬太尼的特点是脂溶性约为芬太尼的两倍,故更易通过血—脑屏障,起效比芬太尼快。与蛋白结合率为 92%,较芬太尼高,分布容积较芬太尼小。舒芬太尼与阿片受体的亲和力较芬太尼高,因此虽然其消除半衰期短(2.5 h),但其镇痛作用更强,为芬太尼的 5~10 倍,作用时间约为芬太尼的两倍。舒芬太尼对心血管系统的作用与芬太尼相似,可引起心动过缓。

阿芬太尼的特点是脂溶性较芬太尼低,与血浆蛋白的结合率却高。镇痛强度较芬太尼小,为其 1/4,作用时间为其 1/3。阿芬太尼为快速的阿片受体激动药,起效迅速,静脉注射在一个臂—脑循环时间内起效,1 min 内达到血药浓度峰值。由于其药代动力学特点,很少有蓄积作用,短时间手术可分次静脉注射,长时间手术可持续静脉滴注,应用灵活方便。阿芬太尼对心血管系统的抑制作用大于芬太尼,尤其是对老年人及心功能Ⅲ~Ⅳ级的患者。两种药对呼吸也有抑制作用,其程度与等剂量的芬太尼相似,只是舒芬太尼持续的时间更长,阿芬太尼持续的时间较短。两种药都可引起恶心、呕吐和胸壁僵硬。

(二)体内过程

舒芬太尼在肝脏广泛转化,代谢物随尿液和胆汁排出。其代谢产物去甲舒芬太尼有药理活性,效价约为舒芬太尼的 1/10,这也是舒芬太尼作用时间延长的原因之一。

阿芬太尼在肝脏迅速转化为无药理活性的代谢物,主要为去甲阿芬太尼,不到 1% 以原形从尿液排出。

(三)临床应用

舒芬太尼和阿芬太尼在临床麻醉中主要用作复合全麻的组成部分。舒芬太尼的镇痛作用最强,心血管状态更稳定,因此更适用于心血管手术麻醉。

1. 舒芬太尼临床应用方法和剂量

(1)镇静与镇痛剂量 0.1~0.3 $\mu g/kg$,继之以 0.0015~0.01 $\mu g/(kg \cdot min)$ 维持镇静、镇痛。

(2)全麻诱导量 0.25~2 $\mu g/kg$,合并应用 66% 的氧化亚氮时,舒芬太尼的维持量为 0.66 $\mu g/(kg \cdot min)$。

(3)平衡麻醉时维持量可间断给予 2.5~10 μg 或给予 0.3~1.0 $\mu g/(kg \cdot h)$ 静脉滴注。

(4)全凭脉麻醉时负荷剂量为 1.0~2.0 $\mu g/kg$,维持量为 50 $\mu g/h$。

2. 阿芬太尼临床应用方法和剂量

(1)镇静与镇痛剂量 10~30 $\mu g/kg$,继以 0.25~0.75 $\mu g/(kg \cdot min)$ 持续静脉滴注。

(2)麻醉诱导 80~200 $\mu g/kg$,继以 1~3 $\mu g/(kg \cdot min)$ 维持麻醉,停药后很快清醒;或间断以 5~10 $\mu g/kg$ 维持。

(3)全凭静脉麻醉,先给予 150 $\mu g/kg$ 的负荷量,继以 1.3 $\mu g/(kg \cdot min)$ 维持,可达到手术镇痛需要。

五、瑞芬太尼

瑞芬太尼为芬太尼家族中的最新成员,由于其独特的性能被誉为 21 世纪的阿片类药物。

1. 药理作用

瑞芬太尼是纯粹的 μ 受体激动剂。临床上其效价与芬太尼相似,为阿芬太尼的 15~30 倍。起效迅速、药效消失快,是真正的短效阿片类药物。对脑电图的影响与芬太尼相似,表现为频率减慢、幅度降低,最大效应时产生 S 波。

对呼吸有抑制作用,其程度与芬太尼相似,但停药后恢复更快,停止输注后 3~5 min 恢复自主呼吸。可使动脉压和心率降低,下降程度与剂量不相关。不引起组胺释放。也可引起恶心、呕吐、肌肉僵硬,但发生率较低。

2.体内过程

瑞芬太尼清除率为41.2 mL/(kg·min),终末半衰期为 9.5 min。其作用消失快主要由于代谢清除快,与再分布无关。瑞芬太尼在体内的代谢途径是被组织和血浆中的非特异性酯酶迅速水解。代谢产物的效价仅为瑞芬太尼的 0.1%~0.3%。代谢产物经肾脏排出,清除率不受体重、性别和年龄的影响,也不依赖肝、肾功能,即使在严重肝硬化患者,其药代动力学与正常人相比仍无显著差别,只是对通气抑制效应更敏感。

3.临床应用

由于其独特的药代动力学特点,瑞芬太尼更适宜静脉输注。用于心血管手术患者,其清除率在心肺转流后无改变。缺点是手术结束停止输注后有疼痛过敏。

市售制剂为每瓶含瑞芬太尼 5 mg 和甘氨酸 15 mg。由于甘氨酸对脊髓有一定的毒性,故不能用于椎管内注射。临床应用剂量:平衡麻醉或全凭静脉麻醉时,负荷量为 0.5~1.0 μg/kg,维持量为0.25~2 μg/(kg·min),或间断静脉推注0.25~1.0 μg/kg。

六、二氢埃托啡

二氢埃托啡(Dihydroetorphine)是东罂粟碱的衍生物。

1.药理作用

二氢埃托啡是迄今为止作用最强的镇痛剂。此药对呼吸也有抑制作用;也有缩瞳及减慢心率等作用,但无明显的催吐作用。

2.体内过程

二氢埃托啡舌下含服吸收很快,达到血药浓度的时间与皮下注射接近,均在 10 min 左右。但舌下含服的生物利用度仅为皮下注射的 29.2%。

3.临床应用

二氢埃托啡可用于创伤镇痛和手术后镇痛,可舌下含服 20~40 μg 或肌内注射 10~20 μg。此药对平滑肌痉挛引起的绞痛也有效。可用于晚期癌痛,长期应用也可产生耐受性和依赖性。

4.不良反应

此药的重要不良反应为呼吸抑制,舌下含服时发生率低,而静脉注射可引起呼吸暂停。

第七节 阿片受体拮抗剂

阿片受体拮抗剂本身并无激动效应,但对 μ 受体具有很强的亲和力,可移除与这些受体结合的麻醉性镇痛药,从而产生拮抗作用。当前临床常用的阿片受体拮抗剂主要是纳洛酮(Naloxone),其次是纳曲酮(Naltrexone)和纳美芬(Nalmefene)。

一、纳洛酮

纳洛酮,又名 N-烯丙去甲羟基吗啡酮。

(一)药理作用

纳洛酮拮抗麻醉性镇痛药的强度是烯丙吗啡的 30 倍,不仅可以拮抗吗啡等纯粹的阿片受体激动药,而且可以拮抗阿片受体激动—拮抗药。静脉注射后 2~3 min 可产生最大效应,作用时间持续 45 min;肌内注射后 10 min 产生最大效应,作用时间持续 2.5~3 h。

该药的亲脂性很强,易透过血—脑屏障,因此,纳洛酮起效迅速、拮抗力强。

(二)体内过程

纳洛酮分布容积为 1.81 L/kg,与血浆蛋白结合率为 46%。主要在肝内进行生物转化,与葡萄糖醛酸结合后经尿液排出,清除率为 14~30 mL/(kg·min),消除半衰期为 30~78 min。由于在脑内的浓度下降迅速,故药效维持时间短。

(三)临床应用

纳洛酮是目前临床上应用最广泛的阿片受体拮抗药,主要用于:①拮抗麻醉性镇痛药急性中毒的呼吸抑制;②用于拮抗全麻后麻醉性镇痛药的残余作用;③拮抗新生儿因受母体麻醉性镇痛药影响而出现的呼吸抑制;④对疑为麻醉性镇痛药成瘾者,应用此药可以激发戒断症状,有诊断价值;⑤ 最近还有人用纳洛酮解救急性酒精中毒,取得突破性进展,静脉注射 0.4~0.6 mg 几分钟后意识恢复。可能的作用机制是酒精的某些代谢产物具有阿片样作用,纳洛酮可以拮抗这些代谢物,但可引起很强的心血管反应,需慎用。

由于此药的作用持续时间短暂,用于解救麻醉性镇痛药急性中毒时,单次拮抗剂量虽能使自主呼吸恢复,但一旦作用消失可再度陷入昏睡和呼吸抑制。为维持药效,可先静脉注射 0.3~0.4 mg,15 min 后再肌内注射 0.6 mg,或静脉输注 5 μg/(kg·h)维持。

(四)不良反应

应用纳洛酮拮抗大剂量麻醉性镇痛药后,由于痛觉突然恢复,可产生交感神经系统兴奋,表现为血压升高、心率增快、心律失常,甚至肺水肿或心室纤颤。

二、纳曲酮

纳曲酮是纯粹的阿片受体拮抗药,其拮抗强度约为纳洛酮的两倍,作用时间可持续 24 h。口服后吸收快,1 h 血浆浓度达到峰值,生物利用度为 50%~60%,与血浆蛋白结合率为 20%,分布容积为 16.1 L/kg。在肝脏内进行生物转化,最后经尿液排出。此药主要用于阿片类药物成瘾者的治疗。由于此药只有口服制剂,在临床麻醉中没有应用价值。

三、纳美芬

纳美芬是纳曲酮的衍生物,为纯粹的阿片受体拮抗剂,与阿片受体激动药竞争受体的作用位点,本身无激动作用。临床观察表明,0.4 mg 纳美芬拮抗吗啡所致呼吸抑制的效果与 1.6 mg 纳洛酮的效果相同或更佳。作用时间为纳洛酮的 3~4 倍且作用时间与剂量相关。静脉注射后,消除半衰期为 8.2~8.9 h,分布容积广泛,清除率为 60~65 L/kg。在肝脏与葡萄糖醛酸或硫酸结合后从尿液排出。此药在临床尚处于试用阶段,主要用于拮抗麻醉性镇痛药。临床还将此药试用于酒精中毒及酒精成瘾的治疗。

第八节 非阿片类中枢性镇痛药

近年新合成的新型镇痛药曲马多(Tmmadol)和氟吡汀(flupirtine)属于非阿片类中枢性镇痛药。

一、曲马多

(一)药理作用

曲马多的作用机制与阿片类药物不完全相同。虽然曲马多也可与阿片受体结合,但亲和力很弱。其镇痛作用为双重机制,除了作用于 μ 受体外,还抑制神经元突触对去甲肾上腺素和 5-羟色胺的再摄取,并增加神经元外 5-羟色胺的浓度,影响痛觉传递而产生镇痛作用。

此药的镇痛强度为吗啡的 1/10。口服后 20～30 min 起效,维持时间为 3～6 h。肌内注射后 1 h 产生峰效应,镇痛时间持续 5～6 h。其镇痛作用可部分被纳洛酮对抗。此药不产生欣快感,治疗剂量不抑制呼吸,大剂量则可导致呼吸频率减慢,程度较吗啡轻。对心血管系统基本没有影响。临床观察表明,产生依赖性的可能很小。

(二)体内过程

曲马多口服后吸收迅速而完全,2 h 血药浓度达到峰值,单次注射后生物利用度显著高于吗啡。此药在肝内代谢。口服后约 90％代谢物经肾脏排出。肝、肾功能障碍时,消除半衰期延长约 1 倍。同时服用卡马西平,消除半衰期缩短约 50％。

(三)临床应用

曲马多主要用于急性或慢性疼痛,用于手术后中度到重度疼痛,可达到与吗啡相似的镇痛效果。由于不产生呼吸抑制,尤其适用于老年患者、心肺功能差的患者及日间手术。成人常用口服剂量为 50 mg,必要时可增加到 100 mg。此药很少引起不良反应。

二、氟吡汀

(一)药理作用

初步认为氟吡汀的作用机制是作用于去甲肾上腺素下行性疼痛调控途径而产生镇痛作用,但尚待进一步证实。此药无呼吸抑制作用,也不产生便秘、尿潴留等不良反应。长期应用后不产生耐受性和依赖性。

(二)体内过程

此药口服后容易吸收,生物利用度为 90％,在体内经生物转化后 20％～36％从肾脏排泄,大部分从粪便排出。消除半衰期为 2～3 h。

(三)临床应用

氟吡汀主要用于处理手术后疼痛和癌症疼痛。口服剂量为 100 mg,每天 3 次,可获得稳态血药浓度。

第二章 麻醉方法

第一节 蛛网膜下隙阻滞

蛛网膜下隙阻滞,习称脊椎麻醉(spinal anesthesia),简称脊麻或脊麻,是将局麻药注入蛛网膜下隙以使神经冲动受阻滞而产生麻醉效果的技术。脊麻设备简单,用药量少而麻醉效果确实,止痛完善,肌肉松弛好,为手术操作能创造良好的条件为其特点。

一、适应证

临床上主要适用于膈平面以下的手术,以下腹部、下肢、盆腔及会阴部手术效果较好,最常用。甲亢、呼吸道炎症、肝肾疾患及妇产科肥胖患者为最适宜的麻醉。由于穿刺针制作越来越微细,使脊麻在临床上的应用不断扩大。

二、禁忌证

对于不合作者;中枢神经疾病,如颅内高压症、癫痫、脊髓肿瘤;穿刺部位有感染;腰椎有畸形;严重毒血症(如晚期肠梗阻)、全身衰竭及各种休克等患者禁用脊麻。长期用降压药者、严重高血压、严重动脉硬化、心脏病(尤其心力衰竭、心功能在 Ⅱ 级以上)、严重贫血(Hb<60 g)及外伤大出血、血容量不足等患者,一般不宜选用。年龄过大(>70 岁)、小儿(<6 岁)、呼吸困难、腹内巨大肿瘤及产妇患者慎用。

三、麻醉前准备

术前 12 h 禁食。术前晚灌肠、麻醉前镇静药量要重。阿托品可减轻脊麻的反应。患者入手术室后监测血压、脉搏、呼吸和 SpO_2。

四、方法

1.类型

根据手术野所要求的麻醉范围,可分为以下几类。

(1)高位脊麻:麻醉平面在胸 6 以上,在胸4~5神经之间。

(2)中位脊麻:麻醉平面在胸6~10之间。

(3)低位脊麻:麻醉平面在胸以下。用于盆腔及下肢手术。

(4)单侧脊麻:麻醉范围仅局限于患侧。

(5)鞍麻:又叫鞍区麻醉。仅骶尾神经被阻滞。仅适用于肛门、会阴部手术。

(6)连续脊麻:穿刺成功后,置以脊麻导管。近年应用有增多趋势。

2.穿刺部位

成人不得高于腰 2,小儿不得高于腰 3。常选用腰3~4间隙,此处蛛网膜下隙最宽(终池),脊髓也在此形成终丝,穿刺较易成功。腰2~3或腰4~5间隙成功率相对较低,故少用。

取两髂嵴连线与脊柱相交点为腰 4 棘突或腰4～5间隙。穿刺体位取侧卧位和坐位。

（1）侧卧位：背部靠近手术台边缘，并与地面垂直，肩关节与髋关节在一条直线上，患者头尽量前屈，头下垫枕，双手抱屈膝，脊柱强度屈曲，使腰部尽量后突、腰椎间隙增宽。

（2）坐位：于鞍麻和特殊情况时，取坐位，弯腰，胸前伏，腹内收，双足最好放在手术床上，低头，双手抱膝。手术床应为水平位，麻醉药液注入后根据手术需要，于患者转为仰卧时调整平面至固定为止。

3. 操作技术

（1）直入穿刺法：用左手拇、食指固定皮肤，右手把握持针穿刺，当针尖刺入棘上韧带后，换手持针，左手持针身，右手持针柄，于患者背部垂直推针前进，左手背紧紧贴住患者皮肤，给进针以对抗力量，以防"失手"，穿刺过快过猛，而造成刺伤脊髓或马尾神经。穿刺针经过皮肤、皮肤下组织、骶棘肌、棘上韧带、棘间韧带、黄韧带、硬膜外腔、硬脊膜、硬脊膜下腔、蛛网膜、蛛网膜下隙。当针尖刺入黄韧带后阻力增加，随后突然感阻力消失（第 1 次落空感），示针尖已进入硬膜外腔，再前进穿过硬脊膜及蛛网膜（二者粘为一层），又出现阻力消失感（第 2 次落空感），即进入蛛网膜下隙。拔出针芯，如有脑脊液（CSF）流出，即穿刺成功。若进针较快时，仅能感到一次落空感，即已进入蛛网膜下隙。

（2）侧入穿刺法：于棘突间隙中点旁开 1.5 cm 做皮泡并浸润各层，穿刺针与皮肤成 75°角，对准棘突间孔刺入，经黄韧带、硬脊膜而达蛛网膜下隙。本法可避开棘上韧带及棘间韧带，适用于韧带钙化的老年人、脊椎畸形或间隙不清的肥胖患者。当直入法失败时，也可改用本法。

4. 注药前核对

注药前应经两人核对药名、浓度、剂量及有无变质等，了解其比重，以便根据手术需要给药，然后抽取所需剂量。

5. 脊麻局麻药比重

脊麻局麻药比重系药液与 CSF 比重的关系。CSF 比重为 1.006～1.009。

6. 注入局麻药

CSF 回流通畅后，左手固定穿刺针，右手将重比重局麻药在 20～30 s 缓慢注入。轻轻翻身仰卧；单侧脊麻采取侧卧位，患肢向下；鞍麻采取坐位。应以针刺法测定麻醉平面，即用细针头从下肢向腹、胸方向轻刺，以痛觉的改变与消失，测定麻醉平面的高低，并尽快（在 5 min 内）按手术需要适当调节体位，达到满意的麻醉范围。

7. 调节麻醉平面

麻醉平面是指脊麻后皮肤痛觉消失的最高界限。麻醉平面的调节是麻醉医师的基本功，要求在短时间内，将麻醉平面限制在手术所需范围内，以避免发生意外。脊麻平面最高以不超过胸 4 为宜。调节麻醉平面应考虑以下因素。

（1）局麻药比重与体位成反比：局麻药比重是影响脊麻平面的重要因素之一，2.5％普鲁卡因，0.75％布比卡因，0.5％纽白卡因生理盐水，1％丁卡因溶于生理盐水与脑脊液的比重相等，故称为等比重溶液。高于此浓度为重比重溶液；低于此浓度的为轻比重溶液。脊麻大都使用重比重液，目前多用等比重液。如用重比重液时，床头摇低 15°～20°使药液在蛛网膜下隙迅速移动，平面升高；当平面升至低于所需手术平面 2 个脊神经节段时，即将床头摇平。若头低位过久或斜面过大时，易使平面上升过高而出现危险。丁卡因即使在 30 min、布比卡因 2 h 左右，麻醉平面仍有可能因体位变动而向头端扩散，应予注意。这是利用重比重液下沉、轻比重液上浮的特性和原理,体位的变动,可使蛛网膜下隙的局麻药液在一定范围内移动。37 ℃体温 CSF 比重为 1.003,1.015 属重比重。要使局麻药变为重比重液,可加入 10% 的葡萄糖液。临床上常用的是重比重液,便于控制和调节平面。

0.75% 布比卡因加入 5%～10% 葡萄糖成 0.5% 布比卡因,比重略高于 CSF,使平面不致过高。若用轻比重液,只将床尾摇低 15°～20° 可使平面升高,其方法和重比重液相反。

(2)局麻药剂量与平面成正比例:同一药物,剂量大时,平面高;反之亦然。

(3)局麻药的浓度与平面成正比:当药液的容积固定时,浓度越大,平面越高;反之亦然。

(4)局麻药的容积与平面成正比:当麻药的浓度固定时,容积越大,平面越高;反之亦然。

(5)穿刺针的斜面方向:向头侧时,平面较高;反之就低。

(6)注药速度与平面成正比:若过快时,所得麻醉平面高,消失亦快;反之亦然。

(7)穿刺椎间隙的高低与平面成正比:穿刺部位高,所得麻醉平面高;反之亦然。

(8)穿刺针粗细与平面成反比:穿刺针细,平面易升高;反之则低。

(9)局麻药的效能:局麻药的性能不同,平面高低不同。如利多卡因,浸润扩散性能强,平面易升高。

(10)年龄与平面成反比:年龄越小,平面越高。青少年的麻醉平面较成人为高。

五、麻醉管理

1.加强监测

常规监测血压、脉搏、呼吸,每 5～10 min 一次,用监测仪连续监测。

2.防治心血管不良反应

凡恶心、呕吐,并脉弱者,大多是血压下降或平面过高而使中枢缺氧所致,应排除腹内探查引起牵拉反应等原因,及时、主动处理。

(1)低血压的处理:除控制性低血压外,当血压有下降时,加快输液输血速度,或麻黄碱 15～30 mg 静脉注射或肌内注射,面罩吸氧。如麻黄碱效果不佳时,改用苯福林 0.3～0.5 mg 静脉注射,使收缩压维持在 80 mmHg(10.67 kPa)[①]以上。必要时,要告诉手术医师,共同处理,包括暂停手术,以保证术中安全。

(2)预防血压下降措施:①局麻药中加血管收缩药:局麻药皮泡时加用麻黄碱 5～15 mg,以对抗血压下降;②预防体位性低血压:麻醉操作完后,协助患者轻轻翻身平卧,不使体位发生大的变动;③头高位:平面过高时摇高床头;④麻醉操作前应先输液,术中及时补充液体和血容量等。

3.严密观察呼吸

如出现呼吸困难、发绀等呼吸受抑制或平面超过胸 4 以上时,面罩吸氧或行辅助呼吸。如呼吸停止时则行气管内插管人工呼吸,及对症处理。

4.填写麻醉记录单要求

(1)麻醉最高平面栏:至少有 3 次以上的麻醉平面测定记录(术前、术中和术后)。

(2)局麻药栏:麻醉药应写清药名、辅助剂、比重和重量等,例如,0.75% 布比卡因 1.5 mL＋10% 葡萄糖 1 mL;重比重;即 0.45% 布比卡因(11.25 mg)。

---

① 临床上仍习惯用毫米汞柱(mmHg)作为血压单位,1 kPa＝7.5 mmHg。全书同。

（3）麻药方法栏：写清麻醉方法、患者体位、穿刺部位、穿刺针斜面方向、注射速度时间、注药后体位及维持时间（依次顺序用简明符号记录）。例如，脊麻（方法）→侧（体位）→腰3～4（穿刺点）→头（针斜面）→30 s（注药时间）→头低15°（注射后体位）→2 h（维持时间）。

（4）作用范围栏：麻醉范围测定。脊神经在躯体皮肤上具有一定的支配范围，脊麻时，可借助躯体皮肤痛觉消失的范围，以判断脊神经麻痹的范围。

5.脊麻后头痛防治

头痛多在麻醉作用消失后24 h内出现，第2～3 d最剧烈，第7～14 d消失，一般认为是脑脊液通过针孔丢失，使颅内压降低所致。

（1）预防。为降低脊麻头痛发生率，应采取：①选细穿刺针，针孔小，脑脊液外漏少。也可使用微细导管做连续脊麻，使用最低有效浓度略高于等比重液，徐徐注入，术后头痛发生率显著减少，脑脊液的丢失又能以注入容量取代，故目前倡导应用。新推荐用25～27 G细针（Whitacre脊麻针）使头痛发生率从10%降至2.5%～3%。②避免反复穿刺。③麻药浓度不要过高。④术中适当补充液体。⑤麻醉送回病房去枕平卧6～8 h。

（2）治疗。脊麻后头痛的治疗方法：①平卧：平卧时症状减轻；坐、立、活动加剧。②补液：2 000～3 000 mL/d，会减轻头痛。③对症：针刺太阳、风池等穴；服镇痛、镇静药物。如可待因0.03 g，阿司匹林0.6 g合用。④腰部硬膜外腔充填：硬膜外穿刺成功后，注入生理盐水30 mL/d，2或3次有效。自家血3～5 mL注入硬膜外腔，也有效。但要注意无菌，应用时慎重。

6.尿潴留的处理

发生尿潴留后，改变体位，鼓励患者自行排尿；热敷下腹部；针刺中极、关元、三阴交等穴。一般经以上处理可自行排尿，若上述方法无效时导尿。

7.神经并发症的防治

神经损伤和下肢瘫痪是脊麻少见的并发症，一旦发生后果十分严重。

（1）机械性损伤：因技术性问题，直接神经损伤少见，可能多为药物粘连性蛛网膜炎所造成。亦可为无菌操作不当引起。

预防：①注意药物配制的浓度、渗透压和药物的纯度。②严格无菌技术，尽量减少对穿刺针的接触。药液中尽量不要应用肾上腺素。③麻醉中不要使血压长时间处于低水平状态。④脊麻操作要轻柔，不要使用暴力，针尖进蛛网膜下隙防止手失控。详细记录穿刺操作时感觉异常及注射局麻药时有无痛觉，有助于术后判断神经症状的原因。

治疗：①大量用维生素 B_1、维生素 B_{12}；②有急性炎症时可给予激素治疗；③理疗、推拿、按摩和锻炼走路等。

（2）脑神经麻痹：偶尔发生，外展神经多见。发生在脊麻后第3～12 d，脑脊液丢失为其主要原因。一旦发生，对症处理，主要是复视，多数患者1个月内恢复。

六、失败原因及对策

1.穿刺困难

穿刺困难多见于老年、肥胖和脊椎畸形者。可用侧入法穿刺，多易成功。

2.高平面脊麻

若脊麻麻醉平面超过胸，脊神经称高平面脊麻。

（1）原因：①患者脊柱短小，而脊麻药剂量仍用成人量，没有减量；②麻药剂量大；③麻醉容积大；④患者应用重比重麻醉时，患者头部过低；⑤注药速度过快；⑥穿刺针口斜面向头；⑦患者的身体情况差，准备不足等；⑧麻醉平面控制不当，麻醉平面的调节和固定不熟悉或没掌握好。

（2）临床表现：高平面脊麻使胸脊神经和膈神经遭受抑制，有血压下降，心动徐缓，呼吸抑制，如麻醉平面超过颈3，膈神经受阻滞时，则呼吸停止。恶心、呕吐为脊麻并发症，较常见，如麻醉平面过高，发生率也提高。

（3）处理：麻醉平面过高一出现，立即处理。①吸氧：必要时辅助呼吸，或人工呼吸；②输液输血：血压降低时加快输液输血速度；③升压药：如麻黄碱10～15 mg静脉注射，或甲氧胺5～10 mg滴注，必要时多巴胺输注。心搏骤停时心肺脑复苏。

3.平面不当

平面过高作用易在短时间内消失，平面过低达不到手术要求，或有手术操作牵拉反应，患者不适。可应用麻醉性辅助药物，如哌替啶50 mg加异丙嗪25 mg静脉注射等。

4.药物不当

因药物方面造成麻醉失败的病例很多。

（1）药物失效：药物失效或错用。用前要仔细检查。

（2）剂量不足：药量不足，或药物未完全注入蛛网膜下隙。针斜面没有完全在脊髓腔内，脑脊液回流不畅。注药前后，都要轻轻回抽，如脑脊液回流通畅，可证明药液确实完全注入蛛网膜下隙。

（3）加入血管收缩药过多：加入血管收缩药确有延长药效之功能，但加用血管收缩药过多，也影响麻醉效果。要切实精确掌握剂量。

5.患者情况

患者也是影响麻醉效果的因素。

（1）精神刺激：精神所受刺激大，如截肢患者，要用辅助药配合呈睡眠状。

（2）产妇：产妇用药量要小，且在麻醉操作时，将床头摇高10°～15°。

（3）拮抗局麻药：碱性脑脊液可破坏或对抗局麻药的作用。

6.环境的影响

如果室温过高，易发生药物吸收中毒反应。应注意调整室温。

第二节　硬膜外阻滞

将局麻药注入硬脊膜外腔，使脊神经根阻滞，其支配的区域产生暂时性麻痹，叫作硬膜外阻滞麻醉。这种麻醉已有80多年历史，近年得到广泛的应用，已成为我国临床应用最多的主要麻醉方法之一。

一、适应证

适用于颈部以下的手术，如颈部、胸壁、腹部、盆腔、会阴、脊柱及四肢手术。亦可用于相应部位的疼痛或其他疾病的诊断治疗。不仅可用于老年人,也可用于婴幼儿。临床适应证广,对呼吸肌麻痹作用不明显,麻醉效果确切,且麻醉持续时间可根据手术需要延长,对血液循环系统影响也较轻微,对肝肾功能影响小。

二、禁忌证

脊柱畸形,穿刺部位有感染,严重大失血、休克、垂危、脱水、循环功能不全、严重高血压、严重贫血、出血倾向、脊髓腔内有肿瘤者,应为禁忌证。过度肥胖,穿刺有困难者,精神病以及精神紧张不合作者为相对禁忌证。

三、麻醉前准备

1.急救复苏准备

麻醉科医师于术前做好急救准备,必须将麻醉机、氧气、气管插管、急救药品等急救复苏用具准备齐全,放在身旁。

2.麻醉前准备

术前准备同脊麻。入手术室后监测血压、脉搏和 SpO_2,或必要时连续心电监测等。开放静脉输液通路。

3.穿刺物品准备

穿刺准备同脊麻。

四、硬膜外麻醉方法

硬膜外麻醉分为单次法和连续法两种。单次法少用,主因其缺乏可控性。单次法不宜用于老年人、小儿和体质差者,因其平面较高,对血压、呼吸有影响。连续法失败率较高,牵拉反应明显。单次法加连续法有缩短诱导时间、平面适宜、减少手术牵拉反应和辅助用药、效果确切、麻醉平稳等优点。临床上主要采用连续法或单次法加连续法。

1.穿刺路径

一般采取棘突中线(直入法)穿刺及棘突旁(侧入法)穿刺,前者定位明确,方向易掌握,较易成功,已被多数认定。还有正中旁法,但临床上少用。

(1)直入法:体位取侧卧,使穿刺部位的脊椎强力后突,以利于椎间隙开大后穿刺顺利。并有一助手协助扶持正确体位。

穿刺点:以手术部位为中心,依据脊神经的体表分布,选好穿刺点。

穿刺技术:严格执行无菌原则,消毒范围以穿刺点为中心,半径至少为 15 cm,铺无菌巾要规范。用 0.5%~1%普鲁卡因或 0.5%~1%利多卡因做皮泡,并分层浸润。穿刺针斜面与身体纵轴平行,进针方向在颈、上胸和腰部与脊柱几乎垂直(80°~90°),在胸部将针向头倾斜30°~60°,穿刺针进入棘间韧带后,应缓缓进针,抵达黄韧带时,取下针芯,针内充满生理盐水,并有一滴悬垂于针蒂,继续向前推进,体会阻力突然消失,同时水滴被吸入,即针达硬膜外腔。判断要确切。

判断针尖进入硬膜外腔的指征:①突破感,针通过黄韧带时阻力消失感(落空感)。②负压法,一般有负压现象,水滴试验阳性,针蒂上水滴随呼吸而波动(50%)或水滴被吸入。或以小玻璃管法或 2 mL 注射器接于针蒂(毛细玻管法)管内水柱被吸入。颈胸段最明显,腰椎段不明显。③阻力消失法,注射器注入空气或生理盐水时无阻力。④无回血回液法,抽吸无血和

CSF 流出。⑤气泡试验法,无气泡压缩现象。⑥患者感觉法,注入空气或生理盐水时患者感觉脊柱部位发紧发凉,或下肢发热、发胀、轻痛等感觉。⑦置管无困难法,试行置入导管,无阻力而顺利插入。⑧测试有麻醉平面,注入试验量局麻药,5~15 min 出现平面。以上方法都无特异性,符合的特征越多,成功的可能性越大。

导管置入长度:综上所述,判断穿刺针确实在硬膜外腔内,然后测量进针深度,置入硬膜外导管,用右手顶住导管,左手将针拔出。导管留入硬膜外腔的长度为 3~5 cm。胶布固定导管于背部皮肤,以防脱出。将患者转为平卧位。

用好试验量:置管前或后先注入 3~5 mL 局麻药的试验量。观察 5~10 min,后测试平面,利用试验量的麻醉效果,了解患者对局麻药的耐量及导管的位置。监测血压后无明显异常,询问患者否有下腹部发热感,无脊麻征象及其他不良反应时,将麻药诱导量分次注入或一次注入(单次法)局麻药剂量。

注药中的技巧:在置管前注药时,左手固定针头,并以手背紧靠患者的背部,固定针头牢靠,使之不来回进退,保持在原位,以免穿破硬脊膜或脱出。

(2)侧入法:上胸部多选用,或直入法穿刺有困难时,采用侧入法穿刺较易成功。在棘突旁约 1.5 cm 处经皮肤、皮下、肌肉和黄韧带抵硬膜外腔。穿刺点先做皮泡,穿刺针进入皮下后,先找上下椎板,然后针尖偏向中线自椎板间进针,力争针尖在近正中线处进入黄韧带,再入硬膜外腔,有阻力消失(落空感)。因针与身体矢状面呈一定的角度,导管进入硬膜外腔后易至侧方,有可能进入椎间孔而失败。

2.意外处理

硬膜外麻醉技术要求高,需要一定的条件,特别是颈部、上胸部、上肢手术,穿刺操作较困难。若操作不慎,极易误入蛛网膜下隙,造成严重麻醉事故。应恰当选择适应证。操作必须慎重、仔细,增强责任心。只要严格按照操作规程施行,麻醉意外是可以避免的。万一穿破硬脊膜,则 CSF 流出,必须向上级医师汇报,以决定是否改换其他麻醉方法。有人报道可改换上一椎间隙,再行穿刺,穿刺成功后,导管放的位置较高,注药量要少,速度要慢,密切观察患者和测试平面。如出现过快、过宽平面,应考虑改换麻醉方法。因其既增加危险又浪费时间,不如早改为全身麻醉比较安全。注药后 5~10 min 出现麻醉范围,测试并调整至满足手术范围要求。

五、麻醉管理

1.认真操作

连续法应用硅胶塑料硬膜外导管质量优良,软硬度适宜,不易打折或穿破硬膜,同时可看到管内是否有血。置管方向一般向头、会阴、下肢及盆腔手术向足。或根据所选穿刺点的高低与手术部位的高低而决定置管方向。置入导管长度以 3~5 cm 为宜。太短易被带出,切勿太深而影响麻醉平面和效果。用药前要回抽,回抽无液体、血液,以鉴别导管是否误入蛛网膜下隙或血管内。注药有阻力时,可将导管拔出 0.5 cm 再注药,可能好转,是管尖端打折引起;也可能是导管被凝血块堵塞,可用 5~20 mL 注射用生理盐水,加压推入,若阻力减小就说明是血块堵管。置入导管越过针斜面之后,不能从针内退出,以防导管被针斜面割断,而遗留在硬脊膜腔内。手术结束拔管时应谨慎,不能硬拔,以免管断后遗留体内。

2.导管消毒

硬膜外导管可用高压蒸汽消毒 30 min,或用 75% 乙醇浸泡消毒(管腔内应充满乙醇),或

0.05％碘附(管腔内注满)浸泡消毒,分别为 30～50 min。应用前以生理盐水将乙醇和碘附等冲洗干净。现今多用一次性导管。

3.严密注意呼吸管理

若麻醉平面过高,超过胸 3 以上,出现呼吸抑制时,应面罩给氧吸入或辅助呼吸,并随时观察记录呼吸情况。若患者出现呼吸幅度变小,呼吸困难,喉发音不响,心慌、胸闷、恶心、呕吐等,为全脊麻的先兆或药物毒性反应。立即辅助呼吸,监测、提升和维持血压,做好急救准备,如气管内插管等。

4.维持血流动力学稳定

穿刺前要建立两条静脉通路,注意和防止血压大幅度下降,若收缩压降至 80 mmHg,面罩吸氧,加快输液速度,或使用血管收缩药等提升血压。

若为老年患者,收缩压不宜低于 90mmHg。升压药先用麻黄碱或甲氧胺,无效时用间羟胺等。

5.维护脉率

注意脉搏强弱及速率的观察,若心率<50 次/分时,应给麻黄碱或阿托品纠正。

6.药物毒性反应

局麻药毒性反应约为 0.2％。一旦发现时要及时处理,如苯巴比妥 0.1 g 肌内注射,或咪达唑仑 10～20 mg 静脉注射。特别是判断穿刺针是否进入硬膜外腔,用 1％普鲁卡因或 1％利多卡因反复进行负压试验,要防止麻药注入过多而发生中毒反应。为了预防麻药中毒,延长麻药时间,局麻药内加 1/20 万肾上腺素 0.1～0.2 mL。10％葡萄糖、6％右旋糖酐-40 或自身静脉血(又称填充法)均可达到延长麻药时间,预防麻药中毒反应的目的,都可加入,但加用以上液体时,不要改变麻药的浓度。

7.观察麻醉平面

麻醉中至少测试 3 次麻醉平面。一般麻醉后 30 min 内用针刺法测定一次,术中及术后各测定一次,并记在麻醉单上,如胸 8 等。

8.防止误入蛛网膜下隙

如有全脊麻的征象,避免平面出现过早,一旦下肢麻痹,呼吸困难,发绀,血压下降,脉搏变快、变弱时,必须迅速抢救,不误时间。

(1)抢救方法:为患者取头低位,面罩加压给氧,静脉注射麻黄碱 15～30 mg 等药升压;呼吸停止时行气管内插管,人工呼吸加压给氧;循环停止者立即行胸外按摩等复苏处理。

(2)预防全脊麻:①置管时勿用力过大;②注药前回抽,反复检验无脑脊液回抽到注射器内方可注药;③硬膜外导管质软而韧,用透明硅胶管质量很好;④按操作规程操作,先用试验量后置管,其好处是先注入试验量后,硬膜外腔被相对撑开,导管易通畅地置入;缩短了麻醉诱导时间;减少了手术医师等待时间,增加患者的舒适感和安全感;可求得更广泛的平面;减少穿刺针和置管刺破硬膜的机会。观察呼吸和平面,无异常问题时再注入全部诱导量药物。

9.用药量要科学准确

一般认为诱导用药量,颈或胸段的每一脊神经分节,需要麻药 1.5～2.0 mL,腰骶部阻滞,每一分节则需要 2.0～2.5 mL,追加药物的时间,要在首次诱导用药 30 min 后,其药量为首次量的 1/3～1/2。以患者的具体情况来确定,年轻体壮,除原有手术的疾病外,无其他并发症者可给 1/2,且用药浓度要大;老年、垂危、体弱、久病、脱水或中位胸部以上的硬膜外麻醉,用药浓度要低、用量要小;择期手术的低位手术用药浓度要高,用量要大;联合用药,即将长效与短效局麻药、起效快与起效慢的局麻药联合用药,以求取长补短,提高效果。小儿硬膜外要按千克体重给药。

六、失败原因及处理

注入局麻药(15～30 mL)后,观察 20～30 min,无阻滞平面或切口上下缘疼痛,或镇痛不全、肌松不良,经追加局麻药或辅助用药仍不能完成手术者,为阻滞不全或失败。

1. 原因

(1)穿刺困难:穿刺针进不到硬膜外腔,无法置管和注药,除操作技术因素外,可因患者肥胖、韧带钙化、椎间变窄、老年性脊椎骨质增生、强直性脊柱炎、脊椎外伤史、先天脊椎畸形及患者穿刺时的体位不好等,增加了穿刺的困难性。

(2)出现阻滞不全和神经根阻滞现象:其表现为斑块状麻醉或单侧麻醉。因置管或置入管太长时,导管自椎间孔穿出,或由一侧神经根后方转向前方,或导入脊神经孔,或因个别患者某一神经根附近的结缔组织较致密,局麻药难以向该处扩散。

(3)麻醉平面不够:由于阻滞平面不够高而使硬膜外阻滞不完善或失败。麻醉平面过低,满足不了手术要求,也因硬膜外腔粘连,致局麻药扩散受阻,或穿刺点取的过低所致。麻醉平面过高,满足不了手术要求,因放管过长或穿刺点取的过高所致。

(4)局麻药未注入硬膜外腔:穿刺针不在硬膜外腔或导管未进入硬膜外腔,留于软组织中。见于肥胖或软组织疏松的患者,或导管置于硬膜外腔过短,退针时或患者体位改变等,使导管脱出到软组织中,测试无麻醉平面出现,当针刺法测试手术野区皮肤时,患者的疼痛阈无减低或消失。

(5)局麻药因素:局麻药扩散不良,过分分散给药操作,局麻药浓度剂量不足等。当及时追加局麻药无效时,说明患者产生快速耐药性,若对利多卡因已产生快速耐药时可改用布比卡因罗哌卡因。注入药量浓度太低,或药量太少,或容积过小等,也会致使麻醉范围较低,扩散范围不够。分次(追加)注药间隔时间过长,首次诱导或前次追加药物阻滞作用已消失。局麻药效价太低或失效。药物性能不佳,弥散性、穿透性弱等均影响麻醉效果。

(6)导管因素:当置管顺利时,失败多与硬膜外导管有关。置管过深或用力过大使导管折叠,折成锐角,改变方向,是导管质量不好或多次使用后塑料老化、脆性增加,以致平面与手术范围不相符合的结果。导管误入静脉血管,或误入血循环,造成麻醉无效或效果不佳。因导管被血液回流或血块堵塞。

(7)麻醉诱导期过短:手术开始过早,硬膜外阻滞麻醉效果不完善。

(8)肌肉不松弛:影响手术操作。若效果不佳,则应及早改全麻。

(9)内脏牵拉反应:一是因麻醉平面低,二是即使麻醉平面过高,但内脏迷走神经未被阻滞,术中因仍有明显的牵拉反应,患者出现上腹部牵拉不适、恶心、呕吐,甚至心搏骤停等。

(10)导管入血:可发生局麻药的寒战反应或毒性反应。

2. 处理

麻醉效果不好或失败时,应尽快处理。

(1)麻醉前做好充分的评估:凡脊椎畸形、过度肥胖、穿刺点定位困难者,不应选择硬膜外麻醉。凡选用硬膜外麻醉的患者,麻醉前应向患者讲清配合要求,强调体位得当与麻醉成功的关系。麻醉穿刺操作时指导患者如何配合,保持得当的正确体位,保持体位不动,局麻药量要充足,效果确切,穿刺进针方向和角度要正确。

(2)针对原因处理:根据作用不完善的原因予以处理。

主动放弃:多次穿刺不成功者应放弃硬膜外麻醉。出现斑块状麻醉或单侧麻醉时,可将导管退出 0.5 cm 以测试平面;或用辅助药或改全身麻醉。

灵活处理:①选好穿刺点,不要离手术部位的中心太远;置管长度要适合,勿太长或太短,以 3～5 cm 为佳。反复多次使用硬膜外麻醉者,应上移间隙穿刺。②要准确判断穿刺针在硬膜外腔,置管困难要检查原因。硬膜外导管要牢靠固定。③快速耐药性产生时,一是加大剂量;二是换用另一种局麻药。④导管要选优质的,该淘汰的坚决淘汰。⑤置管动作要轻巧,勿使暴力。⑥追加局麻药要及时,最好给予提前量,使阻滞作用连续不断或作用不减退。⑦局麻药量要充足、容积够大、浓度合适,如腹部手术或低位硬膜外,或年轻力壮者应选 2% 利多卡因。效价低或失效的药物应弃掉。⑧诱导时间要足够,诱导不到时间可让手术者稍等候。⑨注药前反复回抽,有回血时不能给药,应将导管外退少许,无回血时方可注药。当血块堵管时,可用5～10 mL注射器,加压向导管内注入生理盐水或局麻药液,可使导管通畅。⑩扩散力和穿透性强的局麻药物如利多卡因,扩散范围比丁卡因要广泛些。

(3)重视腹部手术麻醉:硬膜外麻醉施行腹部手术时要用高浓度局麻药,麻醉平面要足够;上腹部需阻滞胸(4～5)～腰(1～2)范围,必要时使用麻醉辅助药。

(4)预防性静脉辅助用药正确处理牵拉反应:硬膜外麻醉难以让患者安全舒适地度过手术期,内脏牵拉反应仍然存在,主要是阻滞效果不完善,麻醉平面过低所致;如出现牵拉反应时,再加用辅助药其剂量必然明显高于预防性用药。如无禁忌,在出现阻滞平面后,适量给予以下辅助药。①镇痛药:哌替啶 50 mg 加异丙嗪 25 mg 静脉注射;②镇静药或神经安定药:羟丁酸钠 2.5～5 g 静脉注射;③局部浸润阻滞:如 1% 普鲁卡因或 0.5% 利多卡因腹腔神经丛封闭等。

(5)导管插入硬膜外腔血管:导管有血液时,将导管拔出 0.5 cm 后继续送管少许,以避过出血部位,无回血时再注药。若往外拔管 0.5 cm 后仍有回血时,将导管拔出重新穿刺。一旦导管插入静脉丛,未能及时发现,注药时或注药后心慌、头晕、暂时神志消失,发生中毒反应,甚至惊厥,应及早停止注药,进行急救和处理。

(6)患者多次接受硬膜外麻醉之后硬膜外麻醉效果问题:一般硬膜外腔穿刺是不容易发生广泛粘连的。

不能认为有过前次硬膜外麻醉,就会引起硬膜外腔粘连,而影响这次的麻醉效果。应具体问题具体分析。

七、并发症防治

(一)血压下降

血压下降多发生于胸段硬膜外,主要是由于胸段阻滞使内脏大、小神经麻痹,腹内血管扩张、血液淤滞,回心血量减少,血压下降;一般多在用药后 15～30 min 出现,当下降到 80 mmHg 或降至术前血压的 2/3 时,应及时处理:麻黄碱 15～30 mg,或甲氧胺 10～20 mg 静脉注射或加快输液输血;吸氧。当以上处理不佳时,可静脉注射苯福林 3～5 mg,或间羟胺 2～5 mg,使血压回升。

（二）呼吸困难

硬膜外麻醉易发生不同程度的呼吸抑制，尤其颈及上胸段硬膜外麻醉时，故颈和上胸段麻药浓度不能过高。

（三）神经并发症或截瘫

神经并发症及截瘫是硬膜外麻醉后的严重并发症。国内有硬膜外麻醉后并发截瘫的发生率为 0.14/10 万和 3.9/10 万的报道。血肿压迫占 30.6%。

1. 原因

硬膜外麻醉导致脊髓严重损伤的原因有：①损伤性，穿刺针或置管时直接损伤神经根、干或脊髓；②压迫性，硬膜外血肿形成压迫神经根、干或脊髓；③感染性，硬膜外腔感染、炎症、脓肿或水肿压迫；④偶合性，并发脊髓肿瘤等压迫引起；⑤缺血性，麻醉期间的低血压时间过久，尤其老年人，或局麻药加入较多的肾上腺素反应的影响，出现"脊髓前动脉综合征"；⑥中毒性，脊髓后动脉受局麻药的压力、肾上腺素反应的影响，发生病理改变，使脊髓局部缺血和血供障碍；⑦骨质性，椎管狭窄症；⑧医源性，硬膜外腔误注腐蚀性药物，如误注 10% 甲醛（福尔马林）；⑨其他疾病发生。

2. 防治

应加强麻醉后随访，及时确诊和尽早处理是关键。

（1）预防为主：不提倡在 L 2～3 间隙进行硬膜外阻滞和 CSEA 穿刺。穿刺方向要在正中，勿使强力，以免穿刺时手法失控，防止针进入硬膜外腔过猛、力量过大，以减少穿刺针直接损伤的机会。当诉说某侧下肢有触电样痛或下肢有不自主的抽动时，不能强行进针、置管，应退出针管，稍调整进针方向，以免伤及神经根等。

（2）心理治疗：麻醉前应注意患者心理和情绪，不要因惧怕而过分紧张。

（3）严选适应证：对凝血障碍或出血不止患者应放弃硬膜外麻醉；当穿刺针不断向外滴血时，可换间隙重新穿刺，换穿刺点后，仍出血不止时应放弃硬膜外麻醉。

（4）积极诊断和治疗：当操作失控，出现强行进针或进针过深，怀疑或已证实损伤脊髓或神经时，应放弃硬膜外麻醉。穿刺时，出现痛觉过敏或麻木现象，或出现同一侧麻醉区域与对侧平面较低的另一区域有皮肤过敏，或难以忍受的疼痛，或因疼痛术后彻夜不眠，说明已损伤神经根或脊髓。若麻醉后肢体运动、感觉和反射等未能如常恢复，或恢复后又出现神经功能障碍时，即应急行椎管内造影、CT 或 MR 等检查。发现有截瘫或脊髓损伤症状时，应仔细检查，找出截瘫的直接原因，积极进行治疗。主要措施是对症和支持疗法；大量抗生素疗法；促进神经损伤恢复的药物，如维生素 B_1、维生素 B_{12}、ATP、辅酶 A、理疗等。

（5）局麻药中少加或不加肾上腺素：局麻药中加肾上腺素浓度不能过大，1：20 万或 1：40 万，或 1：75 万；1：20 万，即 20 mL 局麻药液中加 0.1% 肾上腺素 0.1 mL。高血压等患者用 1：40 万或 1：75 万较安全。

（6）绝对禁忌：有血液凝血机制障碍或正施行抗凝治疗的患者，绝对禁忌选用硬膜外麻醉，因易并发术后硬膜外血肿。必须应用时，应早停药，使凝血机制恢复正常后，采用直入法，避免反复穿刺，可减少血肿发生的机会。如果怀疑或确诊为血肿或椎管狭窄者，当 CT 等诊断为硬膜外腔血肿时，应尽早行手术探查，清除血肿或脊椎板减压，以减轻血肿或椎板对脊髓组织的持续性压迫，预防脊髓组织的软化和变性。如果截瘫持续 8 h 以上，即使行减压手术，也难以恢复神经功能。

（7）脓肿处理：如果截瘫为数日后出现，为操作时未遵照无菌操作规程，使硬膜外腔感染。诊断一确立，立即进行手术切除引流。

（四）导管拔出困难或折断

偶尔也会碰到导管拔出困难或导管折断在硬膜外腔内：一是导管置入过长，太长的导管在硬膜外腔扭折、打圈后，自成一结，使拔管困难；二是患者体位使脊柱挺直或扭曲，棘突互相挤压，导管被紧压在棘突和韧带间，拔出困难；三是导管质量问题，经反复消毒使用的导管韧性减退，脆性增加，经不住拉力，或拉力过猛，将导管断在组织内。

（1）调整体位：若遇手术结束拔管困难时，应让患者恢复至穿刺时的体位，常可拔出。否则，强行拔管，可能将导管断在体内。

（2）做好预防：若导管变质较脆，塑料老化或已有折痕、破口，应予弃用。换新管应用。

（3）一旦发生断管应严密观察：万一导管拔断在硬膜外腔或组织间，也不是很长，只有 $1\sim2$ cm，如无感染、无局部化脓感染、无全身炎性反应、无神经压迫症状或刺激症状，可不处理，不做手术取出。可暂时或出院继续观察。如一旦有症状，或断端留入较长，且浅表，可做一小切口探查取出。若导管已通过穿刺针尖，又需要退出时，应与针体一起退出，重做穿刺，避免导管被锐利的针斜面割断。

（五）硬膜穿破后头痛

（1）发生率：硬膜穿破率为 $2.3\%\sim2.5\%$。穿破后脑脊液（CSF）外漏使颅内压降低，脑组织向枕骨大孔下降，牵动了脑神经及大血管伴行的神经，发生头痛，亦称为体位性头痛。属于血管性，以前额与枕部疼痛为主，直立和坐位加重，平卧减轻。严重者呈爆炸性，并伴听力、视觉障碍。女性高于男性，年轻人高于老年人。

（2）防治：减少 CSF 漏出，促使 CSF 压力恢复正常范围。防治措施如下。①平卧休息：术后平卧去枕 8 h。②腹带捆扎：减少 CSF 外漏。③持续输液：增加 CSF 循环。④镇痛：服用镇痛药或针灸治疗等。口服咖啡因 300 mg，4 h 可缓解。⑤自身血液硬膜外腔填充：10 mL 自身血注入硬膜外腔 $1\sim2$ 次，有效率达 90%；无效时，硬膜外腔持续输入生理盐水 24 h（30 mL/h），有满意效果。

第三节　骶管阻滞麻醉

局麻药从骶裂孔注入骶管腔内以阻滞骶神经的方法，叫作骶管阻滞麻醉，又称骶部硬膜外麻醉，简称骶麻。骶麻为最早开始应用的硬膜外阻滞，除麻醉骶脊神经外，还可麻醉部分腰段、胸段脊神经。分为单次法和持续法。由于较为安全，效果确实，伤及硬脊膜和脊髓的危险性很小，目前在会阴部手术麻醉和疼痛治疗等应用广泛。

一、适应证

骶麻适用于肛门直肠、阴道、会阴部、下肢、尿道手术，以及婴幼儿及学龄前儿童的腹部手术及术后镇痛，产科镇痛及慢性疼痛治疗等。

二、禁忌证

穿刺部位感染,凝血机制障碍或应用抗凝剂及解剖标志不清等。

三、解剖

骶裂孔和骶角是骶管穿刺术的重要解剖标志。

1.定位法

先扪清尾骨尖,沿中线向头方向摸,距尾骨尖 4～8 cm 处,可触及一弹性的凹陷,即为骶裂孔。其两侧可触及突起如豆状物的骨质隆起,即为骶角。两骶角连线中点的凹陷点即为穿刺点。此点相当于骶 4、骶 5 两块骶骨的背面正中。髂后上棘联线在第 2 骶椎平面,是硬脊膜囊的终止部位,骶麻穿刺如超过此线,即误入蛛网膜下隙,有发生全脊麻的危险。从骶裂孔到此线的距离平均为 47 mm,最长为 75 mm,最短为 19 mm。骶裂孔与髂后上棘呈一等边三角形。

2.穿刺法

骶裂孔穿刺,由浅入深分别经过皮肤、皮下组织、骶尾韧带、骶骨。骶管容积为 12～65 mL,通常为 25～30 mL。须注意在成人中有较大个体差异。

四、准备

同脊麻。即禁食,复苏设备准备,抗惊厥药物,麻醉前颠茄类药物,开放上肢静脉通路等。

五、方法

1.单次骶管阻滞

单次骶管阻滞是经骶裂孔一次将局麻药注入骶管腔。

(1)体位:患者侧卧位,膝关节尽量向腹部屈曲;或俯卧位,在耻骨联合下垫枕头,让患者两腿略分开,内旋双踝,可使骶部突起更高一些,臀部肌肉放松。或利用手术台将躯体和下肢放低,使骶部突出,便于穿刺。

(2)穿刺:严格无菌操作,带消毒手套,皮肤严格消毒后铺巾,局麻药做皮泡,以 7 号针头垂直刺进皮肤,针尖向头改变方向,与皮肤呈 45°刺入,经皮下、骶尾韧带有阻力突然消失的感觉(落空感),即示进入骶管腔,将针尖减至与皮肤成 10°～15°,再向前推进 2 cm 即可。

(3)注药:抽吸无回血、无脑脊液,针尖固定,注射空气或生理盐水无阻力时,可注入试验量 3～5 mL,观察 5 min,无脊麻征象,即可将其余诱导量局麻药全部注入。注速不宜过快。每 30 s 注入 10 mL,边注药边观察是否出现急性药物中毒征象。

2.持续骶管阻滞

方法与硬膜外法相同。穿刺点选腰4～5或腰 5～骶 1 间隙,导管置入骶管腔即可。也可用 16 号直针将针斜面磨短,边缘不过于锐利,自骶裂孔穿刺,与单次法穿刺操作相同,然后置入导管。

六、用药选用

作用时间长、不良反应少的药品,常用药浓度较胸腰段硬膜外麻醉为低,一般用 1%～1.5%利多卡因 15～20 mL,或 0.2%～0.25%丁卡因 20～30 mL 或 0.25%丁哌卡因 10～15 mL,或 0.5%罗哌卡因 10～20 mL。若经腰4～5或腰 5～骶 1 做持续骶麻,如腹会阴联合切口或子宫全切等手术,要采用两点穿刺时,用药量较小,仅 10～15 mL 即可;若经阴道做子宫全切手术,有良好的肌松,手术才能方便操作,用药浓度要高,可用 2% 利多卡因 15~20 mL 或 0.2%~0.33% 丁卡因 15~20 mL;若为单次骶麻需 25~30 mL,但不能超过一次局麻药的极量;老年人、体弱者用药量酌减。小儿按年龄和体重计算药量。

七、注意事项

1.穿刺困难或失败

骶裂孔大小和形状变异较多,易造成穿刺困难或失败,应注意穿刺部位骨性标志的确定和操作要领。

2.出现脊麻症状

注药后出现脊麻症状,主要是骶管腔的终止部位低于髂后上棘,穿刺针虽然进入不深,也可穿破硬脊膜囊。将骶麻诱导剂量的局麻药注入蛛网膜下隙引起,故注药前要先用试验量,无脊麻症状时,再注入全诱导药量,决不可忽视,以免造成意外。

一旦发生全脊麻,患者很快呼吸停止,血压极度下降,应维持气道通畅,控制呼吸,静脉输液,用升压药物如麻黄碱等升压。

3.骶麻阻滞范围有限

较高手术范围的麻醉难以达到。临床上也有用大诱导容量的麻醉药物做骶麻,获得较高的麻醉平面,行下腹部手术,这在小儿成功率较高,而成人则失败率高,难以保证患者的麻醉效果和安全,还是做下腹部硬膜外麻醉为好。

4.骶管反应

单次法骶麻时,用试验量无反应,但当注入全部诱导药液时,可在注入后立即或于数分钟内出现反应,称为骶管反应。患者有头昏头胀、意识消失及牙关紧闭等表现,或肌张力高度增加,或惊厥、抽搐等,甚至发绀、屏气。可于数分钟后自行缓解、意识恢复。重者应立即给予镇静、镇痛药物,如咪达唑仑 10 mg 或哌替啶 50 mg 静脉注射。有发绀者应面罩下吸氧或辅助呼吸。发生原因可能是注射速度较快,或注入量较大药液进入血循环,导致轻度毒性反应。个别是注药过敏,因刚注完药即发生以上反应,也可能为压力过大所引起的神经反射有关。故推注药物时速度应缓慢,可预防骶管反应。

5.血压下降

骶麻血压下降轻微,持续时间也较短。处理同脊麻或硬膜外麻醉。

6.尿闭

尿潴留是骶麻常见的并发症,同脊麻处理。

7.骶管感染

骶管位置近肛门,卫生环境较差,若消毒不严,可引起感染、发热、骶骨疼痛。按炎症予以处理,并根据具体病情而定。

8.阻滞范围局限

一般阻滞范围比较局限,较高手术范围的麻醉难以达到。

9.骶管反应率高

全身中毒发生率较高。

10.局麻药用量较大

如丁卡因的最大剂量 2 mg/kg,利多卡因 4 mg/kg,为注射无误时的最大剂量。

11. 失败率高

失败率达 5％～15％。

第四节 脊麻—硬膜外联合麻醉

脊麻—硬膜外联合麻醉(CSEA)于 1981 年 Brownridge 首先应用,是近十年来兴起的一种椎管内阻滞的新技术,在国内外麻醉中日益普及。CSEA 综合了脊麻(SA)和硬膜外麻醉(EA)的优点,弥补了两种麻醉方法的各自弊端。将"可靠"的脊麻与"灵活"的硬膜外麻醉技术联合应用,达到取长补短的功效。

一、效果评价

1. 脊麻的优缺点

(1)优点:①操作简单,容易掌握;②成功率高,在 99％以上;③起效快;④局麻药用量少,减少了对心血管及神经系统毒性的潜在危险;⑤效果可靠,阻滞完善,肌肉松弛满意;⑥经济,是目前临床麻醉技术中最具经济者。

(2)缺点:①麻醉时间有限,不能随意延长;②平面不易控制,易出现高平面或低平面阻滞;③术后头痛发生率高等。

2. 硬膜外麻醉的优缺点

(1)优点:①节段性麻醉,使麻醉范围限制在手术区域;②无头痛;③血压下降较轻,引起的心血管不良反应小;④可控性强,麻醉时间长,麻醉有延时性;⑤术后镇痛,可留管行疼痛治疗。

(2)缺点:①起效慢,诱导时间长;②操作技术要求高,技术掌握较有难度,且有骶神经阻滞不全;③药物用量大,达到麻醉的剂量为脊麻的 4～10 倍;④局麻药再吸收可能出现寒战及中毒全身反应;⑤可发生致命的严重并发症——全脊麻。

3. CSEA 优点

CSEA 是将脊麻与硬膜外麻醉有机结合的一种新麻醉技术。综合了 SA 与 EA 两种麻醉方法的优点,与单纯脊麻和硬膜外麻醉比较,CSEA 有以下特点。

(1)起效快,作用迅速可靠,缩短了麻醉诱导时间。

(2)阻滞完善,肌肉松弛完全。

(3)用药量少,减少了局麻药量。

(4)可控性强,麻醉时间长,具有硬膜外麻醉的可延时性,并可用于术后镇痛。

(5)并发症少,术后头痛发生率降低,心血管不良反应的发生率也降低。

(6)阻滞平面的可控性强,易于控制。

4. CSEA 存在问题和争议

CSEA 作为一种新技术具有许多优点,但也存在着以下问题和争议。

(1)设备上要求较高:对穿刺针的选择有一定要求。脊麻针长度比硬膜外针长 12 mm。

(2)操作复杂:操作较单纯脊麻或硬膜外麻醉复杂,有一定难度。

（3）脊麻针尖受损或脱落金属小粒：脊麻针通过硬膜外时有可能使脊麻针尖受到损伤、折断或有金属小粒脱落，但现无支持的临床和实验报告。

（4）导管误入蛛网膜下隙：导管经脊麻针穿破孔处误入蛛网膜下隙。已有类似报道。

（5）局麻药漏入蛛网膜下隙：硬膜外腔的局麻药有可能通过脊麻针穿孔漏入蛛网膜下隙。

（6）无脑脊液回流：硬膜外穿刺针不在硬膜外腔，腰穿针自硬膜外侧腔通过或是脊麻针被神经根或结缔组织阻塞等。也有硬膜外腔置管困难出现。

二、适应证

CSEA 在临床上有较好的应用前景，是安全、可靠的麻醉方法之一。它保证了安全，提高了麻醉质量。据文献报道，目前应用在以下手术。

（1）肾移植：在泌尿外科同种异体肾移植术中应用。

（2）产科：剖宫产中应用最多，也是首先在产科开始应用的新型椎管内阻滞法技术。

（3）妇科：子宫切除术等腹盆腔手术。

（4）骨科：髋及下肢骨科手术。

（5）其他：结肠、直肠手术、前列腺手术、疝修补术、外周血管手术、截肢等脐以下长时间手术。

（6）术后镇痛：适用于术后镇痛病例。

三、禁忌证

同脊麻及硬膜外麻醉。例如：不合作者；中枢神经疾病，如颅内高压症、癫痫、脊髓肿瘤；穿刺部位有感染；腰椎有畸形；严重毒血症（如晚期肠梗阻）、全身衰竭及各种休克等患者禁用脊麻。长期用降压药者、严重高血压、严重动脉硬化、心脏病等患者，一般不宜选用。年龄过大（>70 岁）、小儿（<6 岁）、呼吸困难、腹内巨大肿瘤及产妇患者慎用。

四、麻醉前准备

麻醉前用药及准备同"脊麻"和"硬膜外麻醉"。

需术前 12 h 禁食。术前晚灌肠、麻醉前镇静药量要重。阿托品可减轻脊麻的反应。患者入手术室后监测血压、脉搏、呼吸和 SpO_2。

五、操作技术

1. CSEA 发展

1982 年 Coates 推广 CSEA。1992 年 Lifschitz 和 Jedeikin 发明"背扎"Tuohy 针，使 CSEA 技术逐渐成熟。从历史上看有以下 4 种方法。

（1）单针单间隙穿刺法：为向硬膜外腔插入细针，给局麻药后将针再刺入脊椎蛛网膜下隙，并注入局麻药。

（2）双针双间隙穿刺法：在一间隙置入硬膜外导管，而在另一间隙（一般为相邻间隙）进行脊麻，近年来也有在同一间隙分别进行硬膜外和脊麻穿刺。

（3）针内针（双针）单间隙穿刺法：1982 年首先用于骨科，1984 年用于妇产科，1992 年用于产科止痛，最近又发展了双导管单间隙技术，目前推荐用 Whilacre 针，经硬膜外内用脊麻针穿刺至蛛网膜下隙，拔出脊麻针，向头向置入硬膜外导管 3～4 cm。

(4)针旁针(针并针)单间隙穿刺法:使用一特殊装置,在硬膜外针侧方焊接或在硬膜外针管上附一脊麻针导引管,可避免硬膜外导管误经脊麻针穿破的硬膜外孔误入蛛网膜下隙,也可避免脊麻针通过硬膜外针时金属小粒脱落或针尖损伤。

2.CSEA 设备的改进

为了避免 CSEA 上述缺点发生,对其进行了改进。

(1)降低穿刺针的直径:采用 25 号以下细针,尤其是铅笔头型者,已显著降低头痛发生率。

(2)针背眼:在硬膜外针斜面处增加一个背眼,脊麻针从此眼穿刺,提高成功率,减少脊麻针经过硬膜外针斜面时的受损。

(3)针尖形状:将切割形改为笔状针、锥尖针等对硬膜损伤小,头痛发生率低。

3.CSEA 操作技术

其技术操作与硬膜外的常规操作相似,在硬膜外针进入硬膜外腔后,先以脊麻针经硬膜外针穿破硬膜进入蛛网膜下隙,见脑脊液流出后,注入脊麻药,注完药后退出腰穿针,置入硬膜外导管备用。

硬膜外注药的时机、用药量要根据脊麻平面、手术时间等具体情况而定。

(1)穿刺点:以手术部位要求选择,中下腹部手术,于 L1~2 或 L2~3 间隙,用 17G 穿刺针常规硬膜外穿刺成功后,应用 BD 公司的 CSEA 穿刺包的 25G 脊麻针,从硬膜外针中穿入到蛛网膜下隙,见脑脊液流出,注入脊麻药后拔出脊麻针,将硬膜外导管头向置管 3~4 cm,当脊麻作用开始消退、血压开始升高,患者有轻度疼痛,或患者有牵拉反应、肌肉紧张时,经硬膜外导管给药,先注入 2% 利多卡因 3 mL 试验,5 min 后再追加 2% 利多卡因 8~12 mL 诱导量。

(2)CSEA 用药:与脊麻和硬膜外麻醉的用药无太大差别。用药方式以先用较大剂量脊麻,而硬膜外用于确保效果和术后镇痛。①脊麻药:0.5% 丁卡因重比重液 2.2~2.5 mL(7.0~12.5mg),注药速度 50~70 s;或 0.5% 布比卡因重比重液 2 mL(0.75% 布比卡因重比重液 1~2 mL,即 7.5~15 mg);或 2% 利多卡因 2~6 mL 或 0.5%~1% 罗哌卡因 3~4 mL。②硬膜外药:2% 利多卡因 20 mL+1% 丁卡因 5 mL;或 0.75% 布比卡因 5~10 mL。根据手术需要补注硬膜外用药,大部分手术不用,需用时给药时间距蛛网膜下隙注药时间为 60~80 min,

(3)辅助药:①芬太尼 0.025~0.1 mg 加入局麻药内,也可用舒芬太尼,因其对呼吸有抑制作用,应用时注意监护;②哌替啶:25 mg~50 mg 静脉注射;③咪达唑仑 2~5 mg,静脉注射,必要时给药。

(4)效果:CSEA 起效时间比连续硬膜外麻醉缩短 6.1 min,用药量明显少于连续硬膜外组,效果获 100% 成功。

六、麻醉管理

1.术中监测

术中监测心率、血压、ECG 和 SpO_2。

2.观察麻醉平面

借助注入硬膜外试验量观察阻滞平面,判断硬膜外导管的位置。如给 2% 利多卡因 2~5 mL,阻滞平面升高 2 个节段,证明导管在硬膜外腔,若大于 2 个节段或更高,警惕误入蛛网膜下隙。硬膜外注药应先注入试验量。

3. 并发症

CSEA 并发症同脊麻及硬膜外麻醉。若有血压下降时,通过输血、补液及静脉注射麻黄碱纠正。

反复操作易引起脑膜炎,要增强设备的消毒和无菌操作观念。头痛的发生率很低,出现时予以处理。

4. 补充血容量

入手术室后,开放静脉,缓慢输注乳酸钠平衡盐液扩容。已注入脊麻药,变换体位时应考虑到对阻滞平面和血压的影响。

产妇剖宫产时,采取左侧位,头下垫 3 个枕头,肩下垫 1 个 3 L 袋的方法,抬高上胸段脊髓,比重液不易向头侧扩散。

第五节　碱性局麻药

局麻药碱性化后可提高其麻醉效能,其碱性化后的血药浓度也改变;生理浓度或大于生理浓度的含钾局麻药麻醉效果明显提高;局麻药有许多非麻醉作用,使局麻药的临床应用领域进一步扩大。

一、碱性利多卡因

(一)优点

局麻药碱性化后与盐酸利多卡因相比有以下优点。

1. 增加麻醉效能

局麻药碱性化后脂溶性具有穿透性的非离子碱基形式增加。①麻醉起效快,起效时间缩短;②阻滞完善时间缩短;③肌肉松弛较好,血药浓度、峰值浓度及达峰时间都提高或缩短,是碱性利多卡因的药效学特点。

2. 新生儿脐静脉血药浓度增高

碱性利多卡因硬膜外阻滞行剖宫产时,新生儿剖出后,脐静脉血药浓度增高。

3. 麻醉维持时间延长

碱性利多卡因行肌间沟臂丛神经阻滞,不仅使麻醉诱导期缩短,麻醉作用增强,而且维持时间延长。

4. 毒性

毒性与盐酸利多卡因无差异。

(二)缺点

在增强麻醉效能的同时,局麻药穿透血管壁的能力及全身性吸收增加,从而也可能增加局麻药的毒性。利多卡因血药浓度的安全范围较窄,一般为 $2 \sim 4$ mg/L,>5 mg/L 可出现毒性反应,>6 mg/L 发生惊厥症状。若达到利多卡因单次最大剂量 400 mg,则可能出现中毒症状。

（三）方法

1. 配制

2％利多卡因 16 mL＋5％碳酸氢钠 4 mL。目前临床使用的为市售的 1.7％碳酸利多卡因注射液。

2. pH

pH 为 7.30，未加肾上腺素。非碱化 pH 为 4.97。

3. 注药方法

于 20～30 s 注入 5 mL，观察 1 min 无脊麻症状，30 s 注完诱导量 10～15 mL。

二、碱化布比卡因

（一）优点

0.25％碱化布比卡因硬膜外麻醉具有以下优点。

(1)诱导时间比单用利多卡因缩短。

(2)阻滞范围广，包括肋间神经、膈神经等。

(3)麻醉诱导量相对较少。

(4)麻醉效果满意，血药浓度增高。

（二）缺点

对呼吸功能有影响，阻滞后潮气量、呼吸频率和每分钟通气量值均有下降，尤以潮气量较显著。主要是高位硬膜外麻醉时阻滞了肋间神经和膈神经，影响肋间肌和膈肌的运动。

（三）方法

1. 配制

0.75％布比卡因 10 mL＋0.9％生理盐水 19.6 mL＋5％碳酸氢钠 0.4 mL。

2. pH

pH 为 7.12。

3. 注药方法

硬膜外穿刺成功后向头端置管 3 cm，将配制药液先注入 5 mL，观察 5 min 无脊麻症状时，将诱导药在 30 s 内注完。

三、碳酸利多卡因

（一）优点

改变局麻药的 pH，对局麻药的麻醉效能产生增强的影响。碳酸利多卡因新产品在临床普遍应用。其具有以下优点。

(1)起效快：其药液 pH 值较高，使非离子成分比增高，促进利多卡因扩散，加快起效作用，使诱导时间缩短。

(2)阻滞完善，时间缩短：改善了阻滞作用的完善时间。

(3)麻醉效能增强：其非离子形式增加，活性增强，对神经膜的穿透性增强，碳酸利多卡因穿透能力比盐酸利多卡因强。

(4)中毒反应发生率低：欲增加麻醉效能，单用盐酸利多卡因时就得增加利多卡因血药浓度，易引起中毒反应，因为利多卡因血药浓度安全范围较窄，＞5 mg/L 出现中毒反应，

＞6 mg/L发生惊厥。碳酸利多卡因的血药浓度在安全范围之内。

(5)呼吸循环血气参数影响小:麻醉期间未见呼吸抑制,SpO_2、PaO_2、$PaCO_2$、pH 无明显变化,血流动力学改变相对较轻。

(二)缺点

麻醉持续时间无明显延长。因其扩散力强,不用于脊麻,慎用于浸润麻醉。

(三)方法

碳酸利多卡因同盐酸利多卡因一样,被广泛用于硬膜外阻滞、骶管阻滞和神经干(丛)阻滞。

1.配制

1.72％碳酸利多卡因 12 mL＋0.9％生理盐水 8 mL 配成 1％碳酸利多卡因 20 mL(含或不含 1∶200 000 肾上腺素),注药前新鲜配制。

2.pH

pH 为 6.92。1.72％碳酸利多卡因为 7.03。

3.注药方法

硬膜外穿刺成功后向头端置管 3～4 cm 处,分次将配制药液注入硬膜外导管,进行观察。神经阻滞每次 15 mL,极量 20 mL。

四、微量钾局麻药

(一)优点

含钾局麻药麻醉效果增强。

1.缩短麻醉潜伏期

不同浓度的含钾局麻药可明显缩短麻醉潜伏期。诱导时间缩短。

2.延长神经阻滞时间

不同浓度的含钾局麻药延长神经阻滞时间。

3.钾离子提高局麻药对各类神经纤维的阻滞效果

对提高局麻药的临床效果和减少用药量、降低不良反应发生率都有重要意义。生理浓度＜5 mmol/L 的 K^+ 可显著提高利多卡因的麻醉作用,降低利多卡因及布比卡因的最低有效浓度。

(二)缺点

随着 K^+ 浓度增加,其毒性反应也明显增加,主要是对神经系统和心脏功能等方面的影响。

1.方法

常用以下方法配制和使用。

配制于局麻药内加入近似或大于生理浓度的氯化钾 5 mg,约 5.8 mmol/L。

2.注药方法

头向置管 3.5 cm,将配制的局麻药按试验量、诱导量注入利多卡因可阻断 K^+ 通道和降低膜对 K^+ 的通透性,干扰膜的脂质和蛋白质的结构和功能,改变膜的静息电位水平和动作电位幅值,影响神经冲动的产生和传导,为利多卡因产生神经阻滞的主要机制之一,K^+ 是通过加强利多卡因的上述作用,而增强其麻醉效果的。

五、非麻醉临床应用

局麻药作为单一的麻醉剂在临床麻醉中被广泛应用,也有许多非麻醉临床应用。

1.抗菌活性

Jonnesco 于 1909 年首次报道局麻药的抗菌特性。局麻药的抗菌作用机制不清楚。

(1)丁卡因:0.5%丁卡因对假单胞菌属有毒性作用,可明显抑制表皮葡萄球菌和绿脓杆菌的生长。

(2)利多卡因:对致病菌和孤立的真菌均有不同程度的抑制作用,抑制率随浓度的增加而增加,以 2%的浓度抑制率最高。对绿脓杆菌无作用。

(3)普鲁卡因:同利多卡因。

(4)布比卡因:0.25%布比卡因可抑制金葡菌、大肠杆菌、表皮葡萄球菌和棒状杆菌的生长。0.5%布比卡因抑制 9 种微生物的生长,不抑制绿脓杆菌的生长。0.125%浓度可抑制金葡菌和表皮葡萄球菌的生长,0.1%及 0.05%无抑菌作用。布比卡因和利多卡因行硬膜外麻醉或镇痛时,可防止微生物在硬膜外腔及导管内生长,安全可行。

2.降颅内压与脑保护

(1)抗头痛:利多卡因有抗头痛作用。0.5~2.0 mg/kg 静脉注射。

(2)降颅内压:1.5 mg/kg 静脉注射,或 1~2 mg/min 输注均能达到降颅内压作用。降压速度快,重复用药同样有效。机制不清。

可能主要通过增加脑血管阻力,降低脑血流量和颅内血流量而使颅内压下降。在颅脑手术中有良好的降压效果。

(3)脑保护作用:利多卡因可减少缺血后的神经元损害,具有脑保护作用。其机制可能是:①收缩脑动脉,拮抗局灶性缺血引起的血管扩张和脑容积增加;②对脑梗死部位旁微循环血管有特殊的扩张作用,选择性地阻断神经膜上的钠通道,抑制缺血脑细胞 K^+ 外流及游离脂肪酸释放,抑制缺血脑再灌注后脑型肌酸激酶释放,从而使脑缺血时的神经膜保持稳定。若配合低温,则脑保护的效果更佳。

3.抗癫痫作用

利多卡因 1~3 mg/kg 用葡萄糖稀释后以 25~50 mg/min 的速度静脉注射,20~30 s 出现效果,持续 20~30 min,再以 2~6 mg/(kg·h)速度持续输注,治疗癫痫持续状态,可获得满意疗效。

与咪达唑仑、巴比妥类合用效果更佳。对脑膜炎所致的痉挛状态也选利多卡因治疗。

4.抗心律失常

布比卡因 1.0 mg/kg 与利多卡因 4.0 mg/kg 的抗心律失常作用效应一致。布比卡因 0.5 mg/kg 已有明显的抗心律失常效应,安全范围大。

5.对肿瘤组织的热增敏效应

普鲁卡因能增强正常组织和肿瘤组织的热增敏效应。布比卡因与利多卡因亦均有明显的热增敏效应,可分别使与高温治疗的细胞病死率增加 35%和 28%。高温合并放疗、化疗有很大的治癌潜力,是治疗晚期或无法手术治疗的肿瘤的新方法,被誉为第 5 种(继手术、放疗、化疗和免疫治疗之后)治癌法。

局麻药热增敏效应机制尚不清楚。

6.增敏抗癌物

局麻药普鲁卡因、利多卡因与阿霉素或平阳霉素合用,可显著增强两药的细胞毒作用,且随局麻药的剂量增加而增效作用增强。局麻药增强抗癌药物的疗效机制尚不清楚。

第六节　吸入麻醉

吸入麻醉是通过肺通气将麻醉气体或挥发气吸入人体后而产生全麻作用。吸入麻醉是现代麻醉学的开端,是临床麻醉中使用的主要麻醉方法。

一、概述

(一)术前准备

(1)灌肠:术前晚清洁灌肠。

(2)术前禁食:急症饱食者不选用吸入麻醉,术前应采取防止误吸的有效措施。

(3)麻醉前用药量要充足。

(4)麻醉用具和药品:麻醉医师于预定手术前 30 min 到达手术室,做好麻醉用具和药品准备工作。

(5)用品处于完善状态:检查麻醉所需的各种器械、监测仪及药品,准备处于完善状态。

(6)心理治疗:再次对患者进行询问,检查有无不适或特殊情况。向患者作简要心理治疗,以取得其合作。

(7)保护牙齿:再次检查口腔,有无未取掉的义齿,松动牙齿应加以保护,必要时应事先拔掉,以免误入气管内。女性患者注意除去发夹。

(二)麻醉方法

1.监测血压

麻醉开始前,脱去贴身衬衣,监测血压、脉搏、呼吸,并记录于麻醉记录单。

2.保护肢体

诱导前适当固定四肢。麻醉中应注意肢体位置,防止过度牵拉和致使肢体、神经受压及伸张时间过久而受损伤。

3.选择吸入全麻的方式

根据需要选择吸入麻醉的方式。

(1)高流量开放法:呼出气体不被再吸入,保证患者有足够的通气量是掌握好本法麻醉的重点。操作时要注意保护眼睛、口腔及皮肤。因环境污染严重,药物浪费大,诱导时间长,不平稳,不能做辅助呼吸和供氧,故弃用。吹气式也是开放法的一种,是用金属口罩或鼻导管等将氧和麻醉气体吹入气管内,目前少用。

(2)中流量半紧闭法:近年来多用,成人的流量一般为 $1\,000\sim6\,000$ mL/min(氧比例>40%),精密蒸发罐多安装在循环圈外,使呼出气不通过蒸发罐,便于确切控制麻醉中吸入麻药浓度,麻醉平稳,可进行辅助或控制呼吸,吸入气中含一定湿度。缺点是装备复杂、吸入麻药和氧浪费及手术室内吸入麻药环境污染等。

（3）低流量紧闭法：目前国内使用最为普遍。节约麻药，环境不被污染或污染较轻。吸入气的湿度接近正常，CO_2 排除完全。但不能精确地监测吸入麻药量。吸入麻药量受组织摄取、载气流量、患者通气量改变的影响，吸入麻药也受橡皮吸收和麻醉机漏气等影响，吸入浓度时高时低，不易掌握深浅，若吸入强力麻药时，要警惕逾量。蒸发罐在循环圈内，要求麻醉机的质量高，以防气体泄漏；有良好的气体监测，以预防供氧不足和 CO_2 蓄积；氧化亚氮吸入时应进行氧浓度监测，方可保证安全，不致发生缺氧意外。

4. 掌握术中治疗

根据手术情况需要，在麻醉过程中，正确掌握输血输液、吸氧及其他治疗。

5. 处理异常情况

麻醉中，严密观察患者血压、脉搏、呼吸。因吸入麻醉药影响心排出量和血压。要采取正确的呼吸方法，不使心排出量减少和血压下降。保持气道通畅，如有异常，立即查找原因，进行正确处理。

6. 满足手术需要

根据手术需要维持适当的麻醉深度。多年来乙醚典型的麻醉分期已不适应当前多种麻药搭配的复合方法。吸入全身麻醉的深度判定，可根据患者的意识消失程度、运动和自主神经系统对手术操作的刺激及呼吸、循环功能的变化情况来分析判断。目前国内单独的吸入麻醉已摒弃，代之以静吸复合麻醉，即以镇痛药和肌松药为主，辅以小剂量吸入麻醉，作为控制过浅麻醉的手段，以满足手术需要，达到一定的深度，以兴奋交感神经抑制，使血流动力学平稳，节省药物。

7. 催醒与逆转

手术结束后，若麻醉仍深，可用催醒和拮抗逆转残余肌松药或麻醉镇痛药的措施。若有循环衰竭、呕吐、发绀及呼吸障碍等特殊情况时，应分析原因，进行处理，未达到完全恢复状态前，不宜送回病室。

8. 掌握麻醉深度

所需麻醉药浓度（等价浓度）因吸入麻醉药的不同而不同。各种吸入麻醉药镇痛效果用肺泡气最小有效浓度（minimum alveolar concentration，MAC）来表示。是以数字来表示吸入全麻药强度的重要指标，该值愈低，麻醉效力愈强。反映麻醉深度的临床体征也可用 MAC 的倍数来表本。

（1）MAC：系指人或动物在接受疼痛刺激后，一个大气压下 50% 的人或动物不产生体动反应（逃避反射）时的最小肺泡有效浓度。使患者绝大多数全无疼痛反应的麻醉药量为 MAC_{95}，即还有 5% 的受试者出现疼痛反应。MAC 只相当于麻醉半数效应剂量（AD_{30}），故 95% 患者手术刺激不动时的剂量（AD_{95}）在临床上更为有用。

（2）影响 MAC 的因素：MAC 受诸多因素影响。

MAC 减少因素：① CO_2 变化时，$PaCO_2 > 92$ mmHg 或 < 10 mmHg；② 缺氧，$PaO_2 < 35$ mmHg；③代谢性酸中毒；④低血压，平均动脉压 < 52 mmHg；⑤水电解质紊乱；⑥年龄增长，老年人对 MAC 影响大，以恩氟烷为例，13~30 岁为 1.28%，30~55 岁为 1.15%，> 55 岁为 1.05%；⑦贫血，血细胞比容 $< 10\%$；⑧妊娠；⑨使中枢神经儿茶酚胺减少的药物，如利血平等加镇痛药、催眠药、静脉输注局麻药等。如以恩氟烷加芬太尼为例，芬太尼血浆浓度

为 5 μg/mL 时,恩氟烷 MAC 值减少 40%;10 μg/mL 下降 55%,30 μg/mL 下降 65%。

升高 MAC 的因素:①体温升高,但 42 ℃以上时 MAC 减少;②使中枢神经儿茶酚胺增加的药物;③脑脊液中 Na⁺ 增加时。

不影响 MAC 因素:MAC 与麻醉时间、昼夜、种属、性别及代谢性碱中毒等关系不大。

(3)预防吸入麻醉药浓度大幅度上升:使用国产麻醉机,蒸发罐于循环圈内,必须警惕和预防吸入药浓度大幅度上升。经蒸发罐出口处的麻药浓度＝麻醉药蒸发体积÷(载气容积＋麻药蒸气量＋不经蒸发罐的短路气量)。用强力挥发性麻醉药,如氟烷若用乙醚蒸发罐时,不仅须去掉棉芯,控制低流量载气,开启开关尽量放小,要避免在蒸发罐开启下做快速充气。监测血压、维持稳定、防止麻药过量造成循环衰竭。

9.麻醉分工

如果两人共同施行 1 例麻醉时,分主要麻醉责任及辅助麻醉责任(也称主麻和副麻)。主麻负责麻醉的实施和术中各种治疗,副麻除协助上述工作外,主要负责血压、呼吸、脉搏和其他情况的观察和记录。

(三)术后管理

1.送患者回病室

手术结束后,如无特殊情况,符合拔管指征,应尽量清除口咽腔及气道的分泌物,可拔除导管,负责和外科医师一起将患者送回病室、或送麻醉恢复室或 ICU,也可留手术室继续观察。

2.回病室处理

患者回到病室后,搬动应轻抬轻放,妥善安置病床上,向病区医师和护士交接清楚病情,交接呼吸、脉搏、血压及注意事项。拔管后应保持气道通畅,留管的患者难以忍受气管导管时,应静脉注射镇痛或镇静药,继续监测。送回病室如带有麻醉器械,应与有关科室点清数目,并办理借用手续。

3.麻醉器械清洁消毒

操作中尽量不使麻醉机及监测设备受到气管内导管、吸痰管、通气管及注射器的污染。手术后按常规进行清洗消毒处理。

(1)导管和吸痰管:导管和吸痰管再次使用前要消毒灭菌。

(2)感染病例:感染病例使用后,包括钠石灰吸入罐、面罩、喉镜、衔接管、贮气囊和纹管等应洗净后,用甲醛蒸气熏蒸 2 h。

(3)监测仪:所用过的监测仪应进行擦拭,妥善处理,放回原处。有损坏或故障送修理室修理,保证处于完好状态。

二、吸入麻醉分类

将麻醉气体从麻醉机输送到患者体内的传送方法,叫吸入麻醉通气方法。

(一)麻醉机性能标准要求

(1)易于维持,并预知吸入的麻醉气浓度。

(2)易于维持,并预知吸入的氧浓度。

(3)温度与湿度:适当保留吸入气温度和湿度。

(4)能有效排尽 CO_2,经济使用钠石灰。

(5)能控制和监测肺通气量,不影响呼吸通气量计的数值。

(6)无过多的麻醉气体(或液体)的浪费。

(7)不浪费新鲜气流,不污染手术间环境。

(8)使用简单,操作方便,适于自主呼吸及控制呼吸。

(9)便于消毒、清洁。

(二)通气方法分类

根据麻醉机装置有无贮气囊、呼出气的重复吸入、CO_2 吸入罐装置、导向活瓣的不同,麻醉通气方法有开放、半开放或半紧闭法、紧闭法和 T 形管法。

1.开放法

开放法是麻药液滴在纱布块覆盖的口罩上,蒸发后,随空气被患者吸入,呼气经纱布块而排入大气。患者头低 $10°\sim15°$,后仰,麻醉科医师位于头侧,叫作开放点滴法,结构简单,因其污染环境严重,不安全,目前已弃用。

(1)单人操作法:一人操作,简单方便,安全。适用于农村、野战医疗机构及小儿。

(2)及时更换纱布块:随着麻药的蒸发,纱布块上的温度降低,蒸发速度减慢,麻醉诱导期将延长,患者也丧失热量和水分,每分钟热量丧失达 1255.7 J 呼出气在纱布块上凝成水,堵塞纱布网眼,使无效腔量增大,CO_2 蓄积。因此,要及时更换纱布块。

(3)面罩下吸氧:开放法麻醉中的麻醉蒸气参与呼吸气体成分,可出现 PaO_2 降低和部分 CO_2 复吸,故可在面罩下通入氧气,以策安全。

(4)防止麻醉过深:滴麻药时一开始要慢滴,使患者有个适应过程,防止滴得过快而出现麻醉过深现象。如果有呼吸抑制,瞳孔散大,对光反射迟钝及血压下降时,除去面罩后即可减浅麻醉。

2.半开放或半紧闭法

(1)半开放法:呼出气大部分被排到大气中,一小部分被重复吸入,其容量决定于新鲜气体的流量,无 CO_2 吸入罐,若吸入气流量很大,则重复吸入极少。适用于小儿麻醉、呼吸治疗。

(2)半紧闭法:半紧闭装置不用 CO_2 吸入罐,大部分 CO_2 依靠气流量和逸气活瓣控制而排至大气,CO_2 复吸入<1%。由于环路中安装 CO_2 吸入罐,CO_2 潴留的可能性比半开放法更小,主要是保证氧供给。自主呼吸保留时,将逸气活瓣启开,增加氧流量即可。控制呼吸氧>2 L/min。本法也称 Magill 系统,北美叫"半开放法"。半紧闭装置类型较多。1954 年 Mapleson 将其归纳为 5 类,并定名为 MtplesonA、B、C、D、E 型(下称麦氏 A、B、C、D、E 型)。

麦氏 A 型:又称 Magill 装置,仅适于自主呼吸存在的患者。具有选择性排除肺泡气的特点,保持新鲜气流不低于每分钟通气量的 70%[$2\sim4$ L/min 或 80 mL/(kg·min)],可无明显 CO_2 复吸。如果控制呼吸,则这种选择性排除肺泡气的特点就不复存在,新鲜气流必须增至每分钟通气量的 3 倍,才能有效地防止 CO_2 复吸入。

麦氏 B 型与 C 型:原理相似,将新鲜气流源移至逸气活瓣的位置上,为保证 CO_2 复吸入浓度不超过 1%,必须用足够大的新鲜气流。麦氏 B 型至少需每分钟通气量的 2 倍;麦氏 C 型因无呼吸缥纹管,故不具备选择性排除肺泡气的性能,大部分呼出气将进入贮气囊,因此需要更高的新鲜气流量(每分钟通气量的 $2\sim3$ 倍),才能防止 CO_2 复吸入过多。

麦氏 D 型与 E 型:二者均为"T"形管装置改良型。自主呼吸时无效。

3.紧闭法

CO_2 排除完善;利用低气流量,辅助或控制呼吸方便;呼吸道不易干燥,易于水分和热量保留。用药经济;麻醉易于加深和维持平稳等。

(1)类型方法简介:1924 年 Waters 首创用于临床。基本类型有两种。一是来回式:装置比较简单,但因 CO_2 吸入罐近在头部,颇难安置得当,给操作带来不便,且易形成无效腔,增加 CO_2 聚积;吸入钠石灰粉末,引起剧咳及支气管痉挛等,现在已很少应用。二是循环式:为目前成人吸入全麻常用的方法,但装置比较复杂,要注意钠石灰的效能和活门的作用,具有一定的阻力和死腔,麻醉机愈旧,阻力愈大。

(2)测麻醉机阻力:麻醉机阻力的检查,分别测定吸入侧及呼出侧的压力。螺纹管与钠石灰吸入罐的阻力相似,两者约为总阻力的 1/3。若阻力越大,则吸气时负压越大,而呼气时正压增加,对肺内压及肺循环有影响。紧闭麻醉机的阻力大,故不用于小儿。12 岁(体重 30 kg)以上尚可用。

(3)半紧闭法:循环紧闭麻醉装置,也可施用半紧法麻醉。在开启逸气活瓣和并用高流量气流的条件下,同样可施行不同 CO_2 吸入罐而无 CO_2 复吸入。据 1976 年 Kerr 测定,新鲜气流量在成年女性用 4.5 L/min、男性用 6 L/min 时,可保持 $PaCO_2$ 在正常低水平范围(31～37 mmHg,平均为 34 mmHg)。

三、T 形管吹入法

1937 年由 Ayre 提出,是气管内高流量氧半开放吹入麻醉的一种,故又叫艾尔(Ayre)法麻醉。其结构简单,是将麻醉蒸发气经导管吹入气管内维持麻醉的方法。一般适用于小儿,特别是婴幼儿,8～12 岁也可以用。简称吹入法。

(一)优点

1.呼吸无效腔和阻力均小

无活瓣、阻力小,减少气道无效腔和阻力。呼吸阻力为 1～2 cmH_2O[①]。

2.用氧科学

儿童用氧流量可按 300 mL/kg 计算。

3.安全

可充分给氧,保证安全。

4.小儿麻醉适应证广

小儿施行颅内、颌面、口腔、颈部、胸部、骨科手术时均可应用。

(二)缺点

(1)控制呼吸不方便:辅助或控制呼吸不方便;临床上多用改良法。将 T 形管改为 Y 形管,一端有贮气囊,以便辅助或控制呼吸。

(2)呼吸深浅难以观察。

(3)麻醉深度难以加深,要加大麻醉气体流量。

(4)可有大量麻醉气体弥散于手术室内,造成环境污染。

(三)装置规格

(1)小儿插管号码选择,可按年龄加 16～18 来估计。

(2)导管金属接头、T 形管连接橡皮管、弯金属连接管。Y 形管或 T 形管的内径:婴儿为

---

① 　临床上仍习惯用厘米水柱(cmH₂O)作为压力单位。1 kPa＝10.20 cmH₂O。全书同。

6～7 mm、幼儿为 13 mm,平均为 10 mm。

(3)将 T 形管于远端与贮气囊橡皮管连接,主管内径为 11～13 mm,长为 20～25 cm。与主管垂直或成 45°的管,内径稍细,为空气和呼出气口。

(四)麻醉方法

1.气管内插管

麻醉诱导后行气管内插管。

2.连接装置

将各种管连接好,与主管呈垂直(T 形管)或平行(Y 形管)的部分,可接一贮气囊,贮气囊的另一开口端与麻醉气体蒸发罐相连接。

氧流量的大小应为患者每分钟通气量的 2～3 倍以上,并根据患儿体重和潮气量来进行适当调整。

3.控制呼吸

辅助或控制呼吸时,呼吸流量至少 3 倍于每分钟通气量,才能保证复吸入。必要时,麻醉科医师在患儿吸氧时,用拇指将呼气管口处堵住,并将贮气囊轻轻挤压。必须注意挤压压力勿过大,严防肺泡破裂,发生气胸、纵隔气肿并发症。

(五)麻醉管理

1.保证麻药浓度的恒定

麻醉气体容易被空气稀释,麻醉不易加深。要保持麻药浓度的恒定。

2.加深麻醉

T 形管的呼气管适当延长,可易于加深麻醉,但必须适当,其容积等于患儿潮气量的 12.5%～33.3%。

3.呼气管勿扭折

注意呼气管的橡皮管因加长而易于扭折。

四、改良型 T 形管吹入法

1.持续冲气装置

将麻醉新鲜气流与口腔撑开器连接,对准口咽腔或气管内持续充气,口咽腔也被看作呼气管。新鲜气流量要等于吸气最高气流量,否则无法控制麻醉深度,只适用于婴幼儿口咽腔手术。

2.间歇冲气装置

喷射人工呼吸机对气管导管、气管造口导管或支气管镜间歇性充入新鲜气流,可提供 25%～30%氧浓度,于充气间歇气流将呼出气带入大气。

3.T 形管不带呼气管装置

将 T 形管的呼气管延长取消,即变成直角,麻醉科医师反复用食指对呼气口做间歇短促堵塞,新鲜气流吹入肺内,使肺膨胀,手指立即松开,肺内气体即呼出。适用于婴儿麻醉和复苏治疗,尤其是新生儿窒息呼吸急救。

4.麦氏 E 型装置

在 T 形管呼气端连接一根超潮气量容积的延长管,导入 2～2.5 倍每分钟通气量的持续新鲜气流,使麻醉深度易于维持,不致有 CO_2 复吸。

5.麦氏 D 型装置

在麦氏 E 型装置的延长(呼气)管端连接带逸气活瓣的贮气囊即是。本装置适用于成人麻醉,在自主呼吸保留下使用。新鲜气流量遇呼吸频率快、呼气期短促者,需 2 倍每分钟通气量;遇呼吸频率慢、呼气期较长者,可予 1.5 倍。控制呼吸用 5 L/min 新鲜气流相当于 [70~100 mL/(kg·min)]。

五、无重复吸入法

(一)优点

氧和全麻药蒸发的混合气体经麻醉装置供患者吸入,呼出气全部进入大气。适用于婴幼儿。其优点如下概述。

(1)不需要复杂的麻醉装置,不用钠石灰。

(2)CO_2 蓄积的机会少,无钠石灰引起的热潴留、粉尘吸入、失效等意外。

(3)重复吸入仅由无效腔多少而定。无效腔和呼吸阻力极小。

(4)吸入麻醉气体成分较恒定,不受水蒸气、氮气或 CO_2 等影响。能进行辅助及控制呼吸。

(5)利于"去氮法"及氧化亚氮麻醉。

(6)患者每分钟通气量可从气量表上准确看出。只要呼气末贮气囊仍保持 3/4 的膨胀,气量表上的数字等于患者的每分钟通气量。对手术中测定呼吸交换量是否满意,决定是否需要新斯的明对抗肌松药等。

(二)缺点

①水分损失仍很多;②长时间使用,可使气道干燥,易致分泌物干厚成痂;③热量散失较多;④氧和麻醉气体消耗较大,环境污染严重。

六、重复吸入

重复吸入是含 5% CO_2(氧浓度低于正常)的肺泡气,在下次吸气中被作为潮气量的一部分。

1.特点

有呼气活瓣而无吸气活瓣,紧闭法使呼出气全部重复吸入。一部分呼出气返回贮气囊,变成重复吸入的半紧闭法,因其有复吸入,故多用于成人。

2.影响因素

重复吸入受以下因素影响。

(1)新鲜气体供应多少:新鲜气体供应量多,复吸入少;反之,供应量少,复吸入多。

(2)氧气流量与每分钟通气量比:气流量为患者每分钟通气量的 50% 时复吸入为 3.6%,75% 时 1.8%,与每分钟通气量相等时为 0.3%,1.5 倍时为 0.2%,2 倍时为 0.05%。

(3)贮气囊压力大小:呼出气活瓣要防止不灵活或关闭,使贮气囊压力增高,复吸入多。

第七节 静脉麻醉

凡由静脉注入全麻药而产生全麻作用者称为静脉全麻。静脉麻醉主要解决六方面的基本要求：一是完善的止痛，这是最为重要的问题；二是使患者的意识暂时消失，术中保持安静，无挣扎和乱动；三是保持肌肉适当的松弛，使手术操作顺利进行；四是降低和阻断向心的手术刺激，抑制躯体、心血管和内分泌神经不良反射，保证患者术中安全；五是消除患者术中清醒和记忆，预防术中知晓；六是术后早期拔管，使患者术后平稳，延长术后镇痛，获得好的转归。根据这六方面的需要，近年来的发展趋势是要用多种药物（麻醉药和辅助药）全部经静脉给予，以相复合的方式来完成全身麻醉状态。

国内称作"静脉复合麻醉"或"全凭静脉复合麻醉（TIVA）"或"全部静脉内麻醉"。它是相对于吸入麻醉而言。国外沿称"平衡麻醉"，含有取长补短之意。

一、优点

静脉麻醉的使用日益增多，相对于吸入麻醉而言，静脉全麻有以下优点。

（1）舒适。麻醉中患者不紧张、舒适、无痛感、对周围环境无反应，易于被患者接受。

（2）可控性强。起效快，全麻药进入血液循环后，作用于靶细胞（中枢神经系统）即能产生麻醉作用，血液内麻醉药浓度的高低，直接地决定麻醉深度。停药或给予拮抗药即醒。

（3）诱导迅速。

（4）无刺激。对呼吸道无刺激，无燃烧爆炸之虑。

（5）平稳。循环系统平稳。

（6）并发症少。复苏后患者很少有恶心、呕吐、躁动等不良反应。

（7）药量小。充分发挥每种药的优点，每种药仅用较小剂量，便能达到麻醉目的。

（8）苏醒快。可用相应拮抗药逆转和解除麻醉药物的残留作用，达到催醒的目的。

（9）环保。无污染手术室空气和环境，使参加手术的医务人员免受其害。

（10）安全。对肝肾功能无抑制、无损害。

二、缺点

①麻醉分期不易辨认，影响判断麻醉深浅。②一旦注入剂量过大，致麻醉深度过深，不能较快达到减浅麻醉的目的。故必须精确掌握用量，各药间的搭配合理。③静脉全麻用药太多，药物间相互作用比较复杂。

三、麻醉方法

1.静脉基础

麻醉在病房内静脉注射麻醉药，入睡后送至手术室内进行麻醉。

2.静脉诱导

患者接受静脉注射麻药后由清醒到神志消失，要注意对血压、脉搏和呼吸的监测。

3.静脉维持

麻醉用静脉连续输注法或泵注法，达最低麻醉有效浓度的复合麻醉，或全凭静脉麻醉的维持麻醉。

4. ICU 患者镇静

在 ICU 内静脉注射麻醉药,是针对患者紧张、躁动和机械通气适应等而采取静脉的治疗措施。

四、给药方式

1. 单次静脉注射法

一次注入较大剂量的麻醉药,达到适宜的麻醉深度,用于全麻诱导和短小手术的麻醉。

2. 分次静脉注射法

先注入一较大剂量(负荷量)的麻醉药,达到一定的麻醉深度后,开始手术,以后根据患者反应及手术的需要,分次静脉注射追加,以维持麻醉。要注意药量的限制及血药、脑药浓度波动,血药浓度的大幅度变化,可引起麻醉深度的迅速变化。

3. 连续输注法

在诱导后,用速度不等的静脉输注法或泵注法以维持麻醉,但要注意药物的蓄积、协同与拮抗作用。为迅速达到麻醉血药浓度,可先给一个负荷量(LD),然后再输注维持量。负荷和初始维持输入速度(最小输注速度,MIR)可根据药动学参数,由公式估算。

$$LD = Cp(\mu g/mL) \times Vd(mL/kg)$$
$$MIR = Cp(\mu g/mL) \times CI(mL/kg)$$

式中 Cp 指血药浓度,Vd 指分布容积,CI 指麻清率。

五、操作方法

关键是用药合理搭配,注意用药量和用药时间。

1. 单一药物

使用一种麻醉药能完成麻醉,操作简单,但总药量应有限制。

2. 复合药物

同时经静脉使用两种或两种以上的麻醉药来完成麻醉的方法。即一般包括镇痛、镇静(催眠)、肌松药和抑制不良神经反射药(TIVA),作用完善,麻醉效果理想,可用于长时间手术。

3. 静脉吸入复合用药

静脉麻醉若同时辅助吸入麻醉药,则为静吸复合全麻。它是全身麻醉的主流,临床应用广泛,可以充分发挥静脉麻药和吸入麻醉药的优点,克服静脉麻醉和吸入麻醉的不足。

六、麻醉深度判断

1. 最小输注速度(minimum infusion rate,MIR)

MIR 是最好的指标。MIR 是指半数患者对手术切口的疼痛刺激没有肢动反应的最小输注速度。MAC 与 MIR 等效。缺点是 MAC 与血浆药物浓度成正比;MIR 加倍后,血浆药物浓度不一定加倍,且不知是哪种麻醉药的 MIR。

2. 自主神经活动增加

判断自主神经活动增强的指征:如心率增快、血压增高、流泪、出汗等。合用了影响心率、血压的药物,其指征也可能被掩盖。

3. 其他

EEG、EMG、LEC 及诱发电位反应等评价静脉麻醉深度尚有限制。

4. Cp50 及 Cp50-BAR

二者均为静脉麻醉强度新概念,Cp50 指 50％患者对切皮无躯体反应时静脉麻醉药最小稳态血药浓度。Cp50 与 MAC 相当;Cp50-BAR 指 50％患者对切皮无躯体的、血流动力和自主反应时静脉麻醉药最小稳态血药浓度。

七、麻醉管理

1. 严格掌握适应证与禁忌证

时间长的手术选用长效作用麻药,短小手术宜选用短效作用麻醉药。麻醉前应禁食 4 h。急症应下胃管。

2. 注意药物的相互作用

多种静脉全麻药合用时,要注意各药之间的相互作用。

(1)用药禁忌:硫喷妥钠与琥珀胆碱不能混合后使用。

(2)协同作用:如硫喷妥钠与咪达唑仑、依托咪酯和丙泊酚有协同作用。

(3)相加效应:芬太尼与氟哌利多或硫喷妥钠与咪达唑仑等合用时药效增强,应减少剂量,使不良反应减弱。

(4)注意药物的拮抗作用。

3. 合理搭配用药

药物选配应做到合理,避免用不必要的药物。用药必须临用时抽取,做到一针一药。

4. 选安全的药物

如选用半衰期短、体内代谢快、无蓄积作用的丙泊酚等。

5. 注意保持气道通畅

单次静脉注射麻醉药有呼吸抑制时,要用托下颌法,其余均应气管内插管。

6. 药物起效时间与病理改变有关

静脉注射药物的起效与循环时间有密切关系。如心功能不全患者,麻醉起效作用就比正常人慢。

7. 加强监测和责任心

须经常监测输注速度,密切观察麻醉深浅,不擅自离开患者,及时确定何时追加药物。抽取药物的注射器上要写明药物的名称、浓度和剂量,以防用错药物。

第三章 呼吸系统麻醉

第一节 支气管哮喘

支气管哮喘(bronchial asthma)是在支气管高反应性状态下,由免疫性和非免疫性刺激引起的支气管炎症性病变致广泛支气管痉挛狭窄的变应性疾病。它的特点是起病急、病程短,但如果持续发作不能缓解即成哮喘持续状态。长时期严重哮喘可能导致肺功能损害,增加麻醉风险,特别是术后易激发支气管痉挛,形成恶性循环。

一、病因病理

(一)病因

哮喘是一种多源性的变态反应性疾病,其发病机理不详,但目前普遍认为哮喘发病与气道炎症有关。接触始动刺激因子后,肥大细胞、嗜碱性粒细胞和巨噬细胞被激活,释放多种介质对气道平滑肌及血管壁通透性产生直接影响,主要是释放的趋化因子促进各种细胞成分在损伤局部聚集,进而引起强烈局部反应及以后的慢性过程。此外,递质释放产生的急、慢性作用以及细胞浸润可造成上皮损伤,累及气道上皮内的神经末梢和激活轴突反射,致使局部反应被放大,从而对整个气管—支气管树产生广泛影响。过敏原、药物、环境、职业、感染、运动和情绪几方面是增加气道反应性和诱发哮喘急性发作的主要刺激因子。

(二)病理生理

支气管哮喘发作时,广泛的细支气管平滑肌痉挛,管腔变窄,再加上黏膜水肿、小支气管黏稠痰栓堵塞,均足以引起气道阻塞和肺不张而致严重通气不足,肺实质也可发现肺气肿或肺膨胀,严重损害肺功能。早期有缺氧,但二氧化碳正常,随着病情加剧,二氧化碳升高,出现呼吸性酸中毒。

二、临床表现及诊断

典型哮喘呈发作性,呼吸困难、咳嗽和哮鸣三大症状并存。多为夜间发作,原因可能与循环血中内源性儿茶酚胺及组胺变化,导致气道受体刺激阈值波动有关。亦可在接触过敏原、体力活动、病毒感染或情绪波动后迅速发作。发作初期,患者胸部有紧迫感及干咳,以后出现呼吸音增粗及呼气、吸气双相哮鸣,呼气延长。患者常有呼吸、心率增快及轻度收缩期血压增高,肺迅速过度充气,胸腔前后径增加,上述征象对评价气道阻塞的严重,程度有较大价值。如果发作严重或持久,可见明显辅助呼吸,肌运动和奇脉,此两者出现提示肺功能损害程度较严重。若患者为浅快呼吸即使气道阻塞严重也可无上述征象出现。

从急性哮喘发作的患者静脉血气中发现:均有低氧血症,大多数患者有低二氧化碳血症及呼吸性碱中毒,但明显通气衰竭少见(10%~15%)。动脉血二氧化碳分压正常与气道阻塞有关,因此,应将其作为有症状患者即将发生呼吸衰竭的预兆并进行治疗。同样,哮喘急性发作期出现代谢性酸中毒亦提示气道阻塞严重。通常血气异常变化与临床表现并不平行。患者已出现严重低氧血症,但因发绀出现较晚,临床可未察觉,所以,仅根据临床表现估计急性期患者的通气功能状态是很危险的。如果将主观症状及哮鸣消失作为终止治疗的指征,则会贻误病情,必须动态监测动脉血气。

不典型哮喘主要表现为间断发作性的刺激性干咳或劳力性呼吸困难。与其他哮喘患者不一样,症状发作时体检呼吸音基本正常,但重复用力呼气数次后可有哮鸣出现。实验室检查可发现动态肺通气功能障碍。若无上述表现,需要进行支气管激发试验以明确诊断。

三、治疗

去除环境中的致病因素是治疗过敏性哮喘的最有效方法,用可疑过敏原提取物进行脱敏或免疫治疗已得到广泛应用,但因缺乏严格对照研究效果不能肯定,而药物治疗对哮喘发作有较确切的效果。临床应用的主要目的有:①抑制和清除气道炎症性病变;②预防哮喘的发作或复发;③控制气道阻塞症状。常用药物有支气管扩张剂、糖皮质激素类、色甘酸类和抗胆碱能制剂等。没有一类药可有效作用于疾病的各个环节,且单用一种药物气道阻塞常不能完全缓解,临床上常采用联合用药。

(一)常用药物

1. 支气管扩张剂

(1)茶碱类药物。具有抑制磷酸二酯酶,减少环磷酸腺苷(cAMP)水解,或刺激内源性肾上腺素分泌释放,直接舒张支气管平滑肌,以及兴奋呼吸中枢,强心、利尿作用,并可阻止血中 T 淋巴细胞及嗜酸性粒细胞向气道移动浸润,稳定多种炎症细胞,减少炎性递质释放,起抗炎及免疫调节作用,其作用强度较 β 受体激动剂弱。茶碱与糖皮质激素合用有协同作用,但与 β 受体激动剂合用可能引起心律失常及心肌损害。由于茶碱治疗量与中毒剂量接近,且个体差异大,易发生中毒,特别是快速静脉推注,可引起恶心、呕吐、心悸、心律失常、血压下降、惊厥,甚至死亡。用药前须注意患者是否用过茶碱,以及使用影响茶碱代谢的药物。急性发作期或重症时可每次用氨茶碱 $0.25 \sim 0.5$ g 加 $5\% \sim 10\%$ 葡萄糖液 $20 \sim 40$ mL 稀释,在 $5 \sim 10$ min 内缓慢注射;也可静脉滴注:每次 0.5 g 加入 5% 葡萄糖溶液 $100 \sim 200$ mL 稀释后缓慢滴入。使用氨茶碱时,必须保持有效的血药浓度,其安全有效的血药浓度为 $6 \sim 15$ μg/mL。二羟丙茶碱(喘定)是氨茶碱衍生物甘油茶碱,作用较茶碱弱,适用哮喘伴心动过速者,静脉或肌内注射,每次 0.25 g。

(2)β_2 受体激动剂。具有激活腺苷酸环化酶,使 cAMP 生成增加,舒张支气管平滑肌,减少血管通透性,减轻气道黏膜水肿及增强黏膜纤毛清除功能。常用 β_2 受体激动剂有十几种,分短、中、长效 3 类,包括肾上腺素、异丙肾上腺素、麻黄碱、间羟异丙肾上腺素、氯丙那林(氯喘)、沙丁胺醇(Salbutamol)、舒喘灵、特布他林(Terbutaline,间羟舒喘灵)、克仑特罗(氨哮素)、丙卡特罗(美喘清)、沙美特罗(施立稳)、福莫特罗、妥洛特罗(息克平)等。舒喘宁、间羟舒喘宁、克仑特罗、丙卡特罗、沙美特罗、福莫特罗及妥洛特罗,是高选择性 β_2 受体激动剂,作用强,心血管不良反应极少,是较理想的药物,前两种属第 2 代短效制剂,作用持续时间 $4 \sim 6$ h,后五种属第 3 代长效 β_2 受体激动剂,作用持续时间 $8 \sim 12$ h,有利于夜间及清晨防治哮喘发作。

本类药的缺点是对气道炎症无抑制作用,只能控制哮喘症状,需要配合抗炎药物的治疗,才能收到较好的疗效。术前过度使用本类药,可增加围术期支气管痉挛发生率。严重高血压、心律失常、近期心绞痛患者禁用。

(3) M胆碱能受体阻滞剂。可降低迷走神经的张力,减少环磷酸鸟苷浓度,减少生物活性物质的释放,其舒张支气管作用不及 β_2 受体激动剂,且起效缓慢,可与 β_2 受体激动剂联用,以增强疗效。

2.糖皮质激素

糖皮质激素是目前控制哮喘气道炎症最有效的药物,可以降低炎性细胞的聚集和活性,稳定细胞溶酶体膜,减少或抑制炎性反应中的几种重要的炎性介质的形成、释放和反应,经呼吸道吸入或静脉应用激素均可降低气道高反应性。临床应用糖皮质激素的适应证:哮喘急性发作经强有力的气道扩张剂治疗气道阻塞仍未缓解或反而加重;慢性期经原方案治疗无效,症状频繁复发且程度愈来愈重。

急性发作期或重症哮喘,可用大剂量、短程静脉给药,如氢化可的松每日 $200\sim300$ mg;甲泼尼松龙每日 $100\sim300$ mg 静脉滴注;地塞米松每次 $10\sim20$ mg,重症者可加大至 $40\sim60$ mg 静脉推注,病情控制后逐渐减量,并改为口服治疗。对于多数慢性哮喘患者,应用糖皮质激素吸入给药是治疗和控制哮喘的最佳方法,吸入给药比口服或其他周身用药的不良反应少见得多,易于长期维持。

3.色甘酸类

色甘酸类(肥大细胞膜稳定剂)能抑制炎性细胞释放炎性介质及肥大细胞释放 IgE,通过减少肥大细胞趋化因子,而预防有变应原及运动诱发的哮喘发作,但不能有效阻止已发作的支气管哮喘。

4.其他药物

(1) α 受体阻滞剂及钙离子拮抗剂。α 受体阻滞剂平喘作用不及 β_2 受体激动剂强,一般疗效不佳,但对少数顽固性哮喘、β 受体功能低下、α 受体功能亢进者,可应用本药,或与 β_2 受体激动剂合用。

钙离子拮抗剂可阻止钙离子进入肥大细胞,抑制支气管平滑肌收缩,阻抑气道炎症介质形成,降低支气管系高敏及扩张支气管黏膜血管,缓解支气管痉挛。常用硝苯地平(心痛定 10 mg,口服,每天 3 次)、地尔硫䓬、维拉帕米等口服,但这些药物均有降压作用,应注意血压变化。

(2) 前列腺素 E2(PGE2)。具有支气管舒张作用,但作用时间短,临床意义不大,可采用气雾吸入。

(3) 利多卡因。这是近年来在对哮喘患者或其他存在气道高反应(BHR)的患者手术前麻醉和气道受激惹前保护性用药的过程中发现的、可能对治疗支气管哮喘有效的药物。其作用机制不明,推测可能是抑制了神经元的兴奋及兴奋后神经递质释放,也可能通过阻滞气道内感觉神经或抑制传入神经释放神经肽产生作用。雾化吸入的利多卡因浓度可能达到直接抑制平滑肌的水平,从而显著削弱气道对其他刺激因子的反应。有研究提示:长期吸入利多卡因能起到与皮质激素类似的抑制气道炎症的作用,但两者的机制并不相同,这可能是长期(而非单次)利多卡因雾化吸入能使重度激素依赖型哮喘患者摆脱口服激素的主要机制之一。

用法:口服无效,多静脉给药,1.5 mg/kg 负荷剂量滴注 20 min,继以 3 mg/(kg·h)维持。雾化吸入采用 2%~10%利多卡因溶液效果良好,单次剂量 40~60 mg,甚至 5 mg/kg,每日

3～4 次。

利多卡因的安全范围较大,其全身毒性反应与血药浓度相关,静脉给药部分患者有轻度头晕、恶心等不良反应,无须处理有自限性。雾化吸入后咽、喉受到麻醉,故应禁饮、禁食 1 h。

(二)支气管肺泡灌洗治疗严重哮喘

支气管肺泡灌洗(BAL)对哮喘或其他疾病伴有气道分泌物黏滞的患者进行治疗至今已有 40 余年。此法可清除以常规办法不能去除的、滞留于肺支气管树内的黏性分泌物和管型等物质。

纤支镜插入气管导管,操作期间用手控气囊连接 100％氧继续通气,操作是通过双旋转接头气道连接器进行的。应用 BAL 的指征:①气道分泌物潴留并黏液栓形成,经常规治疗,包括祛痰药、物理疗法等无效;②胸部 X 片显示黏液栓的阻塞征象:持续肺不张、高气道阻力所致的肺过度膨胀;③对支气管舒张剂强化治疗无反应;④严重低氧血症:吸氧浓度大于 50％时,PaO_2 仍低于 60 mmHg;⑤严重的气压伤:如气胸、纵隔气肿、气腹等;⑥慢性衰弱的哮喘患者。

BAL 的并发症:喉痉挛、支气管痉挛、气胸和心动过缓,局部利多卡因可减少上述并发症,现已常规应用,气胸很罕见。

(三)用麻醉方法抢救重症哮喘

据报道,哮喘的爆发性发作及不规则的治疗导致重症哮喘较常见,而危重症哮喘的住院病死率达 3.32％～58.2％,因此需要临床医生采取强有力措施,以降低其病死率。随着各种呼吸机的普及应用,用麻醉药物、镇静剂治疗重症哮喘成为可能,全麻药可松弛呼吸肌,降低胸壁和肺的弹性阻力以及气道阻力,并抑制自主呼吸。其适应证主要是哮喘造成的 I 型或 II 型呼吸衰竭。患者可能有意识障碍、神志恍惚、烦躁不安等临床表现。

通常采用纤维支气管镜引导下经鼻气管插管或紧急经口气管插管,接呼吸机,呼吸模式为容量控制(CMV 既能保证通气量,又能减少气道压力),根据病情加用呼气末正压(PEEP),待气道压降至正常后改为压力支持(PSV)或同步间歇指令通气(SIMV),配合抗生素、支气管扩张剂、糖皮质激素,同时给予镇静、麻醉剂治疗。

激素可于上机后静脉滴注,5％葡萄糖 150 mL＋地塞米松 10 mg(或甲基强的松龙 80～240 mg/d),每 12 h 一次,待气道压明显减低后将地塞米松减量为 5 mg 每 12 h 一次(或甲基强的松龙 40 mg,每 24 h 一次),脱机后再将地塞米松加量到 10 mg 每 12 h 一次(甲基强的松龙 80～160 mg),依据病情再逐渐减量,直到改为局部吸入激素。应用激素的同时要注意激素的不良反应,并采取相应的措施。

镇静剂多用地西泮每次 10 mg 或咪达唑仑每次 0.1～0.3 mg/kg,吗啡每次 5～10 mg,在上机时静脉推注,根据需要可重复使用。也可用冬眠合剂(哌替啶 50 mg、异丙嗪 50 mg、氯丙嗪 50 mg)静脉注射或肌内注射半量;0.1％氯胺酮持续静脉滴注;丙泊酚 1～4 mg/(kg・min)维持镇静有效可靠、停药后立即苏醒的优点。如果患者仍烦躁不安,或人机对抗严重,可加用非去极化肌松剂维库溴铵、哌库溴铵等抑制自主呼吸,减少呼吸肌无效做功,降低气道压,避免呼吸肌疲劳,但肌松剂不宜应用时间长,应用时间越长,越易造成脱机困难。待病情控制后就逐渐减量、撤机。另须强调的是,在机械通气过程中,可使回心血量减少、血压下降,尤其是使用 PEEP 时更容易出现,此时应用镇静剂,特别是应用冬眠合剂时,一定要注意循环系统,注意补液及血压的变化,维持水电解质平衡。

四、麻醉处理

（一）麻醉前准备及术前用药

术前应详细了解患者哮喘病史、发作诱因、严重程度和频率，有条件者作肺功能和血气分析，检测呼吸峰流速及 FEV，有助于评估肺功能不全。

术前准备重点是解除支气管痉挛和控制呼吸道感染。支气管扩张剂、抗炎平喘等药应连续用至术前。抗胆碱药可选用阿托品、但应避免过量引起脉搏增快和使气道分泌物黏稠不易吸引或咳出。镇静、镇痛药以地西泮、异丙嗪、哌替啶为宜，异丙嗪因有较强的镇静作用和抗组胺作用，宜与哌替啶合用，常用异丙嗪 25 mg，哌替啶 50 mg 肌内注射，忌用吗啡和喷他佐辛（镇痛新），因其具有迷走神经兴奋和组胺释放作用。

（二）麻醉选择

一般根据患者术前状态及手术刺激程度选用合适的麻醉方法。以局麻或椎管内麻醉为首选，但上胸段硬膜外阻滞可使肺活量下降 50% 且同时阻滞肺 $T_{1\sim5}$ 交感神经丛，相对地副交感神经占优势，可能诱发支气管痉挛，故高位硬膜外麻醉不用于哮喘患者。

由于麻醉时进入呼吸道的器具都是导致哮喘的诱因，故尽可能避免全麻气管插管，但对于哮喘发作频繁、或较难于控制的患者，头颈部、胸部及上腹部手术者，气管插管全麻还是最安全的，不过全麻诱导和维持应足够深，避免气管插管及术中麻醉浅诱发哮喘。术毕务使患者尽早清醒，可在深麻醉下拔管。

（三）麻醉用药

以不引起或少量组胺释放的药物为主，哌替啶、异丙嗪合剂有抗组胺、抗胆碱能作用，是硬膜外麻醉合适的辅助用药。全麻诱导用药避免用硫喷妥钠、γ-羟丁酸钠（因易诱发支气管痉挛），可选用咪达唑仑、地西泮、丙泊酚、氯胺酮，后者除可使血中去甲肾上腺素浓度上升外，通过兴奋受体使支气管平滑肌舒张，还有直接松弛支气管平滑肌作用。丙泊酚直接松弛气管平滑肌作用优于氯胺酮，能防止芬太尼诱导引起的支气管狭窄，减少术后支气管痉挛。哮喘患者用该药诱导，以减少支气管痉挛及哮鸣音的发生率。肌松剂中琥珀胆碱、右旋筒箭毒碱因有明显的组胺释放作用被禁用于哮喘患者的手术中。

文献及临床报道中泮库溴铵极少引起组胺释放，可安全用于哮喘患者，但近期临床遇到一例有哮喘病史者，应用咪达唑仑、丙泊酚、芬太尼、泮库溴铵行气管插管后，气道压逐渐增高，听诊双肺满布哮鸣音，在采用平喘治疗的同时随着泮库溴铵的逐渐代谢排出，哮喘症状控制，以后改为维库溴胺维持肌松未再出现哮喘，故建议对有哮喘史患者最好避免用泮库溴铵，可选用维库溴胺。为防止诱导过程中诱发哮喘，可预防性给予地塞米松 5～10 mg 静脉注射。吸入麻醉药氟烷为首选，其次为恩氟烷、异氟烷、异氟烷能防止支气管的收缩，有防治支气管哮喘的作用。最近研究发现，七氟烷对呼吸道刺激小，面罩吸入诱导发生严重支气管痉挛的少，可用于气道高反应性的患者，尤其适用于单肺通气的患者。

（四）麻醉期间监测

麻醉期间应重点加强对呼吸的监测，主要观察以下指标。

1.气道阻力和峰值压

气道阻力和峰值压增加表明有气道阻塞，应鉴别是支气管痉挛，还是气管扭曲或气道内分泌物阻塞。

2. 呼气末二氧化碳浓度($C_{ET}CO_2$)

呼气末二氧化碳浓度是判定气道梗阻、反映通气过度或不足的最灵敏的参数。哮喘患者肺阻力可能分布不均，通气/灌注不匹配面积增多、程度加重，肺泡过分膨胀或无灌注，尤其合并低血压时，将导致无效腔明显增加，$C_{ET}CO_2$ 增高。体内 CO_2 蓄积，可发生呼吸性酸中毒。故当 $PaCO_2$ 升高时，应适当增加呼气时间。

3. 血氧饱和度

高流量氧气吸入而仍显示低血氧饱和度值，或伴有低血压时，应检查是否有呼吸道分泌物增多，导致气道阻塞，灌注区通气量降低，而不是靠单纯增加吸入氧气流量或采用 PEEP 治疗，否则会使回心血量进一步减少、血压下降。

4. 肺部听诊

听诊双肺有无哮鸣音是判断有无哮喘发作的可靠指标。故术中尤其是全麻术中除仪器监护外，应常规听诊双肺呼吸音。

5. 血气分析

对频繁哮喘发作者，术前、术中均应作血气酸碱平衡分析，对异常者应及时纠正。

（五）麻醉中哮喘急性发作的处理

麻醉中突发哮喘发作应及时查找原因，同时吸入 40%～60% 氧气，正压人工通气，或经气管插管内喷 β_2 受体激动剂（如沙丁胺醇或特布他林雾化剂吸入），给予支气管扩张剂（氨茶碱 0.25 g 经稀释后缓慢静脉推注或沙丁胺醇 250 μg 静脉注射）及大量糖皮质激素静脉滴注氢化可的松 100～200 mg 或静脉注射地塞米松每次 10～20 mg，病情危急时可加大至每次 40～60 mg，也可提高吸入氟烷、恩氟烷或异氟烷浓度加深麻醉，或用氯胺酮 1～2 mg/kg 静脉注射，上述治疗后 15 min 评价疗效，并继续吸氧给予糖皮质激素，重症哮喘术后应在 ICU 使用呼吸机度过危险期。

第二节　睡眠呼吸暂停综合征

睡眠呼吸暂停综合征（SAS）是一种较为常见的疾病，占有关睡眠疾病的 1/2 以上。该病如果不及时治疗，长期持续下去可引起心血管等一系列疾病。有时可成为突然死亡的原因，具有一定的潜在危险性。近年来受到人们的重视。SAS 由神经系统等疾病引起的中枢性 SAS（CSAS）约占 10%，由上气道狭窄等因素引起的阻塞性 SAS（OSAS）约占 90%。据临床症状与多相睡眠描记仪、脉搏血氧饱和度仪等检查可明确诊断。应用睡眠夹板、口罩持续呼吸道正压或经鼻持续呼吸道正压、人工呼吸机等机械通气以及氧、药物麻醉治疗有较好的效果。

一、概述

（一）病因

睡眠呼吸暂停综合征分为中枢性睡眠呼吸暂停综合征、末梢性睡眠呼吸暂停综合征。（PSAS）亦即阻塞性睡眠呼吸暂停综合征（OSAS）与混合性睡眠呼吸暂停综合征（MSAS）。一般说来 CSAS 是一切呼吸停止,而 OSAS 虽有呼吸动作却因上气道阻塞而不能通气,患者常因用力呼吸而表现不安、躁动或觉醒。MSAS 开始时多为 CSAS 继之过渡到OSAS,故 MSAS 实为 OSAS。

(1)中枢性睡眠呼吸暂停综合征。可见于多种疾病,如自主神经的病变、脊髓病变、脊髓灰质炎、肌肉系统疾病、膈肌病变、肌强直性营养不良、肌病。其他如肥胖,充血性心力衰竭等。呼吸暂停的发生机制可能与呼吸中枢对各种呼吸刺激,如低氧血症、高碳酸血症、肺的刺激、胸壁及上气道的机械受体和呼吸运动的阻力等刺激的反应性减低,特别是在快速眼动睡眠期(REMS)明显。此外,中枢神经系统对低氧血症、高碳酸血症和其他病理状态下引起的呼吸反馈控制迟钝等有关。

(2)阻塞性睡眠呼吸暂停综合征。经 X 线、内窥镜、CT 扫描、核磁共振及超声检查,观察到 OSAS 患者阻塞部位在上气道。

鼻腔:有过敏性鼻炎、肥厚性鼻炎、慢性副鼻窦炎与鼻中隔偏曲等可引起 OSAS。一般因鼻阻塞引起的 OSAS 比其他原因引起者为轻。

腺样增生体、腭扁桃体,软腭范围:由于腺样增生体、腭扁桃体肥大与软腭的形态异常等原因而使咽腔狭窄,睡眠时咽肌弛缓而产生呼吸暂停。特别是婴幼儿,其 SAS 几乎全是由腺样增生体、腭扁桃体肥大而引起的。成人的扁桃体肥大到 2～3 度亦经常引起 OSAS,另外软腭向舌根部呈帘状下垂,悬雍垂过长均易引起 OSAS。

舌根:睡眠时舌肌弛缓,舌向后方陷落阻塞住上气道,典型的病例如小颌症患者,与下颌相比舌非常巨大容易阻塞上气道,这不仅仅是在小颌症患者,也是多数 OSAS 患者普遍存在的现象。除了咽腔狭窄的已知因素外,上气道的顺应性或可塌陷性增加,影响上气道口径的神经反射和咽肌的功能异常亦是重要因素。此外,本病多见于男性与绝经后的女性、肥胖者、肢端肥大或甲状腺机能减退等患者。

(3)混合性睡眠呼吸暂停综合征。具有中枢性 SAS 与阻塞性 SAS 两种类型的解剖生理特点,临床症状常以中枢性 SAS 首先出现,继之过渡到阻塞性 SAS。致病原因基本与 OSAS 相同。

(二)病理改变

OSAS 阻塞部位在上气道:①鼻腔;②腺样增生体、腭扁桃体、软腭范围;③舌根部。

OSAS 的另一可能机制是上气道顺应性或可塌陷性增加,这又取决于咽肌组织本身固有的顺应性或可塌陷性、咽肌紧张性、气道黏膜水肿或血管充血、气道内附液体的特性。

影响上气道大小的反射,喉上、喉和肺区的反射均可作用于呼吸肌,改变上气道管径,心血管反射亦可影响上气道管径。

咽肌功能:吸气时胸部泵肌收缩,肺泡负压经气管、支气管通道上传至咽。睡眠时吸气负压可使上气道可动组织如舌与咽侧壁移位,产生跨壁作用力而使咽壁内收,上气道变窄或塌陷,从而阻碍气流通过,OSAS 时这种情况更明显加剧。而当 OSAS 末期上气道舒张肌作用加强时,则上气道狭窄或塌陷恢复。

SAS 患者睡眠时反复发生呼吸暂停,而产生低氧血症与高碳酸血症、pH 值下降,可使肺血管收缩而产生肺动脉高压,可导致右心衰竭;可使全身血管收缩而产生高血压病;可使迷走神经兴奋而产生心动过缓,如再加上心肌缺血与兴奋,则可出现心律紊乱,甚至出现心跳骤停而死亡。它还可刺激红细胞产生红细胞增多症等病理改变。

二、临床表现及诊断

(一)临床表现

CSAS 患者体型多属正常,夜间很少失眠,睡眠时经常觉醒,有间歇性鼾声,但较轻,精神抑郁,轻度性功能障碍。OSAS 患者通常体形肥胖,睡眠时打鼾,鼾声很大,鼾声与呼吸暂停交替出现。呼吸暂停时间过长憋气后醒来,有些患者憋醒后常感胸闷、心慌或心前区不适,有的患者睡眠呼吸暂停时间过长后,四肢乱动、身体翻动或突然坐起。由于夜间睡眠不佳,白天常常出现嗜睡、困倦状态。严重患者抑或是在吃饭、谈话或看电视也经常打瞌睡,骑自行车也经常打瞌睡,摔倒跌伤,汽车司机可因打瞌睡而发生交通事故。

由于患者睡眠期间反复出现呼吸暂停,导致低氧血症、高碳酸血症与 pH 值下降。这些变化将对机体产生多方面的影响。针对上述情况,麻醉治疗应用睡眠夹板,口罩持续呼吸道正压或经鼻持续呼吸道正压人工呼吸机等机械通气治疗,氧治疗与刺激,兴奋呼吸,抑制快速眼动睡眠,提高舌肌活性,开放上气道等的药物治疗,临床经验证明对纠正低氧血症、高碳酸血症、减轻或消除睡眠呼吸暂停有肯定的治疗效果。

(二)检查方法

OSAS 患者常有解剖异常,睡眠期间反复出现呼吸暂停,产生低氧血症与高碳酸血症,红细胞增多,右心室肥大,肺动脉高压等。针对这种情况进行下列检查。

(1)上气道检查。颈部侧位 X 线照相、CT,可观察到上气道狭窄;核磁共振成像可以测定上气道内各组织的数量和分布,明确含气间隙的容积。

(2)多相睡眠描记仪检查是最重要的检查方法。这项检查只要将快速眼动睡眠包括在内,作为夜间单项检查,一般具有足够的特异性,可以说明问题。描记时睡眠分期由脑电图、眼电图与颌下肌电图监测。鼻和口腔用热敏电阻器监测呼吸气流。监测呼吸暂停期间呼吸用力情况最好的方法是,用末端带气囊的导管插入食管记录胸腔内压的波动或作胸壁肌的肌电图,导线置于肋缘附近以记录膈肌活动。这种检查反映呼吸用力情况,但肥胖者的胸壁顺应性大,皮下脂肪易于压缩,可能不够准确。

(3)脉搏血氧饱和度仪或经皮氧分压。经皮氧/二氧化碳分压检测仪检查,可于睡眠期间进行连续的监测。多数 OSAS 患者的临床检查资料表明:PaO_2 可下降 50%,$PaCO_2$ 可升高一倍,pH 值亦有下降。

(三)诊断标准与诊断

Guil-leminault -C 等 1976 年指出:睡眠呼吸暂停综合征的定义是在 7 h 的睡眠中出现少于 10 s 以上的呼吸暂停在 30 次以上,或在 1 h 的睡眠中出现呼吸暂停与低通气的呼吸紊乱指数(apnea index)在 5 次以上,其中一部分在非快速眼动睡眠期(NREM)亦出现。Guil-leminault-C 提出的诊断标准虽然有不足之处,但目前尚提不出更完善的诊断标准。有的医疗单位将反映睡眠呼吸暂停动脉血氧饱和度降低 4% 以上者亦作为诊断标准。前述低通气是指呼吸气流降低超过正常气流强度的 50% 以上,并伴有血氧饱和度下降 4% 以上者。

(1)临床症状。睡眠时严重鼾声。

(2)体征与并发症。肥胖,高血压,右心扩大,夜间心动过缓,心律失常,红细胞增多,夜间睡眠中憋醒,白天嗜睡倦怠,智力减退,晨起头痛,夜间遗尿与性功能障碍等。

(3)多相睡眠描记仪检查。在 7 h 的睡眠中出现呼吸暂停 10 s 以上在 30 次以上者或呼吸紊乱指数在 5 次以上者。

（4）脉搏血氧饱和度仪检查。血氧饱和度降低 4% 以上，化验检查 PaO_2 降低、$PaCO_2$ 升高等。

诊断：符合（1）（2）（3）与（4）即可确诊。

（四）鉴别诊断

需要与本综合征相鉴别的呼吸系统疾病的特点如下。

（1）肥胖—通气不足综合征。患者多极度肥胖，一般伴有肺心病，主要症状为气短、发绀、头晕、心悸、水肿、无力，有时白天嗜睡且打鼾，夜间入睡时呼吸浅表，呼吸间断，并可有面部潮红、颈静脉怒张等。

（2）肺泡低换气综合征。主要为呼吸中枢神经控制机制失常所致，故称中枢性肺泡通气不足或原发性肺泡通气不足，有类似综合征表现。患者有自主呼吸障碍而随意呼吸保存，即入睡后有呼吸障碍而觉醒时恢复正常的特殊表现。

（3）呼吸抑制综合征又称 Gallavanlin 综合征。病因是在中枢神经受刺激时，呼吸中枢对刺激的易感性增加，常于劳累或紧张时出现呼吸抑制，休息后缓解。多合并冠状动脉硬化或功能性供血不足，因而使兴奋呼吸的化学感受器，尤其是颈动脉体功能低下，故在缺氧时出现通气增加，反而造成呼吸抑制。

（4）原发性肺泡换气低下综合征。病因可能由于某种原因造成延髓呼吸中枢功能不全而引起的慢性肺泡换气低下，久之呼吸中枢对 CO_2 刺激的反应不敏感，对缺氧反应低下。患者安静时呼吸呈轻度抑制，睡眠时呼吸有暂停现象，发绀。

（5）继发性肺泡换气低下综合征。病因主要由肺与肺外疾病所引起的双肺通气功能减低，造成通气血流比例失调和肺泡换气功能低下。临床表现为 PaO_2 下降、$PaCO_2$ 升高、肺泡通气换气功能障碍。

三、麻醉治疗效果判定标准

（1）有效睡眠时呼吸暂停次数明显减少或基本消失；$SaO_2 > 90\%$，$PaO_2 > 10.7$ kPa（80 mmHg），$PaCO_2 < 6.4$ kPa（48 mmHg）；白天嗜睡倾向此其他 SAS 临床表现明显改善或消失。

（2）有效睡眠时呼吸暂停次数有所减少；$SaO_2 > 80\%$，$PaO_2 > 9.3$ kPa（70 mmHg），$PaCO_2 < 6.4$ kPa（48 mmHg）；白天嗜睡倾向此其他 SAS 临床表现有所减轻。

（3）无效睡眠时呼吸暂停次数、血气分析与其他 SAS 临床表现相比较均无明显改变。

四、治疗

针对 SAS 患者的上气道阻塞、睡眠时鼾声与呼吸暂停等临床症状，观察到上气道阻塞，除咽狭窄外与上气道组织的顺应性或可塌陷性增加，上气道的反射和咽吸气肌功能异常等因素有关。

（一）一般治疗方法

（1）治疗引起 ASA 的原因疾病。肥胖显然是 SAS 的危险因素，对肥胖患者给予减肥治疗。消除不利因素：不饮酒、不服用催眠药与精神安定药。

（2）改善鼻呼吸功能，给血管收缩药萘唑啉（Naphazoline）、麻黄碱等滴鼻，以增加上气道开放,减轻上气道阻力。

(3)改善睡眠各期分配,激发呼吸冲动,激活上气道呼吸肌,给呼吸兴奋剂安宫黄体酮(Medroxyprogesterone)20 mg,每日 1～3 次,已证明能使部分患者获得改善,特别是对有二氧化碳慢性潴留的患者。

(4)刺激呼吸,增加颈动脉体活性,给利尿剂乙酰唑胺(Aoetazolamide)125～250 mg,每日 2～4 次。

(5)为刺激上气道吸气肌,扩张上气道,刺激对缺氧的呼吸反应,抑制快速眼动睡眠,改善低氧,给普罗替林(Protriptyline)5～10 mg,3～4 次/日,内服。

(6)治疗早产儿呼吸暂停,茶碱(Theophylline)极为有效。

(7)为拮抗呼吸抑制亦有试用纳洛酮者。

(8)外科治疗。

1)悬雍垂软腭成形术:原来这种手术是用于治疗打鼾的,即将 SAS 患者的悬雍垂、软腭、扁桃体和过多的咽组织全部切除以利呼吸。此术的成功率一般在 50% 左右。

2)下颌骨前移术:是切开下颌骨将其向前以使舌骨拉向前的方法,以改善 OSAS 患者的呼吸暂停与低氧血症,Riley-R 等曾报道过此法。但技术操作比悬雍垂软腭成形术困难,治疗价值尚待全面评估。

3)气管切开术:对 OSAS 患者是个有效的方法。但有切口感染、排痰、讲话与美容等问题,所以口罩 CPAP 应用之后已基本不用此法。

SAS 患者手术治疗后应再作多相睡眠描记仪复查。

(二)麻醉治疗方法

1.睡眠夹板

主要目的是将下颌与舌肌拉向前,以防止舌根后陷堵塞气道而使咽开放。长谷川诚1987 年报道,SAS 患者应用睡眠夹板治疗,随诊 6～66 个月,80% 患者的症状得到改善。

2.口罩

持续呼吸道正压或经鼻持续呼吸道正压,气道压力可从 0.186～0.981 kPa (2～10 cmH$_2$O)开始,根据需要可逐渐提高到 1.47 kPa (15 cmH$_2$O),但最高不宜超过 1.47 kPa(15 cmH$_2$O)。

(1)目前口罩 CPAP 装置的形状自然,装配合适,气垫的气密性好,有患者 1 次用的 CPAP 口罩。

(2)呼气末正压活瓣。为了保持一定的正压,装备有 0.235～1.96 kPa (2.5～20.0 cmH$_2$O)范围 7 个等级压力的活瓣,可设定希望的持续正压。

(3)气体混合器。氧与空气可以任何比例混合,并可维持高流量的氧浓度,在 0.33～1.0 FiO$_2$ 的范围可调,可满足吸气高峰的供氧量。

(4)细菌过滤器。可有效地从吸入空气中滤除 99.9% 以上的细菌与病毒。

CPAP 通气、PEEP 通气是对中度或重度 OSAS 的有效治疗方法。由于一定压力的氧与空气的混合气体进入呼吸道,可使患者上气道的肌张力增加,阻止睡眠时上气道塌陷,可保持上气道开放如觉醒时的口径和容积。治疗后睡眠呼吸暂停次数可明显减少,血氧饱和度与 PaO$_2$ 可明显上升,症状可明显减轻。

OSAS 治疗时鼻呼吸功能正常是必要的条件。无论是睡眠夹板或是口罩 CPAP 鼻呼吸均是前提条件,如果鼻阻塞则严重妨碍治疗效果。鼻呼吸功能如何,对悬雍垂软腭成形术,下颌骨前移术同样重要。

3.氧治疗

SAS 患者不仅有 SaO_2、PaO_2 降低,而且有 $PaCO_2$ 升高。适合低浓度($FiO_2 < 30\%$)或中浓度($30\% < FiO_2 < 50\%$)的氧治疗。

(1)鼻咽导管法。将内径为 2 mm 的橡皮导管从一侧鼻孔送入,使尖端达软腭游离缘处,每分钟氧流量 $3\sim5$ L,FiO_2 可达 $30\%\sim40\%$。

(2)口罩法。一般氧流量 $4\sim10$ L/min,FiO_2 可达 $40\%\sim100\%$。

(三)麻醉治疗中需注意的问题

(1)应用无创性脉搏血氧饱和度仪连续监测血氧饱和度和脉搏容积图。

(2)经皮二氧化碳监测。

(3)呼吸末 CO_2 监测。

(4)多项睡眠描记仪监测。

(5)吸入氧浓度应控制在 50% 以下,并严密观察,调整并维持需要的 FiO_2,防止氧中毒。

(6)氧疗后 $PaCO_2$ 增高大于 1.33 kPa(10 mmHg)应降低氧流量并改善通气量,如氧疗后 $PaCO_2$ 增高小于 0.67 kPa(5 mmHg),PaO_2 改善不满意,应加大氧流量。

(7)注意吸入气体的湿化和温化。

第三节　重症 SARS

一、重症 SARS 气管插管后插胃管

鼻胃管持续维持营养比较经济,很少出现代谢方面的并发症。重症 SARS 更有其特殊应用价值。气管插管后插胃管常常遇到困难,而重症 SARS 由于在口腔和气管周围近距离操作极易被传染更有其特殊性,这是一个难题。

北京地坛医院的做法如下。①患者在原来气管插管的基础上全麻并控制呼吸,保证供氧和全身生理状态稳定,减少/避免插胃管对患者的各种恶性刺激,操作者可以避免被 SARS 传染的来自患者的突发事件。②按常规将胃管经鼻腔插入口腔内,再经口取出约 80 cm。③另选气管导管(能顺利通过胃管即可)经口腔可很容易插入食道(因为气管导管已经占据了气管,所以不可能误入气管)。④胃管经该气管导管插入胃内。⑤该气管导管边剪开其侧壁边退出,直至移去。该方法的整个操作过程可完全由操作者调控,其程序比较规范,只要按程序操作,都能成功。

鼻胃管固定非常重要。固定鼻胃管应使患者感到舒适,而且不出现鼻翼坏死。①鼻胃管距鼻翼孔约 1 cm 处用一橡皮筋绕成一个 U 形襻,用橡皮膏粘住并固定。②其余游离的橡皮筋则用橡皮膏在鼻梁上固定。这样患者在吞咽时,鼻胃管可做小范围的滑动,减少对咽部的刺激。由于橡皮筋有弹性,这样既固定了鼻胃管,又防止了前鼻部的坏死。

二、关于 SARS 患者的 ECMO（人工氧合）治疗

SARS 是一种主要累及肺脏的严重疾患。重症患者可能导致呼吸衰竭，特别是急性期患者，导致死亡的主要原因就是持续严重的缺氧状态，引起患者多器官功能衰竭（MOF）。

目前 SARS 患者呼吸衰竭的治疗大致有如下方法：经鼻吸氧→面罩给氧→无创呼吸机给氧→有创（气管插管、气管切开）呼吸机给氧→人工体外氧合技术（ECMO）。国际上对于急性肺功能衰竭的救治最有救的就是 ECMO 技术，也就是人工氧合技术。开展人工氧合技术，提高患者的氧供应（DO_2），帮助患者渡过急性期，避免患者发生 MOF，进一步降低患者的病死率。尽可能为患者提供完善的救治医疗条件。其原理就是：将患者的静脉血通过管道引到人工氧合器中，经过充分氧合后，利用离心泵将氧合好的血液泵入患者的动脉中，可以有效增加患者的氧供应量。

开展人工氧合技术需要离心泵一台、变温水箱一台、人工膜肺和人工膜式氧合器数套（耗材）、肝素化氧合器连接管道数套（耗材）、系列静脉插管管道（全部型号）数套（耗材）、以及相关的耗材等。条件满足则可以开展人工氧合治疗。

三、麻醉镇静技术在呼吸治疗中的应用

由于患者患病前多为身强力壮的青壮年，突发如此特殊传染性重病，严重的疾病折磨和来自多方的精神压力使其极度烦躁不安和恐惧。重症 SARS 患者病变主要侵犯肺间质，表现为肺泡萎缩、肺纤维化和通气/血流比例失常。当发生急性呼吸窘迫综合征（ARDS）缺氧时，损害重要脏器功能，对机体产生严重不利影响，可出现精神症状、心动过速、血压升高、心律失常和代谢性酸中毒等，严重者危及患者生命，应尽快纠正缺氧。多篇报道提供的资料显示，重症 SARS 患者远达不到有效的镇静目的，从而引起不良反应和并发症，导致病情恶化，最终直接影响患者的整体预后。因此，在排除其他引起呼吸对抗的原因后，对烦躁、疼痛、精神紧张等引起者，应根据具体情况，采用相应深度的麻醉镇静术，合理应用镇静剂可改善血流血氧饱和状态。

通常采用 Ramsay 评估标准即镇静—躁动评分：从焦虑烦躁无镇静的、分到深度镇静无反应的 5 分（镇静评分）。对平稳者，则只需达到二级水平（合作、安静）；烦躁患者达到三级标准水平（镇静、反应能力、可服从命令）；对于严重躁动的患者应达到四级水平（入睡、对声音和刺激眉间反应存在）。必要时加用镇痛和肌松剂，实施呼吸、循环和全身生理状态的有效调控。

该技术优势的充分发挥有赖于在镇静给药、质量控制、安全保障以及镇静与安全、镇静与镇痛之间最佳平衡点的掌握。镇静药使大脑皮质抑制，其小剂量镇静，中剂量催眠，大剂量产生全身麻醉。安定药使患者解除紧张和焦虑的精神症状，消除患者的幻觉、妄想和烦躁不安，因此合理应用镇静药和安定药十分重要。

1. 用鼻导管、面罩吸氧或无创呼吸机等方式呼吸

治疗时麻醉镇静技术静脉注射先达到理想负荷量（与 1 h 的维持量相近），下面为维持量，一般用微量泵维持。如咪达唑仑（Midazolam）有抗焦虑、镇静、催眠、抗惊厥及肌肉松弛作用，无耐药性和戒断症状或反跳，毒性小而安全范围大。临床应用发现，对平稳患者，只需达到二级水平，即首次剂量咪达唑仑 0.06~0.1 mg/kg（静脉注射）＋维持剂量咪达唑仑 0.06~0.1 mg/（kg·h）；如果患者仍然烦躁不安，应使患者达到镇静标准的三级标准水平，咪达唑仑 0.08~0.15 mg/（kg·h）。

2.气管插管(经口、经鼻或气管切开插管)后有创呼吸机治疗

　　麻醉镇静技术常采用 Propofol(丙泊酚)和咪达唑仑联合用药,镇静采用 Ramsay 评估标准,维持在二至四级水平,对于严重躁动的患者应达到四级水平。有学者介绍丙泊酚800 mg＋咪达唑仑 90 mg＋5％葡萄糖 250 mL,10 mL/h 进行调整(有文献报道 TCU 患者小剂量用于镇静维持 7 d 无不良反应)。但对耐受气管插管水平低的患者复加吗啡或芬太尼等;对不能耐受气管插管和治疗的需要应控制呼吸时,应复加肌肉松弛药泮库溴铵 40～100 μg/kg,40～60 min;或罗库溴铵 0.6 mg/kg 静脉注射后 5～10 μg/(kg·min);或阿曲库铵 0.3～0.6 mg/kg静脉注射后 5～10 μg/(kg·min)。

第四章 内分泌系统麻醉

第一节 嗜铬细胞瘤患者的麻醉

一、病情特点

(1)嗜铬细胞瘤以分泌去甲肾上腺素为主者,表现阵发性或持续性高血压阵发性加重;以分泌肾上腺素为主者,除高血压外,还有心动过速、心律失常和代谢改变,如基础代谢率增高、血糖升高、糖尿及低热等。临床上多为混合型。

(2)因长期儿茶酚胺分泌增多和高血压,常继发心、脑、肾并发症,如左心室肥厚、冠状动脉硬化、肾血管改变和电解质紊乱等,重症者可出现心力衰竭、肺水肿、休克和脑出血等危象。

(3)长期周围血管收缩可致血管内液体外移,引起慢性血容量不足,当切除肿瘤使儿茶酚胺水平骤降时,可立即出现低血压,甚至严重休克。

(4)少数症状不明显的嗜铬细胞瘤患者术前易被漏诊或误诊,当手术刺激肿瘤时,可因突然释放大量儿茶酚胺而发生急性高血压,重者可致心力衰竭或脑血管意外,甚至死亡,应提高警惕。

二、危险所在

(1)手术探触肿瘤可致血压骤升,容易引起心力衰竭、急性肺水肿和脑血管意外。

(2)麻醉过深、麻醉药抑制循环、失血,特别是肿瘤血管完全切断或摘除时,因儿茶酚胺分泌突然减少、外周血管扩张和血容量不足,可出现血压突然急剧下降,甚至休克。

三、麻醉前准备

(1)诊断明确的嗜铬细胞瘤,当收缩压高于 20.0 kPa(150 mmHg)、舒张压高于 14.7 kPa(110 mmHg)时,应给 α 受体阻滞药酚苄明 10～20 mg 口服,每日 2～3 次。血压急剧升高时用酚妥拉明 5～10 mg 加入 250 mL 液体中静脉滴注控制。酚苄明可能有致癌作用,可改用哌唑嗪每日 1～10 mg,分 3 次口服。

(2)β 肾上腺素受体阻滞药不能单独应用。仅于应用 α 受体阻滞药出现心动过速(每分钟140 次)时才用,每日用普萘洛尔 30～40 mg,分次口服。

(3)补充血容量:应用 α 受体阻滞药准备后,宜适量输注血浆、血浆代用品或全血,以补充血容量,对麻醉手术中维持循环功能稳定极为有利。

(4)如果已并存充血性心力衰竭或心肌病变,可给洋地黄类药和利尿药。

(5)麻醉前用药要求达到充分镇静,但应避免呼吸抑制,可给地西泮、哌替啶和东莨菪碱。不用阿托品,以免心率增快。

四、麻醉选择

(1)全身麻醉:适用于肿瘤大、手术难度大或肿瘤部位不明确的手术。可选用吸入麻醉、静脉复合麻醉或静吸复合麻醉。

（2）各种麻醉药均可应用，但应注意其利弊。

①氟烷增高心肌应激性，可能诱发心律失常；②乙醚麻醉促进儿茶酚胺分泌，可与少量硫喷妥钠合用；③N_2O 对交感神经—肾上腺系统无兴奋作用，但麻醉效能弱，可与其他吸入或静脉全麻药合用；④普鲁卡因静脉麻醉镇痛作用弱，可与其他吸入或静脉麻醉药合用；⑤肌肉松弛药可用泮库溴铵、维库溴铵和琥珀胆碱，后者不宜用于并存高钾血症的患者。加拉碘铵增加心率，不适用；筒箭毒碱有释放组胺作用，需慎用。

（3）硬膜外阻滞：适用于肿瘤定位明确、体积较小、手术较简单的合作患者。可适当辅用地西泮及镇静、镇痛药。

（4）备妥控制性降压药和去甲肾上腺素升压药。

五、麻醉处理

（1）全麻诱导力求平稳，麻醉避免过浅或过深，以防血压骤升或急降。

（2）避免缺氧和 CO_2 蓄积，应加强呼吸管理。适当控制硬膜外阻滞平面，并常规吸纯氧。

（3）麻醉前至少建立两条静脉通路，以备分别输液和用药。

（4）控制性降压药与升压药的应用。

探查和分离肿瘤过程中，常出现血压骤然剧烈升高。当收缩压超过原血压水平 1/3 或收缩压超过 26.7 kPa(200 mmHg)时，应施行控制性降压，使血压恢复到术前水平。可用酚妥拉明 1.25～2.5 mg 稀释至 10 mL 静脉注射，或酚妥拉明 10 mg/100 mL 液体静脉滴注，或用硝普钠每分钟 0.5～1.5 $\mu g/kg$ 静脉点滴，或用 2%ATP 注射液以每分钟 0.1～0.5 mg/kg 静脉注射。静脉滴注最好用微量泵，根据血压调整滴速。

当结扎肿瘤最后一道血管并切下瘤体后即刻，往往血压突然下降到危险程度。因此，切除肿瘤前应完全停用降压药，同时快速输液或输血以扩充血容量，并换用去甲肾上腺素（1 mg/250 mL）静脉点滴，根据血压调整速度。

逾量输血、输液。麻醉后至切除肿瘤之前，在应用血管扩张药和中心静脉压监测下，需适当逾量输液或输血，以充分扩充血容量，这样可使切除肿瘤后的升压药使用量减少，使用时间缩短。

如果手术切除双侧肾上腺肿瘤或术后低血压持续不恢复，应给足量的肾上腺皮质激素。

六、监测

严密监测是嗜铬细胞瘤患者手术期保证安全的重要环节，包括桡动脉插管直接测压，中心静脉压、心电图、尿量、脉率—血氧饱和度；按需测定血钾、钠、氯、血红蛋白、血糖和进行血气分析。重症患者可插 Swan-Ganz 导管监测血流动力学变化。

七、并发症

（一）高血压危象

全麻诱导、肌震颤、气管内插管、咳嗽、改变体位、手术探查和游离肿瘤，以及缺氧、CO_2 蓄积等，均可引起血压迅速升高，收缩压高于 33.3 kPa(250 mmHg)并持续 1 min 以上，称为高血压危象。为预防血压过高，麻醉应镇静、止痛完善，手术操作应轻柔。一旦血压升高，应及时施行控制性降压治疗。

（二）心力衰竭、肺水肿

在长期儿茶酚胺增高、周围血管收缩和高血压的影响下，可使心脏负荷加重。如果术中血压进一步升高或输血、输液过量、速度过快，可能诱发心力衰竭和急性肺水肿。因此，麻醉中和手术后有必要重点监测中心静脉压，重症患者还需要 Swan-Ganz 导管监测血流动力学变化，以指导输血、输液和用药。出现心力衰竭时，可用快速洋地黄制剂。

（三）低血压

其原因有以下几点。

（1）麻醉药或硬膜外阻滞平面过高。

（2）降压药应用不当。

（3）结扎肿瘤血管及切下肿瘤后外周血管阻力骤然降低。

（4）出血和血容量不足等。应加强循环系统监测，维持血容量，合理用药。血压急剧下降和严重低血压时，可在补充血容量的同时应用去甲肾上腺素（1 mg/250 mL）静脉点滴治疗。

第二节　重症肌无力患者的麻醉

一、病情特点

（1）重症肌无力是神经、肌肉兴奋传递功能障碍的慢性疾病，属神经系统疾病，但与胸腺病变有一定的关系，其中 10%～20% 为胸腺肿瘤引起，可施行胸腺切除术治疗。

（2）主要征象为骨骼肌软弱无力，程度轻重不一，轻者仅眼肌和面部肌无力；重者全身肌肉受累，发作时呼吸、吞咽困难。呼吸困难易并发肺部感染，甚至引起呼吸衰竭。吞咽困难易致营养不良，全身衰竭，水电解质紊乱，特别是低钾，有时可并发心肌炎和心力衰竭。术前呼吸困难和合并心肺受累的患者，麻醉危险和难度增加。

二、危险所在

重症肌无力患者需长期应用抗胆碱酯酶药治疗，其合适剂量因人而异，术前需掌握其安全剂量的范围。

如果药量不足，可出现肌无力现象；如果用药过量，可出现胆碱能危象。两者都引起严重的肌无力征象和通气量不足，表现为呼吸困难、吞咽困难，咳嗽及排痰无力。对两种危象的处理原则完全相反，需谨慎做出鉴别。此外，术前应了解患者对新斯的明等药的反应，以便掌握恰当的术中用药量。

三、麻醉前准备

（1）充分休息，加强营养，增强体质，尤应注意低钾和补钾。

（2）合并肺部感染者，应积极控制感染，否则术后常因呼吸功能衰竭致死。

（3）根据病情，使用抗胆碱酯酶药治疗，观察用药后反应。可于术前 2 d 改口服新斯的明为肌内注射或静脉滴注用药，首剂 0.5～1 mg，每日 1～3 次，根据需要酌情增减用药次数。

(4)麻醉前用药量宜小,以达到镇静又不抑制呼吸为原则。轻、中型患者可用苯巴比妥钠、地西泮或氟哌利多及阿托品或东莨菪碱,但要注意阿托品可能掩盖胆碱能危象。重症患者可省略镇静药。

四、麻醉选择

(1)一般手术可用针麻、局麻、神经阻滞或椎管内麻醉。需慎重应用镇静药,不用麻醉性镇痛药,以不影响呼吸为原则。

(2)重症患者胸腺切除术可用针麻或局麻、神经阻滞,但需施行清醒气管内插管,并配合小剂量镇静、镇痛药。

(3)全麻首先清醒气管内插管。麻醉药可用氧化亚氮、硫喷妥钠、氯胺酮、普鲁卡因、羟丁酸钠。用于麻醉时,乙醚、氟烷、恩氟烷、异氟烷等具有类箭毒样作用,但仍可小剂量、低浓度吸入。吗啡、芬太尼加重呼吸抑制,尽量不用。

(4)患者对非去极化肌肉松弛药十分敏感,不用或仅于麻醉初期给小剂量;对去极化肌肉松弛药琥珀胆碱一般无异常反应,但也以用最小量为妥。

五、麻醉处理

(1)尽量保持自主呼吸、保证足够的通气量。必要时行辅助呼吸。

(2)麻醉中如果自主呼吸变弱,应鉴别原因:若是"肌无力危象"还是"胆碱能危象",可肌内注射依酚氯铵 2～5 mg;若肌张力恢复、呼吸改善,为肌无力危象,可用抗胆碱酯酶药治疗;若症状未见好转或反而加重,则为胆碱能危象,可用阿托品对抗。

(3)术毕必须待自主呼吸恢复良好,呼吸频率及通气量在正常范围、无缺氧征象、吞咽反射恢复、神志完全清醒后,方能拔除气管导管。需要时应延迟拔管并施行同步机械通气,必要时行气管造口插管。

(4)术中及术后不应使用具有神经肌肉接头阻滞作用的抗生素,如链霉素、卡那霉素、多黏菌素等。

(5)术后伤口疼痛可用镇静、镇痛药,但剂量应偏小,且应密切监测呼吸,以防呼吸抑制。

六、监测

除常规测量血压、脉搏、呼吸外,应特别注意潮气量、每分钟通气量、脉率血氧饱和度等呼吸功能监测,必要时进行血气分析,对病情严重或并发心肌炎、心功能不全者应监测 ECG。

七、并发症

(一)呼吸功能不全

与术后创口痛、麻醉性镇痛药对呼吸的抑制、呼吸道分泌物增多引起肺部感染、肺不张等并发症有密切关系。因此,术后应加强呼吸监测和管理,及时进行呼吸支持和治疗。

(二)重症肌无力危象

抗胆碱酯酶药用量不足可引起肌无力危象,确诊后应注意以下几点。

(1)维持呼吸道通畅和足够的通气量。

(2)预防肺部感染。

(3)新斯的明 1～2 mg 肌内注射或 0.5 mg 静脉滴注。

(4)激素治疗。

（三）胆碱能危象

由于抗胆碱酯酶药过量而发生，确诊后应停用一切抗胆碱酯酶药，同时给阿托品0.5～2 mg肌内注射或静脉注射，可重复用药。

第三节　皮质醇增多症患者的麻醉

一、病情特点

(1)皮质醇增多症又称库欣综合征(Cushing syndrome)是由于肾上腺皮质激索(主要是皮质醇)过多引起，机体可出现一系列病理变化。病因有肾上腺皮质肿瘤或肾上腺皮质增生，后者系垂体前叶肿瘤分泌过多的促肾上腺皮质激素而继发引起。

(2)多数伴高血压，病程长者可致心肾功能不全。

(3)糖代谢紊乱，出现血糖增高和糖尿，但对胰岛素并不敏感。

(4)蛋白质分解代谢加强，出现负氮平衡，表现为肌肉萎缩无力和骨质疏松。

(5)可发生高血钠和低血钾。

(6)对感染的抵抗力减弱，尤易引起皮肤感染或呼吸道感染。

二、危险性

(1)一旦切除增生的肾上腺或肿瘤，可致血液肾上腺皮质激素水平突然降低而发生休克。

(2)患者有向心性肥胖，可增加气管插管和硬膜外穿刺的操作困难，甚至失败。

三、麻醉前准备

纠正代谢和电解质紊乱，增强抵抗力，具体有以下几点。

(1)继发糖尿病的患者，控制饮食和适当应用胰岛素。术前将空腹血糖控制至9.0 mmol/L(160 mg/dL)以下。

(2)有低血钾者，口服氯化钾，每日3～5 g，必要时术前2～3 d每日静脉点滴5%葡萄糖溶液1 000 mL+10%氯化钾30 mL，酌情加用胰岛素，并应用螺内酯(安体舒通)。

(3)有严重高血压和高血钠者用低盐饮食。

(4)肌无力严重者，可肌内注射丙酸睾酮或苯丙酸诺龙。

(5)手术前1 d和临床术前给氢化可的松100 mg静脉点滴。

(6)麻醉前用药除常规量阿托品外，镇静药宜减量，一般用正常量的1/3～1/2即可。

四、麻醉选择

1.全麻

麻醉效果有保证，循环较稳定。可采用气管内插管静脉复合麻醉、吸入麻醉或静吸复合麻醉。各种麻醉药均适用，但剂量及浓度均应酌减，以避免循环抑制为准。

2.硬膜外阻滞

对肾上腺皮质功能影响小,麻醉效果基本满意,但过度肥胖可能引起硬膜外穿刺困难;手术部位深,可能牵拉反应较重,必要时可配合应用小剂量辅助药,但合并心血管疾患和呼吸功能明显降低的患者以不用为宜。

五、麻醉处理

(1)维持循环稳定,防治低血压和休克。术中及时补充血量,并静脉点滴氢化可的松100~300 mg。切除肾上腺后,如出现严重低血压或休克时,应增加氢化可的松剂量,并给予肾上腺素。

(2)充分估计气管插管或硬膜外穿刺的困难,谨慎操作,以避免损伤。

(3)向心性肥胖和肌萎缩无力常合并呼吸功能不全。在硬膜外阻滞时应积极给予氧治疗,全麻时应维持呼吸道通畅,施行辅助或控制呼吸。术后按需可施行一段时间机械呼吸。

(4)术中、术后静脉点滴抗生素以预防感染。

(5)加强循环与呼吸监测,包括血压、脉搏、呼吸、心电图、中心静脉压、尿量、脉率、血氧饱和度、血糖、血清钾、钠、氯等。必要时作动脉血气分析。

六、并发症

1.急性循环功能不全

急性循环功能不全系肾上腺切除后,血皮质激素水平剧烈降低所致,需常规应用皮质激素。术后第1~2 d每8 h肌内注射醋酸可的松50~100 mg,以后逐渐减量,维持1~2周或更长时间。如出现急性循环功能不全,应静脉点滴氢化可的松和去甲肾上腺素,并补充血容量。

2.低血钾

应静脉补钾。

第四节　原发性醛固酮增多症患者的麻醉

一、病情特点

(1)醛固酮增多症系肾上腺皮质病变分泌大量醛固酮所致,又称 Conn 综合征。其特点是低血钾、碱中毒和血浆醛固酮增高。病因多为肾上腺肿瘤,少数为皮质增生或癌肿。可施行肾上腺切除进行治疗。

(2)醛固酮分泌增多可促使肾脏保钠和排钾,导致血钠增高和血钾降低。

(3)钾排出过多可致低血钾和碱中毒,并出现肌无力、甚至周期性麻痹征象。心电图表现为 Q-T 延长、ST 段降低、T 波低平及出现 U 波,房性和室性心律失常。

(4)血压一般为中度升高,长期高血压患者可致心肌肥厚,后期可发生充血性心力衰竭和肾功能损害。

二、危险所在

(1)严重低血钾可出现致命性心律失常。

(2)循环功能紊乱,特别是在游离肿瘤过程中容易发生血压升高;肿瘤切除后或麻醉抑制过深又可能发生低血压。

三、麻醉前准备

(1)主要为纠正电解质紊乱,包括限钠、补钾和应用螺内酯。氯化钾每日 3~6 g,口服;螺内酯用量为 40~80 mg,每日 4 次。

(2)麻醉前用药:镇静药用量宜酌减。不用抑制呼吸的吗啡或哌替啶。阿托品可按常规剂量使用。

四、麻醉选择

全麻或硬膜外阻滞均适宜,各种麻醉药均可应用,但剂量均宜偏小,避免循环呼吸抑制。

五、麻醉处理

(1)保持循环系统稳定,尽量避免血压过高和(或)过低。游离肿瘤过程中如血压过高,可适量应用血管扩张药。切除肿瘤后如发生低血压,需首先及时补充血容量,必要时可单次应用升压药。

(2)避免缺氧和 CO_2 蓄积。全麻时保持呼吸道通畅和足够的通气量;硬膜外阻滞时应注意控制阻滞平面,并常规吸氧。

六、监测

同其他内分泌疾病手术的麻醉。

七、并发症

1.血压过高

血压过高多为一过性,必要时可适量应用血管扩张药。

2.低血压

低血压与血容量不足有关,应在 CVP 监测下补足血容量,一般升压反应良好。若 CVP 升至正常水平而血压回升仍不满意,可静脉点滴多巴胺(20 mg/100 mL,每分钟 $10~20~\mu g/kg$)维持,根据血压酌调滴速。

第五章 肝、肾脏功能障碍患者的麻醉

第一节 肝脏功能障碍患者的麻醉

肝脏是人体最大的器官,成人肝脏重 1 500~1 600 g。它具有相当多的复杂并相互关联的功能,麻醉医师对肝脏功能障碍患者进行麻醉时必须充分了解其病理损害阶段,对术前肝储备功能进行恰如其分的评估,针对病情进行必要的术前准备,明确肝功能障碍时麻醉药物在体内过程的改变以及麻醉药物、麻醉操作对肝功能的影响。

一、肝功能不全的病理生理变化

(一)心血管功能

1. 系统循环

肝硬化门脉高压患者的心血管功能总的特点为高动力状态,即高心输出量、低外周血管阻力。血容量通常是升高的,外周血与混合静脉血氧分压及氧饱和度高于正常值,动、静脉氧含量差缩小,类似于外周动静脉瘘。肝硬化门脉高压患者进一步发展即表现为多器官及组织动静脉血流同时增加。心血管系统对交感及儿茶酚胺的敏感性降低。这种患者心血管功能的失代偿总是以心室充盈压升高、心率加快及每搏量降低为先导,同时伴随混合静脉血氧分压及氧饱和度升高、氧耗下降,类似于中毒性休克。大量腹腔积液是肝硬化患者心血管功能恶化的重要并发症之一。伴随腹内压的升高,膈肌上抬,胸内压亦升高。大量的液体积聚使回心血量和排出量均降低。引流腹腔积液可降低腹内压,从而改善心血管功能,但应在密切监测心血管指标的基础上进行。

2. 肾循环

尽管肝硬化患者心排出量增加、系统循环阻力降低,但肾脏表现为低灌注。这是肾脏输入血管阻力增加超过肾脏输出血管阻力增加造成的。因此,肾血流异常在肝硬化后发生肝肾综合征中起了重要作用,肾皮质血流下降是肾功能损伤的首要征象之一。很多激素物质参与了肝硬化门脉高压患者肾血流异常的病理过程。若门静脉高压患者肾血流正常,则常无明显的肾功障碍。

3. 肝循环

门脉高压是肝硬化患者腹腔循环异常的主要特征。某些因子(如胰高血糖素及其他一些扩血管物质)导致肠道及脾脏的血管扩张和动静脉分流、引起内脏血流及心排出量增加是门脉高压的基础。根据肝脏循环自身调节的理论,门脉血流显著下降而肝动脉血流维持不变甚至增加。

因此,大多数情况下,肝脏氧供还能维持,而肝血流却显著下降。总肝血流下降会引起一系列药代动力学并发症,某些依赖肝脏清除的化合物及外源性和内源性物质的清除速率明显低于正常人。

(二)呼吸功能及肺循环

肝硬化可影响肺功能的一些指标。肝硬化伴胸、腹腔积液时,可以出现限制性和阻塞性通气功能异常,肺活量、最大通气量、功能残气量、肺总量、残气量/肺总量比值和用力呼气量均会下降。

肝硬化患者常有轻至中度的低氧血症,50%的患者血氧饱和度在 92%~94%之间。严重的低氧血症较少见。肝硬化时动脉低氧血症的产生可能有以下几种原因。

1. 血红蛋白氧离曲线右移

肝硬化门脉高压患者血红细胞 2,3-二磷酸甘油含量升高,导致血红蛋白与氧的亲和力降低,氧离曲线右移。

2. 肺弥散功能障碍

肝硬化患者肺弥散量正常或轻度降低。仅在有症状的原发性胆汁性肝硬化患者中 CO_2 弥散量明显降低。目前认为肝硬化患者肺弥散功能降低并不是动脉氧饱和度降低的原因。

3. 肺缺氧性血管收缩缺陷

肝硬化时肺毛细血管扩张是一种共同的改变(原因尚不明确),导致通气/血流比值失调,出现低氧血症。

4. 腹腔积液

腹腔积液存在引起的腹部膨隆可以造成肺萎陷,从而影响通气/血流比例。

5. 右向左分流的存在

肝硬化患者存在肺内动—静脉瘘,导致右向左分流,引发低氧血症。

6. 肝肺综合征

终末期肝病患者可能存在肝肺综合征,这也是门脉高压在肺部最常见的并发症。与肺动脉高压相反,肺循环阻力降低,肺内外分流,血液不流经肺泡,直接右向左分流,导致严重的低氧血症。而且,这些交通支的存在使手术时发生体循环气栓的可能性增加。

7. 其他

有 1%~2%的肝硬化患者会出现肺动脉高压,目前机制不明。伴有肺动脉高压听诊肺动脉区第二心音亢进,胸片提示肺动脉段突出和肺门血管增粗。心电图提示右心劳损或右心肥大。心脏超声心动图检查是最佳诊断方法。

(三)血液及凝血功能

肝功能不全的患者常伴有贫血、血小板减少及凝血功能障碍。贫血最常见,原因有营养不良、缺铁、吸收不良及隐性或显性出血。由于脾脏淤血、脾功能亢进以及骨髓抑制、慢性 DIC 等,患者不仅存在血小板减少,且血小板功能受损。

大多数肝硬化患者存在凝血功能障碍,最常见的是血浆凝血因子Ⅱ、Ⅶ、Ⅸ、Ⅹ减少,Ⅰ因子(纤维蛋白原)也通常减少,凝血酶原时间及部分凝血酶时间延长。Ⅰ因子合成障碍贯穿始终,因此凝血酶原时间的变化往往反映肝功能不全的程度。肝脏纤维蛋白溶解抑制物合成不足、纤维蛋白原抑制物消除减慢,导致进行性纤维蛋白溶解。有功能障碍的肝脏不能清除纤维蛋白溶酶,可能在凝血功能障碍中起重要作用。肝硬化患者血浆白蛋白的浓度往往是下降的,原因复杂,但与白蛋白合成减少、总体水量过多有关。

(四)蛋白质代谢

肝脏是人体合成和分解蛋白质的主要器官,也是血浆内蛋白质的重要来源。肝脏合成的蛋白质包括肝的组织蛋白(各种酶蛋白)和血浆蛋白。当肝功能障碍时,蛋白质代谢障碍突出表现为:①低蛋白血症;②甲胎蛋白(AFP)重现;③血浆氨基酸含量增高;④尿素合成减少。低蛋白血症影响麻醉药的体内过程,血中与血浆蛋白结合的药物浓度相对减少,游离药物浓度增加,从而增强了药物的作用。血浆氨基酸含量特别是芳香族氨基酸升高,尿素合成减少导致血氨增加,是肝昏迷的主要原因。

(五)碳水化合物代谢

肝脏是维持血糖浓度的重要器官,肝功能障碍患者容易发生低血糖、糖耐量降低、血中乳酸和丙酮酸增多。肝脏手术时应监测血糖、尿糖水平,根据监测结果决定术中糖的用量。

(六)脂类代谢

肝脏对脂类代谢和调节血脂浓度有重要作用。肝功能障碍时脂肪代谢的突出改变为脂肪肝形成和胆固醇代谢障碍。临床上可根据血清胆固醇的含量推测肝功能损害的程度。

(七)激素代谢

许多激素在发挥其调节作用后,主要在肝脏内灭活。肝细胞功能障碍时,由于肝脏对激素灭活能力减弱,必然会对机体产生一系列的影响。

(八)电解质代谢

肝功能障碍时常发生电解质紊乱,原因有以下几点。

1. 低钾血症

常常由以下原因引起:肝细胞对醛固酮的灭活减弱;腹腔积液形成,使有效循环血量减少,反射性增加醛固酮水平;术前应用利尿药;输注葡萄糖,使钾离子转移到细胞内。

2. 低钠血症

水钠潴留是形成稀释性低钠血症的主要原因。水钠潴留往往与肝病时有效循环血量减少引起抗利尿激素分泌过多或与抗利尿激素灭活减少有关。表现为低钠血症者比低钾血症者病情更加危重,急性肝功能不全的患者发生持续性低钠血症,是濒临死亡的表现。

3. 低磷血症和低钙血症

肝功能不全时,降钙素灭活减少是肝病患者钙、磷代谢紊乱的主要原因。

(九)肝脏疾病对药代及药效学的影响

肝脏处于门—体静脉系统之间,可从门脉循环中除去有害物质。肝脏的解毒方式包括氧化、还原、结合、水解、脱氨等五种,以前三种最为重要。

肝功能不全患者可能对药物的摄取、分布、结合、转化、清除等产生影响。这种影响有时是复杂的、难以预料的。尽管没有一种明确的用药指南,但是可以根据影响药代及药效的因素,提供一种合理选择麻醉药的基础。肝脏疾病主要通过三个方面影响其药物代谢:①通过血流灌注的改变间接使药物或毒物代谢发生异常;②肝病损坏了肝脏代谢药物的能力;③血清蛋白合成减少,药物同血浆蛋白的结合率降低。

与药物结合最主要的血浆蛋白是白蛋白。慢性肝病患者的低蛋白血症使药物结合的位点减少、游离型药物增加,导致其在效应部位浓度增高,它可能被药物清除速率的增加而抵消。体内药物的摄取及清除取决于酶系统的数量和速率。随着门—体交通支的建立,肝脏血流减少和微粒体活性的衰退,药物代谢减慢。肝血流与本内消除、排出速率高的药物代谢关系密切,如异丙酚、利多卡因和芬太尼。而那些清除和摄取速率低的药物则不受影响,如地西泮和苯巴比妥。酶复合物细胞色素 P_{450} 系统在药物代谢过程中担当重要角色,它们可能受某些药物(如酒精、苯巴比妥)的诱导活性增强。

肝功能损害与药物代谢之间存在矛盾。清除速率可因 P_{450} 的诱导作用而增加,也可因为肝脏血流的减少而减慢。肝病病程不同、表现不一,每个患者都有其独特的特点。因此,药物浓度需监测。

二、术前肝功能的评价

肝脏功能十分复杂。虽然肝功能的试验很多,但事实上不能反映全部肝功能,因此肝功能的解释必须与临床密切结合,片面或孤立地根据肝功能试验做出诊断常可能存在错误或偏差。

(一)常规肝功能试验

1. 蛋白质代谢试验

肝病患者测定血清总蛋白主要用于判断机体的营养状态。因为病毒性肝炎早期白蛋白降低与球蛋白升高相等,所以总血清蛋白含量正常,而营养不良者白蛋白与球蛋白均降低。血清白蛋白在肝病时发生改变比较慢,因此白蛋白测定不能反映急性期肝病情况。测定白蛋白的主要价值在于观察肝实质的储备功能及治疗效果。肝病时 γ-球蛋白增多主要由于:肝内炎症反应及浆细胞浸润;自身免疫反应,自身抗体形成过多;肠道内吸收过多的抗原刺激形成过多的抗体;血清白蛋白水平降低,使球蛋白水平相对升高。

2. 胆红素代谢试验

血清总胆红素测定的价值在于了解有无黄疸、黄疸的程度及动态演变,肝胆疾病中胆红素的浓度明显升高反映有严重的肝细胞损害。

在各种试验中,血浆蛋白特别是白蛋白含量是比较敏感的数据,白蛋白降低越多,肝脏损害越严重。一般采用以上两种试验结合临床表现来评价术前肝损害程度。

3. 肝脏酶

肝脏酶含量特别丰富,在病理情况下肝脏的酶含量常有改变,并且可反映为血液内酶浓度的变化,临床可根据血清内酶活力的增减了解肝病的性质及程度。

(二)其他肝功能试验

除了上述肝功能试验外,还有血糖、葡萄糖耐量试验,半乳糖耐量试验等,反映肝脏糖代谢功能;血清胆固醇、胆固醇酯、甘油三酯、脂蛋白电泳等,反映肝脏脂肪代谢功能;马尿酸试验,反映肝脏解毒功能等;反映其他代谢功能的如血清胆汁酸、凝血因子、血清甲状腺素、血清维生素 B_{12}、维生素 A、血清铜和铁含量测定等;反映肝脏血流动力学改变的肝脏血流测定等。

三、肝脏疾病患者的麻醉

(一)急性肝炎

急性肝炎通常是病毒感染、药物反应或接触肝毒性药物的结果,伴不等量的细胞坏死,临床表现取决于炎症反应的严重程度和细胞坏死的数量,且以后者尤为重要。轻度炎症反应可能无症状,仅表现为血清转氨酶增高,而大面积的肝坏死可能表现为急性爆发性肝衰竭。

1. 病毒性肝炎

常由肝炎病毒 A、肝炎病毒 B 和肝炎病毒 C 分别引起甲、乙、丙型肝炎。病毒性肝炎患者通常有 $1\sim2$ 周轻度的前驱症状(疲劳、不适、低热或恶心、呕吐),随后出现或不出现黄疸。典型黄疸持续 2～12 周,但完全恢复常需 4 个月。胆汁淤积为主要临床表现的比较少见,非常罕见情况下可能发展为爆发性肝衰竭。

感染乙型肝炎病毒的患者有 3％～10％ 发展为慢性活动性肝炎,少数患者成为无症状的病毒携带者。感染丙型肝炎病毒的患者至少有 50％ 发病为慢性活动性肝炎,约有 0.5％ 成为无症状病毒携带者。病毒携带者对手术室人员的健康构成了很大威胁,除了避免直接接触血和分泌物的一般防护措施外,免疫接种对医疗护理人员预防乙型肝炎病毒感染非常有效。接触乙型肝炎病毒后使用高效免疫球蛋白进行预防有效,但对丙型肝炎无效。

2. 药物诱导性肝炎

药物诱导性肝炎可直接由某种药物的剂量依赖性毒性所致,也可由特异性药物反应所致,或者是二者共同作用的结果。临床过程和病毒性肝炎相似,因而使诊断变得困难。酒精性肝炎是最常见的药物诱导性肝炎。长期摄入酒精也可因脂肪浸润导致肝肿大。服用 25 g 或更多的对乙酰氨基酚常造成致死性爆发性肝病。某些药物如氯丙嗪和口服避孕药可引起特征性的胆汁淤积性反应。摄入强肝毒性物质如四氯化碳和某些种类的蘑菇可导致急性肝衰竭。挥发性麻醉药如氟烷常和特异性肾衰竭有关。

3. 术前注意事项

急性肝炎患者的任何择期手术都需要延期,直到各种肝功能检查正常,提示急性肝炎缓解。研究表明,病毒性肝炎急性期内围手术期并发症的发生率和病死率均增加。急性酒精中毒使麻醉管理变得复杂,而且手术期间的酒精戒断可使病死率高达 50％,因此只有真正的急诊手术才予以考虑。肝炎患者的危险包括肝功能恶化及肝衰竭并发症,如肝性脑病、凝血功能障碍、肝肾综合征等。

术前肝功能检查:血尿素氮、血清电解质、肌酐、转氨酶、胆红素、碱性磷酸酶、白蛋白、凝血酶原时间、血小板计数等。如果病史或精神状态符合醉酒的表现,检测血中酒精水平很有帮助。慢性酗酒可能伴有低镁血症,易导致心律异常。血清转氨酶的升高不一定与肝细胞坏死的数量相关联。血清谷丙转氨酶一般高于谷草转氨酶,但酒精性肝炎相反。除非是胆汁淤积性肝炎,胆红素和碱性磷酸酶只有中等程度升高。凝血酶原时间是反映肝脏合成功能的最好指标。应用维生素 K 后,凝血酶原时间持续延长超过 3 s 提示严重肝功能障碍,低血糖并不少见。病史迁延并伴有严重营养不良或存在慢性肝病时可出现低蛋白血症。

急性肝炎患者必须行急诊手术时,麻醉前评估应集中在明确病因和肝脏受损程度,应当获得近期药物接触史的相关信息,包括酒精摄入、静脉药物的使用、近期输血及以往用过的麻醉药。应注意到恶心、呕吐的症状及患者精神状态的改变。酗酒患者行为异常、迟钝,可能是急性中毒的信号,而发抖和易激惹常提示戒断症状,且常伴有高血压和心动过速。为了使药物接触最少,一般不使用术前用药,以免与晚期肝病患者的肝性脑病混淆。但维生素 B_1 适用于有急性戒断症状的酗酒患者。

4. 术中注意事项

术中管理的目的是保护现有的肝脏功能,避免危害肝脏的因素。药物的选择和剂量应当做到个体化。某些病毒性肝炎患者常对静脉及挥发性麻醉药敏感性增强,酗酒患者对静脉及挥发性麻醉药表现为交差耐受。酒精的心脏抑制作用与麻醉药作用叠加,且酗酒患者常合并有酒精性心肌病,因此酗酒患者手术时应有严密的心电监护。

所有麻醉药都是中枢神经系统抑制剂,因此用药种类越少越好。通常情况下,吸入麻醉药优于静脉药。静脉麻醉药可使用标准的诱导剂量,大剂量或重复使用可能导致作用时间延长,尤其是阿片类药物。异氟烷对肝血流影响小,是可以选择的吸入麻醉药。低血压、交感神经过度激活以及高气道压控制呼吸等减少肝血流的因素应当避免。如没有凝血功能障碍可以选择局部麻醉方法,但应注意避免低血压。

(二)慢性肝炎

慢性肝炎是指肝脏炎症持续存在超过 6 个月,表现为血清转氨酶增高。根据病理表现分为慢性迁延性肝炎、慢性小叶性肝炎和慢性活动性肝炎。前两种通常不发展为肝硬化,但慢性活动性肝炎最终会发展为肝硬化。慢性活动性肝炎主要病因为乙型或丙型病毒性肝炎,其他可能原因有药物或自身免疫障碍。在评价慢性肝病患者时,实验室检查结果可能仅表现为血清转氨酶活性轻度增高,且常与疾病的严重程度不符。

慢性迁延性或小叶性肝炎患者的治疗与急性肝炎类似。慢性活动性肝炎应当认为有肝硬化存在,应做相应的处理。自身免疫性慢性活动性肝炎的患者也存在一些与其他自身免疫性疾病相关的问题,应该进行长期皮质类固醇治疗。

(三)肝硬化

肝硬化是一个严重的进展性疾病,最终可导致肝衰竭。常见原因有慢性活动性肝炎、酒精、慢性胆管炎症或阻塞、慢性右心充血性衰竭、自身免疫性肝炎、血色病、Wilson 病、α_1-抗胰蛋白酶缺乏症、非酒精性肝炎及病因不明的肝硬化。不管病因如何,肝细胞坏死后都会出现纤维化和结节增生,正常的肝细胞和脉管结构出现扭曲,可阻塞门脉血流,引起肝硬化,而肝脏的合成功能和其他代谢功能受损,导致多系统疾病。患病初期没有典型的症状,但大部分患者最终出现黄疸和腹腔积液。此外,肝硬化可引发三种主要的并发症:①门脉高压导致静脉曲张出血;②顽固性体液潴留,表现为腹腔积液和肝肾综合征;③肝性脑病或昏迷。

1.术前注意事项

由于肝硬化患者的肝功能储备非常有限,故肝功能恶化的风险相应增加。对于这些患者,成功的麻醉管理依赖于对肝硬化系统的认识以及控制或预防并发症的发生。

(1)胃肠道表现:门脉高压可形成广泛的门脉—体循环静脉侧支循环,主要包括胃食道、肛周、脐周及腹膜后侧支循环。术前常表现为腹壁静脉曲张,胃食道静脉曲张导致的大量出血是患者死亡的主要原因。此外,氮负荷增加可促进肝性脑病的发生。

对静脉曲张出血一般采取支持疗法。非手术治疗包括血管加压素及生长抑素及心得安、球囊压迫以及内镜下曲张血管硬化。血管加压素、生长抑素及心得安可降低失血的程度,大剂量血管加压素可导致充血性心力衰竭或心肌缺血,可同时静脉给予硝酸甘油。内镜下静脉硬化或结扎曲张静脉可有效止血。经皮颈静脉肝内门体分流可减轻门脉高压和出血(但可增加肝性脑病的发生率)。出血不能控制时应行急诊手术。手术风险与肝脏受损程度密切相关。分流手术一般适用于低危患者;而烧灼术、食道横断术、胃血管阻断术适用于高危患者。选择性分流术可解除曲张静脉血管的压力,对肝血流的影响不大,术后发生肝性脑病的可能性相对较小。

(2)血液系统表现:可出现贫血、血小板减少,少数会出现白细胞减少。贫血原因是多方面的,包括失血、红细胞破坏增加、骨髓抑制及营养缺乏等。充血性脾肿大是血小板和白细胞减少的主要原因。凝血因子合成减少、继发纤溶亢进是凝血功能障碍的原因。

术前输血应权衡利弊,大量输血引起的蛋白分解可促进肝性脑病的发生。但凝血功能障碍应在术前进行纠正,可使用合适的血液制品补充凝血因子,如新鲜冰冻血浆、冷沉淀及血小板等。

(3)循环系统表现:肝硬化的典型表现是高动力性循环状态,心输出量增加,外周血管普遍扩张,体循环及肺循环均存在动静脉分流。心输出量增加的部分原因是动静脉分流和贫血引起的血液黏度降低。酒精性心肌病的患者易发展为充血性心力衰竭。

(4)呼吸系统表现:肝硬化患者常有肺通气及换气功能紊乱。通气过度可引发呼吸性碱中毒,肺动静脉交通及通气/血流灌注比值失调使肺内右向左分流增加,从而导致低氧血症。腹腔积液造成的膈肌抬高可降低肺活量及功能残气量,易出现肺不张。大量腹腔积液还可限制通气,增加呼吸做功。

(5)肾脏表现及体液平衡:肝硬化患者水、电解质平衡紊乱主要表现为腹腔积液、水肿、电解质紊乱及肝肾综合征。腹腔积液形成机制:①门静脉高压时静水压增加,体液从肠壁渗入腹腔;②低蛋白血症导致血浆胶体渗透压降低,促进体液渗出;③肝淋巴管扭曲、阻塞,导致蛋白丰富的淋巴液从肝的浆膜面渗出;④急性钠水潴留。

肝肾综合征是发生在肝硬化患者的功能性病变,继发于胃肠道出血、强力利尿、败血症或大手术后。特征性表现为进展性少尿伴急性钠潴留、氮质血症和顽固性腹腔积液。治疗常无效,除非实施肝移植手术。

(6)中枢神经系统表现:肝性脑病的典型表现为精神状态的改变、扑翼样震颤、反射亢进、病理反射及特征性脑电图改变(对称的高电压慢波活动)。有些患者还伴有颅内高压。肝性脑病不仅和肝细胞受损数量有关,而且与门脉血由肝脏直接分流到体循环的程度相关,还与产自肠道、在肝脏代谢的物质的堆积有关。这些毒物主要包括氨、硫醇、短链脂肪酸和酚等。术前应积极防治肝性脑病,避免诱发因素。不推荐肝性脑病患者术前用药。

2.术中注意事项

(1)药物反应:肝硬化患者对麻醉药的反应难以预测。中枢神经系统敏感性、再分布容量、蛋白结合力、药物代谢和药物清除等常有变化。由于细胞外液间隙扩大,高度解离药物的再分布容量增加,如神经肌肉阻滞药,可见明显的药物抵抗。但由于这类药物依赖肝脏清除,故其维持量小于正常值。因假性胆碱酯酶水平降低,琥珀酰胆碱的作用时间可能会延长。

(2)麻醉技术:肝硬化使门静脉血流减少,肝脏血流依赖于肝动脉的灌注,因此无论采取区域阻滞还是全麻必须谨慎防止低血压的发生。全麻药物选择:诱导常用巴比妥酸盐或丙泊酚,以异氟烷和氧或空气混合气体吸入维持,阿片类药物的用量需减少。顺式阿曲库铵不经肝脏代谢,可作选择。术前存在恶心、呕吐、上消化道出血及大量腹腔积液致腹部膨隆的患者,常选用预氧合和快速诱导,同时进行环状软骨压迫或清醒气管插管。

(3)监测:患者行腹部手术时,必须严密监测呼吸和心血管情况。动脉血气分析可用以评价组织氧供和耗氧状态,还可以评价肺通气换气功能。存在大量右向左分流的患者对氧化亚氮不耐受,需行呼气末正压通气(PEEP)以治疗通气/血流比值失调及继发的低氧血症。

大部分患者需行有创动脉血压及中心静脉压的监测。手术期间大量失血、各间隙体液的快速转移及手术操作均可引起血压的快速变化。不做有创动脉压及中心静脉压的监测很难估计血容量。这在预防肝肾综合征时非常重要。同时,需要严密监测尿量。大量出血患者在大量补充血容量时,大量的冷液体或库存血进入体内,势必造成体温的下降,因此体温监测必不可少。必要时应做好患者的保温及输入血和液体的加温。

(4)补液：大部分患者术前限制钠的摄入，但术中血容量和尿量的维持更重要。静脉液体最好以胶体为主，避免钠超负荷及渗透压增加。手术时经常会因门脉高压静脉充血、手术粘连松解、凝血功能障碍等发生大量失血，排空大量腹腔积液和手术时间延长会使大量体液转移。补液时应充分考虑在内。有必要补充胶体液以避免显著的低血压和肾功能抑制。

因为大部分患者术前存在贫血及凝血功能障碍，所以术前常需输注红细胞，补充凝血因子及血小板等。输血较多，肝脏代谢枸橼酸盐的功能受损，可引起枸橼酸盐中毒，进一步引起低钙血症，导致负性肌力作用，使用钙剂一般能逆转这种作用。

(四)肝胆疾病

肝胆疾病常表现为胆汁淤积，胆汁分泌受抑制或停滞。胆汁淤积最常见的原因是肝外胆管阻塞(梗阻性黄疸)。胆道梗阻常来源于胆石、胆管狭窄或胆总管肿瘤。梗阻性黄疸必须与肝内胆汁淤积相鉴别。后者是胆汁在肝细胞或胆小管水平受抑制或阻塞，常见病因为病毒性肝炎或特异性药物反应，多采用内科治疗。肝外胆汁淤积常需要手术治疗。局限在胆囊的胆石经常会没有任何症状。有症状的个体常表现为胆囊管阻塞引起的胆绞痛。突发右上腹触痛、发热、白细胞增多的三联征提示胆囊炎。胆石通过胆总管时也可造成短暂的黄疸，同时出现寒战或高热提示胆道逆行感染。胆石阻塞胰管引起急性胰腺炎的情况较少见。

1.术前注意事项

大部分急性胆囊炎患者病情较稳定，内科治疗可缓解症状。急性发作后缓解的患者可推迟手术，而出现严重并发症的患者则需急诊手术。任何原因引起的肝外胆管阻塞都易发生维生素 K 缺乏症，术前应补充。胆红素水平较高使术后发生肾衰的风险增加，建议术前大量补液。长期肝外梗阻可引起继发性胆汁性肝硬化和门脉高压。

2.术中注意事项

腹腔镜胆囊切除术的患者恢复很快，但腹腔充入二氧化碳可使麻醉管理更加复杂。在此列举几点腹腔镜手术可能会出现的并发症：①腹腔大血管撕裂、出血；②肠道烧伤导致腹膜炎；③加压气体容易出现皮下气肿、纵隔气肿或气胸；④静脉二氧化碳栓子引起低氧血症、肺动脉高压、肺水肿及循环衰竭；⑤脏器操作引起迷走神经兴奋出现心动过缓、窦性停搏；⑥术后恶心、呕吐发生率高等。对胆管阻塞的患者应估计至依赖胆汁分泌药物的作用时间会延长，最好选用依赖肾脏清除的药物，并监测尿量。患无结石胆囊炎和严重胆管炎的患者病情危重，围手术期病死率较高，有创血流动力学监测可以优化麻醉管理。

(五)肝脏手术

常见的肝脏手术包括肝脏裂伤修补术、肝脓肿引流术及肝脏肿瘤切除术。

1.肝脏外伤

在腹部创伤患者中，肝脏是常见的受损器官之一。肝外伤可分为穿透性伤和钝性伤。穿透性伤常由子弹、锐器等刺破肝实质或肝血管引起，常伴有小肠、结肠、肠系膜和肺的损伤；钝性伤常由于上腹部或肋下缘遭受直接打击所致，常伴有颅脑伤、脾破裂、胸部创伤等。肝损伤的范围可从小到包膜下血肿至整叶肝的星状破裂。

肝外伤患者应在事故现场即开始复苏、开放气道、抗休克、输注胶体液。早期病死率与损伤程度及出血持续时间相关，尤其创伤和钝性伤患者。后期病死率也和有无休克及休克持续时间相关。肝脏外伤手术麻醉管理的重点是维持血容量，但患者的相关病情也应高度重视，如基础疾病、药物治疗、药物过敏及其他损伤等。首先应具备较齐全的复苏设备，气管插管可提供充分的氧,对患者非常重要。静脉通道宜选在横膈以上,应在上肢、颈部或锁骨下同时开放几条大静脉,以备快速输血、输液。

麻醉诱导应选用对心血管系统抑制较轻的药物,麻醉维持主要依赖于镇痛药、肌肉松弛药、催眠类药物等,患者对吸入麻醉药耐受性差。所有麻醉药即使小剂量也可能对患者产生不良作用。

术中监测项目除心电图、动脉压、脉搏、血氧饱和度和尿量外,有条件时应行有创动脉压、中心静脉压及体温的监测。患者多为失血性休克,进行液体治疗时,晶体液、胶体液和血液制品最好能在红细胞压积(Hct)、心脏负荷、心脏排出量、尿量及凝血状态的连续监测下进行。凝血试验可指导新鲜冰冻血浆及血小板的输注。同时大量输血时应常规应用新鲜冰冻血浆。在血库未准备好大量血制品时,有条件的医院可施行自体血回输。其指征包括无法交差配型、无法获得血液制品及宗教信仰不能进行异体输血者。缺点主要有:失血及输血时间有延迟;潜在的肠内容物污染;回输至患者体内的血液不含凝血因子,可能会发生凝血功能紊乱。快速、大量输血、输液时应注意对患者保温,可以使用变温毯、液体加温仪等。

2.肝包虫病及肝脓肿

肝包虫病在我国西部比较多见。肝包虫病行手术治疗时应注意内囊破裂导致的过敏性休克。肝脓肿可由胆管炎上行播散或菌血症,细菌通过门静脉或肝动脉侵犯肝脏所致。引流手术麻醉可视情况而定,一般可在连续硬膜外麻醉下完成手术,也可选用全身麻醉。

3.门腔静脉分流术

门腔静脉分流术的基本原理是通过减少门静脉的压力来减少食管静脉曲张出血的风险。门腔静脉分流术分为选择性与非选择性两类:非选择性分流术可将门脉血流全部从肝脏中分流,而选择性分流术则可使肝脏血流保留一部分。紧急门腔静脉分流术对控制食管出血具有很好的疗效,但存活的可能性取决于肝病的程度。选择性门腔静脉分流术的患者存活率高一些。门脉系统分流术后肝性脑病的发生率为 5%～10%。非选择性分流术后肝性脑病的发生率比远端脾静脉分流术后肝性脑病的发病率要高。肝性脑病的程度主要取决于血液分流量。

麻醉管理与肝脏切除及肝脏创伤手术相似。

第二节　肾脏功能不全患者的麻醉

根据临床表现与实验室检查,通常将肾脏疾病分为不同的综合征,如肾病综合征、急性肾衰竭、慢性肾衰竭、肾炎、肾结石、尿路梗阻与感染。肾病患者的麻醉管理应关注术前的肾脏功能状态,而不是综合征的类型。本节根据肾功能的状态对患者进行分类,探讨不同肾功能状态患者的麻醉管理。

一、肾脏功能的评价

肾脏功能的准确评价依赖实验室检查,肾小球功能异常、肾小管功能异常与尿路感染均可造成肾脏功能损害。由于肾小球功能异常的表现明显,最易于发现,因此与肾小球滤过率相关的实验室检查最有用。肌酐清除率测定是临床上判断肾功能最准确的方法。

(一)血清肌酐

肌酐是肌肉组织代谢产物肌酸非酶代谢的产物。大多数人的肌酐产量相对稳定,肌酐产量与肌肉组织的质量相关。肌酐在肾小球滤过,不在肾小管重吸收。因此,血清肌酐浓度与人体肌肉质量成正比,与肾小球滤过率成反比。由于人的肌肉质量相对恒定,故血清肌酐浓度测定可以准确反映肾小球滤过率。血清肌酐浓度的正常值男性为 $70\sim106~\mu mol/L$,女性为 $53\sim80~\mu mol/L$。在大量肉类饮食、西咪替丁治疗与乙酰乙酸增多(如酮症酸中毒)的情况下,血清肌酐测定值升高。这是由于大量肉食增加了肌酐的产量;乙酰乙酸增多干扰了实验室测定;西咪替丁抑制了肾小管肌酐的分泌。

(二)血尿素氮

人体内尿素的主要来源是肝脏,在蛋白质分解代谢过程中氨基酸脱氨基产生氨,氨在肝脏中转化为尿素以免血氨水平升高。由此可见,血尿素氮与蛋白质的分解代谢呈正相关,与肾小球滤过率呈负相关。因此,只有在蛋白质代谢正常、稳定的前提下,血尿素氮才能反映肾小球滤过率。另外,肾小球滤过的尿素 $40\%\sim50\%$ 在肾小管被重吸收。血容量不足时重吸收比例增加。血尿素氮的正常值为 $3.57\sim7.14~\mu mol/L$。血尿素氮降低见于饥饿与肝脏疾病;升高通常反映肾小球滤过率的降低与蛋白分解代谢旺盛(主要见于创伤或感染造成的高分解代谢、消化道或大血肿内血液的破坏分解及高蛋白饮食)。血尿素氮水平超过 $17.9~\mu mol/L$ 提示肾脏功能损害。

(三)血尿素氮/肌酐比值

肾小管尿流缓慢会造成尿素重吸收增加,但不影响肌酐的清除,导致血尿素氮/肌酐比值增大($>10/1$)。血尿素氮/肌酐比值大于 15/1 通常见于血容量不足、肾小管尿流缓慢同时存在水肿的疾病(如心力衰竭、肝硬化、肾病综合征等)与尿路梗阻。蛋白质分解、代谢增加同样会导致血尿素氮/肌酐比值增大。

(四)肌酐清除率

肌酐清除率测定是临床评价肾功能最准确的方法。常规的血清肌酐清除率测定需要 24 h,但 2 h 肌酐清除率测定同样准确且易于实施。进展期肾病患者肾近曲小管肌酐分泌增加,因此,在肾功能恶化的情况下仅使用肌酐清除率易造成对肾小球滤过率过高的估计。残余肾单位的滤过功能代偿性增强及滤过率压过高,使肾病进展期肾小球滤过率相对正常。因此,很有必要同时寻找其他肾功能损害的表现如高血压、蛋白尿与尿液成分的其他异常。

(五)尿液分析

尿液分析是最常用的肾功能检查项目,虽然评价肾功能的作用有限,但这项检查对肾小管功能不全与肾外疾病有意义。尿常规检查通常包括尿 pH 值、尿比重、尿糖、尿蛋白、尿胆原定性与定量、尿沉渣镜检。尿 pH 值只有与动脉血 pH 值比较才有意义。尿比重与尿渗透压有关,晨尿比重大于 1.018 反映肾脏浓缩功能正常。血浆渗透压高、尿比重低见于尿崩症。

肾糖阈值降低或血糖升高时可出现尿糖。尿沉渣镜检可以发现红细胞、白细胞、结石、感染、凝血异常或创伤性出血;白细胞与细菌,可见于感染。肾单位的疾病可造成管型尿。尿结晶可提示草酸、尿酸及胱氨酸代谢异常。

二、肾功能改变对麻醉药的影响

目前使用的多数药物的消除或多或少依赖肾脏排泄,因此肾功能不全时为防止药物与其活性代谢产物的蓄积需要调整药物用量。氮质血症对机体的影响还可使许多药物的药效增强,原因是药物蛋白结合减少、肾衰竭、潴留毒素的协同作用以及药物易穿透受损的血—脑屏障。

(一)静脉麻醉药

1. 异丙酚与依托咪酯

肾功能损害对异丙酚与依托咪酯的药代动力学影响不大。低蛋白血症的患者由于依托咪酯的蛋白结合降低而使其药效增强。

2. 巴比妥类药

肾病患者麻醉诱导时对此类药敏感,这是药物结合蛋白减少后血浆游离巴比妥酸盐增加的结果,酸中毒时这类药的非离子成分增加,进入血—脑屏障加速。

3. 氯胺酮

肾脏疾病仅轻微改变氯胺酮的药代动力学,但氯胺酮的继发高血压效应对肾病患者不利。

4. 阿片类药

目前使用的大多数阿片类药在肝脏灭活,其中一些代谢产物经尿液排出。瑞芬太尼在血浆中通过酯酶快速水解,因此其药代动力学不受肾功能的影响。吗啡、哌替啶的代谢产物蓄积可导致一些肾衰竭患者呼吸抑制效应延长。哌替啶的代谢产物去甲哌替啶的蓄积与惊厥有关。

5. 抗胆碱药

作为术前用药,阿托品等在肾功能受损的患者中可安全使用。虽然50%以上抗胆碱药与它们的活性代谢产物经肾脏排泄,但蓄积作用只在重复给药后出现。东莨菪碱对肾脏排泄的依赖小,但氮质血症使东莨菪碱的中枢神经系统效应增强。

6. 吩噻嗪类、H_2 受体阻断剂与相关药物

多数吩噻嗪类药经肝脏代谢失活,肾功能的损害对这些药物的药代动力学影响不大,但氮质血症使这些药物的中枢抑制效应增强。氟哌利多部分依赖肾脏排泄,肾功能损害时大量使用可出现蓄积作用,但临床应用小剂量时影响不大。所有的 H_2 受体阻断剂均依赖肾脏排泄,肾衰竭时可产生蓄积。

(二)吸入麻醉药

1. 挥发性吸入麻醉药

由于挥发性吸入麻醉药不依赖肾脏消除、能控制血压、对肾脏血流影响小,因此是肾功能不全患者理想的麻醉药物。

慢性肾衰竭合并严重贫血(血红蛋白<50 g/L)的患者,吸入麻醉药的摄取与分布发生了变化,麻醉诱导与苏醒加快,这可能是血气分配系数减小使 MAC 值减小的结果。由于可引起氟化物蓄积,恩氟烷与七氟烷在肾病患者不宜长时间使用。

2. 氧化亚氮

在肾衰竭患者的麻醉中,许多麻醉医生为提高贫血患者的动脉血氧含量通常不使用氧化亚氮。只有在严重贫血的患者,这种措施才有效。

(三)肌肉松弛药

1. 琥珀酰胆碱

在血钾浓度低于 5 mmol/L 的情况下,琥珀酰胆碱可安全地用于肾衰竭患者的麻醉诱导。

血钾高或血钾水平不明的情况下应改用非去极化肌肉松弛药。虽然部分尿毒症患者血液透析后血浆假性胆碱酯酶水平下降,但很少出现琥珀酰胆碱引起的神经、肌肉阻滞延长。

2.维库溴铵与罗库溴铵

维库溴铵的主要代谢器官为肝脏,但有20%经尿液排泄。大剂量使用维库溴铵在肾功能不全患者可导致肌松效应延长。罗库溴铵主要在肝脏代谢,但也有在严重肾病患者中肌松效应延长的报道。

3.顺式阿曲库铵与阿曲库铵

这两种药的代谢途径为血浆酯酶水解与非酶的 Hofmann 消除,因此是肾衰竭患者适宜的肌肉松弛药。

4.潘库溴铵与哌库溴铵

这些药主要经肾脏排泄。虽然潘库溴铵在肝脏代谢为活性降低的中间产物,但其消除主要依赖肾脏的排泄。这些药物用于肾功能异常的患者时应密切监测神经肌肉功能。

(四)肌松拮抗药

新斯的明、溴吡斯的明主要依赖肾脏排泄。因此,这些药物用于肾功能受损患者时其半衰期的延长比上述肌肉松弛剂效应延长更明显。

三、肾衰竭患者的麻醉

(一)肾衰竭的种类

1.急性肾衰竭

急性肾衰竭是肾脏功能快速恶化,导致含氮废物潴留(氮质血症)的综合征。这些含氮废物是蛋白质与氨基酸代谢的副产品,多数具有毒素的性质。根据病因可将氮质血症分为肾前型、肾型及肾后型。肾前型氮质血症是急性肾脏灌注不足的结果;肾型氮质血症通常由肾病、肾缺血或肾毒性所致;肾后型氮质血症则是由于尿路梗阻或破裂。急性肾衰竭的病程各异,但典型的病程为少尿期持续两周后出现多尿期。非少尿型肾衰竭无多尿期。

2.慢性肾衰竭

慢性肾衰竭的特点是不可逆的肾功能减退持续3~6个月,最常见的原因是高血压肾动脉硬化、糖尿病肾病、慢性肾小球肾炎与多囊肾。

(二)肾衰竭的表现

1.代谢表现

肾衰竭引起多种代谢紊乱,包括高钾血症、高磷血症、低钙血症、高镁血症、高尿酸血症及低蛋白血症。水、钠潴留分别造成低钠血症加重,细胞外液进一步增多。非挥发性酸蓄积,造成阴离子间隙增大的代谢性酸中毒。高钠血症与低钾血症不多见。高钾血症是最致命的代谢紊乱。高钾血症通常见于肌酐清除率低于 5 mL/min 的患者。低钙血症的原因不明,可能的原因是高磷血症引起钙向骨骼转移、甲状旁腺激素的抵抗与肾脏合成 1,25-二羟维生素 D_3 减少造成的钙吸收减少。低钙血症的症状一般在碱中毒时表现。肾衰竭时蛋白质丢失增加导致低蛋白血症。另外,食欲缺乏、低蛋白饮食以及透析均与低蛋白血症有关。

2.血液学表现

肌酐清除率小于 30 mL/min 的患者均伴有贫血。贫血与红细胞生成素减少、红细胞生成减少以及红细胞寿命缩短有关。与贫血相关的其他因素包括消化道出血、血液稀释、反复感染导致的骨髓抑制。即使通过输血治疗,维持血红蛋白水平在 $90 g/L$ 以上也相当困难。红细胞生成素对治疗贫血有效。无并存心脏疾病的大多数患者对贫血耐受性好。

肾衰竭时白细胞与血小板功能受损。临床表现为易感染与出血时间延长。透析后短时间内患者体内存在残余的肝素抗凝作用。

3. 心血管系统的表现

肾衰竭时由于血液携氧减少,为保证组织供氧,心输出量必须增加。钠潴留与肾素—血管紧张素系统异常导致高血压。钠潴留造成细胞外液增多以及贫血、高血压造成的高血流动力学易使肾衰患者出现充血性心力衰竭与肺水肿。心脏传导阻滞并不少见。心律失常很常见,是代谢紊乱的结果。有些患者可表现为尿毒症性心包炎。慢性肾衰竭患者常伴有进展迅速的外周血管与冠状动脉疾病。

4. 呼吸系统的表现

未使用透析或碳酸氢钠治疗的患者以过度通气来代偿代谢性酸中毒。血管外肺水增多造成间质水肿,导致肺泡与毛细血管氧分压差增大,出现低氧血症。

5. 内分泌系统的表现

糖耐量异常是肾衰竭患者内分泌系统的典型表现,与胰岛素抵抗有关。因此,患者大多都难以忍耐大量的糖负荷。慢性肾衰患者继发的甲状旁腺功能亢进可造成代谢性骨病,使患者易发生骨折。脂肪代谢异常导致高甘油三酯血症,与动脉粥样硬化有关。甲状旁腺素、胰岛素、胰高血糖素、生长激素、黄体生成素、催乳素等血清水平增高。

6. 消化系统的表现

厌食、恶心、呕吐、麻痹性肠梗阻与氮质血症有关。胃酸分泌增多增加了消化道溃疡与出血的发生率。自主神经功能紊乱导致胃排空延迟,使围手术期误吸的风险增加。

7. 神经系统的表现

扑翼样震颤、嗜睡、意识模糊、惊厥与昏迷均为尿毒症脑病的表现。其症状与氮质血症的程度相关。慢性肾衰竭患者常伴有周围与自主神经病变。周围神经病变的典型表现为下肢远端感觉异常。

(三)术前评估

鉴于氮质血症的影响广泛,应对肾衰竭患者进行全面评估。大多数急性肾衰竭、需要手术的患者病情危重,恰当的围手术期管理依赖于术前的透析治疗,血液透析比腹膜透析更有效。透析的指征有体液过多、高钾血症、严重酸中毒、代谢性脑病、心包炎、凝血异常、顽固性消化道症状及药物中毒等。

体格检查与实验室检查的重点应放在心脏功能与呼吸功能方面。注意液体过多与血容量不足的体征,血容量不足多为透析所致。主诉呼吸困难或有呼吸困难表现的患者进行血气分析有助于发现低氧血症、评价酸碱平衡状态。心脏超声检查在接受大手术患者评价中非常必要。对严重贫血或预计手术中大量失血的患者术前应输注红细胞。在使用区域阻滞麻醉时尤其应注意患者的凝血功能。血清电解质、血尿素氮与肌酐的测定可判断透析是否充分。测定血糖有助于确定是否需要胰岛素治疗。

(四)术前用药

相对平稳的患者可使用术前药,阿片类药剂量应酌减。恶心、呕吐与消化道出血患者可使用 H_2 受体阻断剂以防止误吸。

(五)术中注意事项

监测水平应根据手术类型与患者的病情而定。血压计袖带不应绑在建立动静脉瘘的上肢,以防动静脉瘘堵塞。对液体出入量大的患者应进行连续有创动脉压、中心静脉压的监测。糖尿病患者围手术期病死率是不伴有糖尿病患者的 10 倍,因此糖尿病患者进行大手术也应采用创伤性监测。

(六)麻醉诱导

恶心、呕吐与消化道出血患者宜采用快速诱导辅以环状软骨压迫。衰弱与病情危重的患者麻醉诱导时用量应酌减。肌肉松弛药可使用罗库溴铵、阿曲库铵,也可以使用维库溴铵,但应明确可能发生肌松效应的延长。适宜的情况下可以使用喉罩。

(七)麻醉维持

挥发性药物、氧化亚氮、丙泊酚、芬太尼、舒芬太尼、瑞芬太尼等均是理想的麻醉维持药。由于对心输出量影响小,异氟烷与地氟烷是最好的吸入麻醉维持药。心功能不全的患者使用氧化亚氮时应慎重。由于哌替啶的代谢产物去甲哌替啶的蓄积,故使用哌替啶并不理想。

肾衰竭患者术中应控制呼吸,避免呼吸性酸中毒。呼吸性酸中毒使原来的酸血症加重,导致严重的循环抑制与血钾急性升高。同样应避免呼吸性碱中毒。

(八)液体治疗

液体丢失量或转移量大的手术需要晶体液、胶体液或晶体液+胶体液混合液输注。乳酸林格氏液含钾,因此高钾血症的患者不宜大量使用,应代以生理盐水。由于患者糖耐量降低,故术中应使用不含糖的液体。必要时输注红细胞。

四、轻中度肾功能受损患者的麻醉

(一)术前准备

肾脏具有很强的储备能力,肌酐清除率在 40～60 mL/min 时为肾功能轻度受损,患者通常没有症状。这类患者麻醉管理的重点是保留残余的肾功能,一般以通过维持正常的血容量来实现。

肌酐清除率在 25～40 mL/min 时为肾功能中度受损,患者常有氮质血症、高血压与贫血的表现。这类患者麻醉管理的重点是预防肾衰的发生。大量输液与溶质利尿对预防肾衰竭有效,可在心脏、大血管与其他高危手术中积极应用。甘露醇最常用,在用甘露醇的同时应进行补液以防低血容量。小剂量多巴胺通过舒张肾血管效应产生利尿作用。

(二)麻醉诱导

肾功能不全患者低血容量时麻醉诱导常常导致低血压,低血压可造成肾灌注量进一步减少,因此麻醉诱导前补充血容量显得很重要。

(三)麻醉维持

除了低流量(<2 L/min)七氟烷外,所有常用药都可以用于麻醉维持。麻醉维持期肾功能的损害主要来自于不良的血流动力学效应,这些效应在大量输液维持血管容量充足的情况下表现轻微。大剂量 α 受体激动剂输注也可能造成肾功能损害。在平均动脉压、心输出量、血容量充足的情况下,对尿量不足的患者采用小剂量多巴胺[$2～5\ \mu g/(kg \cdot min)$]输注以保护肾功能。

（四）术中管理

　　肾功能不全患者术中液体治疗非常关键，对轻、中度患者，尿量正常的情况下进行合理输液及恰当的监测很少发生液体过负荷。而液体过负荷即肺充血或水肿实际较急性肾衰竭治疗更简单。液体出入量大的手术每小时尿量与血容量的监测至关重要，每小时尿量 0.5 mL/kg 较为理想。

第六章 神经外科介入手术麻醉

第一节 概 述

介入神经外科(interventional neurosurgery)技术是通过人体的血管用各种规格的导管对颅脑及椎管内疾病进行治疗,也称神经外科血管内治疗(endovascular treatment)。现已发展为神经外科学的一个重要分支,许多脑血管疾病患者因此避免了开颅手术,提高了生存质量。由于神经外科介入手术在场所及设备、技术要求等方面的特殊性,对麻醉医生也提出了新的要求。

只有了解神经外科介入手术的相关知识,才能更好地进行该类手术的麻醉,提高患者围手术期的安全性。

一、神经外科介入手术的特点

(一)神经外科介入手术的设备及技术要求

1.造影显像设备

造影显像设备是开展神经外科介入手术的基础设备。数字减影血管造影术(digital subtraction angiography,DSA)是电子计算机与常规血管造影结合的检查方法,基本原理为常规X线设备检测到的资料在计算机内数字化,经强化及减影处理,减去背景中其他组织的数字信息再还原成图像,单独显示血管系统。它具有对比分辨率高、对比剂浓度低、透视增强、实时显影、轨迹减影透视(示踪图)等优点。

2.微导管

微导管分为同轴导管、Track 微导管、Magic 微导管、球囊扩张导管等数种,操作者通过导管对病变进行造影、栓塞、扩张等治疗。

3.栓塞材料

(1)微粒。有冻干硬脑膜微粒、聚乙烯泡沫醇微粒、真丝微粒和线段等,常用于治疗硬脑膜动静脉瘘、硬脊膜动静脉瘘、动静脉畸形等。

(2)微弹簧圈。有钨丝、铂金丝等材质,非常柔软,可随动脉瘤大小、形态成形,不会刺破动脉瘤,置入动脉瘤内,促使瘤内血栓形成,主要用于栓塞颅内动脉瘤。

(3)球囊。由硅胶或乳胶制成,有可脱性球囊和开孔球囊两种。

(4)液体栓塞剂。

1)聚乙烯醇(ethylene vinyl alcohol copolymer, EVAC)。

2)甲基丙烯酸-2-羟基乙酯(2-hydroxyethyl-methacrylate,HEMA)。随人体温度而聚合的物质,用于充填可脱性球囊。

3)醋酸纤维素聚合物(cellulose acetate polymer,CAP)混合剂。低稠性,易通过微导管,可在短期内完全凝固。不粘导管,无须担心导管拔出困难。

4. 支架(stent)

理想的支架应具有以下优点:易释放;具有各种长度和直径的系列产品;所用递送系统小;扩张力(支架完全展开与压缩成最小直径状态的关系)高;不透 X 线;能准确定位;如位置不佳能回收;有纵向柔顺性并与血管的纵向柔顺性一致;不会由于局部长期直接受压而变形;抗血栓形成;不会移位;可嵌入管壁,形成的新内膜薄且腔表面内皮化;能长期保持通畅;有生物惰性或阻止再狭窄;始终能维持结构的整体性;可做非损伤性影像学检查及随访;能对抗弹性回缩,消除狭窄,且能避免因狭窄及异物引发的血栓形成。常用的有球囊扩张式支架、自动扩张式支架、形状记忆金属支架、带膜血管支架等。

5. 对比剂

理想的血管对比剂应毒性低或无毒性,对血管无刺激,显影后排泄迅速,在具备一定浓度的情况下黏度甚低。目前所用的对比剂化学性质稳定。离子型对比剂进入体内后,正离子和负离子分别以原形排出体外;非离子型对比剂在体内不代谢,毒性极低,临床上的不良反应多为过敏反应。

(二)神经外科血管病变的主要类型

1. 脑血管疾病

(1)脑动静脉畸形(arteriovenous malformation,AVM):一种先天性局部脑血管上发生的变异,在病变部位脑动脉与静脉之间缺乏毛细血管,形成了脑动、静脉之间的短路,产生一系列脑血流动力学上的紊乱。

(2)硬脑膜动静脉瘘(dural arteriovenous fistulae,DAVF):指动静脉直接交通在硬脑膜及其附属物大脑镰和小脑幕的一类血管性疾病,颅内外供血动脉直接与颅内静脉窦沟通。

(3)颅内动脉瘤(intracranial aneurysm):颅内动脉壁上的异常膨出。动脉壁发育性中层缺陷、动脉硬化和高血压是发生动脉瘤的三个主要因素。

(4)颈动脉海绵窦瘘(carotid cavernous fistula,CCF):颈内动脉海绵窦段的动脉壁或其分支发生破裂,以致与海绵窦之间形成异常的动静脉沟通。

(5)椎动静脉瘘。

(6)Galen 静脉瘤样畸形(vein of Galen aneurysm):由于胚胎发育时期原始 Galen 静脉保留、扩张和动脉化,而 Galen 静脉和直窦阙如而形成。其解剖基础是动静脉短路和硬脑膜静脉窦的闭塞。

(7)脑梗死与颅内静脉窦血栓形成。

(8)脑血栓形成。

(9)颈外动脉系统血管病变,如颅外软组织的动静脉畸形、外伤性假性动脉瘤、颅骨骨膜静脉窦、外伤性动静脉瘘等。

2. 脑肿瘤

(1)脑恶性肿瘤:患者术前或术后可行颅内动脉超选择性化疗。

(2)脑膜瘤的术前栓塞:对于血供丰富的脑膜瘤术前可行供血支术前栓塞,作为手术的辅助措施。

3. 脊髓血管疾病

(1)脊髓动静脉畸形。

(2)髓周动静脉瘘。

（3）硬脊膜动静脉瘘。

（4）椎管内静脉高压综合征。脊髓正常静脉回流障碍、脊髓充血、毛细血管淤滞，最终导致小动脉缺血，脊髓间质水肿、缺血坏死。

1）椎管内血管疾病引起的椎管内静脉高压，如硬脊膜动静脉瘘、髓周动静脉瘘的异常引流；椎旁动静脉畸形、硬脊膜外血管瘤、椎管节段性血管瘤等。

2）左肾静脉、下腔静脉和奇静脉狭窄。

（三）神经外科介入手术的主要类型

（1）栓塞术。所用材料包括微粒、可脱性球囊、开孔球囊、机械解脱钨丝弹簧圈等。

（2）腔内血管扩张成形术。

（3）超选择动脉内溶栓术。

（4）超选择动脉内化疗术。

（5）支架植入术。

二、神经外科介入手术麻醉特点

通常神经外科的介入治疗地点都远离手术室，使得其麻醉要求较手术室内麻醉又多了些困难。

神经外科介入手术麻醉具有以下特点。

1. 麻醉设备有限

场地设计时没有考虑到麻醉的需要，通常没有便利的插座、吸引、中心供氧等，麻醉设备的放置场地也局限。

2. 观察患者受限

由于庞大的放射设备和工作时的射线环境，麻醉医生常难以接近患者，使得观察患者受限。

3. 周边人员难以提供帮助

麻醉经常会遇到一些突发情况，如意料外的困难气道，但介入治疗室的工作人员不熟悉麻醉难以给予到位的帮助。

4. 缺乏相应监测设备

介入治疗室监测设备往往不及手术室完善，行介入治疗的患者往往病情又比较复杂，手术过程中也会有一些不良事件，因此介入治疗室的患者监护标准不能低于手术室。

5. 放射线防护问题

注意事项。①利用屏蔽的保护作用：穿着铅衣、铅帽、铅领，戴铅眼镜，使用铅吊屏；②尽可能选小的光栅；③透视时间尽可能缩短；④双手尽量少暴露在 X 线下；⑤与被检查部位保持尽可能远的距离；⑥有双向球管时远离水平射线球管；⑦使用对比剂自动注射设备；⑧使用个人射线剂量检测笔。

第二节　麻醉前病情评估与准备

神经外科介入治疗的病情评估同其他类型的手术一样,麻醉医生应该在手术前对患者全身情况和重要器官生理功能做出充分估计,将其调整至最佳状态,最终目标是保证患者围手术期的安全。

病情评估和准备包括以下几个方面:①获得病史、体格检查和相关实验室检查的资料,决定是否需要进一步检查和会诊;②与患者沟通,了解相关麻醉问题,解除其焦虑心理,并签订麻醉同意书;③明确器官疾病和特殊病情的关键所在,了解术中可能发生的情况及应对方案;④评估患者接受麻醉和手术的耐受力,确定适当的麻醉方法和围手术期治疗方案;⑤与手术医生沟通,了解手术方式与难点。

一、了解病史

神经外科介入手术术前评估与其他手术一样,一般应了解患者的内科疾病史、治疗情况及目前该疾病相关器官的功能状况。患者平素的活动能力,有无长期吸烟、嗜酒史,有无长期服用药物史,有无过敏史。如果是先天性动脉瘤或动静脉畸形患者,发病者为年轻人,心肺功能的状况多无明显异常。若为高血压所致动脉瘤、动脉狭窄或脑卒中的患者,应警惕合并多处大动脉粥样硬化,了解血压控制和心肺功能储备,以及各个重要器官的功能状况。仔细评估神经系统功能。因为术中要全身肝素化,术后多需要抗凝治疗,所以凝血功能也很重要。

了解患者既往造影史,有无对比剂过敏。同时应注意患者的气管插管条件,颈部及下颌关节的活动度,以及是否存在脊柱和其他关节的疾病,能否保持平卧位,患者在镇静情况下能否保持呼吸道通畅。

二、术前准备

血管疾病的患者应避免剧烈运动和情绪波动,禁烟、酒,保持大便通畅,改善睡眠状态,适当控制血压。癫痫患者可根据发作类型选择抗癫痫药物。对可能出现脑血管痉挛的患者,术前 3 d 开始口服尼莫地平。有出血的患者可适当服用抗纤溶药物。术前镇静药物的给予应根据具体情况决定。术前常规禁食,留置尿管。

血管闭塞试验:对可能需要闭塞一侧颈动脉或椎动脉的患者,需先行耐受试验(Mata test),以了解患者对闭塞该动脉的耐受性,如果不能耐受,会出现头晕及神经症状,应该逐渐延长压迫时间,以期得到基底动脉 Willis 环的开放,颅内前、后交通动脉侧支循环的建立,使手术顺利实施。

方法:至少由医生亲自指导做 1～2 次,后可由患者自己做。拇指用力触压患侧颈动脉,同时用另一手食指触摸耳前颞浅动脉搏动情况,患侧颞浅动脉搏动消失,说明压迫有效,一般每次颈动脉压迫持续 30 min 以上,每天 4～5 次。若患者不能耐受,可从第 5 min 开始,直至一次压迫颈动脉 30 min 而不出现缺血症状,并坚持一周以上。同时术中要行血管暂时性闭塞试验,在闭塞后行对侧血管造影,了解颅内前、后交通动脉侧支循环(Willis 环)的状态,作为闭塞此动脉的参考依据。

将球囊置于准备闭塞的动脉内,用低浓度对比剂将球囊充盈,并经导引管注入对比剂证实该动脉确实被阻断,开始记录时间,严密观察患者神志、瞳孔、神经系统和脑电图变化。其中脑电图紊乱是最早的脑缺血临床征象,通常在闭塞血管30 s内突然出现。若闭塞试验不能持续30 min,则不能行一侧颈动脉或椎动脉的永久性动脉栓塞治疗,应行颅内外动脉分流术,之后再行血管内治疗。

第三节 麻醉的实施与监测

一、神经外科介入手术对麻醉的要求

1. 镇痛的要求不高

介入手术属微创手术,除血管穿刺需局部麻醉外并无较强的疼痛伤害,故对镇痛的要求不高。注入对比剂时会出现恶心、头晕;导管进入微动脉时,可能会因血管痉挛而导致头痛、血压升高。

2. 减少应激反应

患者的应激反应往往使血压产生波动,增加操作时血管痉挛发生的可能,进入小动脉时躁动和血压升高,还可能导致血管破裂。

3. 完全制动

畸形血管往往较为细小,微导管定位时需要示踪图来确定,头部稍有变动,定位就会发生偏差,部分患者术前即有意识改变,加上长时间平卧,微导管对血管的不良刺激均会使患者躁动不安,给治疗带来困难。

4. 保持意识

保持意识、定向力、认知能力的存在,便于术中进行神经功能的检查。

5. 全身肝素化

注意让患者达到全身肝素化。

6. 控制性降压

控制性降压以防脑灌注综合征发生及脑动脉瘤破裂出血。

7. 保持呼吸道通畅

防止缺氧和二氧化碳的蓄积,加重脑组织损害。

8. 尽可能估计手术结束时间

一般手术的结束时间估计较困难,应尽可能做到准确。

从理论上来说,应用小剂量镇静剂加上患者的合作足以完成神经外科介入手术的操作,似乎还有利于观察患者的意识及神经系统的反射;但由于手术时间并不短,在关键操作步骤时患者轻微的活动都会产生较大的危害,故全身麻醉已经是越来越多麻醉医生的选择,它更有利于保障患者的安全,保证呼吸道通畅和血压的调控。随着神经系统监测水平的提高,保持患者处于可唤醒状态并不是一件非常必要的事情。

二、麻醉的实施

常用的麻醉方法如下。

1. 全身麻醉

神经外科介入手术医生和麻醉医生越来越倾向于选择全身麻醉,因为全身麻醉可以让患者感觉舒适,更好地掌控呼吸道和血流动力学状况,而且完全没有体动,可以产生更清晰的图像。不利之处是无法及时评估神经系统功能;而且插管和拔管时的血流动力学和颅内压的波动可能对患者有不良影响。

麻醉药物的选择以麻醉深度易于调控、麻醉过程平顺、术后苏醒快的短效药物为首选。目前常用异丙酚、七氟烷、地氟烷、瑞芬太尼等药物。有研究比较神经外科介入手术中使用异丙酚或七氟烷,发现七氟烷较异丙酚苏醒快速、彻底。高浓度的地氟烷会增加脑血流,使脑血管丧失自动调节功能。在一项动物实验中证实,吸入 0.5 MAC 和 1 MAC 的地氟烷较异氟烷和七氟烷在动脉二氧化碳分压正常时,扩张脑血管和升高颅内压作用更为明显。

最好避免使用 N_2O,因为会增加注射对比剂时引起微气泡的风险。

是否使用喉罩仍有争议。使用喉罩可以避免气管插管及拔管时的刺激和呛咳,减少血流动力学的波动,减少颅内压增加的可能。但是喉罩提供的气道不如气管导管稳固,有移位的可能,而神经介入手术中,麻醉医生通常不在患者头端,不能及时发现喉罩移位,会引起通气不足,颅内压升高。

2. 镇静

需要强调的是,镇静下的患者发生危险的可能性并不比全身麻醉下者低,所以绝不能掉以轻心。镇静下施行治疗的好处是可以与术者合作,进行神经系统方面的测试,在患者能充分配合的情况下,可以维持血流动力学的稳定。但患者常有恐惧感,会不自觉体动,若镇静药使用不当,会出现气道不通畅、呼吸抑制和血流动力学的波动。

目前最常使用的药物是异丙酚,但应注意有较明显的呼吸抑制。还有多种药物组合使用,如神经安定药丁酰苯类的氟哌啶醇和强效镇痛药芬太尼,咪唑安定和阿片类药物组合等,但均存在镇静深度较难调控、苏醒质量不高等问题。近年来推荐使用的镇静药右旋美托咪定(Dexmedetomidine)是一种 α_2 受体激动剂,与受体的亲和力较可乐定强 8 倍,患者没有明显的呼吸抑制,易唤醒和取得合作。

三、监测

虽然是手术室外的麻醉,但不能因为场地不够或设备不全而降低监测的要求。麻醉医生应具有一定的数字减影读片能力,通过图像就可直接了解脑血管痉挛的程度和范围,治疗中有无血管的破裂出血/有无正常血管的误栓塞等。呼吸功能应监测血氧饱和度、呼气末二氧化碳分压、气道压。

监测循环功能应测定心电图、脉率、心率、无创血压(至少 5 min 一次);高危患者应进行中心静脉压和持续有创动脉压监测。重点在于完善神经功能的监测,这样即使没有患者的配合,也能立即了解患者脑氧供和脑功能变化。

(一)脑血流监测

1. 脑血流量

放射性[133]Xe 的清除率为脑血流测定的金标准。通过放射性元素被吸收或注射后在头部标定位置上的闪烁计数来记录其放射量的衰减得出脑血流信息。不足之处在于因为技术上的难度和对缺血诊断缺乏特异性等问题,在手术室应用较难。

2.脑血流速度(CBFV)

经颅多普勒通过测定大脑中动脉直径和流速变化来评价脑血流,为无创技术。术中头位的变化对精确度有一定影响。也可在术中直接监测主要脑动脉。

3.脑局部血流

利用激光多普勒测定脑局部血流。

(二)颅内压监测

颅内压监测不但数值有意义,波形分析也有价值。颅内压波形分 A 波、B 波和 C 波。A 波由一组 60~75 mmHg 的压力波构成,压力在一般水平,突然上升并持续 5~20 min 后下降到原压力水平且反复出现者,预示颅内压代偿能力耗竭,脑血管舒缩的自动调节趋于消失,颅内血容量增加,致颅内压骤升。B 波为压力 4.87~10 mmHg 的阵发性低幅波,表示颅内压顺应性降低。C 波为偶发单一的低或中波幅波形,无特殊意义。

1.腰椎穿刺脑脊液压力测定

方法简单,校正及采集脑脊液容易,但有增加感染的可能,对已有脑疝的患者风险更大,也有损伤脊髓的报道。

2.硬脑膜外颅内压测定

通过气体压力传感器或将压力传感器直接放置在硬脑膜下测定。但术中使用受到限制。硬脑膜下颅内压数据不如脑室内精确可靠。

3.脑室内置管测颅内压

将导管置入脑室内,传感器的零点与外耳道水平。需钻孔穿刺脑实质,易合并感染、出血,有脑室系统梗阻或脑室受压脑脊液较少时影响准确性。

4.脑实质内颅内压

采用光导纤维导管通过钻孔插入脑实质,压力通过导管末端光反应膜的运动被感应,通过数字或类似方式来显示。费用昂贵,操作过程中如有梗阻可破坏光导纤维。

(三)脑代谢监测

1.脑氧代谢率(CMRO$_2$)

颈内静脉球部和动脉置管可同步抽血测定二者的血气。还可同时持续测定颈内静脉血氧饱和度(SjvO$_2$)。SjvO$_2$ 对了解脑氧摄取很有价值,其正常值为 60%~70%;若低至 54%,则提示存在代偿性大脑低灌注压,有脑缺血的可能,但只能代表多脑区域的综合结果。

2.局部脑血氧饱和度(rsO$_2$)

应用近红外分光镜,无创测定所选择的局部脑组织的氧饱和度,代表局部脑组织中的动脉、静脉及毛细血管三种成分的信号。由于脑血管床中静脉占主要成分(70%~80%),所以主要反映静脉血氧饱和度(SvO$_2$)。临床上将 rsO$_2$<55% 作为脑组织缺氧的界限,实际上连续监测动态变化更有意义。

(四)脑电生理监测

1.脑电图

脑电图反映脑功能状态的电生理指标,是脑皮质神经细胞电活动的总体反映,受丘脑的节律性释放影响,也受到代谢活动因素的干扰。目前国际上脑电图的识别采用频域法,即用一种数学模型(Foriere 分析)对原始脑电波进行分析,根据分析方法不同分为 95% 边缘频率和50% 中心频率、双频谱分析等。

2.诱发电位

根据刺激形式的不同,分为躯体诱发电位、听觉诱发电位、视觉诱发电位和运动诱发电位。优点在于监测本身对手术影响小,能及时客观反映手术操作不当引起的神经组织损伤,使手术操作由过去的神经解剖阶段进入功能解剖阶段,大大提高了手术质量,且在一定程度上可反映麻醉深度。

四、手术中需用相关技术

1.控制性降压

一般应用于对颅内高血流病变的栓塞,如 AVM、Galen 静脉瘤,CCF(颈内动脉—海绵窦瘘)和颅内动脉瘤。在对这些疾病进行栓塞治疗后较易发生脑过度灌注综合征,通过控制性降压,可防止正常脑血管区出现过高的血管内压力,减少脑出血及脑水肿的发生。在对颅内动脉瘤治疗时,控制性降压可减少由于导管对血管内压力的干扰而引起的动脉瘤破裂。控制性降压所用的药物种类很多,关键是要控制到目标血压。控制性降压的最大顾虑之一是脑血供不足和脑缺氧所造成的危害。当平均动脉压在 $60\sim150$ mmHg 范围内,脑血流存在自动调节,脑血流量无明显变化时,高血压患者此阈值会升高,故一般控制平均动脉压在 60 mmHg,而老年人不低于 80 mmHg。颅内压升高的患者如果事先未采用降低颅内压措施,应慎用控制性降压。高危患者行控制性降压时,应加强脑氧供氧耗及神经系统的监测,如脑电图、颈静脉球血氧饱和度。

2.全身肝素化

所有需行血管内治疗的患者必须进行抗凝处理,以防止微导管在颅内血管激活凝血系统,导致血栓形成,阻塞正常血管和微导管。常用的抗凝剂为肝素,首次剂量为 1 mg/kg,ACT >200 s,间隔 2 h 追加半量。对行开孔球囊用正丁基-2-氰丙烯酸酯(NBCA)栓塞剂的患者,在栓塞前应适当追加肝素用量,以防凝固过快导管粘于颅内血管。由于肝素给药量个体差异较大,最好行 ACT 监测。而对于老年人或血液黏度偏高的患者,即使在造影中,也可考虑肝素化。术毕用鱼精蛋白中和肝素,一般按肝素总量 1:1 给予,应缓慢推注以免引起低血压。

第四节　常见神经外科介入治疗

一、颅内动脉瘤

颅内动脉瘤为颅内动脉管腔局部的异常扩张,常在动脉管壁局部缺陷和腔内压力增高的基础上发生和发展。颅内动脉瘤的发病率为 $1.5\%\sim8\%$,其中约有 20% 为多发性动脉瘤,多以蛛网膜下隙出血(SAH)、颅神经麻痹、惊厥、脑占位表现、脑积水等为首发症状,约 77% 的 SAH 是由于颅内动脉瘤造成的。SAH 发生后 24 h 内再出血的风险为 4%,之后为 1%。血管内治疗越来越多地用于颅内动脉瘤的栓塞,尤其对后循环直接手术难度较大的动脉瘤更有其优越性。

(一)病因和分类

病因有先天性、动脉硬化性、感染性、外伤性等几种。

根据其形状和瘤颈大小分为囊状(瘤颈较宽)、浆果状(囊颈较窄)、分叶状(多个子囊突出)、梭形(无颈)动脉瘤。一般在 0.5～1.2 cm 的为小动脉瘤,1.2～2.4 cm 的为大型动脉瘤,超过 2.4 cm 的为巨型动脉瘤。大动脉瘤内常有附壁血栓,应警惕其脱落向颅内迁移发生继发性脑栓塞的可能。动脉瘤颈<4 mm 的完全栓塞率可达 57%～85%,当瘤颈>4 mm 时完全栓塞率仅为 15%～35%。追踪 100 个术后患者 2～6 年,小动脉瘤的再出血率为 0,大型动脉瘤为 4%,巨大型动脉瘤为 33%。

(二)颅内动脉瘤的分级(Hunt 分级)

Ⅰ级:微量出血,无症状或有轻度头痛和颈项强直。

Ⅱ级:有少量出血,清醒,头痛较重,脑膜刺激征明显,可有第Ⅲ、Ⅳ、Ⅵ对脑神经受累症状。

Ⅲ级:中等量出血,嗜睡或蒙眬,颈项强直,有神经系统障碍和颅内压增高的表现。

Ⅳ级:中等量或较大量出血,有明显神经系统功能障碍、半昏迷和颅内压增高表现。

Ⅴ级:严重出血,昏迷,对刺激无反应,有一侧或两侧瞳孔散大、去大脑强直和病理呼吸等濒危状态。

(三)治疗原则

1.造影时机

未破裂或病情属 Hunt Ⅰ、Ⅱ级者,尽早造影,尽快治疗。病情属 Hunt Ⅲ、Ⅳ级,待病情好转后再造影。

2.破裂出血的治疗时机

力争在首次破裂出血后 72 h 内,继发脑血管痉挛(颅内动脉瘤破裂出血的严重并发症之一,多在出血 4 d 后发生,持续 10～15 d)到来之前行脑血管造影,紧接着行血管内栓塞治疗或开颅手术。

3.适应证

(1)未出血的颅内各部位的动脉瘤。

(2)颅内囊状动脉瘤破裂出血后,病情属 Hunt Ⅰ、Ⅱ级者,可择期实施血管内栓塞治疗。

(3)属 Hunt Ⅲ、Ⅳ级者应在脑血管痉挛发生前,最好在出血后 6 h 内,或者说 3 d 内致死性脑血管痉挛到来前实施血管内栓塞治疗。

(4)若患者并发颅内血肿或急性脑积水,病情进行性加重时应急诊手术。

4.禁忌证

(1)动脉瘤患者动脉严重硬化扭曲或动脉瘤破裂后严重脑血管痉挛,或患者病情属于Hunt Ⅴ级处于濒死期。

(2)颅内、颈内动脉段巨大动脉瘤,颈内动脉海绵窦段或椎基底动脉系统巨大动脉瘤而血管闭塞试验不能耐受,脑血管造影颅内侧支循环不良,颅内动脉分流术无法补偿者,不适于行闭塞载瘤动脉治疗。

(四)主要并发症

(1)术中动脉瘤破裂。

(2)脑血管痉挛。

（3）血栓脱落。

二、脑动静脉畸形

脑动静脉畸形（AVM）是一种先天性局部脑血管发生的变异，在病变部位脑动脉与静脉之间缺乏毛细血管，致使动脉直接与静脉相通，产生一系列脑血流动力学紊乱，发生率约0.5%，其中约有10%合并动脉瘤。首发症状常为自发性出血、惊厥，或由于"窃血"或静脉高压致脑局部缺血而导致的神经系统症状。

（一）分类

Drake 分型：AVM 病变直径在2.5 cm以内的称为小型 AVM，超过2.5 cm不到 5 cm 的称为中型 AVM，最大直径超过 5 cm 的称为大型 AVM，超过 7.5 cm 的称为巨大型 AVM。

（二）治疗原则

1. 适应证

（1）病变不适宜直接手术者。

（2）病变位于重要功能区、语言功能区、脑干等处，手术后将产生严重并发症或后遗症者。

（3）高血流病变盗血严重，病灶巨大，直径超过 3 cm，术后可能发生过度灌注综合征者，可分期栓塞，待病灶缩小后，再行手术或放射治疗。

2. 禁忌证

（1）病变为低血流，供血动脉太细，微导管无法插入者，或不能避开供应正常脑组织的穿支动脉者。

（2）超选择性脑血管造影显示病灶穿支供血，区域性功能闭塞试验产生相应神经功能缺失者。

（3）严重动脉硬化，血管扭曲，导管无法插入病变供血动脉者。

（4）全身衰竭状态，不能耐受者。

（三）术后并发症

（1）误栓塞。包括穿支动脉和引流静脉及静脉窦栓塞。误栓塞穿支动脉，影响正常脑组织供血；误栓塞引流静脉或静脉窦，立即发生急性颅内出血。

（2）正常灌注压突破综合征。即脑过度灌注综合征，多发生在高血流病变，瞬间将动静脉短路阻断，原处于低灌注的正常脑组织供血动脉血流量迅速增加，加之脑血管长期处在低血流状态下，自动调节功能失调，不能适应血流动力学变化而导致严重脑水肿、脑肿胀，甚至出血。对高血流巨大病变栓塞时应逐渐闭塞动静脉短路，每次 1/4～1/3，术中、术后应采用控制性降压。

（3）脑血管痉挛。为防止脑血管痉挛，术中应动作轻柔，栓塞过程中间断经微导管注入罂粟碱溶液，必要时用微量泵注射尼莫地平，术后继续应用3～5 d。

（4）颅内出血。

（5）微导管断于颅内。

第五节　血管内治疗术常见并发症

神经外科血管内治疗术中并发症的发生常常是突然的,且后果严重。神经外科介入医生与麻醉医生应该时时沟通,麻醉医生应该具有一定读片能力,以便及时发现脑血管痉挛、血管破裂、误栓塞等情况。以下是常见并发症的表现和处理。

一、脑血管痉挛

它是血管内治疗最严重的并发症之一,最常见于动脉瘤血管内治疗中,因动脉瘤与载瘤动脉成角小,微导管进入动脉瘤内困难,反复操作使得已经敏感的血管发生挛缩。脑血管痉挛分3级:Ⅰ级局部血管痉挛范围不到50%;Ⅱ级局部血管痉挛范围超过50%;Ⅲ级为弥散而广泛的血管痉挛,提示预后不良。Ⅰ级、Ⅱ级的脑血管痉挛可暂停血管内治疗,经微导管注入罂粟碱(1 mg/mL)20~30 mL(整个过程可用罂粟碱30~90 mg),据报道可获得25%~50%的缓解率,但应警惕罂粟碱的不良反应,包括单眼盲、瞳孔散大、惊厥、颅内压短暂升高、一过性高血压、心动过速、加重传导阻滞及反常的血管痉挛加重等。同时给予尼莫地平或尼卡地平也认为有一定作用。可采用加深麻醉、适当升高血压、扩容的方法以达高血容量扩张血管目的,稀释血液。脑血管痉挛缓解后可继续血管内治疗。Ⅲ级脑血管痉挛常危及患者生命,应停止血管内治疗,输入甘露醇降颅内压、减轻脑水肿,维持血流动力学的稳定。全脑血管痉挛的救治是比较困难的,关键是快速解除血管的痉挛,减轻脑损害。诱发血管痉挛的因素包括血管兴奋性增高、精神紧张、寒冷刺激、手术操作刺激、血压波动等。

二、脑出血

脑出血通常伴发动脉压的升高,应立即中和肝素(1 mg鱼精蛋白中和100单位肝素),快速输入甘露醇降颅内压,适当降低动脉压,维持血流动力学稳定,保证充分供氧和二氧化碳排出。同时根据导管的位置及出血的情况决定继续导管内治疗还是行开颅手术。若决定行开颅手术,应注意转运途中患者的安全。

(1)血管破裂:插入导引钢丝或导管遇阻力时,暴力插入或不恰当地应用压力注射器,以过大的压力注入过多的对比剂,均可能引起血管破裂。颅内动脉破裂时引起意识障碍、血肿形成。

(2)动脉瘤破裂:可为操作相关性,包括微导管头、微弹簧圈顶破动脉瘤壁或弹簧圈过度堵塞撑破动脉瘤;也可为自发性破裂,如以往破裂过的动脉瘤在术中再次破裂;或导管粘于供血动脉,抽出导管时动静脉受牵拉破裂出血。此时导管到位者,可继续填塞动脉瘤腔,直至完全闭塞;导管未到位者,终止手术,急诊开颅手术。此时应中和肝素。

(3)过度灌注综合征:见于动静脉畸形的引流静脉与静脉窦被栓塞;微导管牵拉出血;脑血管痉挛;术中血压过高;畸形血管自然再破裂;动脉瘤球囊栓塞过程中球囊过大撑破动脉,或过小发生"水槌效应"将血管击破等。

(4)血管破裂出血:球囊进入畸形血管团,膨胀球囊时血管破裂出血;脑血管痉挛拔管时牵拉出血。

三、误栓塞

误栓塞包括供血动脉和引流静脉及静脉窦的栓塞。误栓供血动脉主要由于微导管插管不到位,没有避开供应正常脑组织的分支动脉。引流静脉或静脉窦栓塞多见于高血流病变时,应用栓塞剂尝试调配不当,栓塞剂很快流入引流静脉或静脉窦将其栓塞,而畸形仍存在。正常供血动脉栓塞而产生相应的神经功能缺损症状时,一定要将微导管送到位,如果不能避开供应正常脑组织的分支时不能实施栓塞治疗。在高血流病变用异丁基-2-氰丙烯酸酯(NBCA)栓塞时,一定要根据动静脉循环时间来调配栓塞剂浓度或改用其他方法进行栓塞。

四、脑血栓形成

在血管造影和血管内治疗期间患者可能发生脑血栓形成或栓塞意外,尤其多见于老年动脉硬化,颈动脉、椎动脉存在动脉粥样硬化性狭窄,血液黏滞性极高的患者。在治疗过程中如突然发生病情变化,应考虑此种并发症的发生,立即行血管造影证实。一经证实应即行以下治疗。

(1)溶栓治疗:在确定栓塞部位的主要输入动脉干注入尿激酶,每 15 min 动脉造影一次了解血管再通情况。

(2)抗脑水肿治疗:应用肾上腺皮质激素、高渗溶液、浓缩清蛋白。

(3)保证血管扩张:可给予硝普钠。

(4)维持动脉压和脑灌注压。

(5)保持充分供氧和二氧化碳排出。

(6)肝素化治疗。

五、脑过度灌注综合征

(1)栓塞后脑血管自动调节功能不适应,引起过度灌注性脑水肿。

(2)栓塞剂弥散到静脉端,使静脉回流不畅,而畸形供血动脉未完全栓塞使畸形血管团压力升高而血管破裂。

主要发生在高血流病变如脑动静脉畸形、颈动脉海绵窦瘘、椎动静脉瘘、硬脑膜动静脉瘘等血管病变和应用 NBCA 栓塞过程中。由于在瞬间将动静脉短路阻断,原处于低灌注的正常脑组织供血动脉的血流迅速增加,加之脑血管长期处在低血流状态下,其自动调节功能失调,不能适应突如其来的血流动力学变化而导致严重的脑水肿、脑肿胀甚至颅内出血。

为避免发生脑过度灌注综合征,对高血流的巨大病变栓塞时应逐渐闭塞动静脉短路,每次只能栓塞病变体积的 1/3 或 1/4,同时在栓塞时甚至栓塞后酌情采用控制性低血压治疗。

若脑血管畸形靠近静脉窦,无明显的回流静脉,血液直接回流入静脉窦,或畸形伴有动静脉瘘,栓塞时 IBCA 进入静脉窦而将静脉窦栓塞,使颅内静脉回流障碍,脑肿胀,脑出血,可导致患者死亡。对一侧横窦栓塞者,可采用脱水、脑室外引流等降低颅内压措施,等待对侧横窦回流代偿。

六、对比剂过敏

目前最常用的对比剂是非离子型的,渗透压为 672 mOsm/kg。据报道,非离子型对比剂的轻中度过敏反应发生率明显低于离子型,但致命性过敏反应的发生率相近(约 1/10 000)。

对于有过敏史的患者,术前建议给予抗组胺药物和糖皮质激素。

轻度的过敏反应有皮肤潮红、瘙痒、打喷嚏、出汗、流涎、恶心、呕吐和风疹等,重度可表现为休克、喉头水肿、喉痉挛、哮喘样发作和惊厥等。

七、气体栓塞

由于操作不正规而导致空气进入血管内,动脉气体栓塞,可导致供血器官组织缺血坏死,功能障碍,出现相应的症状。气体栓塞重在预防,注意严格按规程操作。

八、操作并发症

(1)微导管断于颅内:多由于注射 NBCA 栓塞剂时粘于颅内,或因真丝线段堵塞微导管末端,用力推注时,将线段卡在微导管,继而卡住血管致拔管困难,或因脑血管痉挛致拔管困难,或因微导管经过的动脉过于扭曲,形成襻,拔管困难,或因导管质量问题所致。如微导管断于颅内较小的供应正常脑组织的血管,一般影响不大,无须特殊处理。如断于颅内主干血管,则术后应用肝素化治疗 3~5 d。

(2)可脱性球囊脱落于正常部位:这种情况见于输送球囊出现困难的时候,由于血管弯曲、扭折(如因动脉硬化),使可脱球囊卡在此部位,向后抽拉时球囊解脱而存留于正常血管内。如被栓塞的血管无较好的侧支循环进行代偿,将会出现相应神经功能障碍症状。

(3)可脱性球囊位置不当:其尾端存留于载瘤动脉内,致载瘤动脉远端供血障碍。若动脉瘤栓塞后造影时出现以上情况,应尽快置入另一末端带有球囊的 Magic 导管,经导引管放入,使球囊接触解脱于动脉瘤内的可脱球囊,此时间断向球囊内注入对比剂使其膨胀,利用此冲撞力改变动脉瘤内球囊位置,解除其尾端对载瘤动脉的堵塞。

(4)球囊内对比剂过早溢出:海绵窦内血栓形成不完全,使瘘复发或假性动脉瘤形成。一旦发生,必须再行栓塞治疗,以闭塞瘘口或假性动脉瘤。

九、癫痫发作

术前即有癫痫发作病史或病变在致痫区附近、较大的病灶或有大量盗血脑动静脉畸形者的长时间血管内导管刺激,以及紧张、寒冷都可诱发癫痫发作,加重脑损害。患者有发生坠床和自伤可能。应用全身麻醉后,应警惕全麻拔管时诱发癫痫。

十、对比剂肾病

此为医院获得性肾病的第三大原因,大约占 12%。危险因素包括糖尿病、大剂量使用对比剂、容量不足、同时使用肾毒性药物、患者本身患有肾脏疾病。一般认为对比剂的渗透压与肾毒性直接相关,非离子型的对比剂肾毒性较小。

为了预防肾脏并发症,围手术期应维持有效的血容量。有报道认为,术前和术后使用 N-乙酰半胱氨酸(N-acetylcysteine) 600~1 200 mg,每日两次,能显著减少肾损害的发生。输注碳酸氢钠碱化尿液,减小肾小管的损害,也能降低对比剂相关肾损害的发生。其他药物如血管扩张剂、钙离子通道阻滞剂、抗氧化剂无明显证据证明有效。

第七章　小儿神经外科手术麻醉

第一节　小儿神经系统生理学特点

一、小儿脑代谢和脑血流

脑产生能量的底物是葡萄糖,葡萄糖的耗竭将快速导致昏迷并最终导致脑死亡。8岁儿童的脑重量只占体重的2%,但可消耗掉全身ATP总量的20%。新生儿脑储存的糖相对比成人多,因此表现出更耐受缺氧。不同年龄段小儿的脑氧代谢率($CMRO_2$)不同,新生儿和婴儿脑氧耗量(VO_2)只有2.3 mL/(100 g·min),3～12岁儿童为5.2 mL/(100 g·min),成人为3.5 mL/(100 g·min)。成人脑血流量大约是50 mL/(100 g·min),早产儿和足月新生儿的脑血流量稍低,约为40 mL/(100 g·min)。而婴幼儿脑血流量则明显高于成人,6～40个月龄的小儿的脑血流量是90 mL/(100 g·min),此后一直增加,11岁为100 mL/(100 g·min)。小儿脑血流量的调节受多种因素的影响。调节模式有以下几种。

(一)自动调节

脑阻力血管随着血压的变化而收缩和扩张,从而维持脑血流量的相对恒定,此即脑血流量的自动调节。成人的自动调节范围为平均动脉压50～150 mmHg,儿童的自动调节上下限仍是未知数。新生动物模型的研究认为,当平均动脉压在40～90 mmHg波动时,脑血流量可通过小动脉的收缩或扩张而维持在一个恒定的水平,当平均动脉压超出此范围时,脑血流量即随着平均动脉压的变化而变化。

许多因素可损害脑的自动调节能力,如缺氧、高碳酸血症、血管扩张剂、高浓度挥发性麻醉药;颅内病理改变如创伤、炎症、缺血等都会改变自动调节功能。病理状态下,小儿的脑血流自动调节会减弱或消失,如新生儿发生严重的呼吸窘迫时,其脑血流量自动调节功能将减弱或消失。另外,危重患儿,其脑自动调节范围也可能会发生变化,脑血流量不能维持于恒定的状态,而随着平均动脉压的变化而变化。

(二)化学调节

CO_2能使脑血管阻力和脑血流量发生明显改变。在成人,正常的脑血管随着$PaCO_2$的升高或降低而发生扩张和收缩,当$PaCO_2$维持在20～80 mmHg范围内时,$PaCO_2$增加或减少1 mmHg,脑血流量将增加或减少2%～4%,儿童变化幅度偏低。近年来的研究表明,麻醉下的婴幼儿,脑血流量的变化与呼气末CO_2浓度呈对数正相关。

新生儿脑血管对$PaCO_2$变化反应不完全,动物模型中新生动物在高碳酸血症时脑血流量增加,而新生儿大脑对中等程度的低碳酸血症表现相对不敏感,直到$PaCO_2$低于15 mmHg时,脑血流量才会有显著的下降。

儿童对低氧的反应仍然不很清楚,在成人中PaO_2低于50 mmHg时,脑血流量呈指数形式的增加。由于胎儿血红蛋白与氧的亲和力较高,胎儿和新生儿的循环系统对PaO_2的微小变化可产生明显变化。

(三)代谢调节

氧供量常与氧需量紧密关联,因此脑血流量随着CMRO$_2$的升高而增加,如精神紧张、焦虑、应激等都可增加脑氧代谢,脑血流量也随之增加;小儿如果出现癫痫发作或发热脑血流量也会相应增加。相反,在低温或使用巴比妥类药物后,可引起CMRO$_2$降低,脑血流量减少。在降温时,体温每降低1℃,CMRO$_2$和脑血流量可降低7%。

(四)神经调节

脑实质外的血管主要由神经调节,而脑实质内的血管主要是化学和代谢调节。正常情况下,神经因素对脑血流量的影响很小,但在应激状态下,交感神经受刺激,自动调节的上下限升高,神经因素可起到较明显的作用。

二、小儿颅内压

颅内压反映了颅内容物与颅腔容积的关系。颅内容物的总容积相对固定,颅内容物——脑血流、脑脊液和脑组织中任一成分的增加或减少均可引起其他成分的相应改变。

(一)小儿颅内压的特点及其调节与代偿

(1)小儿颅内压较成人低,3岁前为2~4 mmHg,新生儿为0.8~1.1 mmHg,5岁后接近正常人水平。新生儿出生后几天可因体内盐分和水的丢失而出现颅内压低于大气压的情况,这种负值的颅内压可导致脑室内出血。

(2)颅内占位病变对颅内压的影响取决于占位的体积及生长速度。病变初始机体通过减少脑脊液和(或)减少脑血流等代偿而使颅内压保持相对正常。随着颅内容物的进一步增加,颅内顺应性降低,颅内压迅速升高,顺应性降低的患儿,即使颅内容物稍稍增加也会引起颅内压的明显升高。快速发展的占位病变(颅内出血)可引起颅内压的急剧升高。

(3)新生儿的颅骨在满一岁前并未完全闭合,当脑组织水肿时,硬膜有一定的延展性,因此新生儿或小儿在发生导致脑容量增加的病理改变早期可没有症状和体征出现。而当其出现颅内压增高的临床症状和体征时,可能已发展到疾病的晚期了。

(4)当颅骨骨缝融合后,儿童往往表现出较成人更差的颅内顺应性,相对较轻的水肿或较小的肿瘤即可导致颅内压增高。

(二)小儿颅内压增高的原因

(1)颅内占位病变如脑肿瘤、脑脓肿等导致脑实质体积增大,颅腔内空间相对变小。

(2)颅腔内容物的体积增大,如由低血压、缺血、代谢异常等导致的脑水肿,各种原因引起的脑脊液增多,颅内静脉回流受阻或过度灌注,脑血流量增加,使颅内血容量增多。

(3)先天性畸形使颅腔的容积变小,如狭颅症、颅底凹陷症等。

(三)小儿颅内压增高的表现

小儿颅内压增高的早期体征和症状包括头痛、恶心、呕吐和意识障碍,颅内压进一步增高会引起脑疝,并伴有心动过缓或心动过速、不规则呼吸以及颅神经麻痹,最终导致昏迷和呼吸停止。有些颅内高压的小儿并不出现典型症状,出现上述症状的也不一定有颅内高压。

第二节　小儿神经药理学特点

目前有关儿童麻醉药物的药代动力学和药效学还缺乏足够的深入研究。由于婴幼儿在不同阶段生长的发育特点不同,对药物的反应受许多因素的影响,如身体体积构成、蛋白结合、体温、心排出量不同的分布、血—脑屏障的成熟度及肝肾的成熟度等。婴幼儿、特别是新生儿,对镇静药、催眠药和麻醉药的敏感性比成人要高。动物试验表明,婴幼儿对静脉麻醉药的敏感性增加,许多药物的平均致死剂量均低于成人。婴幼儿对这些药物的反应也存在个体差异性。为避免致命的心血管反应,这些药物必须缓慢地注射。

一、吸入麻醉药

所有吸入麻醉药都不同程度地扩张脑血管,增加脑血流量和脑血容量,使颅内压增高。神经外科手术的麻醉可通过吸入较低浓度的麻醉药和过度通气来减少其扩张脑血管作用。研究表明,吸入麻醉药的 MAC 与年龄有关。新生儿的 MAC 要低于 1～6 个月的小儿,早产儿的 MAC 更低,大于 6 个月以上的婴儿其 MAC 随年龄的增加而增加。为避免新生儿的心血管抑制,吸入麻醉药必须减量,其减少呈年龄依赖性。

(一)恩氟烷

恩氟烷增加脑血流量的幅度低于氟烷而高于异氟烷。高浓度的恩氟烷可使脑血流量增高达 12%～37%,在常用浓度下,恩氟烷可使脑血流量增加 8%～10%,同时使 $CMRO_2$ 降低,降低程度与氟烷相似。恩氟烷对正常颅内压影响小,但对颅内占位病变的患者颅内压增加明显。由于恩氟烷使脑血流量和脑脊液容量增加,长时间使用恩氟烷麻醉可出现明显的迟发性的颅内压增高。同时由于恩氟烷深麻醉时脑电图会出现惊厥样棘波,合并过度通气时可出现癫痫样脑电活动,$CMRO_2$ 增加。因此,在神经外科手术的麻醉中,恩氟烷不适宜作为首选麻醉药。

(二)异氟烷

由于有刺激性气味,异氟烷不适宜作为小儿的吸入诱导药,但却是小儿神经外科麻醉维持中普遍使用的吸入麻醉药之一,这主要是因为异氟烷不影响脑血流量而降低脑代谢,且与等 MAC 的氟烷相比,异氟烷对脑血流自动调节功能以及脑血管对 CO_2 反应的影响要小。应用 0.5～1.5 MAC 的异氟烷时,小儿脑血流和脑血管对 CO_2 反应影响最小。异氟烷对脑脊液的生成无影响,但可使脑脊液的重吸收阻力减少。如患儿伴有低碳酸血症时,1.0 MAC 异氟烷与 75% N_2O 合用比单独使用 N_2O 降低脑血流量更明显。与此相反,1.0 MAC 的氟烷合用 75% N_2O 则可使脑血流量升高。随着异氟烷吸入浓度的增加,外周血管阻力降低,血压下降。许多研究表明,异氟烷麻醉即使升高颅内压,能力也较弱,并可为过度通气所预防。有研究发现异氟烷可抑制新生儿的压力感受器反射,从而削弱其对血压变化的代偿能力和对低血容量的反应能力。

(三)七氟烷

七氟烷具有与剂量相关的脑血管扩张作用,但比等效剂量的氟烷、异氟烷和地氟烷作用轻微,七氟烷在体内代谢成无机氟,停止吸入后 2 h 内可达最高水平,但所达到的血浓度一般低于肾毒性的阈值,且其浓度可在儿童体内迅速下降。七氟烷气味芳香,对呼吸道无明显刺激,对脑血流量、颅内压的影响比氟烷轻,且血/气分配系数小,更适用于小儿神经外科手术患者的吸入诱导和麻醉维持。6 岁以上的儿童采用单次吸气法吸入 8% 的七氟烷可进行平稳而迅速的诱导。

(四)地氟烷

地氟烷具有剂量相关的扩张脑血管、增加脑血流和升高颅内压的作用,同时也引起与剂量相关的脑氧代谢率降低,其对全脑的脑血流—脑代谢耦联的影响与氟烷和异氟烷相似。地氟烷抑制脑电活动的作用与异氟烷相似,不引起异常的癫痫样改变和异常脑电活动。成人单独使用地氟烷时,突然增加吸入浓度可导致较强的交感神经中枢兴奋,引起突然的血压升高、心率增快,而在儿童未见类似的报道。地氟烷对呼吸道的刺激性较强,常引起喉痉挛,不适合用于小儿的麻醉诱导。由于地氟烷可引起脑血管扩张,导致敏感患者的颅内压升高,故应维持适当的麻醉深度和过度换气。

(五)氧化亚氮

许多动物模型证实,60%~70% 的 N_2O 可使 $CMRO_2$ 和脑血流量增加,但它的脑血流量增加作用可被过度通气或巴比妥类药阻断。成人和儿童使用 N_2O 的情况与动物模型相似。N_2O 对脑血管的自动调节功能和脑血管对 $PaCO_2$ 变化的反应性无影响。颅内压升高的患者吸入 50% 或以上浓度的 N_2O 可引起具有临床意义的颅内压升高,因此对颅内顺应性降低的患儿应慎用 N_2O。

二、静脉麻醉药

除氯胺酮可使脑血流量、颅内压增高外,其他静脉麻醉药均可使脑血流量、颅内压降低或无影响。

(一)咪达唑仑

咪达唑仑呈剂量依赖性降低脑血流量、颅内压和脑代谢。小儿麻醉诱导剂量一般为 $0.2~0.3\ mg/kg$,成人在诱导剂量下,呼吸暂停发生率为 10%~77%。临床上对已有颅内顺应性降低或颅内压增高的患者,使用临床剂量仍有保护作用。咪达唑仑对脑电活动也呈剂量相关性抑制,对诱发电位影响不大,临床剂量会使颅内压降低,但不影响脑血流对 CO_2 的反应性,也不影响脑血流自动调节功能。

(二)硫喷妥钠

动物实验证明,硫喷妥钠可引起剂量依赖的脑血流量和脑氧代谢率减少,同时也降低颅内压。目前它仍是神经外科手术的常用麻醉诱导药,$5~8\ mg/kg$ 静脉注射。

(三)异丙酚

异丙酚可使脑血流量和 $CMRO_2$ 降低,CVR 增加,颅内压降低;随着剂量的增大可明显降低动脉血压。异丙酚麻醉时脑血管压力调节和 CO_2 反应性保持完整。其药效为硫喷妥钠的 1.8 倍,静脉注射后 30 s 起效。因小儿中央室分布容积大于成人,而且清除率高,因此小儿应用异丙酚诱导和维持的剂量更大,一般麻醉诱导剂量为 $2~2.5\ mg/kg$。

(四)依托咪酯

依托咪酯的作用类似中枢性 GABA 或非巴比妥类药,其作用强度是硫喷妥钠的 12 倍,可进行性地降低 $CMRO_2$ 直到出现等电位脑电图。当高浓度时脑电呈现爆发性抑制,可使脑缺氧后的多巴胺及其他代谢产物释放减少,抑制兴奋性氨基酸生成,减少高能磷酸盐消耗,防止有害物质的释放。因此,依托咪酯具有脑保护作用。麻醉诱导剂量 $0.15~0.3\ mg/kg$,因可能抑制肾上腺皮质功能,故不宜连续静脉滴注。

(五)氯胺酮

氯胺酮麻醉可使脑血流量增加 50%,氧代谢增加 20%,颅内压也相应升高。其扩张脑血管作用部分归于它的增强代谢作用。氯胺酮可显著增加颅内压,这种增加可被过度通气、硫喷妥钠或苯二氮卓类药阻断或减弱。氯胺酮的致幻和致抽搐作用可引起相应的脑电图改变,增加脑电图的频率,并引发癫痫发作。

三、麻醉性镇痛药

麻醉性镇痛药对脑血流量和颅内压的影响报道不一,这种差异主要与患者的基本状态以及合并使用的其他麻醉药有关。一般小剂量的阿片类药物对脑血流和颅内压等几乎无影响。对正常颅内压的患者,神经安定镇痛麻醉不升高或轻度降低颅内压。对颅内压升高的患者,芬太尼单独或与氟哌啶联合应用时不引起颅内压的显著改变。

与 N_2O 合用时,芬太尼可使脑血流量降低 47%,$CMRO_2$ 降低 18%,但脑血管的自动调节能力及对 CO_2 的反应性不受影响。芬太尼对新生儿的脑循环没有影响,甚至降低脑脊液的生成。但有人报道尽管进行了过度通气,芬太尼仍可增加脑外伤患者的颅内压。有人研究证明舒芬太尼使严重脑外伤患者颅内压增高,其机制不明。但另有报道称舒芬太尼静脉滴注 4 h,颅内压没有增加。阿芬太尼使脑肿瘤患儿的脑脊液压力增加,同时降低平均动脉压和脑灌注压。对儿科脑积水患者,背景麻醉为异氟烷和 N_2O,阿芬太尼不增加颅内压。Warner 在幕上手术用异氟烷和 N_2O 麻醉,$PaCO_2$ 小于 40 mmHg,雷米芬太尼 0.5 $\mu g/kg$ 和 1.0 $\mu g/kg$ 静脉注射,颅内压没有显著升高而平均动脉压呈剂量依赖性降低。

四、肌肉松弛药

大多数肌松药对脑血管没有直接的作用,颅内压升高患者的脑血流自动调节功能受损时,升高动脉压的肌松药会升高颅内压。有些肌松药因释放组胺引起脑灌注压降低。曾有报道琥珀胆碱升高颅内压,但多是麻醉浅、操作不当所致。应用硫喷妥钠和过度通气,一般不会引起明显的颅内压升高。

(一)非去极化肌松药

非去极化肌松药对脑血流量、脑氧代谢率和颅内压的影响很小,其对脑血管的影响主要通过释放组胺,引起平均动脉压的降低,导致脑灌注压降低,脑血管扩张从而使颅内压升高。维库溴铵对心血管的影响最小,对 $CMRO_2$、脑血流量、脑血管作用小,轻度降颅内压,故小儿神经外科手术多选用维库溴铵作为肌松剂。

只要掌握适当的剂量和给药速度,大多数非去极化肌松药都可以用于颅内压高的患儿。应注意运动神经功能状况和抗惊厥药可影响非去极化肌松药的剂量,上运动神经元功能受损引起的偏瘫侧躯体对非去极化肌松药不敏感,而由下运动神经元疾病如截瘫、四肢麻痹等引起偏瘫的肌肉对非去极化肌松药的反应性则比较高。

(二)去极化肌松药

颅内顺应性低的患儿用琥珀胆碱可使脑血流量和颅内压升高,特别是麻醉偏浅的状态下。因此,为防止颅内压的增高,可采用麻醉诱导前期使用少量非去极化肌松药的方法,或应用硫喷妥钠和过度换气的方法减轻琥珀胆碱增加脑血流量和颅内压的作用。但闭合性脑损伤、脑缺氧、脑血管意外及截瘫等中枢神经系统损伤时使用琥珀胆碱有可能引起致命性的高钾血症，此类患者应慎用琥珀胆碱，或除了受伤即刻使用外，在其他时候应避免再次使用。

第三节　麻醉前病情评估与准备

一、术前评估

神经外科患儿的术前访视，除遵循儿科患者术前评估的一般原则外，还必须对其神经功能受损程度和有关术中并发症的危险性进行评估，以确定其麻醉风险。神经外科患儿术前评估应重点关注以下几点。

(一)判断患儿是否存在颅内高压情况

婴幼儿的颅内压升高多数是由于颅内肿瘤引起的，其临床表现主要为应激性增加、喂养困难、疲倦、前囟饱满等，较大的儿童可出现头痛、复视及视盘水肿。若颅内压增高达危象水平，患儿可出现意识消失甚至影响呼吸和循环中枢。因此，在制订麻醉方案时应先复习患儿的CT、MRI等检查结果。

(二)了解患儿术前的用药情况

注意抗惊厥药及激素类药物的使用。对有激素类药物使用病史的患儿，必须在术中或术后给予此类药物来治疗脑水肿及作为肾上腺轴抑制时的替代治疗。麻醉医生还应了解患儿是否有癫痫病史，是否经常应用解痉药及有关药物间的相互作用。

(三)判断患儿是否存在反流误吸的危险

患儿如果有颅内高压可导致胃排空延迟，因此，患儿因颅脑损伤或急性脑出血需进行急诊手术时，应将之视为饱胃患者处理。在麻醉前、麻醉中及麻醉清醒时均应采取有效措施防止反流、误吸。

(四)了解患儿术前电解质情况

患儿有颅内病变时，常会引起水电解质失衡，有时可能还会出现抗利尿激素异常分泌综合征。

二、术前准备与术前用药

颅内压增高的患儿术前一般不主张使用镇静药，以免发生呼吸抑制，引起缺氧和二氧化碳蓄积，从而加重颅内高压。轻度的呼吸抑制会引起脑血流量的轻微增加，而这一变化可能会对原来有颅内高压的患儿的意识状态产生巨大影响。若必须使用，则应对患儿进行颅内压监测。由于止痛药会引起呕吐及呼吸抑制，术前也不主张应用。术前使用阿托品仍列为常规，按0.02 mg/kg的剂量肌内注射。但有观点认为术前过早给予阿托品会造成患儿因口干而不适，到诱导时其迷走作用已经消失。因此主张阿托品在入手术室开放静脉后才给予。对于术前经常有癫痫发作的颅内占位疾病患儿，可于麻醉前30 min肌内注射苯巴比妥钠5～8 mg/kg。

第四节　麻醉的实施与监测

一、麻醉诱导

麻醉诱导应避免一切可引起颅内压升高的因素,包括缺氧、高碳酸血症、麻醉药的作用及插管对气道的刺激。

对于择期手术、估计无插管困难的患儿,可采用静脉快速诱导完成气管内插管。麻醉诱导药物可采用硫喷妥钠($4\sim8$ mg/kg)或异丙酚($2\sim5$ mg/kg)复合肌松药和麻醉性镇痛药。氯胺酮会增加脑代谢率、脑血流量及颅内压,最好避免使用。麻醉性镇痛药可选用芬太尼($2\sim4$ μg/kg)、舒芬太尼($0.2\sim1$ μg/kg)和瑞芬太尼($1\sim2$ μg/kg)。

吸入诱导可用于建立静脉通道困难、非饱胃的患儿,一般主张在较浅的吸入麻醉下完成静脉穿刺,避免吸入时间过长而造成麻醉过深。

吸入诱导药以七氟烷为主,虽然七氟烷会引起脑血管扩张,颅内压增加,但吸入诱导时采用过度通气可减轻其对脑血流、颅内压的不利影响。若患儿对使用琥珀胆碱有禁忌,则应避免采用吸入诱导,以免发生喉痉挛时难以处理。患儿安静后应及时辅助通气,并以最快速度建立静脉通道,在静脉诱导下完成气管插管。

对于饱胃或术前已有中等程度以上颅内压升高的患儿,静脉快速诱导仍是比较好的选择,因多数静脉麻醉药都可降低脑血流量及颅内压。但应注意麻醉前进行静脉穿刺时患儿哭闹常会引起颅内压的进一步升高,因此国外一般采用吸入诱导。对于刚进食或因颅内高压所致的胃排空延迟的患儿,在人工通气时可通过压迫环状软骨防止胃充气,并采用潮气量低、频率快的方式,将 $PaCO_2$ 控制在正常水平。

对于小儿神经外科麻醉中使用琥珀胆碱有许多争议,因对 5 岁以上患儿使用去极化肌松药琥珀胆碱会出现腹内压升高、中心静脉压升高、脑血流量减少、颅内压升高等不良反应;而且对于严重脑缺氧、蛛网膜下隙出血、脑组织缺损或截瘫等患儿,若使用琥珀胆碱会引起高钾血症。但如果使用琥珀胆碱前给予非去极化肌松药如维库溴铵,则可避免上述反应。

对于术中需变动体位的患儿或小婴儿,可用经鼻气管插管;对于较大儿童需仰卧位或侧卧位手术者,可用加强型经口气管导管。

二、麻醉维持

(一)基础麻醉加局麻

基础麻醉一般适用于手术时间短、操作简单的颅脑损伤,如清创缝合、凹陷骨折复位术、脊膜膨出修补术以及各种诊断性造影术。但对于近期有急慢性上呼吸道感染的患儿和饱食、呼吸道有梗阻者则应禁用。

传统的方法是氯胺酮($4\sim6$ mg/kg)加咪达唑仑($0.1\sim0.2$ mg/kg)肌内注射。手术时间如超过半小时,可酌情追加首次量的 $1/3\sim1/2$。近年来,许多麻醉医生尝试采用异丙酚、氯胺酮及少量麻醉镇痛药静脉全麻配合局部麻醉也可取得满意的效果。

不管是基础麻醉还是静脉全麻,麻醉前必须强调禁食禁水 4 h 以上,以防反流误吸,并常规术前使用阿托品,以减少呼吸道分泌物及避免喉痉挛的发生,同时准备好气管插管人工呼吸的用具,术中如出现呼吸抑制应立即建立有效人工气道,进行人工呼吸。

(二)气管内插管全身麻醉

麻醉维持可采用吸入麻醉、静脉麻醉或静吸复合麻醉。因吸入麻醉剂均能增高颅内压,且呈剂量一效应关系,因此较少单独采用。如单独采用吸入麻醉则应结合过度通气来降低或消除这类药的不良反应。如采用单纯吸入麻醉维持,最好采用七氟烷复合 N_2O,因七氟烷对脑血流量及颅内压影响最小,N_2O 则可减少吸入麻醉药的浓度,同时应结合应用过度通气。

静脉麻醉为主复合少量的吸入麻醉是许多麻醉医生的选择。镇痛药、肌松药、巴比妥类药物的合理搭配既能抑制由于手术操作引起的应激反应,又能维持稳定的血流动力学,即使在长时间的麻醉后也能获得满意的苏醒质量。常用的药物组合是少量多次静脉注射 $1\sim2~\mu g/kg$ 芬太尼,或舒芬太尼 $0.1~\mu g/(kg \cdot h)$,瑞芬太尼 $0.1~\mu g/(kg \cdot min)$ 微量泵注,辅助异氟烷或七氟烷的吸入($0.5\sim1.0$ MAC),或辅助异丙酚 $4\sim6~mg/(kg \cdot h)$ 微量泵注。肌松剂以短效非去极化类为宜。

不管采用哪种麻醉方法维持,过深的麻醉是不必要的,在一些刺激性较大的操作之前,可给予适量的麻醉性镇痛药。除了切头皮、颅骨钻孔、手术结束缝头皮等操作外,术中对脑组织的手术操作都不会引起患儿强烈的应激反应。

三、围手术期监测

(一)呼吸及麻醉气体监测

神经外科手术中由于手术单常将患儿的头面部完全遮盖,影响了麻醉医生对气管导管的观察,同时此类手术对患者的呼吸尤其是二氧化碳分压要求较严格,因此呼吸方面的监测显得特别重要。

在行脑干占位手术时,呼吸指标的变化对手术者的操作有指导意义。术中应持续监测潮气量、呼吸频率、气道压力、氧流量和呼气末二氧化碳,特别是呼气末二氧化碳可评估麻醉中的通气状态,也可及时发现其他意外情况,如果低血压发生时呼气末二氧化碳可明显降低。

(二)循环系统及血流动力学监测

对于颅内占位病变、脑血管疾病等术中可能发生大出血的情况,术前应常规对患儿进行动脉穿刺置管以便进行动脉血压监测及动脉血气的监测。同时应行深静脉穿刺置管,除了能提供快速输液输血的通道外,还可以监测中心静脉压。深静脉的选择可根据实际情况而定,颈内静脉、颈外静脉、锁骨下静脉、股静脉等都可选择。

(三)血糖监测

手术时间较长时应注意监测血糖。新生儿和小婴儿容易发生低血糖,术中应根据血糖水平适当输入葡萄糖液。输入的葡萄糖量不宜过多,而且浓度不宜过高,以免造成神经细胞的进一步损害。可将葡萄糖加入无糖平衡液中配成 1% 或 2% 浓度滴注,使血糖维持在正常范围内。

(四)尿量

所有大手术或术中可能使用利尿剂者应留置导尿管,以监测尿量,指导输液。

(五)肌松监测

神经外科手术对肌松的要求不高,肌松药的剂量常比腹部手术用量小,但由于神经外科手术的操作多为精细操作,术中患儿发生咳嗽或体动都会影响手术医生的操作,因此术中应用肌松监测可防止因肌松剂不足使患儿突然发生体动而影响手术操作或因肌松剂使用过量造成术后呼吸恢复延迟。

第五节　小儿麻醉的围手术期管理

一、呼吸管理

（一）小儿呼吸系统的特点

与成人相比，小儿呼吸系统有很大的解剖差别，这些差别在新生儿特别明显。小儿头大、颈短，舌相对较大，而鼻腔较狭窄，分泌物多，容易因水肿或被分泌物阻塞而发生呼吸道梗阻。小儿的喉部呈漏斗状，最狭窄处为环状软骨平面，此处可因气管导管的刺激、压迫或炎症而出现喉头水肿。因此一般5岁以下小儿不用带套囊的导管。另外，小儿的喉头位置较高，会厌软骨呈"U"形，较硬较长，在声门上方向后呈45°角，故可造成声门暴露和气管内插管困难。

（二）呼吸道的管理

婴幼儿的气道解剖特点使得呼吸管理较为困难，因此，在神经外科小儿手术麻醉中应注意以下几点。

（1）小儿面罩给氧时应选择合适的面罩以减少机械无效腔；对于有腺样体增生的小儿可先放入合适的口咽通气道，以免面罩扣紧时引起呼吸道梗阻；学龄前小儿常有松动牙齿，麻醉前应检查好松动乳牙并做相应处置。

（2）5岁以下小儿最好选用不带套囊的气管导管，由于小儿呼吸系统的特殊解剖，导管的大小以正压通气时导管周围有轻度漏气为准。

（3）除非特殊病情的需要，小儿气管插管大多数应选择经口插管，因为经鼻腔插管或清醒插管易造成呼吸道损伤。手术期间麻醉医生应经常检查气管导管与呼吸回路的连接情况，注意导管是否扭曲、脱出及有分泌物堵塞气道，必要时对气管导管内进行吸痰。

（4）小儿气管插管操作应轻柔，右手轻轻托起颈枕部使其头部自然形成后仰位，对于患有脑干及后颅窝病变及枕颈畸形的小儿，插管时禁忌头部后仰，应在枕部放一软垫。

（5）大多数颅脑手术可用麻醉机控制呼吸，而对于后颅窝手术来说，为有利于监测患者延髓功能，通常主张术中保持自主呼吸。也有学者认为，虽然保留患者自主呼吸可作为判断脑干功能的指标，但它的缺点如通气不足、易发生气体栓塞等可能超过其优点。

（6）对于手术中重要步骤应采取过度通气，当 $PaCO_2$ 降低时可导致正常的反应性脑血管收缩，脑血流量减少，而病变区血流量得以改善。

二、容量管理

（一）麻醉前水电解质失衡的纠正

中枢神经系统疾病常伴有水和电解质代谢紊乱，发生低钠血症或高钠血症，小儿以前者多见。小儿低钠血症按临床表现可分为三型。

1.脑性失盐综合征

该症常见于颅内出血、硬膜下血肿、颅咽管瘤等。由于间脑醛固酮分泌减少,肾小管回收钠减少,大量钠由尿排出,血钠降低,细胞外液减少。治疗除了迅速补足液体量恢复血液循环、纠正休克外,还应注意给予足够的盐量以维持正常血钠浓度。

2.脑性水中毒

该症主要发生在中枢神经系统急性感染、创伤及手术后,由于处于应激状态的机体分泌过多的抗利尿激素和醛固酮,促进水钠潴留,以水的潴留更为明显。治疗上应限制水入量,供给足够的盐量。

3.无症状低钠血症

该症与抗利尿激素分泌过多有关。由于发生缓慢,一般无症状。

(二)小儿麻醉过程中液体量的补充

术中液体的管理应考虑:①术前禁食以前存在的脱水情况;②术前禁食引起的液体丧失;③手术时维持液体的需要量;④手术创伤所致的细胞外液丧失量;⑤体温的改变。

如果术前无体液紊乱,只供给正常需要量即可。小儿术中必须精确计算出入量,维持正常的血容量。当有较多出血或体液损失时,应同时等量补充。为避免术中出现脑水肿和颅内压增高,常主张限制液体的摄入。但由于过分限制而影响了血流动力学稳定性和不足以维持正常的脑灌注压时会加重脑损伤。神经外科患者补液的目的是维持血容量在等容、等渗、等张的状态,同时也需保证充分的脑灌注,并应根据患儿的病变性质决定。如果颅内高压和脑组织中占位病变常需要脱水处理,此时补液应考虑血管外容量平衡情况。而对于脑室引流术及脑脊膜膨出修补术患儿,补液的目的主要是补足第三间隙液体丢失量。

当使用渗透性或抑制髓襻的利尿药进行脱水时必须警惕脱水造成的低血压及反跳作用。当过度利尿及血容量丢失过多时常需用晶体和胶体混合液来进行补充。补液时,首先应补充20 mL/kg 晶体液,然后用 3∶1 的生理盐水和胶体液的混合液继续进行补充。当血流动力学不稳定使携氧能力降低时可输入血制品。

(三)麻醉过程中液体种类的选择

1.胶体液与晶体液

围手术期用于治疗或复苏的液体不外乎晶体液和胶体液两大类。对于神经外科手术而言,由于许多不确定因素的存在,神经外科患者液体疗法中,用等张胶体溶液还是等张晶体溶液一直有不同的意见,而且不同的实验得出来的结果不一致。赞成使用胶体溶液的人认为对于大多数有颅脑损害的患者,仍有大面积完整的血—脑屏障。而主张使用晶体溶液者认为,胶体分子通过不完整的血—脑屏障时,可以把多余的液体带到受损区域,从而加重脑水肿。如果输液的目的是为了达到血流动力学的稳定和尽快扩容,则胶体液比晶体液更合适。

2.高张溶液与低张溶液

低张溶液可导致脑水肿,故应尽量避免使用。高张生理盐水在颅脑外伤患者复苏中的作用还在研究当中。临床研究报道严重脑外伤患者最初的液体置换高渗液比等渗液更能提高存活率。但是应用高渗液时应考虑高钠血症是否会对心肌、肾脏和其他生理功能产生负性效应。

3.乳酸林格液与生理盐水

乳酸林格液和生理盐水各有优缺点,多数学者认为,晶体渗透压梯度对避免脑水肿更重要,神经外科手术应以晶体液为主。另有学者则认为,乳酸林格液不能算作等张液体,因其渗透压为 273 mOSm/L,而生理盐水略为高张(308 mOSm/L),因此应选用生理盐水,但快速大量输液可导致高氯性代谢性酸中毒。因此在临床实际应用中,两者可交替使用,既可降低高钠及酸中毒的危险,也避免了低渗的可能性。

4.葡萄糖液

除非患儿已确诊有低血糖,否则应避免使用含糖液体,因为含糖液体会增加脑细胞内的葡萄糖浓度,使脑缺血状态下葡萄糖发生无氧酵解导致乳酸浓度增加,从而加重神经系统的缺血后再损伤。如考虑有低血糖应行血糖监测。

(四)术中输血

麻醉医生在手术前应估计患儿血容量和可接受的最大失血量,并预计术中可能的失血量,对术中可能出现的急性大失血应做好充足的准备。神经外科手术较难准确估计血液丢失量,因此应监测中心静脉压及血细胞比容,以估计血液丢失量。术中出血较多时应及时等量输血。

近来关于输血的一般观点是:失血量小于 20%血容量、血细胞比容大于 30%者原则上不输血,但应输注晶体液或胶体液补充血容量;失血量达全身血容量的 20%~30%,除了输注晶体液或胶体液补充血容量,还应输注红细胞以提高血液的携氧能力;失血量大于全身血容量的30%,在总蛋白不低于 52 g/L 情况下,除输以上各种成分外,还应输全血或部分全血;失血量达血容量 50%,可加用浓缩清蛋白;失血量大于血容量 80%时,除补充以上成分外,还需加输凝血因子,如新鲜冰冻血浆和浓缩血小板以改善凝血机制。

小儿全血量平均 75~85 mL/kg,对创伤和失血耐受性差,失血量达体重的 1/10 即可引起休克。输血量要量出为入。一般对于出血量在 5 mL/kg 以内者,只需输液即可充分代偿;对于出血量在 5~10 mL/kg,如原来无贫血,用晶体液可维持血容量,但应同时补充胶体液;对于出血量在 10~20 mL/kg 时需加用胶体液以维持血容量;对于出血量超过 20 mL/kg 时,必须进行输血补充,大量出血时以输新鲜血为最有效。

三、患儿体位

神经外科手术患儿体位摆放总的原则与其他手术麻醉时的体位要求类似。手术体位的摆放要注意到每一个细节,以防止并发症及术中出现的问题,如气管导管的选择和固定、眼睛的保护、动静脉留置导管的放置等。大多数情况下患儿采取的是仰卧位,头转向一侧。但也有许多情况需要采用俯卧位、侧卧位或半侧卧位等特殊体位。

麻醉医生应将麻醉机回路、监护仪连线都安置好以防脱落并予以适当覆盖。此外,麻醉医生还应规划好自己的工作空间,包括术中跟患者相关的回路和连线。

患儿俯卧位时,脸、眼等易受伤的部位应用松软的垫子进行保护以防局部受压。摆放体位时应确保腹腔和胸腔有一定的活动空间,从而保证呼吸运动的顺应性。另外,还可避免由于胸腹部过度受压引起硬膜外静脉丛的扩张,加重脊柱手术的术中出血。俯卧位患者头颈俯屈时常会导致口腔内的气管导管扭曲,可选用加强钢丝气管导管来减少这类问题的发生。患儿俯屈时应注意气管导管的位置会发生改变,甚至进入主支气管,另外患儿的口腔分泌物会使胶布松动,因此应妥善地固定气管内导管,以防止脱管,同时使用干燥剂减少分泌物,将导管更好地与皮肤固定。

小儿取坐位进行手术虽然不多,但有一些后颅窝的手术需要这种体位。坐位虽然有利于手术医生的操作,但却不利于麻醉医生的麻醉管理。当患儿从仰卧位变为坐位时常会造成体位性低血压。因此在改变体位时应缓慢而有步骤,同时密切监测患儿血流动力学变化。也可在改变体位前通过用弹性绷带缠扎下肢以减少静脉淤血、麻醉减浅等方法来预防上述不良反应。接受神经外科手术的患儿同成人一样,取坐位时容易发生气体栓塞,由于坐位时头部血管和心脏平面之间有一个显著的流体静力梯度,空气可进入术野开放的静脉创面中形成空气栓塞。如果患儿不存在生理性分流,少量的气体在通过肺组织时可被滤去,不会引起心脏血流从右到左的分流。然而当大量的气体聚积在肺部,可以使肺泡无效腔增大、CO_2 潴留、通气/血流比值失衡、肺动脉高压等,最终造成肺循环气体栓塞。如果患儿有房间隔缺损等先天性心脏畸形,空气栓子可以通过缺损处进入左侧心腔和全身循环,最终导致重要器官发生空气栓塞。因此对于此类患者,手术体位不应采取坐位。

气体栓塞在手术开始后的第一个小时内容易发生,处理的关键在于迅速识别,心前多普勒超声是监测气体栓塞最敏感的指标,它能在不良后果出现之前确诊。若发现有空气进入血管时,麻醉医生应及时通知外科医生,外科医生可用生理盐水冲洗手术野,同时挤压开放的静脉,当发现空气进入静脉的位置时,应及时用骨蜡加以封闭,同时加快手术操作。麻醉医生则应马上停止 N_2O 的吸入,迅速给患者吸纯氧以防止循环中气泡进一步进入血管,用布条或直接用手压迫颈静脉以减慢空气进入中心循环的速度。若患儿出现伴有低血压的严重气体栓塞或持续存在不稳定的血流动力学情况,应及时翻转患儿并迅速进行心肺复苏。

当将患儿的头部按照手术要求适当摆放好位置后,通常还是存在颈部的弯曲。这可能会导致气管导管向下移位,使气管导管误入右主支气管。因此,在预计颈部有弯曲时,应使气管导管的进入深度相对较浅以抵消其滑入的长度。一旦体位摆放完毕,必须确保两侧肺的呼吸音一致。总的来说,不管是哪种体位,在手术期间都应加强监测,通过观察患儿的四肢以了解患儿周围循环灌注、气体交换、体温等情况。

四、体温维持

新生儿和婴儿的体表面积相对较大,术前有可能已存在体温过低的现象,在麻醉状态下体内热量向周围扩散,故患儿的中心温度降低较快。小儿神经外科手术中为防止人为的体温过低,必须保持手术间的温度,做好术前准备。麻醉诱导时于手术台上放置保暖设备,并防止头部热量丢失。注意使用温暖的麻醉气体和静脉输液,术中注意保持头皮温度及冲洗液的温度。

由于小儿体温中枢发育不完善,容易发生高热,特别是已有感染脱水的儿童或脑室穿刺引流及气脑造影的患儿。对于已有高热者,可适当进行物理降温,避免使用较大量的颠茄类制剂如阿托品。

五、小儿颅内压的控制

在围手术期,麻醉医生主要综合运用多种方法来降低颅内容物的体积,降低小儿颅内高压,同时纠正颅脑异常的病理生理状态。临床上常采取以下措施。

1. 药物性降低颅内压

早年提倡使用的高渗糖溶液、尿素溶液,由于不良反应大,并且有明显的压力反跳现象,今已弃用。当前效力最好、不良反应最小、应用最广的渗透性降颅内压药物首推甘露醇,其次为甘油。近年来有人开始尝试将高渗盐水和羟乙基淀粉用于治疗顽固的颅内高压。另外常用的药物还有利尿脱水药、激素类药等。

(1)甘露醇(Mannitol)。甘露醇在体内不被代谢,由肾排出,不进入细胞,没有渗透压逆转,基本上不引起压力反跳。既往认为,甘露醇只对正常的细胞中毒性脑水肿有脱水降压的效果,而对血—脑屏障所致的血管源性脑水肿无效。对于小儿,给予甘露醇剂量为 0.5~1 g/kg时,10~15 min 开始降颅内压,30 min 左右达到高峰,可使颅内压降到比较满意的程度。对于有心肺肾功能障碍者或婴儿、新生儿,一般每次 0.5 g/kg,45~90 min 静脉输注。甘露醇降颅内压的程度和维持时间不完全取决于用药剂量和方法,颅内压越高者效果越差,反复多次用药也使降压效果减退。由于甘露醇长期应用可引起肾功能不全,所以限制了它在脑损伤患儿中的应用。其原因主要是高浓度的甘露醇可引起肾小管发生结晶,从而影响肾功能,如果及时停用甘露醇,一般可使肾功能发生逆转。用药期间还应有颅内压监测,并定期检查血清电解质和渗透压,婴儿每 8 h、年长儿童每 12 h 一次。如反复滥用甘露醇,不但无益,反而会增加血清渗透压,当血清渗透压超过 375 mOSm/L 时,即超过了血—脑屏障对甘露醇的阈限,甘露醇将会进入脑脊液和脑细胞内,同时将水带入,诱发颅内压增高,甚至诱发急性肾衰竭。

(2)甘油。甘油与甘露醇比较,其主要优点是口服给药方便,可长期服用,很少反跳,脑血流量增加缓慢,多次应用时电解质损失不明显,而且由于甘油经肝脏代谢分解为 CO_2 和水,可为机体补充能量。甘油的降压机制主要使血清渗透压增加,在血液与脑脊液和脑组织之间形成渗透压差,使后者中的水分进入血液并由肾排出,由此产生脑容积缩小和颅内压降低的功效。Biestro 比较甘露醇和甘油的降压效果后提出,甘露醇适合于颅内压突然增高的单次冲击疗法,而甘油则适合于颅内压增高的基础治疗。甘油口服后约 30 min 内可出现明显的颅内压下降,降压高峰可持续 40~60 min。口服常用剂量为 0.5~1 g/kg,每日量可达 5 g/kg。首剂用 1.5 g/kg,以后每 4 h 0.5~0.7 g/kg,用生理盐水配成 50%甘油溶液口服或胃管注入。清醒患儿常引起恶心、呕吐,可加果汁、冰块或同时进少量食物。静脉注射甘油于 10~20 min 内开始降颅内压,维持 4~6 h。常用 10%葡萄糖液或林格液制成 10%甘油溶液,每次用量为 0.5~1 g/kg,40 min 左右输完,其后每 6~12 h 用 0.5~0.7 g/kg。甘油静脉给药的缺点为给药后可出现血尿,因此,甘油浓度应控制在 10%以下。

(3)高张盐水(hypertonic saline, HS)。高张盐水对血浆渗透压、胶体渗透压和血浆钠的暂时升高效果比甘露醇明显,可使正常脑组织的含水量减少,甚至低于使用甘露醇时的水平。但高张盐水在小儿中的应用还在研究当中。

(4)呋塞米(速尿)。它是一种温和的外周血管扩张剂,通过减轻中心静脉压和加快颅脑内的静脉回流而降低颅内压。有研究说明此利尿剂可使神经胶质脱水,也可使颅内细胞外液容量减低。其优点是不必同时输入大量液体,用法简便,缺点是降压效果差,易引起电解质紊乱。常用剂量一般每次用 1~2 mg/kg,静脉或肌内注射,每日 2~6 次。目前临床上大多将高渗性脱水药甘露醇与呋塞米联合应用,可提高降颅内压效果,减少不良反应,延长降压时间,减少反跳现象。

(5)类固醇。类固醇降颅内压的机制主要是加强和调整血—脑屏障的功能,降低毛细血管通透性。虽然在临床上广泛使用,但其确切机制及效用仍存在争议。糖皮质激素对脑创伤、雷诺综合征(Raynaud's syndrome)、缺氧缺血性脑病的效果仍不确定。常用剂量是冲击量0.5~1 mg/kg,静脉注射,2~4 次后可减量为每次 0.1~0.5 mg/kg,每日 2~4 次,酌情应用3~7 d。

(6)巴比妥类昏迷疗法。应用全身麻醉作用剂量的硫喷妥钠或戊巴比妥可降低脑代谢、减少脑血流量、减轻脑水肿,并有利于人工过度通气,减轻脑和全身的应激反应。大剂量的巴比妥类药物治疗颅内高压常会出现低血压反应,可输入胶体液或血制品以提高中心静脉压及肺动脉压。也可应用多巴胺等血管活性药物使血压维持正常。巴比妥类昏迷疗法不良反应较多,必须在颅内压、血压和血药浓度监测下由经验丰富的医护人员施行,治疗时间一般为48～72 h,应同时给予甘露醇或采取过度通气和冬眠疗法等措施。

2.生理性降低颅内高压

(1)过度通气。低 O_2 和高 CO_2 会导致脑血管扩张,而通过呼吸机实施过度通气可使 $PaCO_2$ 维持在 25～30 mmHg,从而使脑血管收缩、脑血流量减少和脑血容量降低,达到降低颅内压的目的。但 $PaCO_2$ 低于 20～25 mmHg 时,有可能引起脑缺血,因此应避免过分过度通气。由于在脑损伤或中枢神经系统病变或脑代谢改变的患儿脑血流与 $PaCO_2$ 变化的关系还不明确,因此对这一人群通过过度通气来调节颅内压仍存在争议。当血中的 $PaCO_2$ 降低时,可减少脑血流及增加缺氧程度,由于低氧血症时,动脉中的血氧含量常不能维持在稳定水平,故低 $PaCO_2$ 既可引起脑血流量减少,又可使颈静脉的氧分压及氧含量降低。根据对成人的研究发现,当颈静脉血氧分压低于 20 mmHg 时就可能出现脑功能的损伤,但就小儿脑损伤时颈静脉血氧分压的临界值目前仍不清楚。因此在降颅内压过程中,既要使颅内压低于 15 mmHg,又要使颈静脉中血氧分压保持在 25 mmHg 以上。故在过度通气时需辅以其他方法如注入巴比妥钠或降低体温以减少脑的耗氧量、通过利尿减少细胞外液的容量。

(2)低温疗法。低温可以降低脑组织代谢率,使脑血流量减少,脑容积缩小和颅内压下降。低温还可降低脑细胞的通透性,从而减轻脑水肿。低温疗法最适用于严重脑外伤的患者,因低温可增加未被破坏的脑细胞对缺氧的耐受力,伤后 3 h 内开始降温的疗效最好。Shiozaki 在限制液体入量、过度通气和大剂量巴比妥类治疗的同时,对严重脑外伤患者实施 34 ℃轻度降温,能显著减少脑血流量、降低动静脉氧含量差和脑氧代谢率。当患儿体温下降时,其体液可发生明显的转移,此时可出现低温性利尿、细胞外钾离子转移至细胞内引起低钾血症。因此在降温过程中,应严密监测和及时调整循环血量和电解质水平,保持血流动力学的稳定性。低温降颅内压带来的主要问题是增加了感染的危险,处于低温和麻醉状态的患儿不能有效地通过热病效应来抵御机体感染,因此需仔细观察血流动力学的变化,加强气体交换、外周血细胞计数及血细胞形态学的监测。

六、麻醉苏醒期管理

小儿神经外科手术麻醉恢复时应考虑麻醉药物的消除情况、神经肌肉阻滞恢复情况、胃排空是否延迟、颅内压是否增高等。

麻醉结束后,如果患儿呼吸功能未完全恢复时,患儿容易发生 CO_2 蓄积,可继发颅内压升高,甚至伴发颅内出血等情况,应进行适当的通气支持。当患儿吞咽反射恢复时,呼吸道保护机制已开始恢复。对于伴有颅内高压的患儿术后常需予以镇静和继续辅助通气以达到过度通气的目的。如果患儿需要进行 CT 检查时,麻醉科医生应与外科医生商量,确定患儿是否需要麻醉技术。当患儿已完全清醒、神经肌肉阻滞功能恢复及麻醉药物作用已消除后可考虑拔除气管导管。苏醒及拔管应力求平稳,防止颅内压、动脉压的波动。拔管前静脉注射利多卡因可能有助于抑制拔管引起的咳嗽。为缓解肌松作用应给予拮抗剂。

喉痉挛是小儿全麻拔管后常见的并发症。主要是拔管时机掌握不当而诱发。患儿个体差异很大,既有咳嗽反射又不至于诱发喉痉挛的麻醉深度有时难以掌握。对于喉痉挛应以预防为主。应尽量让患儿吸入温暖湿润的气体,并避免使用有刺激性的吸入麻醉药或拔管前应将吸入麻醉药排净代以静脉药维持;在较深麻醉下吸净呼吸道分泌物后尽量少刺激气管,待患儿基本清醒时再拔管是相对安全的做法。拔管后如果出现喉痉挛,要立即扣面罩以 100% 纯氧手法正压通气,如果未能缓解,则要立即再行气管插管。

第六节　常见的小儿神经外科手术麻醉

一、小儿脑积水分流术麻醉

(一)病因和术式

脑积水主要表现为脑室内脑脊液的量增多。常见原因有:脑脊液重吸收减少,如先天异常;脑脊液回流受阻,如肿瘤阻塞,脑脊液回流受阻常发生在脑室内、蛛网膜下隙、脑脊液流出处和吸收处;脑脊液产生过多,如脉络丛乳头状瘤。不管是哪种病因引起的脑积水,脑脊液分流术是目前解决脑积水最常用的方法之一,主要分为脑室—腹腔分流、脑室—心房分流、脑室—胸腔分流。有些小儿由于病情复杂常需分次放置或修改分流道。

(二)麻醉前准备

由于脑积水的病因很多,术前应注意患儿是否存在颅内高压的情况,如果有严重的颅内高压,患儿常因频繁呕吐而存在水电解质的紊乱。对于术前进食不足的患儿,应及时输液纠正脱水。另外要注意患儿术前的意识水平,了解有无反流误吸或胃排空延迟,了解患儿是否存在贫血、肺顺应性差、肾功能不全等情况。

(三)麻醉管理

1. 麻醉诱导

如果患儿无颅内高压表现时,可采用面罩进行吸入麻醉诱导或静脉麻醉诱导。静脉诱导推荐使用异丙酚或硫喷妥钠加肌松药,快速控制气道建立有效通气。麻醉诱导时可静脉注射利多卡因减弱喉镜和气管插管的反应。如果患儿有颅内高压或胃排空延迟等情况,如已禁食可谨慎使用硫喷妥钠、异丙酚、利多卡因和非去极化肌松药完成气管内插管。麻醉诱导过程中应避免肌颤或咳嗽,以避免插管时颅内压升高。

2. 麻醉维持

可用 N_2O 和低浓度的七氟烷或异氟烷,或采用异丙酚静脉持续泵注,复合少量的麻醉性镇痛药。如果术前患儿有颅内高压,手术过程可采用适当的过度通气,使 $PaCO_2$ 维持在28~30 mmHg。

3. 注意事项

(1)有神经缺陷的患儿对吸入麻醉药和镇静药比较敏感,应适当减少用药量。如果采用局麻药对手术部位施行局部浸润麻醉,可减少麻醉维持用药量,以减少麻醉手术对患儿的不利影响。

(2)术中注意低血压的发生。如果术前高血压是继发于颅内高压,当由于引流大量脑脊液使颅内压恢复正常且麻醉较深时,就很容易发生血压急剧下降,因此术中应及时调整麻醉深度,同时适当加快输液速度,补充由于术前呕吐和药物利尿引起的体液丢失。

(3)当脑室内放置导管后,由于脑脊液引流引起颅内压的改变而致颅内容物的移动,可能会引起心动过缓和其他心律失常,术中应加强监护,及时发现并处理。

(4)脑室—胸腔引流术,如引流过多的脑脊液会引起胸腔积液甚至呼吸衰竭,一旦发生,需要及时进行胸腔穿刺或胸腔切开术。而行脑室—颈静脉引流术时,应避免在颈静脉穿刺时气体进入静脉引起气体栓塞。

二、小儿颅内肿瘤手术麻醉

(一)幕上肿瘤

1.麻醉前准备

麻醉医生术前应了解患儿病情及相关的实验室检查结果,以便确定合适的麻醉方案。术前应根据患儿病情,结合患儿的影像学检查结果,了解患儿是否存在严重的颅内高压,并应与手术医生讨论,决定是否在切开软脑膜之前做脑室脑脊液引流以降低颅内压。

2.术中麻醉管理

患有脑幕上病变的儿童在进行麻醉诱导时应尽可能减少操作刺激,迅速建立人工气道并及时进行过度通气。麻醉诱导时应采取一些措施如静脉注射硫喷妥纳($5\sim6$ mg/kg),利多卡因($0.5\sim1$ mg/kg)或芬太尼(2 μg/kg)等减少气管插管引起的交感神经兴奋活动。麻醉维持可采用以静脉麻醉药为主复合少量吸入麻醉药如七氟烷、异氟烷等。

术中采取适当的过度通气使呼气末 $PaCO_2$ 维持在 $25\sim30$ mmHg 的低碳酸血症状态,但同时应注意过度通气可引起脑血管收缩、脑灌注压降低、脑缺血以及脑功能调节障碍引起的脑内异常分流、脑淤血等。

幕上肿瘤切除手术术中出血较多,血流动力学不稳定,因此为了能有效监测血流动力学状况应进行动脉穿刺置管,同时进行中心静脉穿刺置管以方便快速输血输液,同时可行中心静脉压监测以指导输液。

颅内高压患儿术前多已接受了脱水治疗,且因呕吐、进食少,术前可能已存在电解质紊乱和血容量不足,手术进行切皮和颅骨钻孔时出血会比较多,增加了血管内循环容量不足的发生率,因此术中需通过监测中心静脉压来估计患儿的血容量,指导术中输液。为保持循环的稳定状态,可采取胶体液:晶体液为1:3的比例进行输液。

接受幕上手术治疗的患儿,常需取仰卧位,同时头稍高的倾斜位有利于脑静脉回流。摆放体位时应注意患儿的颈项部有无异常的过度伸屈、转位等,避免阻碍脑静脉回流及脑淤血等情况。

3.术后注意事项

术后应注意患儿氧合情况及呼吸状况,体温是否稳定;镇痛情况;神经系统功能检查情况;是否存有高血压;是否发生癫痫。

(二)颅咽管瘤

颅咽管瘤产生于幕上区,其病变从局部开始发展,容易造成对下丘脑、视交叉和垂体—肾上腺轴的影响。因此麻醉前评估要考虑患儿内分泌的变化,因为肿瘤压迫可能导致儿童出现低温、生长激素缺乏、促肾上腺皮质激素缺乏等。

麻醉与幕上肿瘤相似。术后患儿可能出现尿崩症、癫痫和低温。尿崩症可导致低血容量、低钠、高渗和稀释尿,早期可用抗利尿激素或 DDAVP(去氨加压素乙酸盐)治疗,另外根据患儿电解质水平调整补液的种类。当下丘脑的体温调节中枢受损时,会引起术后神经源性高热,也可导致低体温。因此需要对此类患儿进行持续的体温监测,并采取相应的措施使患儿的体温维持正常水平。

(三)后颅窝肿瘤

与成人相比,儿童后颅窝肿瘤发生率相对高一些,约占颅内肿瘤的 50%。

1. 麻醉前准备

麻醉前的评估应包括:①对颅内压的评估,如患儿有梗阻性脑积水通常需要先行外部引流。②患儿是否伴有呼吸循环系统功能的异常。如阿—基畸形脑干受压时,心血管敏感性增高;脑干受压常可引起上呼吸道梗阻、吸气性喘鸣或气道保护反射消失,易发生误吸、胃排空减慢而呕吐等。③术前进行降颅压处理后是否存在水电解质紊乱。

2. 麻醉管理

(1)后颅窝肿瘤手术麻醉一般可分为控制呼吸的全麻和保留自主呼吸的全麻。麻醉机控制呼吸的全麻在麻醉诱导时可选用异丙酚或硫喷妥钠、非去极化肌松药、少量阿片类镇痛药等,诱导时应保证脑灌注充分,注意保持一定的麻醉深度以防颅内压进一步升高。麻醉维持可根据患儿及手术需要合理选择药物。保留自主呼吸的全麻,主要用于延髓实质占位切除术或延髓邻近部位可能损伤呼吸中枢的手术。麻醉诱导时可给予阿托品 0.1～0.2 mg/kg,γ-羟丁酸钠 80～100 mg/kg,咪达唑仑 0.1～0.2 mg/kg 等,加表面麻醉气管插管。也可以给予异丙酚、短效琥珀胆碱加少量麻醉镇痛药静脉快速诱导下行气管插管。气管插管后患儿自主呼吸可很快恢复。麻醉维持可在保持患儿自主呼吸情况下微泵输注异丙酚 4～8 mg/(kg·h),氯胺酮 4～8 mg/(kg·h),也可追加 γ-羟丁酸钠。麻醉维持期间注意给予患儿间断辅助呼吸,避免呼吸肌疲劳。麻醉中要常规监测 $P_{ET}CO_2$ 和动脉血气,如果出现呼吸性酸中毒要及时辅助通气以免造成脑组织肿胀。

应用阿片类药物应注意,如患儿术前体质虚弱、呼吸功能已受抑制或心率减慢时应禁用。不同年龄段的小儿用药规律不一样,用药应个体化;药物推注速度不能过快,避免大量快速注入或时机掌握不当。

(2)后颅窝肿瘤手术可采取俯卧位、侧卧位和坐位。现多数采用俯卧位。因俯卧位时患儿口腔分泌物流出容易弄湿胶布使胶布松动,因此可考虑使用经鼻插管。患儿应俯卧摆放在松软的垫子或架子上,头抬高 15°,胸腹部不要过度受压,以免影响呼吸。摆放体位或改变体位时麻醉医生应密切注意患者的通气情况,防止因头部位置的变动而引起气管导管滑入主支气管内。

(3)后颅窝肿瘤手术麻醉的监测与脑幕上肿瘤手术的麻醉监测相同,但术中应加强心电图的监测,当手术医生处理第四脑室底部时可能会出现心律不规则或异位心律,或出现严重的心动过缓、非窦性心律、室性期前收缩等。如果出现上述心律失常时应通知外科医生停止在脑干上的操作,这样多数心律失常会消失。如果手术采取坐位,为防止空气栓塞的发生,还需进行心前区多普勒的监测以便及时发现空气栓子。

3. 麻醉恢复

长效镇痛镇静药应提早停用,如果患儿在麻醉苏醒时呼吸道保护反射还没有恢复,术后需留置气管导管或进行气管切开,以达到保护呼吸道的目的。术后应避免应用对瞳孔和神志有影响的药物。手术结束后,应在患儿自主呼吸恢复良好时拔管,拔管时应保持患儿的血流动力学稳定及保持患儿安静状态。在高位延髓肿瘤切除术后或手术医生术后评估患儿需留置气管导管时,患儿应维持一定的镇静水平。

三、小儿脑血管病麻醉

(一)麻醉前准备

小儿颅内动脉瘤多见,而动静脉畸形少见,一般动静脉畸形以大脑后动脉或 Galan 静脉畸形比较常见。动静脉畸形会导致出血、血栓形成、栓塞、邻近神经结构受压迫,或由于血液重新分配于低阻力的血管网而发生脑实质的局部缺血。

对于动静脉畸形的患儿来说最危险的并发症是充血性心力衰竭,其临床表现包括呼吸加快、心动过速、发绀、肺水肿、肝大及心电图的阳性表现等。麻醉前应考虑患儿是否并存颅内高压或充血性心力衰竭,或有无各种先天性缺陷;患儿是否因接受长期的利尿治疗而出现水电解质紊乱。麻醉医生术前应充分认识到术中的风险包括颅内压增高、充血性心力衰竭和大量失血。对于有严重充血性心力衰竭患儿术中应考虑应用静脉持续输注正性肌力药物。

如患儿并无充血性心力衰竭证据,可在麻醉诱导前给予适当药物以防治心肌缺血及高血压;有严重充血性心力衰竭的新生儿可于手术前进行心肌收缩力支持,治疗心力衰竭。

(二)麻醉管理

动静脉畸形的患儿进行麻醉诱导时应特别注意插管时高血压的发生,避免出现心脏抑制和心肌梗死。异丙酚、硫喷妥钠、利多卡因等药物在麻醉诱导时应避免大剂量使用,以防患儿心肌抑制甚至循环虚脱。

由于此类手术出血较多,术前患儿的心功能情况多半不理想,因此这类患儿应进行有创监测,包括留置动脉导管行动脉压监测和深静脉穿刺行中心静脉压监测。术中机械通气时 $PaCO_2$ 应控制在正常范围内,避免 $PaCO_2$ 过低,因为 $PaCO_2$ 过低时会使正常血管灌注血流减少,增加向低阻力血管的血液分流,同时增加动静脉畸形血管的发生率。

麻醉维持与幕上肿瘤相似。术中麻醉医生既要采取有效的降压措施,以减少或消除出血危险,也要在处理假性动脉瘤时,防止发生低血压。控制性降压可采用硝普钠、硝酸甘油、酚妥拉明或高浓度的吸入麻醉药。脑内大的动静脉畸形常会引起脑血管阻力减小,回心血流速度加快,结果会导致高输出量性充血性心力衰竭。可通过温度稀释法来测量患儿的心排出量以确定畸形血管是否已完全分离结扎。当动脉瘤封闭后,心室后负荷增加,可能发生心功能不全,应准备好血管舒张药和正性肌力药物。

动静脉畸形的患儿术中补液既不能过量,也要密切关注术中有可能因大量出血而出现循环衰竭情况,因此术中应做好输血的准备。

(三)麻醉恢复

如患儿无合并脑神经损伤,术毕可拔除气管导管,但术前有充血性心力衰竭的患儿应保留导管,在 ICU 内进行数天的治疗和观察,包括持续机械通气、血管活性药物治疗等。对于严重动静脉畸形的患儿,术后几天内意识常难以恢复,应密切观察其神经系统的各项功能状况。对于术前已有心力衰竭病史的患儿术后应有充分的心力衰竭治疗准备。

四、小儿颅脑外伤麻醉

颅脑创伤包括多种形式的脑损伤和颅骨损伤,根据脑外伤后的病理生理情况分为颅内血肿(硬膜外、硬膜下、脑内血肿及脑挫伤等)、脑水肿、脑外伤引起的全身改变等。与成人相比,儿童更容易发生弥散性脑水肿。儿童硬膜外血肿发生后通常没有中间清醒期,小儿可主诉有进行性头痛,直到进入意识不清及昏睡状态。患儿可迅速出现偏瘫、固定姿势、瞳孔散大等体征。硬膜下血肿常因脑实质挫伤和血管撕裂导致脑皮质组织损伤。脑内血肿虽然占颅内血肿的比例很少,但其预后极差,一般不提倡手术治疗。

(一)麻醉前准备

麻醉前访视时应对患儿进行神经功能评价,包括脑神经检查及格拉斯哥评分;了解患儿有无存在联合伤,是否存在饱胃现象;如患儿循环呼吸衰竭应尽快进行心肺脑复苏,包括开放气道和稳定循环等。

(二)麻醉诱导

头部外伤的处理首先要保持呼吸道通畅,尽快气管插管并保持颈部的稳定。存在脑和颈部联合伤的患儿诱导和插管时应避免操作动作过多。插管时可让助手将患儿头部保持中性位置从而有助于保持大脑组织的稳定性。气管插管时绝对禁忌使用 Selick 法。若患儿血流动力学稳定而又排除困难气道,诱导时可采用硫喷妥钠、异丙酚、琥珀胆碱或非去极化肌松药完成气管插管;若患儿颅内情况极差,可在只给肌松药的情况下进行气管插管。意识状态消失的患儿应警惕肺部误吸入胃内容物或分泌物。若怀疑有困难气道,可根据患者年龄及其意识状态,给予吸入合适的麻醉药或神经安定麻醉的同时在喉表面进行局麻后进行气管插管。诱导时用氯胺酮可引起心血管反应,在闭合性颅脑损伤时应禁用。

(三)麻醉维持及监测

麻醉维持与脑幕上肿瘤手术相似。应注意,当颅内巨大血肿清除后,可使小脑幕上的颅内压迅速降低,造成脑干向上移动穿过小脑幕切迹,结果可引起短暂性的血流动力学变化和心律失常。术中除了常规监测外,尚需进行动脉和中心静脉穿刺置管,对患儿进行导尿,同时持续监测患儿中心体温。

(四)麻醉复苏

严重颅脑创伤的患者术后仍需留置气管导管,以便继续进行通气支持及控制因脑水肿引起的颅内高压。因此麻醉恢复后一般需将患者送至 ICU 继续进行治疗。

五、脊髓发育不良手术麻醉

脊髓脊膜膨出可见于任何部位,但以腰骶部多见。由于中枢神经系统的组织暴露在外,极易发生局部感染,因此主张尽快手术。

(一)麻醉前准备

麻醉前评估常可发现患儿存在不同程度的神经系统功能缺陷。准备接受脊髓脊膜膨出修补术的患儿,一般无颅内压增高情况。此类患者有大量的组织液从裸露的脊髓脊膜处蒸发,因此需考虑麻醉前纠正患儿的血容量。

(二)麻醉管理

麻醉诱导可选用咪达唑仑、异丙酚或硫喷妥钠等和肌松剂。此类患儿因可能合并短气道,插管后应确保没有插入支气管。琥珀胆碱用于脊髓脊膜膨出的婴儿一般不会引起高钾血症。通常可选用异氟烷、七氟烷或氟烷等维持麻醉,也可复合应用异丙酚等静脉麻醉药。麻醉诱导前应在脊髓脊膜膨出处垫一特殊的垫子以防神经囊受压。诱导期间应充分补液,控制脊髓脊膜处水分不要过度丢失,新生儿如考虑有气管插管困难,可考虑进行清醒插管。

此类手术隐性失血较多,因此除了常规监测外,对于脊膜囊非常大或皮肤缺损面积较大,需要进行植皮,以及脑膨出患儿手术时必须进行动静脉穿刺置管,以便监测血压、血红蛋白和中心静脉压。

手术一般采用俯卧位,摆放体位时应注意保证腹部悬空以降低腹内压和减少脊膜扩张。术后注意呼吸抑制或呼吸暂停发生的情况,合并脑积水和阿—基畸形的患儿更易发生,所以应在 ICU 对小儿进行监测以防止呼吸暂停发生,并在 ICU 终止麻醉和拔管。脊髓脊膜膨出的患儿因病变以下部位丧失了对体温的自主调节能力,热量容易丢失,术中应加强体温监测,并采取一定措施减少患儿热量丢失,维持正常体温。

六、小儿介入手术麻醉

造影或介入治疗的地点一般远离手术室,因此在麻醉前应准备好一切紧急抢救用品。脑动脉造影术要求造影过程中患儿绝对安静,所以国外一般采取气管内插管全麻,以少量的吸入麻醉药维持麻醉。低碳酸血症可使正常血管收缩,便于放射造影时更清晰显示。因为隔着造影设备不能随意亲近患儿,气管插管后应仔细检查麻醉机,固定好气管导管,必要时可采用异型导管或加强导管。国内多数采用静脉或肌内注射氯胺酮基础麻醉,加穿刺部位局部浸润麻醉。对于 5 岁以上儿童,可采用氟哌定 0.5～1 mg/kg 加哌替啶 0.5～1 mg/kg、氯胺酮 1～1.5 mg/kg 静脉注射,数分钟后,可酌情给予咪达唑仑 0.1～0.2 mg/kg,穿刺部位行浸润麻醉。对于 5 岁以下儿童,可以肌内注射阿托品 0.01 mg/kg、氯胺酮 4～6 mg/kg、咪达唑仑 0.1～0.2 mg/kg 合剂加局部浸润麻醉。麻醉过程中应监测血氧饱和度,持续面罩给氧,必要时辅助呼吸。麻醉医生在造影过程中应密切注意操作对患儿造成的生理影响,如果手术医生在颈部操作时,直接压迫和刺激气管及喉头,可能会引起呼吸道梗阻及喉痉挛;颈动脉穿刺过程中有可能出现血肿并压迫呼吸道,甚至可以引起窒息。因此在造影过程中必须保持制动和确保呼吸道通畅。

第八章 心脏外科手术麻醉

处理心脏手术的麻醉常常是手术成功的关键。麻醉者应熟悉各种心脏疾病的病理生理，制订合适的麻醉计划，在麻醉及手术过程中致力于保护心肌、维持稳定的血流动力学及降低心肌耗氧量。

第一节 先天性心血管病

先天性心血管病常可分为非发绀型和发绀型两大类。

一、非发绀型先天性心血管病

1. 病理生理

分为压力超负荷性缺损与容量超负荷性缺损。压力超负荷性缺损主要包括肺动脉瓣口狭窄、主动脉瓣口狭窄、主动脉缩窄及左心发育不全综合征。容量超负荷性缺损主要有房间隔缺损（ASD）、动脉导管未闭（PDA）、室间隔缺损（VSD）、主动脉窦动脉瘤破入右心、房室共道永存、部分性肺静脉畸形引流、主动脉—肺动脉间隔缺损及冠状动静脉瘘等。

主要改变为左右两侧血液循环途径之间有异常沟通，使左心血液分流入静脉血中，增加静脉血氧含量，而不影响动脉血氧含量。常有肺血流过多或左心流出受阻导致肺静脉淤血，严重可导致充血性心力衰竭。

2. 麻醉处理原则

（1）压力超负荷型。任何年龄左或右心室压力超负荷的患儿，应维持稳定的心率、充足的充盈压和心肌收缩力。在主动脉缩窄或中断、严重主动脉瓣或肺动脉瓣狭窄的新生儿，左心室严重梗阻充血性心力衰竭儿茶酚胺耗竭很快，抑制心肌收缩力的药物如氟烷最好不用，应以麻醉性镇痛药和肌松药为主，且注药速度应缓慢；年龄较大的主动脉缩窄患儿一般不出现充血性心力衰竭，因左心室处于高血流动力学状态，可选用挥发性麻醉药，术中高血压可用普萘洛尔或其他 β 受体阻滞药治疗。

（2）容量超负荷型。此种患儿由于存在分流，因此应注意：①避免气泡栓塞；②理论上分流加速了挥发性麻醉药肺泡与吸入气浓度平衡，但在临床上分流对麻醉诱导的影响效果不明显；③容量超负荷程度、心肌失代偿程度和患儿年龄是制定麻醉方案的重要依据，存在严重左心衰竭时应注意保护或加强心肌收缩力，小婴儿主要靠心率维持心排出量，因此肌松药宜选用潘库溴铵。

二、发绀型先天性心血管病

1. 病理生理

本型心血管畸形引起以下情况：①肺血流不足。②在进入主动脉前体静脉血在心腔内混杂。③体静脉血不经过肺直接进入主动脉。典型的如法洛四联征、Ebstein 畸形、大血管错位、三尖瓣闭锁、完全性肺静脉畸形引流、主动脉干永存合并肺动脉高压等。

2. 麻醉处理原则

由于此种患儿肺血流减少,吸入麻醉时诱导较慢,而静脉麻醉时因右向左分流使静脉至脑的循环时间缩短,诱导迅速。

肺血流减少性发绀患者麻醉时必须努力避免低血压或降低血管阻力;否则,进一步减少肺血流更导致低氧血症、酸中毒、心肌抑制、心动过缓、肺血管收缩、儿茶酚胺释放以及漏斗部痉挛性梗阻更使肺血流减少,形成恶性循环。

任何恶性刺激引起儿茶酚胺释放均可以促使过度发绀危象。还应避免过度正压通气及慎用扩血管药。由于存在由右至左分流,静脉输液时更应绝对防止气泡进入及细菌污染,因为不经肺滤过,直接进入体循环,可出现致命后果。

三、麻醉方法

1. 麻醉前准备及用药

术前注意饮水,安慰患者,麻醉前 6~8 h 禁食、禁饮,新生儿和哺乳儿可在麻醉前 2~3 h 喂 5% 葡萄糖液。

新生儿和婴儿一般不需要镇静剂,以免影响呼吸,给予抗胆碱药,如阿托品(0.01 mg/kg)或东莨菪碱(0.006 mg/kg)麻醉前 0.5 h 肌内注射。2 岁以上的患儿可选用麻醉性镇痛药如吗啡 0.2 mg/kg 和抗胆碱药如东莨菪碱联合使用效果好。青少年可口服咪达唑仑(0.2~0.3 mg/kg)以代替吗啡,其有催眠、抗焦虑及顺行性遗忘作用。

法洛四联征患儿给药后必须密切观察并给予吸氧,以免出现过度发绀危象。近几年用 β 受体阻滞药较好地治疗及预防法洛四联征流出道痉挛出现的发绀。

2. 麻醉诱导

(1)肌内注射:患儿年幼不合作,严重发绀,充血性心力衰竭伴右心压力明显增高或新生儿无静脉通路,最好选用氯胺酮(4~7 mg/kg)肌内注射,氯胺酮能通过增加全身血管阻力来维持肺血流量和氧饱和。

(2)静脉麻醉药:是首选的诱导方法,常用硫喷妥钠(2~5 mg/kg)、氯胺酮(1~2 mg/kg)、羟基丁酸钠(50~80 mg/kg)、依托咪酯(0.2~0.4 mg/kg)、咪达唑仑(0.05~0.1 mg/kg)、芬太尼(5~20 μg/kg),都能使患者安全度过诱导期,还须注意的是,发绀的患者因右向左分流,药物经体循环绕过肺循环直接进入体循环,使静脉诱导起效时间缩短。

(3)吸入麻醉药:对于那些不合作或静脉穿刺困难,而心脏储备良好的患儿,可选择强效麻醉药进行诱导。七氟烷、地氟烷血气分配系数低,诱导速度快,是吸入诱导常用的药物。

3. 麻醉维持

麻醉维持的选择,根据病情、手术时间和气管拔管时间来决定。麻醉性镇痛药如芬太尼、舒芬太尼、阿芬太尼、雷米芬太尼等均无心肌抑制、血压下降等不良反应,具有强效、快效等优点,为心血管麻醉常用药物。一般芬太尼总量为 20~50 μg/kg,静脉分次注射或持续输入。可应用地西泮(0.2~0.3 mg/kg)、咪达唑仑(0.1~0.2 mg/kg)、氟哌利多(0.1~0.2 mg/kg)或氯胺酮(1~2 mg/kg)等药物。术中可持续泵入咪达唑仑 0.1 mg/(kg·h),或靶控输入异丙酚。吸入麻醉维持,可提供不同的血流动力学效应,满足不同的麻醉深度要求,通过肺快速排出。

四、特殊处理

1.先天性心脏病合并肺动脉高压的麻醉处理

肺高压常见于肺血流增多的先天性心脏缺损,如 VSD、PDA 等,麻醉及手术中许多因素可引起肺血管阻力增高,如手术刺激、交感紧张、肺泡缺氧、高碳酸血症、酸中毒、功能残气量、低温、血管活性药及一些炎性介质。降低肺动脉高压首先保证供氧,其次维持足够的麻醉深度。麻醉重点是减少肺动脉压力波动,维持心血管功能稳定。术后右心衰竭是肺高压患儿常见的死亡原因之一。

选择性控制肺血管阻力降低右心后负荷是控制术后死亡的关键。一氧化氮选择性扩张肺血管作用,从而有希望代替硝基扩血管药不能有效控制肺高压且常导致全身低血压的情况,一氧化氮治疗用浓度为 $5\times10^{-8}\sim8\times10^{-5}$ mmol/L $[(0.05\sim80)\times10^{-6}]$。

2.改善缺氧

酸中毒发绀患儿术中麻醉管理的重点在于防止右向左分流增加而出现频发性动脉氧饱和度降低和血压下降。低氧、高碳酸血症、酸中毒、过度膨肺、肺不张、低温、交感神经兴奋等都可引起肺血管阻力增高,肺血流减少发绀加重。发绀患儿常存在代谢性酸中毒,应根据血气值补充碳酸氢钠。

3.体外循环后

体外循环后如果血红蛋白值不高,静脉输血最好选择自体血或新鲜血,血红蛋白高可输入新鲜血浆。鱼精蛋白中和肝素二者之比为$(1\sim1.5):1$,首次先给予半量或 2/3,余量分次静脉注射,同时给予苯海拉明 $0.5\sim1$ mg/kg 可预防可能出现的过敏反应。重度肺动脉高压或心功能差者,最好从主动脉根部给药,严重血红蛋白尿应适当补充碳酸氢钠碱化尿液和利尿。术毕搬动注意气管插管,运送途中要持续给氧及连续监测动脉压、心电图和脉搏血氧饱和度。

第二节　缩窄性心包炎

心包发生急性炎症但未能及时治疗,使脏层与壁层心包严重粘连、纤维化形成硬壳,妨碍心脏正常的收缩与舒张,引起一系列血流动力学的改变。

一、病理生理

由于结核、炎症、结缔组织病引起心包增厚可达 $7\sim8$ mm,甚至可有钙化,使整个或大部分心脏被束缚在缩窄的硬壳之内,四个心腔的舒张压均增高,无论是静息或活动时,相互间上下不超过 0.67kPa(5 mmHg),因此大多数患者的心脏指数与心搏指数均明显降低,由于每搏量的受限,并且是固定不变,为了维持心排出量主要依靠增加心率。肺循环游血,肺泡呼吸面积显著减少,再加上胸腔积液、腹腔积液,更使呼吸功能严重受损。由于心脏受压,腔静脉压力上升,造成肝脏淤血及肝大,肝细胞缺氧、萎缩、坏死及肝内纤维组织增生,甚至出现黄疸。所以麻醉过程不但要注意心肺功能的保护,同样也应保护肝脏功能。术前小量反复输血,可纠正因大量胸腔积液、腹腔积液所造成的低蛋白血症,还能纠正贫血。

二、麻醉方法

缩窄性心包炎由于心脏功能严重受损对麻醉的耐受力极差,并且患者循环时间普遍延长,所以给药时麻醉征象出现比较晚,需严密监测。

1.麻醉诱导

诱导前行外周静脉及动脉穿刺,常用地西泮或依托咪酯 0.1～0.2 mg/kg,面罩给氧,芬太尼 5～10 μg/kg,氯胺酮 0.5～1.0 mg/kg,潘库溴铵 0.1～0.2 mg/kg 缓慢静脉注射,注意血压的变化,给药 2～3 min 后行气管插管。

2.麻醉维持

维持药使用芬太尼或舒芬太尼等药物。氯胺酮有交感神经兴奋作用,可加快心率,升高血压,增加心排出量,这对缩窄性心包炎的患者是有利的。

手术开始要严密监测血流动力学的变化,劈胸骨后,胸骨牵开要适度,否则使心包过度绷紧而影响心室的充盈引起血压下降。剥离心包要由小到大,术中要控制液体入量。手术结束后,可用适量的洋地黄增强心肌收缩力改善循环功能。

第三节 心脏瓣膜疾病

心脏瓣膜病变的共同起始点都是通过瓣膜的血流发生异常引起心腔的容量和压力负荷异常,进一步导致心排出量下降,而机体则通过各种代偿机制尽量维持有效的心排出量。

一、二尖瓣狭窄

1.病理生理

正常成人的瓣口面积为 4～6 cm²,二尖瓣狭窄患者出现症状时瓣膜口必在 2.6 cm² 以下,所以,机械性妨碍血流所影响的心脏功能决定于瓣口狭窄的程度。①轻度狭窄(1.5～2.5 cm²):休息状态时左心房压、肺动脉压及心排出量均在正常范围,运动时均轻度上升,所以对麻醉影响很小。②中度狭窄(1.0～1.5 cm²):休息时左心房压及肺动脉压轻度上升,才能维持心排出量于正常范围的低值。当运动或麻醉时,即可使左心房压及肺动脉压显著上升,左心房压升高至 2.4 kPa 可出现肺淤血,3.3～4.0 kPa 时可发生肺水肿。③严重狭窄(0.6～1.0 cm²):休息状态时左心房压及肺动脉压即显著升高,并且使肺血管阻力增加,肺静脉高压肺泡壁增厚及肺组织纤维化,风湿性炎症和左心房的压力负荷增加使左心房扩大,左心房壁心肌纤维化及肌束排列紊乱引起心电传导异常而致心房颤动。左心房扩大和血流减慢易致血栓形成。

2.麻醉处理原则

二尖瓣狭窄最大的威胁即为心动过速,因为回心血过多,左心房排出受阻极易产生肺水肿及心力衰竭,甚至因肺部感染、发热、激动等因素导致心动过速,发生急性肺水肿,需急诊手术进行二尖瓣联合处分离术才能控制肺水肿。因此,麻醉过程应尽量避免心动过速,严格控制输液,密切监测血流动力学变化。如插漂浮导管,常因肺动脉高压、心房颤动、三尖瓣口反流及右心室每搏量降低而影响导管"漂入"肺动脉。卤类吸入麻醉药可显著降低心排出量,应慎用。扩血管药虽然能降低外周血管及肺血管阻力,但左心室舒张末压(LVEDP)也明显下降,使每搏量下降。发生低血压时,尽管血容量不足,但扩容治疗要慎重;缩血管药物应避免使用纯 α-肾上腺素受体激动药,可选用肾上腺素或麻黄碱双重药物。当然术后出现肺血管阻力上升及右心衰竭或低心排出量时,仍可应用扩血管药(如硝普钠)以改进血流动力。又因长期肺淤血或纤维化,使肺—胸顺应性明显降低,联合处分离后仅稍升高。瓣膜置换后常需要用机械通气若干小时。

二、二尖瓣关闭不全

1.病理生理

二尖瓣关闭不全的病因很多,如乳头肌断裂及风湿性二尖瓣病变产生血液回流,导致左心室收缩期容量过度负荷及有效每搏量减少。急性二尖瓣关闭不全与慢性的病理生理有很大的不同。前者血流动力学改变显著,因左心房不大,血液回流导致左心房压上升,心排出量减少,升高的左心房压又影响肺循环造成肺淤血、肺动脉高压及右心衰竭。代偿性心动过速及外周血管阻力增加更使回流增加。慢性二尖瓣关闭不全逐渐使左心室肥大、扩张(增加顺应性)及左心房扩张来代偿,所以左心房很大而壁薄,很少影响肺血管及右心室压力。左心功能不全可致心排出量持续严重地下降,并引起左心房压的进一步增高,肺动脉压升高最终导致右心衰竭。

2.麻醉处理原则

麻醉过程应尽量维持正常心率以维持心排出量。避免外周血管阻力增加,应用扩血管药可减少二尖瓣血液回流。如应用硝普钠使外周血管阻力及 LVEDP 下降,同时使回流减少,还使有效每搏量增加。但必须避免过度低血压。又因心肌收缩性受损,对心肌抑制药极为敏感,尽量避免应用强效吸入麻醉药。当射血分数在 40% 以下,预示有严重的心肌受损和心功能低下,二尖瓣置换术后极易发生心室功能衰竭,降低后负荷由于血压降低导致冠状动脉血流进一步减少反而加重心肌损害,所以,血管扩张药难以奏效,常需用主动脉内反搏泵降低左心室后负荷和提高冠状动脉灌注。

三、主动脉瓣狭窄

1.病理生理

正常成人主动脉瓣口面积为 $2.6 \sim 3.5 \ cm^2$,当出现主动脉瓣狭窄时,左心室收缩末压增高,跨主动脉瓣压差增大保障了正常的每搏量。当心排出量减少,需要增加体循环血管阻力以维持血压。所以应用扩血管药非常危险,因为周围血管扩张,将降低左心室舒张末容积(LVEDV)导致每搏量下降,可以产生急剧而严重的低血压,以损害脑及冠状动脉血流灌注。对中度或严重主动脉瓣狭窄患者,可因此产生心绞痛、晕厥及猝死。同样,在诱导前出现心绞痛,主要给予纯氧吸入,硝酸甘油对解除本病的心内膜下缺血的效应也较单纯冠心病患者为差。

2.麻醉处理原则

麻醉时应避免采用强效吸入麻醉药。心动过速缩短左心室射血时间,心动过缓减少射血次数,使心排出量锐减,加重肥厚的心肌血液灌流不足,因此维持正常心率及心律以利心室充盈极为重要。应积极治疗快速室上性心律失常,因为心动过速和有效心房收缩的丧失均可导致病情的严重恶化。

四、主动脉瓣关闭不全

1.病理生理

细菌性心内膜炎、风湿病及高血压等均能导致主动脉瓣关闭不全。急性主动脉瓣关闭不全使左心室容量突然超负荷,左心室舒张末压突然增高,为维持前向血流而产生代偿性交感刺激出现心动过速及周围血管收缩,进一步使有效心排出量减少,很快发展成急性左心衰竭。慢性主动脉瓣关闭不全可以形成左心室偏心性肥厚,表现为收缩压升高及舒张压下降,脉压增宽。

2.麻醉处理原则

由于反流发生在舒张期,反流量决定于瓣口直径、舒张期长短和主动脉与左心室压力差三个因素,因此,心率增快可减少舒张期血液回流,还可改进心内膜下血流。相反,患者难以耐受心动过缓及外周血管阻力增加,麻醉中应准备阿托品及使用戈拉碘铵及泮库溴铵等解除迷走神经紧张的肌松药。又因血压常不稳定,对血管收缩药又极敏感,所以麻醉中应避免使用抑制心肌收缩的吸入麻醉药。此外,扩血管药可增加有效心排出量及降低左心室的舒张压,减少继发性二尖瓣回流及降低肺静脉压。主动脉瓣关闭不全是主动脉内气囊反搏的禁忌证,因为舒张压增高可增加反流量。

五、麻醉方法

1.麻醉前用药

用药原则是在不影响患者呼吸、循环功能的前提下,给患者充分镇静。术前 1 h 肌内注射吗啡 0.1~0.2 mg/kg 及东莨菪碱 0.006 mg/kg。如病情较重可减半。

2.血流动力学的稳定

二尖瓣狭窄患者应使用洋地黄控制心率至术晨,避免使用引起心动过速、增加肺血管阻力、降低前负荷或抑制心肌收缩力的药物。

主动脉瓣狭窄与关闭不全的患者不能耐受心率过快或过慢,心率过快可导致冠脉灌流减少,过慢又限制心排出量,任何抑制心肌、导致血压下降、心动过速及其他心律失常的麻醉药应小心使用。通常选择以麻醉性镇痛药为主的麻醉方法。

六、术中监测

心脏手术的监测极为重要,最重要的是心电图及直接测定动脉压,能及时发现心肌缺血、心律失常及连续反映收缩压和舒张压变化。

1.有创压力监测

中心静脉压直接反映右心室功能及心脏对灌注量的反应。对瓣膜疾病、室壁瘤及左心室功能受损患者有条件应插入 Swan-Ganz 漂浮导管,既可测定中心静脉压又可测肺动脉压及肺动脉楔压。如果置入带有热敏电阻的漂浮导管还能测算心排出量,更能随时评价左、右心功能及周围血管阻力。但有先天性间隔缺损者则不能测算。

2.食管超声心动图

经食管二维超声心动图(ZD-TEE)无创监测技术,可从图像直观地、精确地监测心功能状态。如心脏瓣膜活动、形态,尤其能敏感地测知二尖瓣闭锁不全反流情况及反流量。根据心室壁运动情况准确地测出心肌缺血部位及缺血程度,心肌栓塞存在部位;准确地测算出心室容积,包括每搏量、心排出量及射血分数;特别是可弥补心导管检查对扩张型心脏病充盈压测定所造成的误差,而对心室功能、心肌收缩状态判定不准确之弊端。对于心内分流及分流量乃至解剖变异更能测得。

3.尿量

插入导尿管计算排尿量可间接反映心排出量,正常尿量为 60～100 mL/h。如果体外循环后有血红蛋白尿,还应及时给利尿药(如呋塞米),冲洗出游离血红蛋白,防止肾衰竭。排尿过多时,每 500 mL 尿可先静脉滴入氯化钾 0.5 g,同时应密切监测血清钾浓度以便及时调整给钾量。

4.其他

动脉血气分析及血细胞比容,pH 必须在术前及术中随时测定,有助于维持机体处于生理状态。鼻咽部及直肠温度监测可以调节所需体温。

第四节　冠心病

一、病理生理

因冠状动脉粥样硬化导致冠状动脉管腔狭窄,甚至完全堵塞,使冠状动脉血流不同程度地减少,导致心肌缺血缺氧,引起心肌氧供与氧需失衡。最基本的病变是心肌缺血。心肌缺血导致心肌储备降低,一旦心脏负荷加重,心肌氧耗量超过固定狭窄病变的冠脉储备能力,就会产生心绞痛,甚至心肌梗死。

二、麻醉处理原则

避免增加心肌氧需(氧耗),避免减少心肌氧供。术中心肌氧需增加通常是由于血压升高和心率增快所致。其中心动过速及前负荷增加对破坏心肌氧供需平衡最为危险,因此麻醉时必须做到:①尽量维持动脉血高浓度氧含量,避免低血压;②控制心率,避免心动过速;③避免血压增高引起氧需增加,必要时可应用硝酸甘油或吸入麻醉药。

麻醉的危险性主要决定于冠状动脉阻塞的部位、数量及侧支循环是否充分。若阻塞左冠状动脉主干,则靠其供血的左心室大部分将出现大面积心肌梗死及心源性休克,甚至猝死;如阻塞右冠状动脉,可产生急性右心室功能紊乱,也可能导致不同程度的传导阻滞。另外,心肌梗死后还能产生室壁瘤,增加心肌需氧量,更易导致心绞痛或心律失常。乳头肌功能紊乱并有瓣口血液回流,又可加重左心室功能损害,增加 LVEDP,导致肺淤血及呼吸困难。

三、麻醉方法

1.麻醉前用药

消除紧张情绪并使患者充分镇静,力争使患者入室时呈嗜睡状态。术前 1 h 肌内注射吗啡 0.1～0.2 mg/kg 及东莨菪碱 0.006 mg/kg。对左心室功能尚可但较紧张者,可加大术前用药;对左心室功能严重不良者,麻醉前用药应减量。

2. 麻醉诱导

临床上最常用的仍然是芬太尼。可选用咪达唑仑与芬太尼诱导,但咪达唑仑剂量较大时,气管插管前易发生低血压;若选用依托咪酯与芬太尼诱导,气管插管时易发生高血压与心率增快;以小剂量咪达唑仑($0.03\sim0.05$ mg/kg)、依托咪酯(0.3 mg/kg)与芬太尼复合诱导,即可抑制气管插管时高血压与心率增快,又不致发生低血压。

3. 麻醉维持

冠心病患者基本要求是氧供需平衡,所以麻醉维持要求循环稳定,血压和心率应尽量稳定。临床实践表明,体外循环前控制心率 50 次/分左右、控制性血压偏低(收缩压$12.0\sim13.3$ kPa($90\sim100$ mmHg))的循环状态,对无原发性高血压病史患者,更有利于心肌氧供需平衡。可根据病情、心功能、手术时间和是否快通道来选择麻醉药及用药剂量。

常用药物:麻醉性镇痛药,如芬太尼、舒芬太尼及雷米芬太尼等;静脉药,如咪达唑仑和异丙酚;肌松药,多选择对心血管影响较小的维库溴铵、罗库溴铵及哌库溴铵等;吸入麻醉药,异氟烷、七氟烷及地氟烷较常用。

四、围术期血管扩张药、β受体阻滞药、钙通道阻滞药的使用

1. 硝酸甘油

硝酸甘油扩张狭窄的冠状动脉及降低心肌氧耗的作用已被证实。围术期使用硝酸甘油治疗的指征为:①动脉压超过基础压20%;②PCWP>2.13 kPa(16 mmHg);③PCWP 波形上 A 和 V 波>2.40 kPa(18 mmHg)或 A、V 波高于 PCWP 平均值 0.667 kPa(5 mmHg)。④ST 段改变大于 1 mm。⑤区域性室壁运动异常。⑥急性左或右心室功能失常。⑦冠状动脉痉挛。

2. β受体阻滞药

β受体阻滞药近年来已广泛地应用于高血压及心肌缺血性疾病的治疗,它可以降低心率、血压及心肌收缩力,明显降低心肌耗氧量及抗心律失常。新β受体阻滞药艾司洛尔即使在心功能中度减弱时也安全有效。如果在术前停止用药,在围术期中反可产生反跳性高血压、心肌缺血、心绞痛,甚至心肌梗死。所以,麻醉前不需停用此药,有利于术中高血压的控制、心动过速的治疗及对抗心肌缺血。

3. 钙通道阻断药

此类药如硝苯地平、尼卡地平及硫氮䓬酮也用于高血压及冠状动脉功能不全的患者。可以扩张冠状动脉改善心肌供氧、解除心绞痛、控制心律失常、降低血压及减少心肌需氧量,还可增强阿片类及吸入麻醉药的效能。

以硫氮䓬酮为首选,因其在扩张冠状血管的同时,不明显抑制心肌收缩力,并可减慢房室传导,静脉给药的常用剂量为 $1\sim3$ $\mu g/$(kg·min)。

五、正性肌力药的使用

缺血性心脏病患者由于心肌缺血,往往存在心功能不全,需要以正性肌力药来增强心肌收缩力,而预防性地使用此类药物,只能增加心肌耗氧,对患者无益处。应用正性肌力药的指征为:PCWP>2.1 kPa(16 mmHg),平均动脉压(MAP)<9.3 kPa(70 mmHg)或收缩

压 <12.0 kPa(90 mmHg)，CI $<2.21/$（min·m^2），$SvO_2<65\%$。常用多巴酚丁胺、多巴胺、肾上腺素。

第五节　大血管疾病

大血管疾病主要包括胸部的主动脉瘤、主动脉夹层、主动脉缩窄或主动脉中断，腹主动脉缩窄或动脉瘤、颈动脉内膜增厚及腔静脉阻塞等。病情常很严重，还多合并其他疾病，手术复杂、出血量又多，术中常需阻断血流造成远端组织和脏器短时间缺血，术后并发症较多，手术死亡率也高，所以麻醉管理相当复杂而困难。麻醉者必须熟悉各种疾病的病理生理改变，才能选择合适的麻醉方法和辅助措施，保证患者安全。

一、病理生理

胸、腹主动脉瘤的主要病因为动脉粥样硬化、主动脉囊性中层坏死、创伤、细菌性感染或梅毒等。其病理改变则由于瘤体压迫或原发病因所致。瘤体压迫除可引起疼痛症状外，严重者还可造成气道梗阻，压迫食管可引起不同程度的吞咽困难。牵拉喉返神经可引起声带麻痹。腔静脉受压常出现上腔静脉阻塞综合征。颈动脉狭窄可导致脑缺血甚至脑梗死。动脉瘤波及肾动脉开口或肾动脉硬化引起肾动脉狭窄也出现高血压、蛋白尿和血尿，肾衰竭时血清肌酐及尿素氮增高。如主动脉管腔狭窄或闭塞则造成远端组织和脏器缺血，若在肾动脉上方同样引起肾缺血。粥样斑块脱落还可造成心、脑、肾或脾等栓塞，加之肝功能低下常出现凝血机制障碍和贫血。此外，常合并高血压。主动脉中层囊性坏死好发于升主动脉，多见于青年患者，一般都合并动脉硬化，$40\%\sim60\%$合并有高血压。

若中层囊性坏死性动脉瘤引起主动脉根部扩张和主动脉瓣关闭不全，并有骨骼畸形、手指细长、皮下结缔组织缺乏等体征，即马方综合征（Marfan syndrome）。此病可累及各部位大动脉，多累及主动脉瓣环和升主动脉，常同时并有胸、腹主动脉瘤。各种病因所致的主动脉瘤皆可能发生急性破裂出血而需紧急手术抢救，但病死率极高。

二、麻醉方法

1. 麻醉前准备

（1）术前尽早戒烟。

（2）凡术前使用抗心律失常药、抗心绞痛药或正性肌力药者，均应继续使用至手术当日，以加强心肌保护。

（3）控制高血压，使舒张压 >10.7 kPa(80.25 mmHg)，<13.0 kPa(97.5 mmHg)。

（4）对近期有心肌梗死者，非急症应推迟手术；凡有不稳定型心绞痛或静息心绞痛者，在行主动脉手术前应先做冠状动脉旁路移植术（CABG）手术。

（5）低氧血症者应预先吸氧。

2. 麻醉前用药

常用吗啡 $0.1\sim0.2$ mg/kg 及东莨菪碱 0.006 mg/kg 肌内注射。如患者过度紧张可加用地西泮或咪达唑仑等镇静。

3.麻醉诱导

主动脉手术皆选择气管插管全身麻醉。麻醉诱导和气管插管时如引起血压升高,可导致左心负荷加重和动脉瘤扩大、压迫气管导致移位或气道完全梗阻,造成夹层动脉瘤及颅内动脉瘤破裂。

故左心室功能良好者,可选用硫喷妥钠(4～5 mg/kg)或咪达唑仑 0.1 mg/kg 及肌松药诱导;左心室功能不全或主动脉破裂紧急手术者,常用地西泮 0.5 mg/kg、依托咪酯 0.3 mg/kg、芬太尼 5～10 μg/kg 及肌松药诱导,并用局麻药表面麻醉或降压措施以防止气管插管时血压升高。

4.麻醉维持

多选用对心血管抑制轻微的麻醉药,如大剂量芬太尼静脉麻醉,或并用异氟烷—氧化亚氮—氧吸入。常用的肌松药为维库溴铵、罗库溴铵及哌库溴铵。手术需要提前拔管,以吸入麻醉为主,也可用静吸复合麻醉。

5.麻醉管理

(1)阻断主动脉前:在暴露腹主动脉时,牵拉肠系膜可出现面部潮红、低血压和心动过缓,主要是由于肠系膜血管内皮细胞释放前列环素所致,此谓肠系膜牵拉综合征,需快速补充血容量及麻黄碱或去氧肾上腺素静脉注射。

在阻断主动脉前必须使尿量维持在 1 mL/（kg·h）,一般阻断前 5～10 min 常规给甘露醇 12.5 g～25 g 以增加尿量及对抗阻断后对肾血流分布的影响,若不见效可用呋塞米 10～20 mg 静脉注射。

(2)阻断主动脉中:当完全阻断降主动脉血流时,位于主动脉阻断以远的血管因进行性低氧血症和酸中毒而发生最大限度的扩张。阻断近端的颅内及上肢或上半身血流突然增加,致使血压升高可达 26.6～33.3 kPa（200～250 mmHg）,血管阻力增加,造成左心后负荷急剧增加;而心脏每搏量、心排出量、中心静脉压及肺动脉压皆下降,肺动脉楔压不变或下降。有左心室肥厚或心肌缺血而舒张顺应性下降的患者,左心室壁张力上升和舒张的进一步受损,会进而损害冠脉的灌注。因此对这类患者主动脉钳闭应缓慢。在阻断主动脉血流前就应开始降压,使上半身平均动脉压维持在 13.3～16.0 kPa（100～120 mmHg）,直至撤除阻断之前数分钟。

(3)主动脉开放后:是麻醉管理的关键时刻。主动脉血流通畅后,由于后负荷和周围血管阻力降低,缺血状态的血管床从中心循环中"窃血",加之缺血区局部酸性代谢产物蓄积,使血管扩张,导致循环血量不足、血压下降,称"开钳性低血压或休克"。同时缺血区域产生的酸性代谢产物及高钾离子进入循环并灌注心脏,可降低心肌收缩力或引起心律失常,严重者出现心室颤动,又称"血流再通综合征"。

防治措施:①在开放主动脉血流前,快速输入全血、血浆和平衡液等维持较高的血容量,使肺动脉楔压保持在 1.3 kPa（10 mmHg）左右或比术前高 0.4～0.5 kPa（3～4 mmHg）;②开放前停用扩血管药及吸入性麻醉药;③与术者密切配合,缓慢开放,注意动脉波形的变化;④开放后使用 5％碳酸氢钠 100 mL～200 mL 来缓冲降低的 pH,然而外源性碳酸氢盐缓冲后产生的额外 CO_2 将大大提高 $PaCO_2$ 值,使 $P_{ET}CO_2$ 暂时升高,此时应增加通气量以排除过多的 CO_2。

三、术中监测

1.中心静脉压

建立输液通路及中心静脉插管,常规用 14 号或者 16 号静脉针穿刺建立输液通路,深静脉穿刺置管测量中心静脉压。

2.动脉测压

一般经左侧桡动脉穿刺置管测压,但预计术中需阻断降主动脉同时会阻断左锁骨下动脉,则应穿刺右桡动脉,需上、下分别灌注的,则应加用右股动脉穿刺,同步监测上、下肢血压对比。

3.漂浮导管

置入 Swan-Ganz 漂浮导管,通过此导管可以测量肺动脉压及肺动脉楔压等。多用于近期有心肌梗死、不稳定型心绞痛或充血性心力衰竭等患者,如果用温度稀释法测定心排出量,可以正确地反映血容量的改变。

4.其他

心电图及体温测定(直肠温度、鼻咽温度或食管温度);留置导尿管观测每小时尿量;拟行手术中阻断脑循环,还需监测颈内静脉血氧分压、脑血流量、脑电图及颞浅动脉直接测压等;食管超声(TEE)对评价室壁运动改变有用,是心肌缺血的证据之一;用躯体感觉诱发电位(SSEP)可监测脊髓血供的受损情况。

四、术后并发症和预防

1.肺部并发症

胸主动脉瘤患者术前常有肺并发症,为满足术者要求有时需插双腔管,术中行单肺通气易导致缺氧。加之术中机械性压迫或剥离损伤肺脏、气管内积存血性分泌物、左肺不通气等因素,容易造成术后肺并发症。因此,大部分患者术后需要人工呼吸机维持通气。

2.肾衰竭

在肾动脉上方阻断主动脉血流时肾脏也无血流供应,即使采用体外循环或分流术,肾内血流分布也受影响,虽然总肾血流及髓质血流不变,皮质血流也减少,且随阻断时间延长血流进一步减少,皆可导致肾损害。

这种现象在肾动脉血流再通后还要持续一段时间,可能是由于神经反射引起肾皮质血管痉挛所致,而髓质血流增加。甘露醇可减少此类再分布现象。另外,失血引起低血压可导致术后急性肾小管坏死或肾动脉被粥样块栓塞,低血压续发血管内凝血及凝血激酶损害肾小球等因素也可以引起肾功能衰竭。低温可以保护缺血肾脏免受缺氧性损害。术中用甘露醇等利尿可减少肾损害。

3.脑或脊髓损害

脑或脊髓损害可出现昏睡或痉挛,常发生在升主动脉或主动脉弓部手术后,与脑血流阻断时间过长有关。

脊髓损害则出现截瘫,除与血流阻断时间过长和低血压有关外,供应脊髓血液的侧支循环尤其是肋间动脉被损伤也是重要因素。

(1)术中注意低温,增加头部的重点保护。

(2)硫喷妥钠、异丙酚和氯胺酮对大脑局部缺血有潜在保护作用,停循环前在心血管允许下适当增加用量。

（3）头低30°防止空气栓塞。

（4）在深低温前给予甲泼尼龙30 mg/kg。

（5）在急性缺氧发生24 h内给予钙通道阻滞剂尼莫地平，以改善神经系统转归。

4.高血压

术前合并高血压或动脉硬化症的患者，术后容易出现高血压。另外，术中输血、输液过量或术后周围血管反射性收缩等原因也可以引起高血压。常用扩血管药治疗。

5.出血及低血压

术后创面渗血，血管或人造血管吻合口渗血，可出现低血容量性休克，突然大出血可造成死亡。术中输血、输液不足、创面渗血、大量排尿以及血管扩张等原因造成低血压，甚至休克。

6.凝血机制障碍

大量输入陈旧库血或术中应用的肝素作用未消失可造成凝血机制障碍，出现渗血不止等症状。应根据具体情况给予新鲜血输血等处置。

7.其他

还可能发生心肌梗死及低心排出量综合征。

第九章 口腔颌面外科和整形外科手术麻醉

第一节 麻醉特点

一、病情特点

（1）小儿：先天性畸形居多、多处畸形并存、年龄小和分期手术、颅面畸形常与上呼吸道梗阻有密切关系。

（2）中青年：交通事故导致口腔颌面部损伤增多，可造成急性上呼吸道梗阻和颈椎、颅脑损伤。整形外科中，烧伤后小口畸形、颏胸粘连所致的气管困难常见。鼾症手术和美容手术常见。

（3）老年人：恶性肿瘤居多、大型手术增多、对麻醉和手术的耐受力降低、口腔颌面肿瘤患者中气道困难常见。

二、手术要求

1. 手术部位

气道方面：口腔颌面外科手术的术野在气道入口处，血液可误入气道，麻醉医师远距离操作都给气道管理带来不利。拔管后易发生气道梗阻。

颅脑方面：手术操作邻近脑组织，围手术期控制颅内压和防治脑水肿十分重要。

不良神经反射：术中可诱发眼心反射、颈动脉窦反射。

2. 手术失血

口腔颌面部血运丰富、止血困难，应注意加强循环监测和管理，必要时控制性降压。

3. 手术范围

手术范围大、时间长。

4. 手术对麻醉的要求

口腔颌面外科和整形外科手术要求麻醉平稳、镇静镇痛完全，对肌松要求不高，在预计失血大的手术中常采用控制性降压，对失血量大或需进颅的手术还需实施低温。

第二节 术前评估和准备

一、术前评估

（1）小儿：术前了解是否合并先天性畸形，评估有无困难气道、有无呼吸和循环代偿功能减退、有无营养不良和发育不全,是否存在呼吸道感染和严重贫血等。

术前准确预测小儿有否可能插管困难十分重要,对疑有呼吸道感染的小儿应暂停手术,在感染症状消失 1 个月后再实施手术。

(2)中老年:术前全面了解病史,评估对手术麻醉的耐受力,制定合理的麻醉方案。口腔颌面和整形外科患者中,气道困难常见而严重,麻醉前预测方法包括测量张口度、甲颏间距、颈部活动度、MaⅡampati 分级、Cormack-Lehane 喉头分级和 Wilson 危险评分等。

(3)心理问题的评估和处理。

二、术前用药

麻醉前用药主要包括镇静安定药、麻醉性镇痛药和抗胆碱药等。1 以内的小儿在术前不用镇静药,对疑有气道困难或已有气道梗阻者,慎用镇静和镇痛药。对于高龄、伴严重肺病、休克或颅内压高者可不使用术前药。

第三节　麻醉选择

用于口腔颌面和整形外科手术的麻醉方法包括局麻、部位阻滞(包括神经阻滞和椎管内阻滞)和全麻。

一、神经阻滞麻醉

(1)头皮神经阻滞。

(2)上颌神经阻滞:上颌神经即三叉神经第二分支,自颅骨的圆孔穿出,上颌神经阻滞用于上颌和颊部的手术。

(3)下颌神经阻滞:下颌神经即三叉神经第三分支,自颅骨的卵圆孔穿出,下颌神经阻滞用于面部外下区域的手术。

(4)眶下神经阻滞:眶下神经起源于上颌神经,阻滞后可麻醉下眼睑、鼻外侧、上唇、口腔黏膜和上切牙,最严重的并发症为局麻药注入眼眶内导致眼内压增高,产生视觉障碍。

(5)颏神经阻滞:可麻醉下唇和颈部皮肤的感觉。

(6)上牙槽后神经阻滞:上牙槽后神经为上颌神经的分支,阻滞后可麻醉上颌磨牙、牙槽突和颊侧牙周膜、骨膜、龈黏膜。

(7)下牙槽神经阻滞:下牙槽神经为下颌神经的分支,阻滞后可麻醉下颌骨、下颌牙和下唇等。

(8)鼻部神经阻滞:支配鼻部皮肤感觉的神经为滑车神经、眶下神经和鼻神经外支。

(9)外耳神经阻滞:外耳腹面受耳颞神经支配,背面受耳大神经、枕神经和枕神经的乳突支支配。

二、椎管内阻滞麻醉

整形外科可用中位或低位硬膜外阻滞。

三、术中辅助镇静和镇痛

口腔颌面外科和整形外科中,局部或部位阻滞麻醉者,术中长时间制动后可出现焦虑、烦躁,常需辅助镇静和镇痛。

理想的镇静状态是患者安静、轻度嗜睡、呼之能应并听从指令、无循环和呼吸抑制。可用吗啡、芬太尼、地西泮、咪达唑仑、丙泊酚和氟哌啶醇。

四、全麻

口腔颌面外科手术常用气管插管全麻,常用静吸复合麻醉。使用肌松药的目的是为了便于机械通气和术中呼吸管理,并可减少麻醉药的用量。

快速诱导插管法用于全身情况尚可、估计面罩通气和插管无困难时。在口腔颌面外科和整形外科中,清醒插管具有特殊的应用价值,所有预计有气道困难和病情危重者,原则上均应采用清醒插管。慢速诱导插管法不使用肌松药,在保留自主呼吸的条件下插管,适用于不合作或不能耐受清醒插管者。

第四节 麻醉管理

一、呼吸和循环管理

口腔颌面外科手术多在头面部进行,气道管理十分重要。经鼻插管较经口插管固定性好,故在这类手术中应用广泛。术中严密观察有无导管扭曲、折叠、滑脱等异常情况,术后严格掌握拔管指征,拔管后注意有无呼吸道梗阻、呕吐误吸、通气不足等情况。

长时间的复杂手术,加强循环监测和管理尤为重要。

采用控制性降压、血液稀释技术、自体输血或血浆代用品可减少对库血的需求。

二、颅内压的监测和控制

颅颌面手术常涉及颅脑,术中和术后应持续监测并有效控制颅内压,以防脑水肿和脑疝。

三、控制性降压和低温技术

控制性降压能保持术野清晰、减少手术失血量。禁用于超高龄、一般情况差或伴有重要脏器功能损害者,对颅内压高者慎用,应在降低颅内压或切开脑膜后再降压。

在口腔颌面外科和整形外科手术中,低温常用于创伤大、出血多和涉及颅脑部的手术,多采用浅低温(30℃~34℃)。

第五节　口腔颌面外科和整形外科手术麻醉各论

一、唇腭裂修复术

唇裂修复术在 3～6 个月施行,腭裂修复术在 12～18 个月进行。临床上通常采用"3 个 10"的原则来决定唇裂手术时机:体重>4.5 kg,血红蛋白>100 g/L(10 g/dL),白细胞≤10×10^9/L。

唇腭裂修复术均采用气管插管全麻,常用吸入麻醉诱导,在确认面罩通气无异常后再使用肌松药。国内常用氯胺酮静脉复合麻醉,但氯胺酮增加呼吸道分泌物、抑制喉反射、抑制呼吸、增高颅内压,慎用于伴心血管畸形或有明显心功能损害者。

腭裂小儿插管时,喉镜凸缘常嵌入裂缝中,采用低凸缘的弯镜片如 Robert-Shaw 或 Oxford镜片可解决这一问题。唇腭裂伴先天颅颌面畸形的小儿维持气道常有困难。对于可能存在气道困难的小儿,麻醉诱导时忌用肌松药插管。除咽成形术必须经口插管外,多数唇腭裂手术既可经口也可经鼻插管。

待小儿拔管后确定气道保护性反射和通气功能恢复良好,才可给术后镇痛,但咽成形术后,易出现上呼吸道梗阻,应慎用镇痛。

目前多主张唇腭裂修复术不输血,以输平衡液和血浆代用品为主。

二、口腔颌面肿瘤手术

口腔颌面肿瘤手术常用气管插管静吸复合全麻,除上颌肿瘤手术需经口插管外,其余手术多经鼻插管。老年人和恶性肿瘤患者对手术麻醉的耐受力明显减弱,应避免药量过大。

气道困难在这类手术麻醉中常见,应做好充分准备。对于开颅的肿瘤手术,围手术期防治颅内高压十分重要。预计出血量大的手术,术中可采用控制性降压,出血量大和进颅的手术,可实施低温。

某些晚期肿瘤者需行双侧颈内静脉结扎,增加围手术期颅内高压的危险,常需使用低温技术。双侧颈内静脉切除可引起咽喉部组织肿胀影响气道通畅,常需同时做气管切开术。

三、口腔颌面外伤手术

口腔、颌面部外伤后常出现急性上呼吸道梗阻,应迅速清理气道、维持气道通畅。严重损伤和伴复合外伤者可因急性大量失血导致低血容量性休克,快速扩容、纠正休克是抢救成功的关键。

对于有明显颅脑损伤者,昏迷并非手术麻醉的禁忌证,但手术麻醉的风险将增加。

口腔、颌面损伤修复手术常采用全麻,常用慢诱导插管或清醒插管。Le Fort Ⅰ型骨折可经口插管,单侧骨折时还可选对侧经鼻插管;Le Fort Ⅱ型和Ⅲ型骨折常伴颅底骨折,禁忌经鼻插管。下颌骨骨折可经鼻插管。

四、正颌手术

正颌手术常用气管插管全麻。气道梗阻是正颌手术最严重的并发症。术后需吸净口内残留的血液和分泌物,待意识完全恢复后再拔管,并密切注意拔管后有无气道梗阻、呕吐误吸、通气不足等情况。出血是正颌手术另一严重的并发症,对于严重出血者,应立即手术止血。

五、OSAS 手术

OSAS 常用悬雍垂腭咽成形术治疗,常用静吸复合平衡麻醉。由于这类患者困难气道常见,故有建议所有 OSAS 者都清醒插管。

OSAS 者术中都应人工通气,保留自主呼吸可导致低氧血症和 CO_2 潴留。伴有慢性低氧血症或贫血者应连续监测血红蛋白和 Hct 的变化。术后拔管要慎重,待到患者完全清醒能控制气道、残余的肌松作用被完全拮抗、呼吸功能恢复良好后方可拔管。对于伴低氧血症、心肺功能不全或仍有气道阻塞症状的 OSAS 患者,术后镇痛不宜使用镇痛泵(PCA)。

六、颞下颌关节强直手术

这类患者张口极度受限造成气管插管困难。假性强直者多为损伤后疼痛引起颞肌和咬肌痉挛所致,全麻下可缓解;真性强直则多有解剖结构改变,麻醉后不会缓解,需在浅麻醉或清醒状态下插管,常用经鼻插管。

七、眶距增宽症手术

眶距增宽症的最佳手术年龄为 5～6 岁。手术范围广、创伤大、出血多、时间长,常用气管插管静吸复合全麻,常用经口插管。术中多需监测创伤性动脉压和中心静脉压,术中和术后均应连续监测颅内压。

八、显微手术

显微手术的特点是操作精细,麻醉要求镇痛镇静完全。麻醉方法常因手术部位的不同而不同。显微手术要求有效循环血量维持于较高水平,以利吻合后的微血管通畅。为防止吻合血管栓塞,可输注平衡液和低分子右旋糖酐以降低血液黏滞度。术后苏醒平稳,不宜延迟拔管。

九、乳房美容手术

可用连续硬膜外阻滞或全身麻醉。硬膜外阻滞时经 $T_{4～5}$ 间隙穿刺向头侧置管,阻滞平面控制在 $T_{2～8}$ 为宜。乳房增大术易发生气胸,乳房缩小术的创面和失血量大。

十、腹部美容手术

腹部美容手术主要指脂肪抽吸或切除术,可用连续硬膜外阻滞或全身麻醉。施行硬膜外阻滞时,可经穿刺向头侧置管,阻滞平面控制在 T_5 为宜。对肌松要求不高,可用低浓度局麻药。

腹部脂肪切除术失血较多,需及时输血、补液。腹部脂肪抽吸术需警惕术中脂肪栓塞。

第十章　四肢创伤手术麻醉

随着现代工业及各种现代化交通工具的飞速发展,各种创伤的发生率也随之快速增长。肢体是人类活动最多的器官,因此也最易遭受意外伤害。另外,对四肢创伤的处理正确与否关系到创伤患者今后的生活质量。因此,四肢创伤的手术在急症外科手术中占有重要地位。

第一节　四肢创伤手术及麻醉的特点

四肢创伤包括开放性损伤和闭合性损伤,创伤可累及组织结构包括骨、神经、血管、肌肉、肌腱以及其他软组织。开放性损伤均需紧急手术处理。闭合性损伤以骨折最多见,除非合并重要血管或神经损伤,一般可视患者全身情况决定处理时机。但近年来主张对四肢长骨骨折应尽早手术内固定,避免患者长期卧床牵引带来的诸多负面影响,并能减轻伤后疼痛,为后期功能康复创造条件,也有利于减少严重并发症,降低病死率,明显改善预后。

单纯四肢创伤手术范围多较局限。但若伤及血管、神经,修复手术则要求精细,尤其是断肢再植手术需时较长,对麻醉也有特殊要求。四肢创伤常合并有胸腹内脏及颅脑等多器官损伤,手术处理宜分轻重缓急,先处理致命伤,待患者生命体征相对稳定以后,再处理四肢伤。如果情况许可,也可同期处理四肢损伤。

低血容量是四肢创伤患者常见的并发情况,开放性损伤的失血量依受伤部位和严重程度有所不同,闭合性骨折不显性失血大致为单侧股骨 800~1 200 mL,胫腓骨 350~500 mL,肱骨 200~500 mL,尺桡骨 300 mL。

对创伤患者失血量的评价直接关系到麻醉选择和术中处理,应综合患者的伤情和全身表现,尽可能做出准确评估。若接诊时患者已经出现血压下降、心率加快,提示失血量可能已超过血容量的 30%,应立即采取输血补液等救治措施。

饱胃是创伤患者的另一个重要问题,紧张、休克和疼痛可使胃排空时间明显延长,因此,防止呕吐误吸极为重要。临床上对急症患者应一律视为饱胃患者,尤其是在全身麻醉诱导时尤应注意防止呕吐误吸。

第二节　术前准备与麻醉选择

一、术前评估与麻醉前准备

四肢创伤患者急诊手术时,因时间紧,难免准备不充分,因此麻醉师在选择麻醉前应对患者一般病情进行简要的评估。

(一)既往病史

着重了解患者有无明显心血管、呼吸系统及与麻醉相关的其他疾病并存及其治疗情况,药物使用情况,近期有无呼吸道感染等。患者是否接受过麻醉及麻醉中有无异常情况,尤其是有无局麻药变态反应史。

(二)进食情况

急症手术应了解患者末次进食时间,尤其是进食后与受伤之间的间隔时间。同时还应了解患者进食内容,伤后有无呕吐。对饱胃患者尽量选择神经阻滞或椎管内麻醉,术中慎用镇静药。手术必须在全身麻醉下进行时,应选择气管内麻醉,可在充分表面麻醉下患者清醒时插管,也可采用快速诱导气管插管,插管诱导同时压迫环状软骨,避免胃内容物反流误吸。术后亦应待患者清醒后再拔除气管导管。

(三)合并损伤

检查患者是否合并有其他部位的损伤,尤应注意有无气道梗阻、气胸、血胸或腹腔脏器损伤等紧急情况。若需同时手术应综合考虑手术需要选择合适麻醉方法。

(四)失血量

尽可能准确评估失血量。对低血容量状态应在麻醉前初步纠正。心率、皮肤颜色和毛细血管充盈时间是失血纠正满意与否的可靠指标。大量失血需快速输血补液,监测CVP可帮助判断血容量情况,也可防止液体过多。

(五)实验室检查

血细胞比容和血红蛋白含量可大致提示失血纠正情况;血气分析可反映患者酸中毒情况;而心电图及X线检查也有助于对患者全身情况的综合了解,对决定麻醉方法和麻醉中处理也有一定参考和指导作用。

(六)手术前精神准备及用药

解除紧张患者的精神焦虑,必要时给予适量苯巴比妥、地西泮等镇静和(或)镇痛药物。

(七)术中监测

常规监测心电图、脉搏氧饱和度、无创血压。全身麻醉患者监测呼气末二氧化碳浓度。危重患者最好监测有创动脉血压以便及时发现血压变化,并可间断取血进行血气分析。麻醉开始前建立可靠的静脉通路,为输血补液及药物治疗提供给药途径。

二、麻醉选择

(一)全身麻醉

全身麻醉多用于下列情况。

(1)儿童或不合作患者。

(2)不适用于局麻或强迫体位难以完成椎管内阻滞或神经阻滞操作的患者。

(3)合并其他部位损伤需同时手术或估计术中难以保持气道通畅的患者。

(4)合并有其他损伤(如脊柱或骨盆骨折等)而不能于侧卧位下行椎管内阻滞或神经阻滞者。

(5)长时间手术时,可采用全身麻醉与区域阻滞联合应用的方法,在减轻患者术中不适的同时可为肢体再植手术提供良好的血流灌注条件。

全身麻醉是否气管插管,取决于患者的手术体位、术中能否维持满意的气道控制、是否需要应用肌肉松弛药及手术时间。

一般短小手术的患儿不需肌松者,可在静脉或吸入麻醉下不插管完成手术;也有些短时间的操作,如闭合性骨折复位等,可在开放吸入麻醉下完成。其优点是苏醒迅速,可提供一定程度的肌松,但不宜常规应用。

对重度软组织挤压伤患者行快速诱导气管插管时,可能由于存在高血钾状态,应用琥珀酰胆碱有诱发心搏骤停的危险。

(二)椎管内麻醉

1.概况

椎管内麻醉包括蛛网膜下隙阻滞、连续硬膜外麻醉和蛛网膜下隙、硬膜外间隙联合阻滞,多用于下肢手术,可提供完善的镇痛和肌肉松弛,伴发的交感神经阻滞可为肢体再植手术提供良好的灌注状态。

2.蛛网膜下隙阻滞

蛛网膜下隙阻滞是下肢手术常用的麻醉方法。

其优点是操作简单、局部麻醉药用量少、麻醉效果确定、肌肉松弛完善等。

常见并发症为手术中低血压和手术后头痛及尿潴留。当患者血容量不足时,血压波动更为明显,麻醉前注意纠正;血容量不足,控制阻滞的范围可减少其对循环功能的影响;通过应用细针穿刺或使用改良的铅笔头式侧孔穿刺针,术后头痛发生率明显减少。尿潴留和作用时间受限,是目前限制蛛网膜下隙阻滞应用的主要原因。

蛛网膜下隙阻滞时多采用等比重溶液,如 0.5% 丁哌卡因 12～15 mg 单次注射,可维持下肢手术 3～4 h。虽然连续蛛网膜下隙阻滞在国内也有开展,但报道很少。

3.连续硬膜外麻醉

连续硬膜外麻醉是目前国内应用最广,技术最成熟的麻醉方法之一。

其优点为不受手术时间限制;不受阻滞节段限制;对血流动力学及呼吸影响相对较小;无蛛网膜下隙阻滞后头痛;保留导管可用于术后镇痛等。

其缺点是起效慢,失败率相对较高;使用不当时,仍有呼吸及循环抑制问题。因此,术中仍要密切监测患者呼吸情况,辅助吸氧以维持正常血氧含量。

4.蛛网膜下隙—硬膜外间隙联合阻滞

这是近几年来发展比较广泛的椎管内阻滞方法。它集中了蛛网膜下隙阻滞和硬膜外间隙阻滞的优点,如阻滞起效快、镇痛完全、肌肉松弛良好、局部麻醉药用量相对较少;不受手术时间的限制,同时保留硬膜外导管进行手术后镇痛治疗等。

应用蛛网膜下隙—硬膜外间隙联合阻滞时,采用等比重小剂量麻药行蛛网膜下隙阻滞既可达到满意的阻滞效果,又对循环功能的影响较小。1～2 h 后开始硬膜外间隙阻滞时,要注意常规给予试验剂量,给药后要密切注意测试阻滞平面的变化,预防出现连续蛛网膜下隙阻滞。

5.椎管内麻醉的注意事项

对术前已存在严重低血容量状态,或有败血症及凝血功能障碍的患者,应慎用或禁用椎管内麻醉。有些严重创伤强迫体位患者,改变体位可引发伤处剧痛,常难以配合完成椎管内麻醉操作,应选择其他麻醉方法。

（三）周围神经阻滞麻醉

臂丛神经阻滞是上肢手术最常用的麻醉方法。下肢手术尤其是膝关节以下的手术也可在股神经阻滞、坐骨神经阻滞以及其他周围神经的阻滞下完成。

随着周围神经刺激器的广泛应用，周围神经阻滞技术越来越多地用于临床。周围神经刺激器的刺激频率通常为 $1\sim2$ Hz，刺激强度从 $1.0\sim1.2$ mA 开始，逐渐降低。当刺激强度下降到 0.5 mA 以下，相对应的肌肉还有收缩反应，即可注药。常可达到满意的阻滞效果。刺激阈值越低，神经阻滞的效果越好。

神经阻滞麻醉提供满意的镇痛、肌松和制动作用，同时对呼吸循环影响很少，术后可保持一定时间的镇痛作用，伴发的血管扩张还可增进肢体血液循环，尤其适用于断肢再植和血管修复手术。缺点是局麻药用量较大，发生血管内误注时可产生严重的局麻药中毒反应。阻滞成功率受麻醉者操作熟练程度的影响较大，穿刺操作有出现气胸和血管神经损伤的可能。单次注射时，麻醉作用时间受药物性能的限制。

第三节　四肢手术常用神经阻滞方法

一、臂丛神经阻滞

（一）阻滞途径

臂丛神经阻滞适用于从肩部到手任何部位的手术。上臂内侧、前臂及手部的手术，大多选用腋路臂丛神经阻滞法；对于肩部和上臂外侧的手术，可选择锁骨上或肌间沟臂丛神经阻滞。

1. 肌间沟阻滞

该法适用于肩、臂部手术，手和前臂尺侧麻醉效果欠佳。较易合并神经阻滞，进针过于平直偶伤及椎动脉，或误注药至硬膜外或蛛网膜下隙。

2. 锁骨上阻滞

本法阻滞整个臂丛神经。偶尔阻滞欠佳时加大药量可改进效果。但仍有发生穿破胸膜的危险。门诊患者慎用。寻找异感时，若患者咳嗽表示针近胸膜，需格外小心。合并膈神经、喉返神经及星状神经节阻滞偶见报道。

3. 腋路阻滞

腋路阻滞的并发症最少，适于门诊患者。缺点是肌皮神经阻滞不全。本法单点注药量较大，须避免血管内注射导致局麻药中毒反应。

（二）注意事项

任何途径的臂丛神经阻滞均需要一定时间才能作用完全，20 min 左右，偶尔潜伏期臂丛神经阻滞时运动神经阻滞出现较少，肘部能抬伸是腋路行丛阻滞成功的最佳表现。肌间沟和锁骨阻滞法最早影响肩部活动，若注药后 10 min，仍未见肌无力表现，则成功可能性不大。

准确定位阻滞成功的关键，异感是定位准确的可靠指标。但应注意异感传导的范围，肩部异感常刺激神经分支引发，并不表明针的位置准确。腋路臂丛有时无法引发异感。应用神经刺激器能引出异感,似不能保证阻滞一定成功,可能是由于鞘内神经间的膜性结构通过电流刺激但能阻止药物扩散的原因。

对长时间术中单次注药无法完成或需术后镇痛时,可试用导管法。即用套管针穿刺定位后留置导管妥善固定,需要时可重复注药。也可从不同路径间断分次阻滞臂丛,如先经腋路阻滞,然后经锁骨上或肌间沟阻滞,这样可在手术持续进行下完成第二次阻滞。

二、上肢周围神经阻滞

(一)概况

上肢周围神经单支阻滞作用有限,较大手术需多点注射并辅助浸润麻醉,主要用于臂丛神经阻滞不全时补充辅助,或为手部短小手术提供镇痛。操作时应避免将药物直接注入神经内,防止患者剧痛或引发神经炎。

局麻药选用丁哌卡因或利多卡因,注药后需一定时间才出现麻醉作用,有时可延迟到15 min才作用完全。

(二)常用的上肢周围神经麻醉

1. 尺神经阻滞

尺神经掌支可在茎突水平阻滞,在尺侧屈腕肌腱与尺动脉之间以细针与皮肤成直角刺入,如引出异感,将针保持原位注药2~4 mL。无法引出异感时,可将针刺及深筋膜及骨,然后退针至皮下,退针同时注药5~10 mL,也可获得满意的麻醉效果。阻滞尺神经背支,需从尺侧屈腕肌腱处绕腕部皮下环形注入局麻药4 mL。

2. 正中神经阻滞

在腕部屈侧皮肤横纹处针贴掌长肌桡侧或自桡侧屈腕肌近中线1 cm处垂直进针、神经位于皮下约2 cm深处。

可沿前臂长轴扇形移动针体寻找异感,引出异感后缓慢注药2~4 mL,另在皮下注射1 mL阻滞到手掌的皮支。

3. 桡神经阻滞

较简单的方法:在腕关节处自桡侧向手背做环形皮下浸润,绕手背半环注药4 mL,注意勿伤及皮下静脉。

4. 指神经阻滞

适于门诊手指手术。局麻药内不加血管收缩药。针由指根背侧边进针边注药,手捏注药点下方手指两侧,注药中觉有压力为止。两侧指根各注药1~2 mL,注药量大,局部组织压力过高,可能有害。

三、下肢周围神经阻滞

(一)概况

由于椎管内麻醉可提供完善的下肢手术条件,因此下肢神经阻滞麻醉相对少于上肢。膝关节以下的手术可应用坐骨神经阻滞、腰丛神经阻滞和股神经阻滞,有时还需辅助阻滞闭孔神经和股外侧皮神经。

下肢周围神经阻滞可避免椎管内麻醉的血压波动,但由于大量应用局麻药,需要注意局麻药毒副反应的危险。

（二）常用的下肢周围神经麻醉

1.股神经阻滞

股神经支配整个大腿前部的肌肉和相应皮肤区域。股神经解剖定位方便，患者取平卧位，于股动脉外侧1 cm腹股沟皱褶水平为穿刺点，选择长度为5 cm的穿刺针，穿刺针向头侧倾斜45°进针。观察到股四头肌收缩或髌骨跳动为注药的指征。常用的局部麻醉药为1％利多卡因，0.25％丁哌卡因或0.5％罗哌卡因15～20 mL。

2.闭孔神经阻滞

闭孔神经支配大腿内侧皮区和大腿内收肌群。阻滞时令患者仰卧，小腿轻度外展，在耻骨联合下外2 cm处进针直刺，针及耻骨水平支后退针向上外与皮肤成80°重新进针，避开耻骨支，继续进针到闭孔区注药15 mL。

3.坐骨神经阻滞

坐骨神经是人体最粗大的周围神经，在梨状肌下经过坐骨大孔离开盆腔后壁，走行于坐骨结节与股骨大转子之间连线中点稍内方。阻滞常采用后入路。患者取侧卧位，患侧在上。健侧腿伸直，患肢屈曲，由股骨大转子与髂后上棘作一连线，其连线中点的垂线与股骨大转子—骶裂孔连线的交点即为穿刺点。选择长度为10 cm的穿刺针，垂直进针，调整进针深度，当观察到腓肠肌随着刺激的频率出现收缩，或观察到足趾跖屈时，即可注药，注药后再进行刺激一般不会再出现肌肉收缩反应。因此，应在确定刺激满意后二次给药，常用的局部麻醉药为1％利多卡因、0.25％丁哌卡因或0.5％罗哌卡因20～25 mL。

4.腰丛神经阻滞

在第四腰椎棘突旁开4～5 cm垂直进针达椎板，拔针稍向外侧滑过椎板，继续推1～2 cm体会阻力消失感觉；此时针尖位于椎间孔水平注入局麻药20～30 mL，可阻滞整个腰丛支配区域，配合坐骨神经阻滞可进行腿部麻醉与镇痛。

5.股外侧皮神经阻滞

适用于在坐骨神经和股神经联合阻滞下需要使用止血带的患者。在髂前上棘内侧1.5 cm向下与腹股沟韧带下缘交点为穿刺点，穿刺针与皮肤呈45°向下，向外进针，穿过阔筋膜，因其为皮神经，通常不能用神经刺激器诱发出肌肉收缩反应，出现异感即为注药指征或行扇状浸润阻滞。常用的局部麻醉药为1％利多卡因5～7 mL。

第十一章 泌尿外科手术麻醉

肾脏手术种类虽多,但麻醉管理则基本相同。硬膜外阻滞范围至少达 $T_6 \sim L_2$,上界最好达 T_4。为减轻牵拉肾脏及肾蒂的反应,常需提前使用镇痛镇静药。手术过程中由于操作不慎损伤胸膜可造成气胸;损伤肾动静脉或下腔静脉发生大出血;肾癌癌栓脱落造成肺梗死等严重并发症,有突然发生心搏骤停的可能,对上述情况应提高警惕。探查巨大肾肿瘤所致的持续性低血压,有时虽经综合性抗休克治疗仍可无效而死亡。因此,麻醉前应做好各项急救复苏准备。

前列腺摘除术的麻醉中要重点注意摘出前列腺后短时间内的大量快速失血;少数患者可出现血纤维蛋白溶解致伤口异常渗血,可能为挤压前列腺促使其中的纤维蛋白溶酶原进入血液转化为纤维蛋白溶酶所致,一旦发生应及时输新鲜血和纤维蛋白原及激素治疗。

第一节 膀胱及输尿管内镜的手术麻醉

硬膜外阻滞麻醉、脊麻或腰硬联合麻醉适用于膀胱镜检、膀胱镜压力碎石、输尿管镜检查、输尿管气压弹道碎石等所有的膀胱镜、输尿管镜的手术。膀胱镜检查、膀胱镜压力碎石术可选择骶管阻滞麻醉。

以下为麻醉管理要点。

一、术前治疗

合并症有严重的心、肺、肝、肾功能不全,有出血倾向和神经系统的疾病,有糖尿病、水、电解质紊乱等,宜先进行治疗后手术。

二、呼吸管理

常规吸 O_2、作 SpO_2 监测,椎管内麻醉使用辅助用药后或静脉全麻,要注意气道通畅,必要时使用口咽通气管或鼻咽通气管,防止舌后坠引起的呼吸道阻塞。要认真观察,防止呕吐物误吸。气管内插管控制呼吸的患者,要注意调整适当的通气量,保持呼吸道畅通。

三、循环管理

麻醉前适当扩容,用血浆代用品、平衡液与 5％葡萄糖生理盐水交替使用,维持循环稳定。膀胱、输尿管内镜术创伤很小,出血量极少,可不考虑输血。

四、术中监测

应常规做心电、无创血压、脉搏、血氧饱和度监测,控制呼吸的还要做呼吸频率、气道压力、每分钟通气量、呼气末二氧化碳监测。

第二节　经尿道前列腺切除术的麻醉

良性前列腺肥大是男性最常见的一种良性肿瘤,经尿道切除前列腺是治疗有症状的前列腺肥大的主要方法。麻醉方法常选择硬膜外阻滞麻醉、脊麻以及硬膜外—脊麻联合麻醉。对于一些腰椎畸形、黄韧带钙化、严重骨质增生等硬膜外穿刺有困难的患者可选择全身麻醉。

以下为麻醉管理要点。

一、注意治疗

合并症常伴有高血压、心脏病、贫血、低蛋白血症、糖尿病、水、电解质紊乱、肾功能不全等,术前应积极治疗并发症,降低麻醉手术风险。

二、有可能发生意外大出血

前列腺组织有丰富的静脉丛,这些血管在术中处于开放状态。经尿道前列腺切除术的出血多见于开放的静脉窦失血和未被发现的动脉出血。因术中流失的血液常常和冲洗液混在一起,因此很难估计切除过程中的实际失血量。一般情况下,术中血液丢失的速度为 $2\sim4$ mL/min,因此,总的术中失血量大概与被切除的前列腺的重量相关。因术中实际失血量难以评估,故麻醉医师应不断监测血红蛋白和血细胞压积的变化,并严密观察患者的生命体征。经尿道前列腺切除术后异常出血的发生率大约低于 1%,且多见于前列腺癌的患者。因为前列腺癌细胞中富含促凝血酶原激活酶,可于手术过程中释放入血。这一促凝物质可能会诱发机体产生弥散性血管内凝血(DIC)。临床治疗是支持性的,包括输血、输血浆和血小板,以补充这些缺乏的凝血因素。

三、注意防治冲洗液吸收导致的并发症

术中冲洗液的压力常大于静脉压,使冲洗液通过开放的静脉窦被重新吸收进入循环中。冲洗液被吸入血后导致特殊的围术期并发症与冲洗液的种类以及单位时间内进入血液的量有关。蒸馏水被吸收入血后可引起血管内溶血和血红蛋白血症,某些情况下甚至会导致肾衰竭。大量蒸馏水被吸收入血还会发生稀释性低钠血症。过量的甘氨酸被吸收入血会使血氨升高,进而引起继发性脑部症状。而过多的葡萄糖被吸收入血,则会产生高血糖性昏迷,尤其对于糖尿病患者,若被转化为乳酸盐则可导致体循环酸中毒,还可能因渗透性利尿而导致脱水和体内高渗。甘露醇是一种渗透性利尿药,如被大量吸收入血可引起脱水和体内高渗以及血管内容量的急剧增加。因此,在临床上一旦发现与经尿道切除综合征相关的神经系统或心血管系统并发症,应立即采取治疗性干预措施确保患者的氧供和通气并积极采取循环支持。同时还应全面考虑那些有可能发生的病理生理改变,如糖尿病昏迷、高碳酸血症或药物间的相互作用等。快速检测血电解质、肌酐、血糖、动脉血气,必要时终止手术。

四、经尿道切除综合征(即水中毒综合征)

1.定义

经尿道切除综合征指经尿道内镜操作,尤其是经尿道内镜下前列腺切除术中,因低渗冲洗液被吸收入血所导致的一系列神经系统和心肺系统症状,主要包括大量低渗冲洗液进入循环

后血容量急剧扩张所导致的呼吸窘迫、无离子冲洗液造成的血电解质和蛋白稀释,以及与不同的冲洗液成分相关的症状。

2.临床表现

可出现头痛、嗜睡、烦躁。进而昏迷、癫痫样痉挛、高血压、心动过缓或循环虚脱等。在清醒患者,可表现为典型的三联症,即收缩压和舒张压同时增高合并脉压增大、心动过缓和精神改变。但在全麻患者,这些早期的细微征象可能会被麻醉状态所掩盖。

3.病理生理

血容量急性增加首先导致血压升高和心动过缓,进而可能导致急性左心衰、肺水肿和心源性休克。无离子的冲洗液被大量吸收后,会引起稀释性低钠血症和中枢神经系统水肿。血钠浓度突然减低是诸多临床症状产生的原因,水中毒是以包括血浆在内的细胞外液增加,细胞水肿为发病基础,尤其是产生脑细胞水肿、颅内压升高。表现为头痛、嗜睡、烦躁,进而昏迷、癫痫样痉挛,有肺水肿时,会出现低氧血症,心功能差的患者出现循环衰竭。查血电解质表现明显的低钠。

4.处理

应立即用 3%～5%NaCl,同时用襻利尿药。紧急时可用 10% NaCl 缓慢静脉注射。

根据血电解质的监测和尿量,有低血钾时从静脉补充 KCl;有酸中毒时及时予以纠正;有严重高血糖时,可在输液中加入胰岛素适当降低血糖,要注意避免出现低血糖。

5.注意患者体温变化

围术期体温升高是患者并发菌血症的征象,主要原因是留置的导尿管导致细菌生长再经开放的静脉窦播散所致。

如果在经尿道前列腺切除术中大量使用室温下的冲洗液,还可能会导致患者体温降低,尤其对于体温调节能力较弱的老年患者。为此,现在多主张使用加热至正常体温的冲洗液。

6.术后镇痛

由于前列腺新鲜创面,经肾分泌的尿液排入膀胱后,会刺激发生膀胱痉挛性疼痛。故常用术后镇痛。硬膜外术后镇痛:具有用药量少、镇痛效果好,对患者的神志影响轻等优点,应为首选。

第三节　腹腔镜肾切除手术麻醉

腹腔镜肾切除手术其范围较大、术野有限、手术创面大,同时要处理肾门的大血管,手术难度较大、所需手术时间较长。合并慢性肾功能不全者可继发高血压、尿毒症、贫血、低蛋白血症、水、电解质及酸碱失衡,以及心、肺、肝、内分泌等器官的病理改变,从而增加了麻醉手术的难度。麻醉方法以选择气管内插管静吸复合全麻为佳。

以下为麻醉管理要点。

一、术前正确评估肾功能

既要了解病肾情况,也要对健肾功能进行评估,了解对机体承受麻醉及手术刺激的反应潜力。从肾功能不全的代偿期到出现严重的肾衰竭,肾脏功能的变化包括一系列序惯性的临床过程。在临床上有时很难明确区分。

二、积极治疗并发症

尤其是对伴有高血压、心脏病以及水电、酸碱平衡失调的患者,术前应尽最大可能予以纠正。控制好心律失常,矫正血容量不足及贫血,可使心功能得到最大限度的改善。纠正心肺功能、贫血、低蛋白血症及凝血功能障碍。严重肾功能障碍使水与钠的调节逐渐减退而终于丧失,只得依靠摄入来调整。如果处理不当则易发生水肿或脱水。若每日尿钠大于60 mmol/L,并已控制血压和水肿,补液时可酌量加含钠液体。

慢性肾衰患者容易出现感染,除用具、操作要求严密无菌外,需用抗生素时,要选择对肾功能影响最小的药。

三、合理用药

由于这些患者大多体质衰弱,蛋白质丢失很多,耐药极差,容易用药逾量。有高血压、水肿和稀释性低钠时,则应限制入水量。因此,输液必须是在明确损害严重程度以及过去 24 h 液体出入量的基础上进行。注意不能过急、过多,以免引起水中毒。血钾可因使用利尿药、激素、呕吐或用含钾偏低的透析液而下降,补钾务必小心缓慢地进行。术前血钾如果超过 7 mmol/L,应尽力使之降至 5 mmol/L 以下,可静脉注射高渗葡萄糖、胰岛素,或加用钙剂和碳酸氢钠,乃至采用透析。纠正酸中毒忌碳酸氢钠逾量,以免液体过多和造成细胞内脱水。

四、麻醉实施要点

健肾功能良好者可按平常的麻醉诱导,注意不要用对肾功能有害的药物。麻醉诱导可用咪达唑仑(咪唑安定)、芬太尼、丙泊酚,肌肉松弛药宜用对肾脏功能影响较小的阿曲库铵。麻醉维持常采用静吸复合麻醉。注意药物对肾功能的影响。

应重视循环系统管理和呼吸管理,及时发现处理各种心律失常。常规中心静脉穿刺置管,监测中心静脉压,保障通畅的输血输液通道。术中避免出现严重的低血压、休克及使用大剂量的血管收缩药,注意维护肾功能。持续 SpO_2 监测和 $P_{ET}CO_2$ 监测或血气分析,避免缺氧和二氧化碳蓄积。根据 $P_{ET}CO_2$ 或血气分析调整通气量。保持气道的畅通,及时清除呼吸道的分泌物,防治支气管痉挛。

第四节　肾上腺肿瘤手术的麻醉处理

肾上腺肿瘤可简单分为具有分泌活性的肾上腺肿瘤如皮质醇增多症、醛固酮增多症、肾上腺性征异常症、嗜铬细胞瘤等,以及一些并无功能的肾上腺肿瘤,一般都泛称肾上腺腺瘤。许多来源于肾上腺间质细胞的肿瘤,如脂肪瘤、囊肿、纤维瘤、髓性脂肪瘤等,虽然没有功能,但有时会恶变。常在不为人知的情况下逐渐增大或呈现恶性增长,给诊断、手术治疗带来不可预料的困难。另外,还有一类肿瘤来源于肾上腺皮质或髓质,常因瘤体太小,分泌特性不典型或刺激强度不大也被人们忽视,但它们并不是真正的无功能腺瘤,只不过"功能隐匿",在术中的刺激下往往会出现意想不到的情况,要提高警惕。

对于多数来源于间质细胞的肿瘤,因无功能,术前不必作特殊准备,但如瘤体较大,则需了解其位置、与周边组织器官的关系等,便于估价术中的难易程度并选择适当的麻醉方法。如果怀疑为"功能隐匿"的肿瘤时,要积极进行更进一步的检查和随访,提高术前检出率,避免术中发生意外。

一、嗜铬细胞瘤腹腔镜手术麻醉

嗜铬细胞瘤由嗜铬细胞所形成,约有 90% 发生于肾上腺髓质,其他含有嗜铬细胞的组织如交感神经节均有可能发生,异位的嗜铬细胞瘤还可能出现在肠系膜下静脉、膀胱等部位。内源性儿茶酚胺分泌过多是嗜铬细胞瘤的基本病理生理变化,由此可产生与此有关的一系列临床症状,主要以心血管系病理改变为主,多以阵发性高血压为特点。

长期恶性高血压可继发心肌劳损、冠状血管供血不足、肾功能障碍、视网膜炎、糖尿病等。麻醉处理困难,风险较大。麻醉科医师要对病情有正确的估计,做好充分准备,麻醉选择要得当。

麻醉管理要点主要是控制血压急升或骤降和心律失常。同时注意呼吸管理,防止发生缺氧和二氧化碳蓄积。

1. 容量准备

嗜铬细胞瘤患者除少数血压升高不明显外,多数以分泌去甲肾上腺素为主,合并有严重高血压,长期血压升高导致外周血管收缩,血管床缩小,循环血容量一般比正常减少20%～50%,临床表现为血液浓缩、血细胞比容及血红蛋白增加。因此,术前对患者的体液容量准备也至关重要。

2. 硬膜外麻醉的优点

行腹腔镜下嗜铬细胞瘤切除时,实行全身麻醉辅助以硬膜外阻滞具有非常明显的优势。因为硬膜外阻滞有良好的止痛作用。

3. 高血压危象的处理

手术麻醉过程中应密切观察血压、脉搏、心电图的变化,一旦血压升高超过原水平的 1/3 或达到 26.7 kPa (200 mmHg)时,除分析与排除诱发原因外,应采取降压措施,根据情况采用酚妥拉明 1～5 mg 静脉注射或配成 0.01% 的溶液静脉点滴以控制血压,也可用硝普钠 50 mg 溶于 5% 的葡萄糖液 500 mL (100 μg/mL)中静脉点滴以控制血压,或用微量泵输入,先从 0.5～1.5 μg/ (kg·min)的剂量开始,根据血压高低再随时调整,获得满意效果为止。其他药物如硝酸甘油、压宁定、拉贝洛尔、前列腺 E 等也可应用。注意心律变化,及时发现和纠正心律失常。

4. 低血压的处理

肿瘤切除后儿茶酚胺的分泌迅速降低,导致低血压甚至休克。通常在肿瘤血管被阻断时即开始,是肿瘤切除后严重并发症。对嗜铬细胞瘤手术的患者不应"循规蹈矩"地去遵守"量出为入"的原则,在监测心功能的情况下尽量在肿瘤切除前均匀"逾量"补充。术中出现低血压征象时,需根据肿瘤分泌儿茶酚胺的成分比例给予相关的血管活性药物,常使用去甲肾上腺素 0.1～0.2 mg 推注。

5.血流动力学的监测

患者血流动力学不稳定,可能发生各种严重的并发症,应送 ICU 继续监护治疗。严密观察血压、中心静脉压、心率、心律的变化以及水、电解质、酸碱平衡的情况,采取有效措施维持循环功能的稳定。

二、皮质醇增多症腹腔镜手术的麻醉

皮质醇增多症是由于肾上腺皮质功能亢进,皮质激素分泌过多所导致的一系列机体病理变化。在分泌过多的皮质激素中,主要是皮质醇,故称为皮质醇症,又称为库欣综合征。可由于肾上腺皮质肿瘤、垂体或其他器官分泌过多的促肾上腺皮质激素,引起肾上腺皮质增生,多数患者需行手术治疗。

以下为麻醉管理要点。

1.代谢紊乱的纠正

麻醉前着重纠正机体的代谢紊乱,治疗并发症特别是低血钾症。同时,根据患者具体情况适当补充肾上腺皮质激素。术前 1 d 可肌内注射或口服醋酸可的松类,手术时常经静脉给予氢化可的松 100 mg。皮质醇增多症患者肥胖,对镇痛药、镇静药的耐受性较差,给药时不能按千克体重给药。麻醉前用药量为正常人的 1/3～1/2 即可。

2.呼吸管理

麻醉中要注意呼吸的管理,保持气道通畅。皮质醇增多症患者面颊肥胖、颈部粗短,在全麻插管前,或手术结束复苏后拔管时,较易发生呼吸道梗阻,托下颌也有一定困难,在诱导时患者入睡后,先放置口咽通气管或鼻咽通气管后,再作面罩加压辅助通气。手术结束复苏后拔除气管导管后,也要放置口咽通气管或鼻咽通气管防止呼吸道梗阻。在气管插管时,可能发生插管困难造成牙齿、咽喉损伤。术中注意通气量的调整,防止缺氧和二氧化碳积蓄,如果持续 $PaCO_2$ 升高或低血氧饱和度,无法纠正者应中转手术。

3.血容量的补充

患者对失血的耐受性很差,虽然血不多,亦会发生血压下降,麻醉药的影响,经腹腔路径气腹时的胸膜腔内压升高,静脉回流受影响等可发生严重的低血压。在手术前应该预扩容,术中出血应及时补充。对于肾上腺功能不全或肾上腺切除的患者,术中可能出现急性肾上腺皮质功能不全的症状,如原因不明的低血压、休克、心动过速、发绀、高热等,除采用一般抗休克治疗外,应静脉注射 10～20 mg 地塞米松或输注氢化可的松 100～300 mg。

4.加强护理

皮质醇增多症患者皮肤菲薄,皮下毛细血管壁变薄,呈多血质,有出血倾向;晚期患者骨质疏松,易发生骨折,麻醉过程中应保护好皮肤和固定好肢体。此类患者抗感染能力差,应用肾上腺皮质激素后,炎症反应可被抑制,麻醉后呼吸系统感染症状不明显,而且容易使炎症扩散,应加强抗生素的应用及其他抗感染措施。

三、醛固酮增多症腹腔镜手术麻醉

醛固酮增多症分泌过多的醛固酮,患者出现多尿、高血压、低血钾等。病因是肾上腺皮质瘤(90%)所致,须手术切除。

以下为麻醉管理要点。

(1)术前要纠正低血钾,控制血压。

(2)注意监测循环系统的变化,尤其是那些术前已有心律失常或心电图已表现出低钾的患者应特别注意血压与心律的改变,避免剧烈的血压波动。尤其是在高龄患者中,因为多有动脉硬化,心功能储备能力低下,更应强调循环系统稳定的管理。有些情况下,在肾上腺周围操作时发生一过性的血压增高,可密切观察,多数不需特殊处理。

第十二章 颈、胸部手术麻醉

第一节 颈部手术的麻醉

一、病情特点

1. 颈的前部为咽喉和气管——通气要道

(1)颈部手术操作的刺激、压迫或牵拉可引起呼吸道梗阻。

(2)颈部肿物压迫气管可引起呼吸道梗阻。

(3)喉返和喉上神经损伤引可起声带麻痹,声门闭合失灵可导致误吸或窒息。

(4)颈部手术如采用全麻插管,可因手术牵拉和压迫,拔管后易并发喉头水肿和呼吸困难。

2. 颈部血管丰富

(1)手术有误伤大血管而引起出血性休克或空气栓塞的可能。

(2)手术压迫或刺激颈总动脉窦,可引起反射性心动过速、血压急剧下降,甚至有窦性停搏的危险。

(3)颈部甲状腺疾病常引起全身性病理改变,如甲状腺功能亢进常并存心血管及代射功能障碍,甲状旁腺功能亢进可引起钙、磷代射障碍,术前应针对病因做好充分准备。

3. 颈部手术有损伤重要神经的可能,颈部阻滞麻醉可能同时出现毗邻神经的阻滞体征

(1)颈上神经节阻滞,可出现同侧瞳孔缩小和面部潮红。

(2)膈神经损伤或阻滞,可引起膈肌瘫痪、通气不足;双侧膈神经阻滞可致严重呼吸困难。

(3)星状交感神经节阻滞,可出现霍纳综合征。

(4)喉返神经损伤可致声带麻痹。

(5)喉上神经阻滞可致发音困难、嘶哑。

二、麻醉前准备

(1)了解病变部位、性质,手术范围,病变与大血管、神经及呼吸道的关系。

(2)疾病对全身的影响,术前治疗的效果。

(3)重视气管受压情况,从体征及 X 线片判断气管受压的部位与程度,选择适当的麻醉方法。

(4)进行颈部手术体位的训练。

三、麻醉处理

1. 麻醉选择

(1)病变表浅、局限,无呼吸道压迫症状者,可选用局部浸润麻醉或颈丛阻滞。

(2)手术范围较广,局部炎症、恶性肿瘤患者不宜采用局麻。如果无呼吸道梗阻、无心肺疾患的患者,可选用硬膜外阻滞或全身麻醉。

(3)手术范围广,合并呼吸道梗阻或估计不能合作者,应选用清醒或诱导气管内插管全麻。

2.麻醉方法要点

(1)颈丛阻滞:颈丛阻滞多选用一点法,深丛阻滞可在颈横突处进针,抵达横突后即可注入局麻药;退针到皮下,在胸锁乳突肌后缘肌膜处注入局麻药,可完成浅丛阻滞。禁行双侧颈深丛阻滞,局麻药的浓度避免过高,否则易致膈神经阻滞危险。

(2)硬膜外阻滞:①一般在颈5~6或颈6~7间隙穿刺置管;②颈部硬膜外腔隙窄,穿刺时应避免损伤脊髓和脊神经根;③局麻药的浓度及用量都应相应减低,以防广泛深度阻滞而引起呼吸和循环抑制;④易出现单侧麻醉现象,可将导管外拔 1 cm 后再注适量局麻药,一般都能改善。

3.全身麻醉

(1)无呼吸道梗阻者,全麻无特殊。

(2)轻度呼吸道梗阻者,仍可用静脉快速诱导气管内插管。

(3)严重呼吸道梗阻者,应在充分表面麻醉下清醒插管。插管前后充分吸氧,并连续监测脉率—血氧饱和度,避免缺氧加重。

(4)因气管受压或移位致插管困难者,可用纤维光导喉镜或纤维支气管镜引导插管。

(5)手术结束后,待患者完全清醒,呼吸、循环稳定,放松导管套囊后应用正压通气。如果有气体从导管周围漏出,提示气管无受压或塌陷。吸尽分泌物后即可逐渐拔出导管,同时做好再插管的准备,以防万一。

4.麻醉处理

(1)局麻患者应避免大量镇静镇痛药,以保持清醒状态为妥。手术中如果有气管压迫或喉返神经损伤而致呼吸困难时,患者可立即主诉。

(2)密切观察呼吸变化,尤其是采用硬膜外阻滞者。如果出现通气功能严重障碍,患者不能发声,呼吸浅快、费力和发绀者,常系膈神经麻痹所致,应立即面罩加压通气,必要时行紧急气管内插管。

(3)全麻插管患者一般宜在保留自主呼吸下手术,同时监测通气量,脉率—血氧饱和度和呼气末 CO_2 分压($P_{ET}CO_2$),保证通气功能良好。

(4)手术出血情况,监测血压、脉搏,及时补充体液和全血。对出血量特大的手术,应监测直接动脉压和尿量,以指导输液。

(5)颈动脉体瘤手术中,应连续监测心电图示波和直接动脉压,以便及时发现颈动脉窦反射性严重心律失常或窦性停搏。

(6)对甲状腺功能亢进患者,术中还应连续监测体温,体温如突然升高,提示已出现甲状腺危象,应及时给予治疗。

四、特殊手术的麻醉

甲状腺手术包括单纯甲状腺囊肿、腺瘤和甲状腺功能亢进性甲状腺肿大。术前应了解以下几点。

(1)有无邻近器官(食管、气管等)、血管及神经压迫症状。

(2)有无甲状腺功能紊乱。

(3)有无其他全身性并发症,做好麻醉前充分准备。

1)甲状腺肿瘤不大,也无压迫症状者,均可在局麻或颈丛阻滞下进行,患者保留发声功能,便于及时发现喉返神经损伤,需要时可辅用小剂量地西泮镇痛。

2)巨大甲状腺肿瘤常压迫邻近器官,以压迫气管多见,可使气管移位或气管前、后径变窄而出现呼吸困难症状。气管壁长期受压还可致气管环软化而塌陷,致全麻诱导后或手术时出现严重呼吸困难的症状。这类患者应常规选择清醒气管内插管全麻。插管时应注意:①根据X线判断气管狭窄的程度,选择粗细合适的导管。②在患者自觉呼吸困难最轻的体位下进行插管。③口、咽、喉及气管的表面麻醉必须完善,要防止局麻药吸收引起毒性反应。④谨慎掌握拔管指征,要防止软化气管的塌陷窒息,做好一切抢救措施,包括再插管及气管造口插管。

(4)甲状腺肿合并功能亢进手术的麻醉

1)手术的最大危险是术中、术后甲状腺危象发作。术前必须有效控制甲状腺功能,使基础代谢率接近正常,以防止危象发作。

2)患者大多精神紧张、情绪不稳、易于激动,术前应充分镇静,并在基础麻醉状态下送手术室。但对已有气管压迫者应慎用镇静催眠药,以防呼吸困难。

3)麻醉选择:①甲亢术前已充分准备,甲状腺肿不太大且无气管压迫症的患者可选用颈丛或硬膜外阻滞。②精神紧张、甲状腺明显肿大并明显压迫气管者,应选用气管内插管全麻。③甲亢未能有效控制而施行其他急诊手术时,围手术期极易发作甲状腺危象,应选用全麻,并做好控制性降压和降温准备。

五、并发症

1.呼吸道梗阻

原因有气管压迫、体位不当,全麻诱导不平稳,气管软化、喉返神经损伤等,以采用气管内插管全麻为妥。一旦发现急性呼吸道梗阻,应立即以面罩加压给氧,同时准备气管内插管;或一边面罩加压给氧,一边施行紧急气管造口术。

2.出血

颈部及甲状腺的血运丰富,术中渗血或意外损伤血管的机会较多,应做好输血准备。

3.甲状腺危象

多系术前准备不足引起。术中突然高热、呼吸深而快、心动过速、血压升高及心律失常,提示甲状腺危象发作,应采取紧急处理措施。

(1)物理降温。

(2)充分供氧。

(3)应用肾上腺素能阻滞药控制心率和血压。

(4)应用肾上腺皮质激素。

(5)有心力衰竭者应用洋地黄制剂。

(6)冬眠疗法。

4.喉头水肿

可因插管、手术牵拉或反复压迫气管,导致喉头局部摩擦损伤而引起。一般多在拔管后4~6 h出现,故应严密观察。可施行雾化吸入和激素治疗,严重者需行气管造口术解除。

第二节　胸部手术的麻醉

一、病情特点

1. 开胸对呼吸的影响

(1)正常生理：生理情况下，在大气压、肺泡弹力纤维、肺泡表面张力及胸膜腔负压的共同作用下，肺泡随呼吸而膨胀或缩小。

(2)肺萎陷：当一侧胸腔剖开导致胸腔负压消失后，肺泡可因自身的弹性回缩而萎陷；同时，两侧胸腔内压力不平衡可引起一系列生理异常，足以致命。

(3)纵隔摆动：开胸后，在自主呼吸的吸气相，健侧胸腔内压力降低，纵隔即由剖胸侧向健侧移位；呼气相健侧胸腔内压力回升，纵隔又向剖胸侧移位。这种纵隔随呼吸而来回摆动的现象，称为纵隔摆动。其不仅影响气体交换，也严重干扰循环功能，同时使手术野极不稳定。

(4)反常呼吸和摆动气：吸气相因健侧胸内压降低，部分气体从剖胸侧肺"吸"入健侧肺；呼气相健侧肺的部分气体又进入剖胸侧肺内，这种现象称为反常呼吸。其后果是死腔通气剧增。随反常呼吸来往于两侧肺之间的气体称为摆动气。

(5)肺内分流增加：剖胸侧肺泡萎陷尽管没有气体进出，但仍有一定量的血液流过，由此可造成肺内分流增加。

2. 开胸对循环的影响

(1)心排出量降低。与下列因素有关：①剖胸侧胸腔负压消失，促使腔静脉回心血量减少。②纵隔摆动显著时，上、下腔静脉与心房交界处可曲折成角，阻碍腔静脉血回心。③肺萎陷引起部分肺血管收缩，肺循环阻力增高，可使左心前负荷降低。④手术操作和体位改变可压迫或牵拉心脏大血管。⑤胸腔广泛暴露在大气中，可引起大量体液的丢失。

(2)心律失常。其诱因包括：①手术直接压迫或牵拉心脏大血管。②缺氧和二氧化碳蓄积。③手术刺激肺门周围的神经丛引起肺门反射。

3. 侧卧体位对生理功能的影响

(1)肺内气体分布变异。在麻醉药和肌肉松弛药的作用下，侧卧体位时，剖胸侧肺由于胸腔开放，正压通气的气体极容易分布到剖胸侧肺内。相反，在下方的健侧肺通气容量反而减少，与纵隔移位、膈肌压迫、健侧肺的分泌物清除较困难以及吸入高浓度氧等因素有关。

(2)肺血液灌流变异。重力促使剖胸侧肺的灌流量比下位侧肺低。由此可导致通气/灌流比率($V_{A/Q}$)严重失调，即剖胸侧肺 $V_{A/Q}$ 大于 0.8，而健侧肺 $V_{A/Q}$ 反而减小。最后 $P_{A-a}O_2$ 增加，肺氧摄取减少。

(四)肺内分泌物的危害

肺脓肿、支气管扩张合并感染、出血、支气管胸膜瘘合并脓胸等肺内分泌物较多的病例，于麻醉和手术期间，可因呛咳或手术挤压患肺，促使分泌物进入健侧肺而引起感染播散；或大量分泌物涌入气管内，引起严重呼吸道阻塞、通气功能障碍，甚至窒息猝死。

二、胸部手术的麻醉要求

(1)保持呼吸道通畅，制止纵隔摆动和反常呼吸，维持足够的肺泡通气量，防止缺氧和CO_2蓄积。

（2）及时处理健侧胸膜穿破意外，加强通气，防止发生低氧血症。对分泌物多的病例施行健肺单侧通气或两侧肺分别通气时，尤其要严格防止低氧血症。对手术需要开放气道的气管成形手术则更应严密监测。

（3）避免使用增加呼吸道分泌的麻醉药，麻醉期间应随时有效清除分泌物。

（4）正确估计术中失血、失液量，及时补充以维持循环功能稳定。

（5）常规利用肌肉松弛药施行控制通气，以保持手术野平静，便于手术操作。

（6）胸腔缝合后必须充分膨肺，以恢复正常的胸膜腔负压。

三、麻醉前准备

（一）了解病情

1.病史

有无呼吸困难及慢性咳嗽、吐痰史，分泌物的量与性质，痰培养结果；是否吸烟。

2.物理检查

有无发绀、杵状指；呼吸频率；呼吸困难的类型（限制性或阻塞性呼吸困难）；肺泡呼吸音、湿啰音、喘鸣音；心血管系统异常如肺动脉高压，肺血管阻力增加、左室功能异常等。

3.实验室检查

检查心电图、胸部 X 线片、动脉血气分析及肺功能。肺功能检查对评价肺手术的危险性具有指导意义。

（二）术前准备

1.停止吸烟

停止吸烟至少两天才能降低碳氧血红蛋白含量，使血红蛋白氧离解曲线恢复正常；停止吸烟 8～12 周才能改善纤毛运动功能，减少气道分泌物。

2.控制感染

术前必须有效控制感染，对改善肺功能减少术后肺部并发症十分有用。

3.排痰

支气管扩张药、雾化吸入、体位引流及胸部物理治疗（CPT）等都能促进痰液有效排出。

4.扩张支气管

最适用于 COPD 患者，可降低气道阻力、减少呼吸作功、促进分泌物排出，从而改善肺功能。

（三）麻醉方法选择

（1）大多数胸腔内手术可在总气管内插管全麻、控制通气和间断吸痰的情况下安全手术。根据手术类型、病变部位、器械设备和个人经验决定是否采用支气管内全麻。

（2）全麻需使用肌肉松弛药，以便于手法呼吸管理或机械通气，防止纵隔摆动和反常呼吸，并可减少全麻药用量。

（四）简单、病变范围小的胸壁手术可选用硬膜外麻醉

但手术范围广的胸壁手术仍以选用气管内插管全麻为宜，其理由有以下几点。

（1）手术范围大者硬膜外阻滞范围难以满足手术要求。

（2）广泛的硬膜外阻滞易引起呼吸、循环抑制。

(3)手术可能损伤胸膜,呼吸管理较困难。

(五)双腔插管

1.适应证

绝对适应证指如果不采用单肺通气就有可能危及生命的病例,如支气管扩张或肺脓肿合并大量脓、血分泌物。支气管胸膜瘘、支气管胸膜皮肤瘘、单侧肺大泡、需切开气管的手术、矽肺、肺泡蛋白沉积症施行单侧支气管肺灌洗、肺切除、肺叶切除及食管切除等手术,为保持手术野平静,以便于手术暴露和操作,可列为相对适应证。

2.导管的选择

单肺通气可选用支气管堵塞、单腔支气管插管和双腔插管三种方法。多用双腔插管,优点在于:①插管较容易。②术中可根据需要施行单肺或双肺通气。③容易分别引流分泌物。④允许手术侧肺施行 CPAP 通气,保证氧合良好。缺点是:①管腔较窄,吸痰较困难;②通气阻力较大。

3.导管位置的判断

导管位置不正确有三种情况。

(1)导管两个开口都深入左主支气管内,当阻断左侧管腔时,左肺无呼吸音,而右肺也无呼吸音或呼吸音很弱。

(2)导管两个开口都在总气管内,当两个套囊都充气后,阻断右侧管腔时,两肺都有呼吸音;而阻断左侧管腔时两肺都无呼吸音,出现严重呼吸道梗阻。

(3)导管两个开口都深入右主支气管,当阻断右侧管腔时,右侧肺有呼吸音,而左侧肺无呼吸音。上述三种情况均应及时调整导管的位置。

四、麻醉处理

(一)一般处理

(1)安置手术侧卧体位前,应适当加深麻醉以避免呛咳;侧卧位后,应再次利用听诊两肺呼吸音法检查导管位置的正确性。

(2)根据手术步骤及时调节麻醉深度。切皮、切肋骨骨膜及胸膜、处理肺门大血管和气管及游离食管时,手术刺激较强,宜适当加深麻醉;可能出现迷走神经反射,表现为心动过缓和室性早搏,必要时行肺门普鲁卡因封闭。

(3)剖开胸膜或关闭胸腔时,避免肺过胀,以防损伤肺组织。

(4)手术需要避免肺过胀时,可降低潮气量并增加呼吸频率,或施行单肺通气。

(5)支气管残端处理完毕后,应先充分吸除气道分泌物,然后再胀肺,以防止肺不张并发症。

(6)胸腔闭合后,在开启胸腔闭式引流管的情况下充分胀肺,以恢复胸腔内负压。

(二)呼吸管理

(1)防止因体位变动或手术操作引起的气管导管移位、扭曲,警惕充气套囊不适当而造成的呼吸道梗阻。

(2)手术挤压肺脏或肺内出血可致大量分泌物或血液突然涌入总气管或对侧肺内,引起严重呼吸道梗阻,必须及时清除。长时间吸引时应施行单侧肺通气。

(3)术中要防止通气不足和低氧血症,维持适当的麻醉深度,在肌肉松弛药作用下施行控制呼吸,以防纵隔摆动和反常呼吸。

（4）施行机械通气时,根据需要设置潮气量（$10 \sim 15$ mL/kg）和呼吸频率（$8 \sim 12$ 次/分钟）。

（5）及时排除呼吸道梗阻的原因,必要时可适当延长呼气时间,以利于 CO_2 排出。

（6）清扫肺门淋巴结或游离食管过程中,可能损伤健侧胸膜,有时未能被及时发现。当遇到不明原因的通气障碍、$PaCO_2$ 升高及气道阻力增加时,应考虑对侧气胸问题,应及时处理。

（7）维持适当的 FiO_2,保证充足供氧。但单肺通气时潮气量不宜过大（$6 \sim 8$ mL/kg）。单肺通气时间不宜过长,应每 1/2 h 膨胀萎陷肺 1 次,以改善肺泡通气和防止术后肺不张。

（8）当手术切开气管或支气管时,或采用单肺通气,或堵塞断端并同时增加通气量,必须采取相应措施,以保证健侧肺通气良好。

（三）单肺通气的管理

（1）尽可能维持双肺通气,缩短单肺通气的时间。

（2）单肺通气的呼吸参数为:$FiO_2 = 1.0$;潮气量为 10 mL/kg;呼吸频率比双肺通气时增加 20%,或调节呼吸频率使 $PaCO_2$ 在正常值范围;PEEP 为 $0 \sim 0.5$ kPa（$0 \sim 5$ cmH$_2$O）。

（3）若出现严重低氧血症,可采取以下措施:①检查导管位置的正确性,保证呼吸道通畅,并维持血流动力学稳定。②剖胸侧肺用 CPAP $0.5 \sim 1.0$ kPa（$5 \sim 10$ cmH$_2$O）,必要时增加到 $1 \sim 1.5$ kPa（$10 \sim 15$ cmH$_2$O）;健侧肺用 PEEP $0.5 \sim 1.0$ kPa（$5 \sim 10$ cmH$_2$O）通气。③应用 PEEP/CPAP 仍不能改善低氧血症时,应间断施行双肺正压通气,以改善通气/灌流比率。若为全肺切除术,可尽早阻断肺动脉,减少肺内分流量,以改善低氧血症。

（四）循环管理

（1）因胸腔负压消失、回心血量减少,可致心排出量降低,剖胸前可适当扩充血容量。

（2）手术牵拉或压迫心脏大血管时可出现血压突然降低、脉压变窄、心率减慢,需及时发现并提请手术者解除对心脏大血管的牵拉或压迫。

（3）手术刺激、呼吸管理不当或电解质紊乱都可引起心律失常,应给予处理。对原有心脏病的患者应采取相应的防治措施。

（4）胸腔内手术的创伤较大、渗血较多,再加第三间隙积液及创面蒸发,体液的丢失量相当大,应重视合理输液输血。一般补液量为每小时 $7 \sim 12$ mL/kg,可根据 CVP 及尿量加以调节,以每小时维持尿量 $30 \sim 50$ mL 为准。又因随时有大出血的可能,故应常规建立两条输液通路,其中一条应在上肢或中心静脉。但对全肺切除病例,输液、输血速度应适当减慢,以防肺血管床骤减而发生急性肺水肿。

五、术中监测

根据患者术前心肺功能及手术对心肺功能的影响程度,建立分级监测措施。

（一）一级监测

适用于心肺功能尚好、手术对心肺功能无明显影响的病例。

（1）吸入氧浓度（FiO_2）监测。

（2）呼吸基本监测:呼吸频率、胸廓与呼吸囊的运动,听诊肺呼吸音,呼吸机脱离报警系统,呼气末 CO_2 分压,每分钟通气量。

（3）气体交换功能判断:观察手术野血液、甲床及黏膜颜色。监测脉率—血氧饱和度及呼

气末 CO_2 分压。

(4)呼吸道通畅度监测：听诊判断支气管痉挛、手感呼吸囊张力，判断气道阻力，呼吸回路中安装气道压力表。

(5)无创血压、心率及连续心电图监测。

(6)肌肉松弛及体温监测。

(二)二级监测

适用于无心肺功能减退，但手术可影响心肺功能；或已有轻度心肺功能减退，但手术对心肺功能影响不大的病例。除一级监测的项目外，还应监测到以下几点。

(1)潮气量和每分钟通气量。

(2)动脉血气分析。

(3)气道压力和肺顺应性。

(4)直接动脉压和 CVP 监测。

(5)体液出入量，包括尿量。

(三)三级监测

合并严重心肺功能减退，手术对心肺功能可能有明显影响的病例，除二级监测项目外，还应监测到以下几点。

(1)肺内分流(Q_s/Q_t)、死腔通气(V_D/V_T)和氧耗量(VO_2)。

(2)气道阻力。

(3)安置 Swan-Ganz 导管，监测肺动脉压(PAP)、肺毛细血管楔压(PCWP)、心输出量、混合静脉血氧分压(P_vO_2)和混合静脉血氧饱和度(S_vO_2)以及肺水。

六、特殊手术的麻醉

(一)胸廓成形术

(1)多为长期慢性脓胸或肺结核病例，体质消耗较大，呼吸功能有不同程度损害，有的存在反常呼吸对麻醉的耐受能力较差。

(2)常伴呼吸道感染或结核，呼吸道分泌物多或潴留，术中有可能发生呼吸道梗阻或向健侧肺弥散。

(3)手术范围小和病情较轻者可选用局部浸润麻醉或硬膜外阻滞。范围较大的胸廓成形术宜选用气管内全麻，可有效保持呼吸道通畅，防止肺萎陷、纵隔摆动和反常呼吸，维护呼吸功能。肺内感染不重者可采用气管内插管全麻；分泌物较多者应采用双腔插管全麻，以防呼吸道梗阻或向健肺播散。

(二)肺叶切除术

(1)多为支气管扩张、肺脓肿、肺结核或肺肿瘤病例，往往并存肺不张或继发感染，可能有较多的脓性痰液分泌物。

(2)主要危险在于大量脓性分泌物或血液可阻塞呼吸道或引起健侧肺感染播散。

(3)术前经抗生素控制感染及体位引流排痰而痰量显著减少者，可选用总气管内插管全麻，但双腔插管全麻仍较可取。

(4)麻醉诱导要求迅速平稳，避免呛咳。控制通气的压力不应过高，严防痰液分泌物突然涌出，及时吸除分泌物或施行单肺通气和对侧肺引流分泌物。

（5）下列手术操作时，应常规吸痰：气管插管后、改变体位后、剖开胸腔肺萎陷时、手术挤压肺时、手术结束膨肺前及拔除气管插管前。

（三）全肺切除术

（1）多为肺恶性肿瘤或严重感染病例，体质差，肺功能有不同程度损害，对麻醉耐受能力较差。

（2）全肺切除的创伤大，对患者心肺功能都有明显影响，术前需了解心肺功能状态，应做心脏功能及分侧肺功能测定。

（3）麻醉处理的关键在于防止健侧肺感染和癌组织块脱落进入健侧肺。术后健侧肺感染可引起致命性呼吸功能衰竭。

（4）一般可在总气管插管麻醉下完成手术，在处理支气管残端时应做到：①尽量缩短气道开放的时间；②增加通气量以保证健侧肺通气；③必要时可请手术者暂时或部分堵塞开放的气道。

（5）单腔健肺插管或双腔支气管插管有采用的价值：①可隔离病肺，保证健侧肺通气；②在处理支气管残端时可避免因气道开放而引起的通气不足；③缝合支气管残端前，允许检查残端内有无分泌物或脱落肺组织；④关胸前将单腔管退到总气管，施行正压通气以检查有无残端漏气。

第十三章 妇产科手术麻醉

第一节 妇产科手术麻醉

一、妇科手术病情特点

(1)盆腔手术着重于妇科,脏器位置较深,手术暴露比较困难,麻醉要有良好的止痛和肌松。

(2)为使手术区域良好暴露,常取头低位、截石位等,对呼吸、循环及血流动力学有所影响,并注意预防周围神经和肌肉长时间的压迫和损伤。

(3)妇科患者中以老年人为多,常伴有高血压、冠心病、糖尿病和肺部疾患,还可因疾病本身继发贫血、低蛋白血症和电解质紊乱,麻醉前应给予治疗和纠正。

(4)妇科患者因其生理特点,对麻醉药耐受性低,因此术前给药和麻醉药剂量应相应比男性少,急症手术时应充分备血。

二、孕妇的生理改变

1.呼吸系统

(1)妊娠期间呼吸道的毛细血管充血、黏膜水肿,气管内径及声门张开均变小。因此,气管插管时需选择内径稍小的导管,以避免对呼吸道黏膜的损伤。

(2)妊娠期肺容量和肺活量降低不明显,用力肺活量降低15%~20%,易发生肺不张;同时代谢率增加,氧耗增加、呼吸加速、$PaCO_2$降低,易发生碱血症和低氧血症。

妊娠期腹式呼吸减弱,主要以胸式呼吸为主,因此麻醉时应注意避免抑制胸式呼吸,硬膜外腔阻滞时平面不可过高。

2.循环系统

(1)血容量增加和稀释性贫血。

(2)血浆容量增加40%~50%,红细胞增加10%~30%,心输出量增加30%~50%,胎儿娩出后达最高峰。血压无明显升高,但外周血管阻力降低。

(3)仰卧位低血压综合征:孕妇仰卧位时,增大的子宫压迫下腔静脉,静脉回心血量减少,心输出量降低,约10%的产妇在仰卧位时可出现血压下降、心率增快、苍白、眩晕等现象,称为"仰卧位低血压综合征"。

此种情况出现时,应立即将子宫移向左侧或将手术台向左侧倾斜30°,甚至手术助手用双手托起子宫以解除对下腔静脉的压迫。

3.中枢神经系统

孕妇对局麻药和全身麻醉药的敏感性都增高。椎管内麻醉所需的药量明显减少,可能与妊娠后期椎管内静脉丛血管怒张、硬膜外间隙变窄有关。妊娠期间对吸入麻醉药的需要量减少(异氟烷的最低肺泡有效浓度比正常人降低40%)。

4. 合并妊娠期高血压疾病

产科患者常患合并妊娠期高血压疾病,麻醉中应高度重视。

三、附件和子宫切除术

(一)手术方式

经腹腔或阴道切除子宫和附件及应用腹腔镜切除子宫和附件是妇科最常见的手术方式。

(二)术前准备

(1)对长期服用降压药、利尿药的患者,应注意有无慢性血容量不足和(或)电解质紊乱的情况。

(2)纠正贫血:注意有无慢性缺铁性贫血,若血红蛋白低于 80 g/L,则需输血或输红细胞。低蛋白血症者应给予白蛋白或血浆。

(3)充分估计手术可能遇到的困难和出血情况,选择适当的麻醉方法和监测措施。

(三)麻醉方法

1. 椎管内麻醉

(1)脊麻:适用于手术时间较短者,特别是经阴道手术。穿刺点为腰 3～4 椎间隙,0.5% 布比卡因 2～3 mL,控制麻醉平面不高于胸 6。

(2)硬膜外阻滞:最常用,可留硬膜外导管术后镇痛。手术需保证阻滞平面上界达胸 6 水平,同时使骶神经的阻滞完善。

2. 全身麻醉

适用于腹腔镜手术、巨大卵巢肿瘤切除术,一般情况差和有椎管内麻醉禁忌证者。

(四)麻醉管理

1. 呼吸管理

术中头低仰卧位及大纱垫对膈肌的压迫会影响肺泡通气量。

(1)麻醉平面最高不超过胸 4。

(2)不要给过多的静脉辅助麻醉药。

(3)常规面罩吸氧。

(4)必要时气管插管全身麻醉。

2. 循环监测

对于合并心血管疾病或困难手术(如晚期巨大实质性卵巢癌伴胸水、腹腔积液)患者,需监测直接动脉压和中心静脉压。根据患者和手术的具体情况进行输血、输液。

3. 记录

危重病患者记录每小时尿量。

4. 注意

腹部巨大肿瘤的患者有可能下腔回流受阻,输液选择在上肢。

四、输卵管妊娠破裂(宫外孕)

(1)急性者常伴有腹腔内大量出血,表现为失血性休克、血压测不到、神志不清楚等,提示腹腔内出血已达患者全身血量的一半以上。

(2)立即输血并在局麻下开腹。

（3）一旦出血被控制，即可快速输血、输液，必要时可辅以适量的血管活性药物，使收缩压尽快恢复。

（4）自体输血：腹腔内积血因纤维蛋白原析出且成大量凝取块，吸出的血液不易自凝，加少量枸橼酸钠（200 mL 血加入 2.5％枸橼酸钠 10 mL）。需注意：①术前准备好自体血回输装置；②先将腹腔内积血吸出再行手术；③对已行后穹窿穿刺者，为避免感染，不宜回输自体血。

（5）如果患者已脱离休克而又不能耐受局麻时，可改行全麻。

五、人工流产术

（1）一般都在门诊进行。

（2）为防止扩张宫颈时心率减慢、血压下降、出冷汗等反应，术前需常规肌内注射足量阿托品。

（3）麻醉方法

1）强化：适当应用镇静镇痛药，以咪达唑仑 2 mg 加芬太尼 0.05 mg 为常用。

2）异丙酚静脉麻醉：①苏醒快，神志恢复好，适合人工流产等短小手术，患者无痛苦。②手术准备就绪后，按 1～2 mg/kg 的剂量经上肢静脉缓慢注药，保持静脉开放，入睡后开始手术。③每隔 5 min 静脉注药 0.5～1 mg/kg 直至手术结束。停药后，患者很快清醒。④麻醉前应备有麻醉机或人工呼吸器，严密监测呼吸和血压。

3）估计手术困难、手术时间长者，可采用骶麻或硬膜外阻滞。

六、剖宫产术

（一）麻醉前评估

（1）麻醉前的病史采集和体格检查：相关的产科史、气道、心脏和肺脏检查、测量基础血压、椎管内麻醉前背部的检查。

（2）血小板计数检查对先兆子痫和其他凝血功能障碍相关疾病的产妇有临床意义。拟行椎管内麻醉或镇痛的产妇，常规做血小板检查。

（3）预防误吸。产妇易发生呕吐、误吸。在全麻诱导期，镇痛药或镇静药过量或椎管内麻醉阻滞范围过广更易发生呕吐、误吸。

故麻醉前严格禁食至少 6 h，临产前给予中和胃酸药；对饱胃者避免全麻。必须施行全麻者，要充分注意气道管理和呕吐、误吸的预防。

（二）剖宫产的指征

（1）头盆不称。

（2）胎儿宫内窘迫：原因复杂，手术紧急，麻醉者应力求胎儿氧供充分，避免应用任何对胎儿呼吸和循环有抑制作用的药物，并准备好新生儿复苏各项措施。

（3）胎位异常：如横位、面先露、臀位等。

（4）严重妊娠期高血压疾病、心脏病等需终止妊娠者，风险大（孕产妇合并心脏病病死率为 1.2％），对麻醉要求高。

（5）产前出血：如前置胎盘（发病率约为 1％）和胎盘早剥（发病率约为 0.4％）。胎盘早剥除出血外还可发生羊水栓塞，易发生弥散性血管内凝血（DIC）。

（6）宫缩乏力伴产程延长。

(7)多胎妊娠。

(三)麻醉处理原则

(1)无痛,标准体位为仰卧位,右侧抬高 15°～30°,并将子宫向左侧推移。

(2)麻醉不影响或较少影响胎儿娩出后的子宫收缩。

(3)必须保证母子安全。关键是不降低胎盘血流量,必要时可静脉快速输入平衡盐溶液 500～1 000 mL,胎儿娩出前不用可能抑制新生儿呼吸的药物。

(4)母体吸氧至胎儿娩出后,可增加胎盘血氧分压。

(5)做好新生儿的抢救准备。

(四)麻醉方法

1.硬膜外麻醉

根据上述原则,连续硬膜外麻醉应为首选,因其对胎儿影响较全麻少。蛛网膜下隙阻滞应严格控制阻滞平面,防止平面过高使血压下降过快、过剧。可通过静脉预先输注一定量的液体、子宫左移和备好麻黄素等措施来预防。

2.硬膜外阻滞

(1)麻醉效果好。剖宫产时,麻醉平面上界应达胸8,骶神经必须麻醉完善,可加用骶管阻滞或硬膜外双管阻滞。

(2)血压波动小,降低仰卧位低血压综合征的发生率。如血压下降可使用血管收缩药提高血压,子宫动脉的血流依然减少。

(3)丁哌卡因不易透过胎盘屏障,应用后胎儿血药浓度低,优于利多卡因。

(4)麻醉范围较小(胸8～11)可以防止血压下降。

(5)胎儿娩出后,可加用辅助药。

3.全身麻醉

(1)适用于有凝血功能障碍、局部或全身感染、低血压性休克或严重心脏并发症、急性严重的胎儿宫内窘迫(如脐带脱垂)等。

(2)先吸入高流量氧气(5～6 L/min)至少 5 min,使体内氧储备有所增加。同时产妇采用左侧倾斜 30°体位。

(3)准备好手术各项措施(如消毒、铺巾)后才开始麻醉诱导,以尽量减少胎儿暴露于全麻药下的时间。

(4)先给 0.5 mg 潘库溴铵(防止用琥珀胆碱后肌束阵缩及胃内压升高等不良反应),3～5 min后静脉滴注异丙酚(1.5 mg/kg)和琥珀胆碱(1.5 mg/kg)。

未禁食者不能加压给氧。

(5)呼吸停止后,立即气管插管(导管比正常导管要细、柔软,有低压套囊),助手压气管环,协助气管插管。

(6)麻醉维持可用 50%氧化亚氮复合 1%以下的安氟烷或异氟烷,也可静吸复合麻醉维持,肌肉松弛药用阿曲库铵或维库溴铵。

(7)保持适当通气,避免呼吸性碱中毒或呼吸性酸中毒。

(8)术中阻断脐带后,可适当加深麻醉。

(9)产妇完全清醒后再拔除气管插管。

(10)整个操作技术要求轻快,减少损伤。

（五）有并存疾病者的麻醉注意事项

1. 心脏病

心脏病以风湿性心脏病为多见，占产妇心力衰竭者的 60% 左右。主要发生在第二产程，故当患者心功能为 Ⅱ～Ⅲ 级时，应考虑剖宫产术。麻醉前注意以下几点。

（1）既往有无心力衰竭史。

（2）监测：包括心电图、动脉血压、中心静脉压、脉搏血氧饱和度，维持血流动力的稳定。

（3）术中以减轻前、后负荷为主要措施。已有心力衰竭者，应用正性肌力药和扩血管药使心功能调整至最佳状态。

（4）一般病例可在硬膜外麻醉下完成手术。

（5）加强术后监测，预防心力衰竭的发生。

2. 妊娠期高血压疾病

妊娠期高血压疾病是妊娠期特有的疾病，其中较严重的是先兆子痫和子痫。先兆子痫是指在妊娠合并高血压、水肿和蛋白尿的基础上，出现了头痛、眼花、胸闷及恶心、呕吐等症状；子痫是指在此基础上出现抽搐等症状。先兆子痫和子痫易并发心力衰竭、脑出血、胎盘早剥等严重并发症，处理方法是行剖宫产迅速中止妊娠。

（1）高血压是因小动脉痉挛、外周阻力增加所致。故舒张压可高于 110 mmHg。妊高征主要影响左室功能，衰竭时易发生肺水肿。

（2）硫酸镁为传统治疗方法，有发生高镁血症的危险，治疗有效血清镁浓度需达 2 mmol/L（正常为 0.8～1.2 mmol/L），如超过 2.5 mmol/L，可抑制心肌收缩力，膝腱反射减弱或消失。镁可以造成产后子宫无力、肌肉松弛药作用时间延长、可透过胎盘，导致新生儿肌力减弱、发生呼吸肌麻痹和心脏传导阻滞等不良反应，术中可给予钙剂拮抗。

（3）术前扩血管和扩容同时进行。扩血管药可用硝酸甘油，必要时用硝普钠，使舒张压维持在 90 mmHg 左右。扩容可用血浆、白蛋白（低蛋白血症时）、血定安和平衡盐溶液等，使血细胞压积维持在 35% 左右。

（4）麻醉管理：麻醉力求平稳，减轻应激反应，术中维持血压在合理水平，充分供氧。方法可选择连续硬膜外阻滞，穿刺点在腰2～3椎间隙；重度先兆子痫或子痫最好选择全身麻醉，因体循环和肺循环高压患者易发生脑出血、肺水肿、凝血功能障碍，甚至 DIC。无肺水肿时，不用利尿药。高渗性利尿药如甘露醇有初始扩容作用，禁用。

（5）围麻醉期加强监护，包括心电图、脉搏血氧饱和度，直接监测动脉压、中心静脉压、尿量、血气分析等，确保及时发现问题、及时处理。

3. 胎盘早剥

胎盘早剥与母体血管病变（如妊高征、高血压、慢性肾病等）有关。

（1）胎盘早剥时剥离处的坏死组织、胎盘绒毛和蜕膜组织可大量释放组织凝血活酶进入母体循环，激活凝血系统，导致 DIC。一般应在发生胎盘早剥 6 h 内行剖宫产术。

（2）警惕肺栓塞：由深静脉血栓或羊水栓塞引起。羊水栓塞可发生过敏性休克。

（3）子宫卒中：即子宫胎盘卒中，胎盘早剥发生内出血时，血液积聚于胎盘与子宫壁之间，随着胎盘后血肿压力的增加，血液浸入子宫肌层，导致肌纤维分离、断裂甚至变性，当血液渗透至子宫浆膜层时，子宫表面呈紫蓝色淤斑，称为子宫胎盘卒中。子宫肌层由于血液浸润，收缩力减弱，造成产后出血。当发生子宫卒中需摘除子宫时，常合并纤维蛋白原减少，造成凝血功能障碍,需应用纤维蛋白原及大剂量抗纤溶药物,如 6-氨基乙酸等。

(4)麻醉管理:①全麻诱导注意事项同上。②大出血产妇应开放两条以上静脉或行深静脉穿刺置入单腔或双腔导管,监测中心静脉压。记录尿量,预防急性肾衰竭,并做出相应处理。③胎盘早剥易诱发 DIC。对怀疑有 DIC 倾向的产妇,在完善相关检查的同时,可预防性地给予小剂量肝素,并输注红细胞、血小板、新鲜冰冻血浆以及冷沉淀物等。④方法:产妇和胎儿情况正常时可选择椎管内麻醉。麻醉以硬膜外阻滞为主,有休克时可用局麻,切除子宫者选用全身麻醉。

第二节　新生儿复苏

新生儿窒息(neonatal asphyxia):出生后胎儿由宫内转为宫外独立生活,由于各种原因(包括宫内窒息、肺内病变、压力和化学感受器的神经传导功能等)使新生儿不能产生自发呼吸或呼吸道有梗阻(如分泌物、胎便等),发生低氧血症和高碳酸血症,为新生儿窒息。窒息至今仍是引起新生儿死亡和影响儿童生存质量的主要因素。

一、分类

出生后 1 min、5 min 和 10 min 分别用 Apgar 评分法观测五项指标(心率、呼吸、肌张力、对刺激反应、皮肤颜色)两次,各项由 0～2 分组成,满分为 10 分。

二、器械与药物准备

(1)吸痰器械:吸球、机械吸引器、吸管、鼻饲管(8 号)和注射器(20 mL)。

(2)给氧器械:新生儿复苏气囊、各种型号面罩、氧气设备、喉镜、气管导管(2.5、3.0、3.5、4.0 mm)、金属芯。

(3)药物:0.1%肾上腺素、纳络酮、碳酸氢钠、10%葡萄糖溶液、生理盐水等。

(4)其他:听诊器、远红外辐射台、脐静脉导管、注射器。

三、复苏步骤

采用 ABC 复苏方案。

1. 建立呼吸道(Airway)

(1)摆正体位。

(2)吸出口、鼻腔或气管内分泌物。

(3)必要时气管插管以保证呼吸道通畅。

2. 诱发呼吸(Breathing)

(1)使用触觉刺激建立呼吸:拍打或弹足底;快速而有力地摩擦背部;对于原发性呼吸暂停,通常 1～2 次常能刺激呼吸。若婴儿无呼吸,则正压给氧,对无反应的婴儿用触觉刺激是浪费时间。

(2)必要时行正压人工呼吸,可用气囊面罩或气管插管。

3.维持循环(Circulation)

(1)促进并维持血液循环。

(2)胸外按压。

(3)药物。

四、新生儿人工正压呼吸

1.使用指征

①新生儿无呼吸或喘息样呼吸;②心率≤100次/分;③偶尔呼吸正常,心率>100次/分,常压吸氧后持续发绀,可能有严重肺部疾病或发绀型心脏病,可试行正压呼吸。

2.操作方法

新生儿颈部轻度仰伸,在其肩下置一肩垫,厚为2~2.5 cm。操作者站在患儿一侧或头端,右手握气囊,左手持面罩,面罩盖紧鼻和口,并使下巴下缘紧贴在面罩边缘之内;以40~60次/分的速度挤压气囊,使用纯氧。

3.正压呼吸

15~30 s后开始评价。若心率>100次/分,有自主呼吸,正压呼吸可暂停,并常压给氧至新生儿身体红润;若无自主呼吸,触觉刺激后无法维持呼吸,继续正压呼吸。若心率介于60~100次/分,继续人工呼吸,并检查操作是否正确;若心率<60次/分,在人工呼吸的同时进行胸外按压。

五、胸外按压

1.使用指征

①开始指征:纯氧正压呼吸15~30 s后,心率≤60次/分,或介于60~80次/分之间且无上升趋势;②停止指征:心率≥80次/分,停止胸外按压。

2.操作方法

患儿处于平卧位,在紧贴乳头连线下方的胸骨进行胸外按压。可用两种手法:①拇指法:双手握住患儿胸部,两拇指置于胸骨上,其余手指托患儿背后。②双指法:用一手食指或无名指的指尖压迫胸骨,用力按压,按压幅度为胸廓的1/3~1/2,按压频率约为100次/分,按压/通气比为30:2。心率≥80次/分时停止胸外按压;心率>100次/分,患儿有自主呼吸时停止人工呼吸。

六、气管插管

1.指征

需长期正压呼吸;面罩人工呼吸无效;需气管内吸痰;可疑膈疝。

2.吸痰管

用10号或10号以上的吸管。

3.操作方法

新生儿平卧,颈部适当仰伸。操作者站在婴儿头侧,右手稳住儿头,喉镜叶片沿着舌面滑入,顶端达会厌谷(舌根与会厌之间),声门及声带暴露后,插入气管套管,右手持管,将导管推入声门,接上呼吸囊,开始人工呼吸。胸廓起伏良好,双肺呼吸音一致说明导管在气管内。若一侧肺有呼吸音,双肺呼吸音强度不等,说明管尖在一侧主支气管内,可退管1 cm,再检查位置。若双肺无呼吸音,闻及气体入胃的声音,胃区渐扩张,说明管尖在食道内,拔出导管,面罩通气后再次插管。

七、药物

1.用药途径

(1)脐血管注射:①脐静脉注射:以 0.75%碘酊消毒脐带,用手指或止血钳于距脐轮 5～10 cm 处钳夹固定,找出壁薄、管腔较粗和靠近中央的脐静脉,用较细的针头向脐轮方向穿入,抽出回血时,推入所需的药物,拔出针头后结扎脐带。②脐带动脉注射:按上述操作方法,找出管壁较厚、管腔较细的脐动脉,刺入管腔 1 cm,用止血钳夹住针头固定,然后推入药液。

(2)气管滴注:直接经气管导管注入到支气管内,注药后立即加压呼吸,以促进弥散。可用生理盐水 1～2 mL 将药物稀释后再滴入气管内。

(3)肌肉或皮下注射。

2.药物

(1)肾素。①用药指征:纯氧人工呼吸及胸外按压 30 s 后,心率仍低于 80 次/分;无心跳,在正压呼吸及胸外按压的同时给药。②用法:0.1%肾上腺素 0.1～0.3 mL/kg,脐静脉或气管导管内给药。③药理作用:加快心率,加强心肌收缩力,引起外周血管收缩。④预期体征:用药 30 s 内,心率≥100 次/分。⑤若心率仍<100 次/分:必要时 3～5 min 重复一次;有急性失血伴低血容量表现者给予扩容剂;心跳停止时间长,对其他治疗无效时可用 5%碳酸氢钠。

(2)扩容剂。低血容量体征:给氧后仍苍白,心率正常但脉搏弱、血压下降。②用药指征:有急性失血依据,有低血容量表现。③扩容剂种类:全血、5%白蛋白、生理盐水、林格氏溶液。④用法:10 mL/kg,5～10 min 内注入脐静脉。⑤药理作用:增加血容量,通过增加组织灌注量改善代谢性酸中毒。⑥预期体征:血压上升,脉搏增强,苍白改善。⑦若仍低血容量,可重复使用;若无明显改善,可能存在代谢性酸中毒,可应用碳酸氢钠纠正。

(3)碳酸氢钠。①指征:心跳停止时间长,其他效果不佳。②用法:5%碳酸氢钠 4 mL/kg,2 min 内静脉注射完毕。③药理:正常通气下,提高血液 pH 值,纠正代谢性酸中毒。④预期体征:用药 30 s 后,心率>100 次/分。⑤若心率<100 次/分,再给予肾上腺素、扩容剂、人工呼吸和胸外按压,持续低血压时应用多巴胺。

(4)盐酸纳络酮。①用药指征:严重呼吸抑制,母亲在分娩前 4 h 内用过麻醉性镇痛药。②用法:0.1 mg/kg,气管内、脐静脉、肌肉和皮下快速注射。③药理:麻醉性镇痛药的拮抗剂。④预期体征:自主呼吸建立。⑤密切观察呼吸、心跳,再次出现呼吸抑制时再给药。

第十四章 疑难危重手术麻醉

第一节 高血压患者的麻醉

一、麻醉前评估

高血压患者接受手术前应对其病情做出客观评估。1999年WHO/ISO制定了高血压联盟高血压治疗指南。2003年,美国高血压教育计划协调委员会发布了简单明了、实用性强的JNC7报告,并取消了危险分层。随后,欧洲高血压学会和欧洲心血管病学会制定和公布了第一份欧洲高血压指南。2005年中国高血压指南发布。

(一)基本评估

参照以上各指南,将手术麻醉前患者危险因素进行分析和评估。

对于普通的高血压人群,可分为低危、中危、高危及极高危组。对于需要接受全身麻醉及手术的患者,还应进一步考虑以下因素。

(1)手术部位和种类及评估手术时间:对手术前高血压病情相同的患者,显然行脑、胸腹腔大手术的风险要远大于行四肢、体表小手术的风险。

(2)重要生命脏器如脑、心并发症是否得到治疗或控制:如稳定型心绞痛、陈旧性心肌梗死的风险就远小于不稳定型心绞痛和近期心肌梗死者。

(3)鉴别术前高血压是持续状态还是紧张焦虑引起的暂时状态:对于经解释或使用镇静、安定类药后血压即可恢复正常者,则危险较小。

(4)麻醉医师的技术水平与相应的设备条件:麻醉医师是否具有处理高血压患者的临床经验,是衡量麻醉和手术风险的主要因素。若经多年训练,麻醉医师能熟练处理高血压及其高血压病相关的心脏等并发症,从事过心血管手术的麻醉,则高血压患者的术前血压条件可以放宽,反之应从严。此外,若有多功能的现代监测设备,麻醉医师能施行动脉穿刺测压及创伤性血流动力学监测,则可放宽高血压患者的手术条件。

(5)权衡立即手术的危险性与延期手术的危险性:若原发疾病为危及生命的紧急状态,则血压高低不应成为立即麻醉手术的障碍。反之,若手术并非紧急,而血压严重高于正常,出现所谓"高血压危象",则应先控制血压,然后再决定是否手术。依据经验,在麻醉药物、方法、设备、监测条件及处理高血压的药物均有重大进展的今天,不宜再根据血压高低来决定手术是否应立即施行还是延期施行。具有一定的理论水平和临床经验的麻醉医师,应能妥善控制患者血压,并保证患者平稳渡过手术。

(二)术前降压药的应用

在我国有一定比率的高血压患者是不知晓的,往往在手术前体检中发现,只要血压稳定,不必强调降至正常血压才能手术,但对于术前抗高血压药的应用,应注意以下事项。

(1)选择合适的药物和剂量,充分注意麻醉用药与抗高血压药之间的相互作用。

(2)尽量避免选用中枢性降压药或酶抑制剂。

(3)抗高血压药可持续用药到手术当天,以免发生血压过度波动。

(4)正确认识抗高血压药的药理作用及可能发生的不良反应。

长期应用降压药患者术前是否停药,术前体检发现血压异常升高者是否加用降压药,均不能一概而论。更重要的是,考虑其对麻醉的影响。

(1)ACEI/ARB作用缓和安全,能改善心功能,但应注意其与麻醉诱导药的协同作用所致的严重低血压。

(2)β受体阻滞剂:能降低心肌氧耗量、抑制传导和心率,可与全身麻醉诱导药的负性心肌力作用有协同效果。长期服用者,对麻醉、创伤、失血和缺氧的耐受能力降低,麻醉期间易发生顽固性低血压和心动过缓。发生低血压时应首先减浅麻醉,若对间接作用的药物无效时,应选用异丙肾上腺素。注意,此类药物不应突然术前停用。

(3)CCB:长期服用此类药物者,与全麻药对心肌抑制和血管扩张作用有协同作用。有增强局麻药对房室传导的阻滞作用。可增强芬太尼的心动过缓作用。

(4)利尿剂:长期服用者可引起低血钾症、低血钠症和血容量减少。低血钾症可使非去极化肌松药的作用增强,呼吸抑制延长;易引起心律失常;增强洋地黄的毒性。低血钠症和低血容量可降低患者对失血的代偿能力,麻醉期间易发生低血压。

(5)中枢性交感神经抑制药(如可乐定、甲基多巴):因为可乐定具有明显的镇静镇痛作用,长期服用者对全麻药的耐量降低,可增强其对呼吸和循环的抑制作用。同时,可乐定半衰期较短且不消耗肾上腺素能介质,如果突然停用术中可诱发高血压危象、心律失常。因此应持续服用到手术当天。

(6)肾上腺素能抑制药(如利血平、胍乙啶,现已少用):作用缓慢,维持时间长,通过交感神经递质耗竭来降低血压;长期服用此类药物者可引起中枢神经抑制,可加重全麻药对心肌抑制和血管扩张作用,因麻醉、失血或体位改变,容易发生低血压和心动过缓。所以术前应停用。麻醉中可发生严重低血压时,对间接交感胺类药物的反应不佳,有时需应用去甲肾上腺素。

(三)麻醉前用药

(1)镇静药的用量应适当增加,以避免精神紧张引起术前血压波动。

(2)抗胆碱药可选用莨菪碱,以免心率增快。东莨菪碱与阿片类制剂合用,既有明显镇静作用,又很少引起心动过速,可选用。

(3)术前长期服用β受体阻滞剂或利血平类药者,选用阿托品可预防术中发生严重心动过缓。

二、麻醉选择与管理

应根据血压水平、控制程度及手术范围、创伤大小等因素,来决定麻醉方法与药物的选择。

(一)一般原则

(1)选择对循环影响小,可控性强的麻醉方法和麻醉药物。

(2)提供完善的麻醉镇痛效果。

(3)适度镇静以减少各种应激反应。

(4)维持术中血压稳定,保证组织器官的血流灌注,避免血压剧烈波动。

(5)加强麻醉期间的监测。

(二)麻醉方法的选择

1.局部麻醉

仅适用于体表局部小手术。由于阻滞不完全,疼痛刺激可使血压进一步升高,应配合适量的镇静镇痛药咪达唑仑、芬太尼、氟哌利多或异丙酚等,以增强麻醉效果及保持患者安静。同时,避免发生局麻药毒性反应,但局麻药中慎用肾上腺素。

2.椎管内麻醉

高血压患者常合并相对血容量不足,阻滞范围过广可引起大幅度血压降低,应加强监测和管理。

蛛网膜下隙阻滞对血流动力学影响较大,应用于高血压患者的风险较大,一般不宜选用。对一些下肢及会阴部的短小手术选用时应严格控制阻滞平面$<T_{10}$,并及时补充血容量,以免交感神经广泛阻滞产生低血压。

硬膜外阻滞的优点如下。

(1)可控性强,分次小量硬膜外腔给药对血流动力学的影响轻微,镇痛和肌松效果好,并可用于术后镇痛,适用于下肢和腹部中、小手术。

(2)对腹部手术的牵引痛尚难完全消除,应适当应用辅助药。

(3)对于较复杂手术可选用硬膜外阻滞加浅全身麻醉,镇痛和肌松效果好,减少全麻药用量,对阻断手术的应激有利,术后镇痛可减少术后并发症。

(4)应避免术中发生血压突然降低,有主张用持续硬膜外注药方法,术中血压波动较小。

3.监测下麻醉(MAC)

在局部阻滞或椎管内阻滞时,在严密的监测下应用镇静、镇痛药,可保证患者在无痛舒适和安全的条件下手术,对高血压患者可明显降低血压波动。

4.全身麻醉

优点为具有良好的镇静镇痛和肌松作用,气管插管便于呼吸道管理、充分供氧和防止二氧化碳蓄积。

全身麻醉的诱导期需在短时间内注入多种麻醉药,这些药本身可抑制心肌收缩力,减少心排出量,使血压降低,加上与手术前降压药的协同,血流动力学的改变更剧烈。同时,也应防止气管插管、拔管及手术中的某些手术步骤引起的严重心血管反应。此外,应避免手术结束后发生血压反跳。

(三)麻醉管理

1.避免血压过高

血压过高易引起颅内出血、眼底出血、心肌耗氧量增加而导致的心肌缺血、心律失常或心力衰竭等。术中应维持血压不高于平时最高水平,并积极消除引起血压升高的原因:①精神紧张,镇痛不全,麻醉过浅;②缺氧或CO_2蓄积;③药物的影响,因阻力血管的舒缩功能受损,对具有交感兴奋的药物非常敏感;④输液速度过快或量过大。

术中高血压的处理:①针对原因治疗;②对血压持续升高者,可以速效短效降压药治疗,如乌拉地尔(压宁定)、艾司洛尔、尼卡地平、硝普钠或硝酸甘油等。

2.避免血压过低

血压过低易导致心肌缺血、脑血栓形成及肾脏灌注不足。因此,要求此类患者的手术麻醉中血压降低不超过基础血压。引起血压降低的原因:①相对血容量不足或失血;②麻醉过深或麻醉范围过宽;③降压药与麻醉药的相互作用;④手术的影响,如内脏牵引、压迫大血管等。

术中低血压的处理:①针对原因治疗;②应用小量升压药,有时需用直接作用的药物,如去氧肾上腺素、去甲肾上腺素。

3.术中输液

除一般输液原则外应注意,在麻醉初期,原来处于紧缩状态的阻力及容量血管开始舒张,引起血容量相对不足,应快速补充液体以防血压大幅度降低。麻醉恢复期,应避免输液过多而引起的容量超负荷。

4.麻醉期间的监测

根据病情和手术复杂程度决定监测参数。短小手术,低危高血压患者,基本监测包括ECG、无创血压及尿量。对于预期血流动力学波动剧烈的手术,应监测 ECG、CVP、直接动脉压及尿量。合并有心功能不全者,应监测 PCWP。

5.术后急性疼痛管理

在麻醉恢复期即应考虑实施术后急性疼痛管理。

第二节　心脏病患者非心脏手术的麻醉

心脏病患者施行非心脏手术,麻醉和手术的并发症及病死率可显著高于无心脏病者。麻醉和手术的危险性及结局,不仅取决于心脏病变本身的性质、程度和心功能状态,还取决于非心脏病变对呼吸、循环和肝肾功能的影响、手术创伤的大小、麻醉和手术者的技术水平,术中、术后监测条件,以及对出现各种异常情况的及时判断和处理能力。此外,心功能欠佳患者进行非心脏手术,其危险性在相当程度上大于心脏病患者进行心脏手术。

由于麻醉和手术可进一步改变心脏功能和血流动力学,从而加重了心血管功能负担;所有麻醉药与麻醉辅助用药在一定程度上均会改变心血管功能,且往往在术后不能立即恢复。心脏病患者能否承受麻醉与手术,主要取决于心血管病变的严重程度和代偿功能,以及其他器官受累情况和需要手术治疗的疾病等。

因此,情况较为复杂,需要对患者做全面了解与评估。病史、体格检查、实验室资料和各项必要的特殊检查。至于心功能方面检查项目可按患者心脏病变情况和具体条件选用,并结合各项检查所需价格与对患者是否价值全面评估,应避免对病情处理无益的过多检查,花费医疗资源。因此,麻醉医师必须掌握心脏病变的基本病理生理,有关心脏和循环的代偿情况,充分做好术前评估与准备。

一、麻醉前评估及麻醉前用药

(一)病情评估内容

(1)确定是否急诊。

(2)年内有否进行冠状动脉搭桥手术。

(3)年内是否进行冠状动脉造影。

(4)有否急性冠状动脉综合征或较明显的临床危险因素(包括不稳定冠心病、失代偿心力衰竭、心律失常或严重心瓣膜病)。若有,则应推迟选择性手术并积极治疗,病情改善后再手术。

(5)患者有否中等度临床危险因素。

(6)虽有中等度临床危险因素,但心脏储备功能尚好,几乎不可能发生心梗或死亡。

(7)没有明显临床危险因素,心脏储备功能尚好,一般施行非心脏手术是安全的。

(8)无创检查结果可决定能否施行外科手术。

总之,上述指南有助于判断高危患者是否应取消或推迟手术,或在施行非心脏手术后再做冠状动脉搭桥手术。

(二)心脏病患者手术麻醉手术前评估的注意事项

合并心血管疾病的患者术前评估应重点注意以下几个方面。

(1)心绞痛发作频繁,或对药物治疗反应不佳,则有发生心肌梗死可能,手术必须推迟。

(2)心源性昏迷,安置起搏器减轻流出道阻力,注意低血压。

(3)呼吸困难,常使肺静脉压力升高。可能有左房或左室功能障碍。

(4)心肌和瓣膜同时受损害,心肌功能较差,并且心肌应激性增高,麻醉危险性大。

(5)主动脉狭窄,左心室肥厚伴有眩晕、昏厥、心绞痛史者,易发生室颤和心搏骤停,危险性大。

(6)冠心病伴房室、束支传导阻滞,房、室性期前收缩,则危险性大。

(7)若同时伴频发多源室早、窦房结功能衰竭、房室传导阻滞、心力衰竭、心绞痛及新近心肌梗死,则极易发生室速、室颤、心肌梗死、心搏骤停,极危险。

(8)束支传导阻滞、尤其左束支传导阻滞是心肌病变及冠心病体征(50岁以上可能存在冠心病,青少年可能存在心肌炎),完全性房室传导阻滞危险性极大。

(9)心力衰竭。不论何种心脏病所致的心力衰竭,均应停止手术,控制一周后手术。

(10)心脏病患者可从事日常工作而不出现心肌缺血,绝大部分能耐受麻醉和手术。先天性心脏病,心肌无病变,心功能较好,如非发绀型先天性心脏病,无右心力衰竭及无发绀者,麻醉和手术危险性不大。风湿性心脏病,二尖瓣狭窄,心功能良好,无显著肺动脉高压,麻醉危险性不大;有心力衰竭史或肺动脉压明显升高者,术中、术后易发生心力衰竭。房颤但室率不快,能很好耐受麻醉。

(三)心血管用药的调整

原则上,抗心律失常药、抗高血压药应继续应用至手术日。突然停用β受体阻滞剂、中枢作用的抗高血压药、硝酸甘油或钙通道阻滞剂会引起心肌缺血、高血压或心脏意外和心律失常。

1.洋地黄类药物

(1)术前可按需测定地高辛血药浓度,以便结合临床实际情况调整药量。

(2)低钾会加重洋地黄引起的心律失常,因此要注意血钾水平,尤其是急性低钾影响更大。

(3)主张在术前天或手术当日停止服用地高辛,然后术中、术后按具体情况经静脉用药。

2.利尿剂

(1)应重视术前补钾并维持血钾在3.5 mmo/L以上。保钾利尿剂纠正低钾血症,优于补充钾盐。小剂量螺内酯与ACE抑制剂以及襻利尿剂合用,可作为严重充血性心力衰竭患者的术前准备。

（2）显著利尿会使血容量减少，心排出量降低，组织灌注不足，造成麻醉期间低血压，因此应适当补充血容量。

（3）国际心力衰竭治疗指南指出：全部心力衰竭患者均需应用 ACEI，并建议与利尿剂合用。

3. β受体阻滞剂和钙通道阻滞剂

（1）目前对心脏病患者使用β受体阻滞剂已有了新的认识。术前应用β受体阻滞剂有预防心肌缺血作用。此外，使用受体阻滞剂能改善患者心功能和活动能力，提高患者生活质量，降低住院率和各种并发症发生率。

（2）钙通道阻滞剂一般对围术期心肌缺血无保护作用，遇有患者用β受体阻滞剂治疗效果欠佳，则联合应用钙通道阻滞剂，如硝苯地平、尼卡地平可有效地控制顽固性胸痛。

（3）在所有的钙通道阻滞剂中，一般不主张维拉帕米与β受体阻滞剂联合应用。尤其是存在传导异常或左心室功能受损者。

（4）对心功能正常或左心室功能轻度抑制患者，硝苯地平与β受体阻滞剂联合应用仍属安全。但要注意，硝苯地平的降压作用会被β受体阻滞剂加强而造成不良结果。

4. 抗高血压药

高血压病患者术前治疗药物一般不必停用，可用至术日晨。患者术前口服可乐定后，血压控制良好，则连续用药或暂时改为贴片。因骤停可乐定会引起急性高血压反跳，而改用可乐定贴片替代口服，高血压反跳就相对少见，且对术后暂时不能进食的患者有利。至于常用量的硝酸甘油类的扩血管药、钙通道阻滞剂硝苯地平、转化酶抑制剂如卡托普利、依那普利等，原则上也不必提早停药。

（四）麻醉前用药

（1）由于苯二氮䓬类药对呼吸循环影响较小，可用咪达唑仑 $0.05 \sim 0.075$ mg/kg 术前半小时肌内注射。

（2）选择性应用抗胆碱能药物。冠心病、高血压以及存在房颤的患者原则上不使用。一般患者心功能良好、心率大于 80 次/分可以东莨菪碱或盐酸戊乙奎醚替代。

（3）高血压、冠心病患者应按需加用小剂量β受体阻滞剂，如美托洛尔 25 mg，术前 2 h 口服，以缓和气管插管时的应激反应。

（4）除外心力衰竭、低血容量、房室传导阻滞或窦房结功能不全患者，可考虑可乐定 $5 \mu g/kg$，术前 1.5 h 口服。

二、心脏异常情况的准备和处理

（一）心力衰竭

择期手术应控制心力衰竭 2～3 周后才能手术。

急诊手术应采取相应治疗措施，包括强心、利尿、给氧、限制输液，控制心力衰竭后慎重进行。

（二）心绞痛

术前应积极治疗心绞痛，明显改善后再进行择期手术。心肌梗死，非限期手术最好在 6 个月后再进行。

（三）心律失常

房颤室率快的患者须用药控制室率在 100 次/分以下。

传导阻滞、心动过缓须行急诊手术者宜用阿托品、异丙肾上腺素治疗，使心率在 60 次/分左右，必要时可手术前经静脉安置心脏起搏器。

（四）肺动脉高压

术前必须改善缺氧，术后可能需长时间进行辅助呼吸。

（五）并发症

心脏病并发症如肺部感染应及时控制，肾脏功能不全者术前停止低盐饮食及利尿治疗，防止术中术后发生低钠低钾血症。高血压应控制，但利血平、胍乙啶等降压药，术前周停用或改用其他药物。贫血者应注意缺氧和输血过量，血栓形成者，术前宜给予抗凝药物。

三、麻醉方法和药物的选择

心脏病患者手术麻醉选择应依据手术部位、类型、手术大小以及对血流动力影响等全面考虑。

不论选用何种麻醉方式，虽然不会影响患者结局，但均应达到：①止痛完善；②不明显影响心血管系统的代偿能力；③对心肌收缩力无明显抑制；④保持循环稳定，各重要脏器如心、肺、脑、肝、肾的血流量不低于正常生理限度；⑤防止心律失常的发生和增加心肌氧耗量。

（一）麻醉方法

1. 局部麻醉

局部麻醉包括局部浸润麻醉或神经区域阻滞麻醉，适用于体表短小手术。要求局部阻滞完善，达到无痛目的。对紧张患者可静脉给予小剂量镇静药，以保持血流动力学稳定。尽管是局部麻醉，术中无创性监测和面罩吸氧是十分必要的。

2. 椎管内阻滞

心脏病患者进行非心脏手术时应用椎管内阻滞是否优于全麻，一直有争论。有人认为，椎管内阻滞麻醉过程中，患者可基本保持清醒，遇有胸、颈等部位疼痛常是心绞痛开始，提示心肌缺血。

但最近证明术中心肌缺血 70% 以上为无痛型，由此作为心肌缺血指标可靠性很差。在蛛网膜下隙阻滞下手术再次心肌梗死发生率小于 1%，而全麻下手术为 2%～8%。这在全髋置换术患者亦得到同样证明。究其原因，可能此项麻醉术中出血减少，降低了血栓形成和栓塞机会，对肺功能影响较小以及术后镇痛良好。

（1）蛛网膜下隙阻滞：若阻滞平面控制欠妥，对血流动力学影响大，会引起血压急剧下降，用于心脏病患者有一定危险，一般不提倡。因此仅推荐用于会阴、肛门和下肢手术，且平面必须控制在 T_{10} 以下，但蛛网膜下隙阻滞用药量小，阻滞完全是其优点。

（2）连续硬膜外阻滞：可分次小量经导管注入局麻药液，阻滞范围可以适当控制，对血流动力学影响较轻，镇痛完全，肌肉松弛良好，麻醉效果可达到理想的水平。若患者心功能良好，即使是简单的上腹部手术也可考虑选用。同时，硬膜外阻滞麻醉适用于无肺动脉高压的非发绀型先天性心脏病患者，特别是施行下腹部或下肢手术时，可收到安全有效的麻醉效果。

（3）骶管阻滞：对循环动力学无显著影响，阻滞完全，可适应肛门、会阴区手术和膀胱镜检查等。

3. 全身麻醉

目前,对手术时间长,病情严重(如合并心力衰竭、肺动脉高压或发绀)、术中会引起显著的血流动力学不稳定的患者,均主张采用全身麻醉。其优点在于气管内插管便于维持呼吸道畅通,有效的给氧和通气,术中遇有意外事件发生,抢救复苏均较方便。

麻醉诱导:麻醉诱导方法应根据患者的年龄、麻醉前药物用量、有无静脉通路、病变的类型、心血管功能以及对不同麻醉药物的可能反应等因素来选择。全麻诱导应充分给氧,理想的全麻诱导应该是迅速、平稳而无兴奋,使患者从清醒状态进入适当的麻醉深度,对交感和副交感神经系统不发生过分的兴奋或抑制,尽量减小对血流动力学的影响。

麻醉诱导的给药途径主要有吸入、肌内和静脉。

(1)患儿年幼不合作又无静脉通路时,可采用直肠给药,此法因药物通过直肠吸收,起效较慢,适用于大多数先天性心脏病患儿。如果患儿进入手术室时已入睡,可采用吸入麻醉诱导,首先采用面罩吸纯氧 5 min,然后用氧和氧化亚氮(N_2O)混合气体,对于心脏功能良好的患儿,可采用氟烷或异氟烷吸入。

肌内注射是目前最常用的给药方法,适用于进入手术室后哭闹、挣扎不合作的患儿。肌内注射用药最好选用氯胺酮 5~8 mg/kg,注药后 5~6 min 即可入睡。此时应注意患者呼吸的改变,如果出现呼吸浅、慢,应立即应用面罩吸氧。发绀患儿或循环功能差的患儿,如果氯胺酮的用量偏大易导致呼吸抑制,当出现经皮血氧饱和度持续下降时,应采用面罩进行加压给氧,直至气管插管操作完成。

(2)如果为成年患者,进入手术室后安静、合作,静脉穿刺条件好,可先由技术熟练的护士或麻醉医师进行静脉穿刺,然后再进行麻醉诱导。

麻醉诱导时可供选择的药物很多,如硫喷妥钠 3~5 mg/kg、氯胺酮 2~3 mg/kg、羟丁酸钠 50~80 mg/kg、依托咪酯 0.2~0.4 mg/kg。静脉给予上述一种药物,患者入睡后再给予肌肉松弛药和麻醉性镇痛药,待全身肌肉松弛后进行气管插管。肌内注射氯胺酮的患儿,可在静脉注射肌肉松弛药和麻醉性镇痛药后进行气管插管。

对于先天性心脏病患者,选择麻醉诱导药物时应注意,硫喷妥钠对循环功能的抑制作用明显,心功能差的患者应避免应用,依托咪酯可抑制肾上腺皮质功能,麻醉诱导后宜给予地塞米松或甲泼尼龙。

4. 全麻硬膜外阻滞联合麻醉

心脏病患者进行胸腹部手术,包括胸腹主动脉瘤手术,联合采用硬膜外阻滞和全身麻醉只要配合恰当,用药合理,并注意容量调整,确有优点可取:对缓和术中应激反应,稳定心率和血流动力有益,麻醉操作并不困难,同时可保留硬膜外导管供术后镇痛,可降低危重患者术后呼吸和循环系统并发症,已知支配心脏的交感神经激活引起冠状血管收缩是引起心肌缺血的主要因素。硬膜外阻滞,尤其是高位硬膜外阻滞,不仅可消除外科手术引起的伤害性刺激引起的交感肾上腺系统应激反应,而且可不同程度地阻滞支配心脏的交感活动消除冠状动脉反射性的血管收缩。

高血压和冠心病患者采用联合麻醉,虽然麻醉和手术期间低血压机会增多,但血压波动尤其是高血压机会少见,只要及时补充、调整容量,采用血管活性药预防和处理,麻醉管理一般并不困难。当然,联合麻醉对患者结局并无多大影响,是否有广泛采用价值,仍需更多临床实践验证。

(二)全身麻醉药物对心血管系统的影响和用药选择

许多麻醉药物可影响心脏病患者的血流—压力阻力关系。心脏病患者麻醉中应维持比较理想的血流动力学。维持满意的前负荷是先天性心脏病患者麻醉中血流动力学稳定的基础，根据心内分流和肺血流的特点调节体、肺血管阻力的关系，可促进肺血氧合，保证全身氧供，同时应避免心肌过度抑制和心率较大波动。选择麻醉用药时，除需要考虑理想的血流动力学变化外，还要考虑心血管功能状态。但目前尚无一种十分理想的麻醉药物。

1. 常用吸入麻醉药

(1)恩氟烷：恩氟烷在心脏手术中的应用相当广泛，由于它对心血管系统的抑制作用较轻，对肝肾功能影响不明显。恩氟烷诱发心律失常的可能性低，但在中至重度低碳酸血症时，可诱发癫痫活动。恩氟烷具有支气管舒张作用，对合并哮喘的心脏病患者很有益处。

(2)异氟烷：异氟烷对心血管系统的抑制作用较恩氟烷轻，引起低血压的程度与单位时间内的吸入量成正比，血压的改变可能是由于前、后负荷改变所致。异氟烷常引起成年人心率增快，但在小儿大部分却表现为心率减慢。

(3)七氟烷：此药的优点是对呼吸道的刺激作用小，可用于小儿的麻醉诱导，特别是心功能不佳的患儿。需要特别注意的是，七氟烷在高温下分解迅速，可产生大量的代谢产物，对肝肾具有潜在毒性作用。

(4)地氟烷：地氟烷是目前起效和苏醒最快的吸入麻醉药。因为其呼吸道刺激作用是吸入麻醉药中最强的，所以不适用于心脏病患者的麻醉诱导，只能用于麻醉维持。在调节麻醉深度时需注意，不可调节幅度过大，以免引起血压波动。应用地氟烷麻醉的关键是要牢记其苏醒极为迅速，手术结束前不必减浅麻醉，应先拮抗肌肉松弛药的残余作用，再给予少量的镇痛药物，待手术结束、自主呼吸恢复后再关闭吸入麻醉药的挥发器。

2. 静脉麻醉药

(1)氯胺酮：氯胺酮因其独特的血流动力学效应，可采用肌内给药，可保持自主呼吸，常用于发绀型先天性心脏病患者的麻醉诱导和心导管检查患者的麻醉。

氯胺酮对呼吸系统的抑制作用较轻，并可松弛支气管平滑肌。氯胺酮的交感神经兴奋作用可使心率增快和心肌收缩力增强，对肺动脉漏斗部狭窄的患者具有不利影响。

据报道，小儿心导管检查时应用氯胺酮麻醉对平均心率、血压、肺动脉压、肺毛细血管楔嵌压、肺循环/体循环血流比率和 PaO_2 等均无明显影响。使用时只要保持呼吸道通畅和维持足够的通气量，对肺血管阻力无明显影响。如果存在呼吸道梗阻，肺血管阻力将增高，呼吸道梗阻解除后肺血管阻力可恢复到原有水平。麻醉前给予阿托品可有效预防氯胺酮麻醉中因呼吸道分泌物增多所致的喉痉挛。

发绀型或充血性心功能衰竭的先天性心脏病患者对氯胺酮的耐受性较低，静脉给药速度过快或肌内注射用量过大时，可导致患儿呼吸抑制。

(2)丙泊酚：在心功能差的患者，应用丙泊酚进行麻醉诱导可引起严重低血压，故不主张在心脏手术中应用丙泊酚进行麻醉诱导。对于心功能较好的患者，可酌情应用丙泊酚辅助麻醉。在手术开始后采用微量泵进行持续静脉注射，或在切皮前静脉推注 0.5～1 mg/kg，以在强烈手术刺激前加深麻醉，或当血压升高、心率增快时静脉推注 0.5～1 mg/kg，以便调节麻醉深度和维持麻醉平稳。

四、麻醉管理

(一)原则——防治心肌氧供需失衡是关键

无论是先天性还是后天性心脏病,麻醉时首先应该避免心肌缺氧,保持心肌氧供需之间的平衡。在明确心肌氧供需平衡的基础上,麻醉实施时应特别注意以下问题。

(1)心动过速不仅增加心肌氧需要,且会使心肌氧供减少,对有病变心脏甚为不利,应力求预防和积极针对病因处理。

(2)避免心律失常,心律失常可使心排出量降低,并使心肌氧需增加。

(3)保持适当的前负荷是维持血流动力学和血压稳定的基础,应避免血压显著的升高或下降。因此,升压药与降压药的应用要及时,并注意适应证和用法。

(4)避免缺氧和二氧化碳蓄积,及时纠正电解质和酸碱紊乱。避免输血、输液过多引起心脏前负荷增加,造成氧供(需)失平衡和肺间质体液潴留过多影响气体交换,同时也要防止输血、输液不足造成低循环动力。

(二)强化监护

在手术中,由于手术刺激、麻醉药物的影响等因素,可使患者的血流动力学随时发生变化,所以监测是保证患者生命安全的重要手段。麻醉医师从患者入手术室到手术后送到 ICU 为止,对患者应该依据心脏病变状况,手术类型、创伤大小及时间,急诊或择期手术,监测装备、技术水平和有否,以及价格和效果分析而采取不同的监测项目进行严密监测,并及早处理循环功能不全的先兆和各种并发症。同时,尽可能缩短手术时间并减少手术创伤。

1.无创性监测

无创性监测是指对患者机体进行无损伤性的监测,可保证患者皮肤和黏膜的完好,是一种安全的监测方法,主要包括 ECG、无创血压、温度、经皮血氧饱和度、呼气末二氧化碳分压、尿量和体温监测等。

(1) ECG:ECG 是必不可少的监测手段之一,主要用于监测心律失常和有无心肌缺血。但在小儿主要用于监测心率和心律失常。

(2)无创血压:使用表式或水银柱血压计测血压是传统的血压监测方法,袖带宽度一般应为上壁周径的 1/2,小儿袖带应覆盖上臂长度的 2/3。

(3)经皮血氧饱和度:经皮血氧饱和度已在许多手术中应用,在心脏病患者手术中特别重要,它可即时反映患者体内的氧合情况,经皮血氧饱和度的应用明显提高了心脏患者手术中的安全性,在缺氧的早期即可得到警告。正常人经吸入 100% 氧通气后,血氧饱和度可达 100%。但发绀型先天性心脏病患者,如法洛四联征,在气管插管用纯氧通气后其血氧饱和度仍难达90%,重症患者在心内畸形矫正前仅达 50% 左右。

2.有创性监测

(1)动脉压监测:由于受手术刺激,患者的血压可随时发生变化,穿刺动脉直接测压可反映动脉压每一瞬间的变化,便于麻醉医师及时进行处理,所以穿刺动脉直接测压对心脏病患者接受预计血流动力学波动较大的手术十分重要。在直接动脉内置管测压期间应定期采用抗凝液冲洗测压管路,以防止血凝块形成而堵塞测压管路。

(2)中心静脉压监测:对重症先天性心脏病患者无论应用全麻或区域阻滞甚至局部麻醉都应穿刺颈内或锁骨下静脉,除监测中心静脉压以外,便于抽血送化验和给药治疗。特别是在出现血流动力学剧烈波动时作为给药的通路,十分重要。

（3）肺动脉楔嵌压监测:严重心功能不全或心脏病变严重,特别是左、右侧心脏功能可能发生不一致时,除上述监测外,应进行肺动脉压、肺毛细血管楔嵌压和心排出量的监测,从而对血流动力学的评价具有较全面的依据,有利于调整麻醉和指导临床治疗用药。所有患者均应随时按需作血气、pH、血液生化和电解质测定。

（4）血气分析及电解质监测:麻醉后对重症心脏病患者应抽血送检,检查结果异常应及时纠正,如代谢性酸血症患者补充碳酸氢钠,低钾血症患者补充钾盐。

（5）经食管超声心动图（TEE）:TEE 是一个很有用的监测技术,可监测心室大小改变、收缩效能、新旧心肌异常活动区和急性、慢性瓣膜病变。目前认为用 TEE 可较血管内压监测更早地发现心肌缺血。

在做好上述监护的同时,应准备好各种抢救药物及装备,建立良好的静脉通路。

（三）呼吸管理

患者进入手术室后应密切注意其呼吸功能的变化,发绀型先天性心脏病和心功能衰竭的患者应立即采用面罩吸入 100% 氧气。非发绀型先天性心脏病患儿在肌内注射氯胺酮入睡后进行面罩吸氧,麻醉诱导时患者的呼吸由强变弱直至完全停止,麻醉医师对患者呼吸的管理是由自主呼吸到辅助呼吸再到控制呼吸。一般需要麻醉医师手控过度通气 5 min 以上,待肌肉松弛后再插入气管导管;对于严重发绀型先天性心脏病患者,在气管插管前需要更长时间的过度通气,保证在确切提高 PaO_2 后再行气管插管操作,以有益于患者心功能的保护。

插入气管导管后可用麻醉呼吸机进行通气,潮气量为 $10\sim15$ mL/kg,呼吸频率为 $10\sim12$ 次/分。麻醉诱导后应尽早抽动脉血检查血气,以便调整呼吸机的通气参数。

（四）液体管理

液体管理与心脏病的性质和患者的年龄有关,液体管理除需维持血流动力学稳定外,尚需维持至少每小时 $0.5\sim1.0$ mL/kg 的排尿量,如果术中无尿或量少,而且已补充一定数量的晶体液和胶体液,应考虑使用呋塞米 $0.25\sim1.0$ mg/kg 或甘露醇 $0.5\sim1.0$ g/kg。

对成年患者一般主张输入乳酸林格液,小儿可酌情输入 5% 葡萄糖,手术时间长的患者应输入胶体液,对术中大出血或术野渗血多的患者应输入全血。如果是 Hb 含量高的发绀患者可输入液体或血浆代用品。对重症患者或手术时间长的患者应在中心静脉压和肺动脉楔嵌压指导下进行液体治疗。对心脏功能差和体重轻的先天性心脏病患者,在输液过程中切勿速度过猛,以免引起心功能急剧损伤,为安全起见,最好使用微调输液器控制液体的输入速度和量。

第三节　合并呼吸系统疾病的患者围麻醉手术期的管理

有严重的肺部疾病,长期吸烟、肺气肿、慢性支气管炎、支气管哮喘、肺部感染、血气胸、脓胸、肺结核或支气管扩张以及严重非创伤等因素,均可引起呼吸衰竭或者全身性疾病导致急性肺损伤/急性呼吸窘迫综合征（为一种特殊类型的呼吸衰竭）,如急性胰腺炎、败血症、感染性休克等。合并呼吸系统疾患的患者往往心肺代偿功能不足,围术期发生并发症的几率高于常人。

这些并发症包括肺不张、肺炎、支气管炎、支气管痉挛及呼吸衰竭等。影响并发症的因素包括术前并存的呼吸系统疾病、吸烟、肥胖、手术的类型及麻醉持续的时间。

一、麻醉前评估及准备

麻醉前应充分了解病史及其病理生理特点，根据患者的手术和并发症情况更加合理地选择麻醉方式，根据病情选择合适的麻醉药物及方法，进行充分的术前准备，并加强术中、术后管理，以便减少围术期肺部并发症，改善预后；减少围术期的病死率，提高麻醉质量。

（一）病史复习

术前应全面细致地复习病史，了解疾病的诊治过程。特别注意以下几点。

（1）咳嗽：是否长期咳嗽，咳嗽的性质及咳嗽的昼夜变化。

（2）咳痰：了解痰量的多少、颜色、黏稠度、是否易于咳出，改变体位对于排痰有无帮助；痰中是否带血，若有咯血应了解咯血量多少。

（3）呼吸困难：呼吸困难的性质（吸气性、呼气性、混合性），静息时是否有呼吸困难发生。静息时有呼吸困难发生提示心肺代偿差，对麻醉、手术耐受均不佳。

（4）吸烟史：对于吸烟者应了解每日的吸烟量，吸烟年限，术前停止吸烟的时间。每日吸烟量大于 10 支者，术后肺部并发症的发生率将增加 3～6 倍。

（5）疾病诱发、缓解因素：如哮喘患者是否有特异的致敏原。

（6）治疗史：抗生素、支气管扩张剂以及糖皮质激素的应用，包括具体用药及患者对药物的反应、因呼吸系统疾病入院治疗的次数。

（二）体格检查

在对患者进行体检时，应该注意以下征象。

（1）体形及外貌：肥胖、脊柱侧弯可引起肺容积（功能残气量、肺总量）减少和肺顺应性下降，易出现肺不张和低氧血症。营养不良、恶病质的患者呼吸肌力量弱，免疫力下降，易合并感染。观察口唇、甲床有无发绀。

（2）呼吸情况：呼吸频率大于 25 次/分是呼吸衰竭早期的表现。

（3）呼吸模式：呼气费力提示有气道梗阻；随着膈肌和肋间肌负荷加重，辅助呼吸肌的作用增强；出现反常呼吸时提示膈肌麻痹或严重功能障碍。患者可表现为桶状胸；如果胸壁不对称可能有气胸、胸腔积液或肺实变。

（4）胸部听诊具有重要意义：阻塞性肺病患者呼气相延长，呼吸音低；痰液潴留时可闻及粗糙的湿性罗音，位置不固定，可在咳痰后消失，若罗音固定则可能为支气管扩张症或肺脓肿。有小气道痉挛的患者可闻及音调较高的哮鸣音，见于哮喘或慢性喘息性支气管炎患者。肺气肿患者肺部叩诊呈过清音，叩诊呈浊音者提示有肺实变。

（5）合并肺动脉高压、肺心病右心功能不全可有颈静脉怒张，肝颈静脉回流征（＋），心脏听诊可闻及第二心音分裂。

（三）实验室检查

（1）慢性呼吸系统疾病的患者血红蛋白大于 160 g/L，红细胞压积大于 60%，往往提示有慢性缺氧，白细胞计数及分类可提示有无感染。

（2）患者术前都应常规行胸部正侧位 X 线检查。

（3）合并有肺源性心脏病和肺动脉高压的患者 ECG 可发生改变，如心电轴右偏、肺性 P

波、右心室肥厚及右束支传导阻滞,应行超声心动图进一步了解心脏功能。

(4)动脉血气分析是评价肺功能的客观指标,能够反映机体的通气情况、酸碱平衡、氧合状况以及血红蛋白含量,从而了解患者肺部疾患的严重程度及病情急缓。如果病情较重,持续时间长,就会存在慢性高碳酸血症和低氧血症,但是值仍在正常范围内。存在严重肺疾患时,进行动脉血气分析是十分必要的。同时,术后呼吸系统并发症明显增加。

(5)肺功能的评估与麻醉手术的耐受性:肺功能检查有助于了解肺部疾患的性质、严重程度以及病变是否可逆。年龄>60 岁,有肺部疾病、吸烟史以及拟行肺叶切除的患者,如果病情允许,常规行肺功能检查。

肺功能测定需通过肺量计来进行。先让患者吸足空气,然后将吸入的空气用力快速呼入肺量计直至残气位。从时间—容量曲线可以得出用力肺活量(FVC)、残气量(RC)、最大呼气中期流速(MMFR)、最大分钟通气量(MMV)等重要指标。这些指标有助于预测术后发生肺部并发症的危险性。

(6)放射性核素定量肺显像:肺灌注显像可预测肺切除后肺功能,即术后预计值(PPOFEV1)。若 PPOFEV1 小于 1 L 则术后肺并发症明显升高。对于术前有肺疾患的肺叶切除患者,PPOFEV1 比单纯的 FEV1 要敏感。

(四)麻醉风险因素分析

此类患者接受手术和麻醉的危险因素有:①高龄。年龄越大,肺泡总面积越少,闭合气量增加,肺顺应性下降,并发症越多。②肥胖。③一般情况差。④吸烟者即使没有肺部疾病史,术后并发症也明显升高。⑤呼吸系统疾病史,如哮喘和阻塞性睡眠呼吸暂停综合征病史,病史是最重要的危险因素,尤其是严重者,术后并发症明显升高。⑥手术部位和时间:部位越接近膈肌,时间越长,并发症越多。⑦麻醉方式:全身麻醉较椎管内麻醉和区域阻滞更容易出现各种并发症。

(五)术前准备

术前准备的目的在于改善呼吸功能,提高心肺代偿能力,增加患者对手术和麻醉的耐受。进行麻醉前决策时应区分病变是否可逆,对于可逆病变要尽可能纠正。可逆病变包括支气管痉挛、呼吸道感染、痰液潴留、心源性肺水肿、胸腔积液、肥胖和胸壁损伤等。而下列病变则属不可逆的:肺气肿、肿瘤所致的局限性肺不张、脊柱侧弯、脊椎损伤和肺间质纤维化。

1.戒烟

对于长期吸烟者,术前应尽可能戒烟,越早越好。术前戒烟6～12 周较为理想。临床上戒烟十分困难,但术前至少应禁烟 2 周,才能减少气道分泌物和改善通气。

2.指导患者进行呼吸锻炼

在胸式呼吸已不能有效增加肺通气量时,应练习深而慢的腹式呼吸。进行呼吸锻炼,自主深呼吸、咳嗽等手段有助于分泌物的排出及增加肺容量,降低术后肺部并发症的发生率。

3.胸腔闭式引流

合并有胸腔积液者,积液量较大并影响到功能残气量(FRC)时,可行胸穿放液或放置引流装置。张力性气胸者应放置胸腔闭式引流,行全身麻醉前 24 h 不能拔出引流管。

4.解除气道痉挛

支气管哮喘和慢性支气管炎都可出现支气管痉挛,是围术期常见的可逆性阻塞性病变。在支气管痉挛未消除时,任何择期手术都应推迟。临床常用的支气管扩张剂包括:β_2 受体激动剂、抗胆碱能药物以及甲基黄嘌呤类（茶碱）药物，剂型和给药途径多样。对于部分急性重症患者，用 β_2 受体激动剂或抗胆碱能药物雾化吸入，因其剂量大，使用方便，效果较好。术前接受此类治疗的患者应坚持用药至手术当日。

5.抗感染治疗

（1）对于合并急性上呼吸道感染患者择期手术应在治疗好转后施行。伴有大量痰液者，应于痰液减少后 2 周再行手术。

（2）慢性呼吸道疾病患者，为防止肺部感染，术前 3 天常规应用抗生素。

（3）肺部感染病原微生物包括细菌和病毒，合理应用抗生素治疗是关键，痰或气道分泌物的致病菌培养和药敏试验有助于抗生素的选择。在致病菌未能确定时，常根据经验用药，对于病情较重的宜选用广谱抗生素静脉给药；抗感染同时还要清除气道分泌物，否则痰液潴留易致感染不愈，而且在停药后常使细菌成为耐药菌株，造成治疗困难。

6.祛痰

目前祛痰药主要有两类。

（1）黏液分泌促进药，代表药物有氯化铵 $0.3\sim0.6\,g$，每日 3 次口服，但药物疗效难以肯定，特别在痰液稠厚时几乎无效。

（2）溴己新是黏液溶解药的代表，氨溴索是溴己新在体内的有效代谢产物，可促进黏痰的溶解，降低痰液与纤毛的黏着力，增加痰液的排出。

除了应用祛痰药物外，输液，雾化吸入湿化气道，体位引流，胸背部拍击均有利于痰液的排出。经术前处理后，患者的呼出气体流速恢复正常，痰量减少，胸部听诊哮鸣音减少或消失，提示治疗反应良好，达到较为理想状态。

（六）麻醉前用药

阿片类药物具有镇痛镇静作用，苯二氮䓬类药物是有效的抗焦虑药物，但是两者都能显著抑制呼吸中枢，作为麻醉前用药应该谨慎。对于情绪紧张的患者，如果肺功能损害不严重可以应用，严重呼吸功能不全的患者应避免用药。

应用抗胆碱能药物可解除迷走神经反射，减少气道分泌物，减轻插管反应，但是会增加痰液黏稠度，不利于痰液排出，而且，有研究认为，常规剂量尚不足以抵消插管时的反应，可根据患者具体情况应用。常用药物阿托品、东莨菪碱、盐酸戊乙奎醚。H_2 受体拮抗剂不宜应用，因其能诱发支气管痉挛。术前应用支气管扩张剂者，应持续用药至麻醉诱导前。

二、麻醉选择

麻醉选择应结合患者的具体情况而定，对于合并呼吸系统疾病的患者，理想的麻醉方法和药物选择原则至少包括：①呼吸循环干扰少；②镇静、止痛和肌松作用好；③手术不良反射阻断满意；④术后苏醒恢复快；⑤并发症少。

（一）麻醉方法的选择与管理

1.神经阻滞

局麻和神经阻滞对呼吸功能影响很小，它能保留自主呼吸和正常咳嗽反射，用于合并呼吸系统疾患的患者较为安全。但在使用上有一定局限性，神经阻滞只适用于颈部及四肢手术。

2.椎管内阻滞

椎管内阻滞的镇痛和肌松效果好，适用于下腹部，下肢手术。

脊麻对血流动力学干扰较大,麻醉平面较难控制。在严重 COPD 的患者依靠辅助肌参与呼吸时,如果出现运动阻滞可降低 FRC,使患者咳嗽及清除分泌物的能力下降,导致呼吸功能不全甚至呼吸衰竭,因此较少选用。

硬膜外麻醉阻滞范围与麻醉药种类、浓度、剂量都有关系。麻醉平面不宜高于 T_6 水平,否则,一方面影响呼吸肌功能,另一方面阻滞肺交感神经丛,易诱发哮喘。

3. 全身麻醉

已有呼吸功能储备下降的患者,如高龄、体弱、盆腹腔巨大肿瘤、上腹部、开胸手术及时间较长的复杂手术,宜选用全身麻醉。

全身麻醉中气管插管便于术中管理,可保证术中充分的氧供;吸入麻醉药可通过呼吸道排出,不会产生后遗的镇静效应;吸入麻醉药还有扩张支气管的作用,治疗术中支气管痉挛。但是全麻也对机体造成一定伤害:吸入干燥气体,不利于分泌物排出;吸入麻醉药抑制纤毛运动而影响排痰;气管导管对气道产生刺激;气管内插管使功能残气量减少,肺泡无效腔增大,影响肺内气体的分布和交换。在全麻时,要防止麻醉装置加大气道阻力和无效腔;选用粗细合适的气管导管,最好选用低压充气套囊,防止黏膜受压,影响纤毛功能。

可考虑给予喉罩或与之相似的技术,尤其是对气道高反应性患者。

(二)麻醉药物的选择

1. 吸入麻醉药

氟烷麻醉效能强,诱导及苏醒迅速,对呼吸道无刺激,可直接松弛支气管平滑肌,但可使心肌对儿茶酚胺的敏感性增加,有诱发心律失常的顾虑。

恩氟烷、异氟烷对气道无刺激,不增加气道分泌物,有扩张支气管平滑肌的作用。有研究显示,七氟烷(1.1 MAC)支气管扩张作用最强。

氧化亚氮对呼吸道没有刺激性,不引起呼吸抑制,但麻醉效能较低,需和其他吸入药物联合应用。

2. 静脉麻醉药

硫喷妥钠麻醉对交感神经的抑制明显,副交感神经占优势,可诱发喉痉挛和支气管痉挛,支气管哮喘患者不宜采用。

氯胺酮增加内源性儿茶酚胺,可使支气管扩张,适用于支气管哮喘患者。但氯胺酮增加肺血管阻力,使肺动脉压升高,禁用于有肺动脉高压患者。

丙泊酚对呼吸轻度抑制,对喉反射有一定的抑制,喉痉挛很少见,可用于哮喘患者。

3. 肌松药

对于有慢性喘息性支气管炎或哮喘的患者,肌松药选择应避免组胺释放较强的药物,如琥珀酰胆碱、筒箭毒碱、阿曲库胺、米库氯铵等。

维库溴铵无组胺释放作用,潘库溴铵和哌库溴铵及顺式阿曲库胺等均可应用。

4. 麻醉性镇痛药

在麻醉性镇痛药中,吗啡由于释放组胺和对平滑肌的直接作用而引起支气管收缩,在哮喘患者可诱发发作,而且吗啡抑制小支气管的纤毛运动,应避免用于支气管痉挛的患者。芬太尼有抗组胺的作用,可以缓解支气管痉挛,可在术中应用。

(三)麻醉管理要点

若选择局部浸润麻醉、神经阻滞、低位椎管内麻醉,术中可适量辅助镇痛药如瑞芬太尼,但前提是保证有效的通气和氧合。

对于监测下麻醉技术，如果可行应考虑保留自主呼吸并在手术部位运用局麻药浸润麻醉。若选择全身麻醉，应保持足够的湿化以利气道分泌，同时也应充分清理下呼吸道分泌物。机械通气时可考虑给予手法肺复张（肺复张后给予 PEEP）以达到足够的氧合和治疗肺不张。限制 FiO_2 以减少再吸收性肺不张。不要刻意坚持较低或正常水平的 $P_{ET}CO_2$，同时避免可引起肺损伤的高压/大潮气量机械通气。

三、术后管理

（1）给予术中手术区域局部浸润麻醉/镇痛，可靠的疼痛控制作用。

（2）维持气管插管直到肌松作用完全消退，严防术后肌松残余作用。

（3）应用多模式术后镇痛方案，如给予非甾体类抗炎药、右旋美托咪定、神经阻滞等以及尽可能地镇痛，鼓励患者早期下床活动，尽可能减少应用可抑制呼吸的阿片类药物。

（4）早期术后呼吸治疗，如深呼吸，增加肺活量。

（5）考虑运用 CPAP 治疗术后低氧血症。

（6）对于术前合并严重呼吸系统疾病的患者，术后应考虑转入 ICU，接受呼吸支持。

第四节　休克患者的麻醉

休克是一种临床综合征，由于组织血液灌流不足和细胞供氧不足引起机体代谢障碍和细胞受损，最终导致重要器官功能障碍。临床可以引起休克的原因很多，如创伤、失血、感染、心力衰竭等，有些需要立即进行手术治疗，因此麻醉医师对休克患者的处置能力将直接影响抢救结果。

导致休克发生的重要环节是机体有效循环血量减少。有效循环血量主要受三个因素调节，即血容量、心脏排出量和血管张力。影响以上三个因素任何一个，均可导致休克发生。休克分类目前也倾向于依据对以上三个因素的初始影响，分为低血容量性休克、心源性休克、血液分布性休克和阻塞性休克。事实上，各类型休克对循环动力学影响绝不是单一的，尤其是到休克后期常常是各影响因素交叉存在，对休克处理应建立在对低灌注综合征的病例生理机制和发展过程的全面了解基础上。

一、休克的治疗原则

休克的纠正有赖于早期诊断和治疗，早期发现和消除休克的病因至关紧要。对休克患者的理想化处理是在休克的临床症状明显化之前，早期发现并及时给予恰当的治疗；至少在其尚未发展到难治性休克前给予有效治疗，终止病程进一步恶化，避免发生多器官功能衰竭。

实际上在患者出现明显临床症状之前能够早期发现或预测可能发生休克的客观指标不多，而麻醉医生在接诊患者时多数患者已经出现明显临床症状，如心率加快、血压降低、皮肤湿冷、尿量减少。这些征象表明休克已经发展到失代偿阶段，此时麻醉医生的首要任务是尽可能准确地判断病情，提供正确有效的治疗。

（一）紧急处理

休克患者病情多较危重，麻醉医生接诊后应立即处理危及生命的紧急情况。

1.维持气道通畅

昏迷患者应保持气道通畅和正常通气，无自主呼吸患者立即气管插管或通过紧闭面罩通气，同时清除口腔和气道分泌物，备好吸引器，防止患者呕吐误吸。头面或颈部损伤开放气道困难者行气管切开。围术期容易出现低氧血症，应鼓励患者吸氧，增加吸入氧分数有助于减少缺氧，改善组织氧合。必要时给予呼吸支持治疗。

2.尽快控制活动性大量出血

存在活动性出血患者在加压包扎等简单止血措施同时积极准备手术。尤其体腔内大出血患者应尽早安排手术治疗，否则术前即使积极输血输液，有时也难纠正休克状态，反而增加失血量。

3.尽快建立输液通路

建立通畅的外周静脉通路，用于输血输液和输注抢救用药。提供能让患者感觉舒适的体位，抬高下肢 $10\sim15$ cm 有利于静脉血液回流心脏，但不要头低足高位，避免腹腔内脏器压迫膈肌影响呼吸。

4.制动、保暖/物理降温

对四肢和脊柱骨折患者注意制动，减轻疼痛并防止意外伤害。对休克患者还应注意保暖，避免体温下降。围术期由于伤口暴露、组织低灌注、大量输血输液以及麻醉对体温调节中枢的抑制作用，患者体温一般呈下降趋势。低温会降低乳酸和枸橼酸代谢，加重酸碱紊乱，加重凝血功能障碍，也影响心功能，同时使氧离曲线左移，影响麻醉药物代谢。也有些患者由于炎症反应和抗胆碱药物作用术中体温可以升高，应予物理降温。无论寒战还是发热皆增加耗氧量，对患者不利。

（二）液体复苏——关键措施

休克发病的中心环节是有效循环血量减少，治疗休克的第一个目的是尽可能快速恢复有效循环血量。即使是对心源性休克如急性心梗，过分控制液体只会使病情复杂化。此时首先输液至肺小动脉楔压（PAWP）$15\sim18$ mmHg，纠正低血容量状态然后集中精力处理心泵功能不全。

1.补液的速率、剂量以及液体种类的选择

液体复苏的成功，首先取决于快速而足量的液体补充（先快后慢）。其次才是选择何种液体。

低血容量性休克尤其是失血性休克早期，组织间液进入血管代偿有效循环血量不足，因此患者同时存在功能性细胞外液丢失。

液体补充可先由晶体液开始，大量输入生理盐水可引起高氯性酸中毒，含糖液体加重脑损害，一般首选乳酸钠林格氏液。

输注量取决于患者的体重和缺失量，开始先快速输注 20 mL/kg。反应良好应表现为心率减慢、血压升高、尿量增加、氧输送增加。等渗晶体液快速输入后大部分转移至组织间隙，每输入 1 000 mL 晶体液约增加血浆容量 200 mL。补液初期可补充休克患者细胞外液缺乏，但过分增加细胞外液对患者不利。实验资料表明，输注 4 倍失血量的乳酸林格氏液可暂时维持失血性休克动物的动脉血压，同时表现为 CVP 升高而微循环灌注严重不足，组织氧分压下降

超过50％。而且过量输注晶体液有可能在血容量尚未完全纠正时即出现周围组织水肿。

高渗盐水(7.5％)通过吸引组织间液进入血管可迅速扩容,在失血性休克紧急复苏时选择性应用,尤其适用于不能耐受组织水肿患者,如闭合性脑损伤。但高渗盐水扩容和改善循环作用持续时间较短,不能反复应用,用药后产生一过性高钠血症。

近年来联合应用高渗盐水和胶体液于失血性休克液体复苏收到良好效果,具有液体用量少、血流动力学改善快而持久(2 h以上),并能显著提高组织氧供和氧耗,改善氧供需平衡等优点,对机体凝血功能有一定影响。

适时补充胶体液(如羟乙基淀粉、明胶)可弥补单纯晶体液的不足之处,具有扩容迅速、输液量小、作用持续时间长等优点。缺点是有可能影响凝血功能。休克晚期毛细血管通透性增加,输入的清蛋白类胶体渗漏至组织间隙,增加组织间隙胶体渗透压,加重组织水肿。有资料表明6％,羟乙基淀粉用于创伤性休克患者能降低毛细血管对清蛋白通透性,增加血容量同时减轻组织水肿,作用原理与其分子量大小有关。

2.输血时机与剂量

失血和大量液体输注势必会降低患者血球压积,而血球压积过低影响血液携氧能力,对失血性休克患者说来,及时输血尽快恢复血容量和血球压积是最根本的治疗措施。HCT低于20％患者必须输血或浓缩红细胞,理想的复苏效果应使之不低于30％。

输血输液后患者循环改善表明治疗有效,伴随重要器官灌注改善,内环境紊乱也趋于纠正。但严重休克患者除有效循环血量不足外常常还有其他问题合并存在。输血输液至肺小动脉楔嵌压(PAWP)8~20 mmHg患者循环功能改善仍不明显,或心脏指数不再随输液增加(starling曲线达到平台期)而MAP低于70 mmHg,应及时开始其他综合治疗。

(三)改善组织灌注——血管活性药物治疗

保证重要脏器组织灌注的基础是提供满意的心脏排出量和足够的有效灌注压。充分液体复苏并达到最佳前负荷状态而低灌注状态持续存在。CI仍低于每平方米4.5 L/min或MAP低于70 mmHg,应考虑心血管活性药物治疗。

选择药物治疗应考虑以下几个问题:①高龄和内毒素可使β受体的反应性降低;②TNF影响心血管变力性药物的选择,倾向于对这类患者使用作用更强、更确切的药物,如肾上腺素。

对于已经存在血管扩张和低血压的患者可能对已知有血管扩张作用的正性肌力药如多巴酚丁胺反应不佳。当单一药物作用不理想时,如血压和心排量均不能达标,联合应用不同作用机理的正性肌力药如多巴酚丁胺和去甲肾上腺素,可产生协同作用。

后负荷下降而前负荷仍未下降者或血压升高而心排量低于目标水平,适合应用特异性扩张动脉血管的药物,不宜同时使用动静脉扩张作用的药物。

肺动脉高压所致心功能障碍的患者对全身性血管扩张药反应差,宜使用降低肺血管阻力的药物,如前列腺素或吸入一氧化氮。

同时,建议对儿茶酚胺不敏感患者应检查并纠正酸中毒和低钙血症。

重要器官灌注充分的标志应是血流动力学稳定,尿量满意,血乳酸浓度下降,血气检查无明显酸中毒,混合静脉氧饱和度大于75％。

(四)保证组织氧合

保证组织灌注的目的之一就是向组织供氧以满足细胞水平的氧消耗。如果组织需氧量大于氧输送量,细胞就转入无氧代谢,结果造成乳酸酸中毒最终导致细胞死亡。因此,对休克患者应加大氧输送量以提供足够的氧供组织消耗。

血液稀释时或 SaO_2 降低时动脉血携氧能力下降，维持组织供氧要靠增加心排量来代偿。而当休克患者心排量受限时，维持相对高一些的 HCT（30%～35%）即为保证组织供氧所必须。

组织氧耗/氧供比值（VO_2/DO_2）代表组织氧摄取率（ERO_2），正常为 0.25。ERO_2 值升高常提示供氧不足；若患者存在动脉低氧血症而 ERO_2 无相应升高表现应考虑是否存在供氧分布异常。检查 DO_2 是否能够满足组织氧合需要，可逐渐提高 DO_2，看 VO_2 是否随之升高，升高表明存在组织缺氧且 DO_2 相对不足，临床应通过提高心排量、增加吸入氧分数及调节 HCT（维持 Hb 90～110 g/L）等方法进一步提高 DO_2 直到 VO_2 不再随之升高（达到平台相）。

（五）其他治疗

临床应用或研究表明，一系列的治疗措施在治疗顽固性休克或降低患者的病死率和 MODS 的发生率方面可能有效，尤其对于高动力休克患者。这些措施包括对心源性休克施行心脏手术、主动脉球囊反驳（IABP）、代谢治疗以增加 ATP 的产量、使用甾类激素、针对细菌毒素和细胞因子的免疫治疗、白介素受体的拮抗治疗、抑制一氧化氮合酶等。而一些尚未证实的方法包括抗肿瘤坏死因子抗体（anti-TNF）、抗内毒素抗体、IL-1 受体拮抗剂和抗血小板激活因子等有益；其他如 anti-CD14 抗体和抗炎细胞因子 IL-10 的作用仍在研究中。此外，目前对可诱导性一氧化氮合酶（INOS）的研究得到了更多的关注。

高动力性/脓毒性休克患者的病死率居高不下，伴有心功能障碍的患者病死率还会更高。尚需研究出新的治疗方法以改善患者预后。

二、休克患者的麻醉处理

（一）麻醉前准备

依照病情轻重缓急进行个体化处理。如急性出血性休克属于抢救性手术，尽快控制活动性出血是抢救患者的关键，不应过分强调纠正术前情况而贻误手术。麻醉医师应迅速了解患者基本病情，出血部位，估计失血量，有无饱胃情况，有无血气胸等与麻醉相关的其他合并情况，尽快开始手术。

术前开放快速输血通路，建立静脉通路时注意避开患者损伤部位，如可疑腹部大血管损伤时避免下肢输液。严重休克患者应同时开放两条以上输液通路，外周静脉条件不好可行中心静脉穿刺置管，输液给药同时兼可测定 CVP。颈外静脉粗大表浅，位置相对固定，紧急情况下可用做快速输液通路。

出血性休克患者在出血未得到有效控制前，不必过于积极地输血强行将血压恢复到正常水平，因为有些患者出血过快不可能通过输血维持正常血压，有效控制出血前维持稍低于正常的血压水平可减少血液进一步丢失，前提是要保证重要脏器功能正常。多中心回顾性研究已经表明创伤患者术前大量输血并不能提高抢救成功率。

非抢救性手术术前应详细了解患者病情及治疗经过，尤其注意血管活性药物使用情况，了解既往麻醉史。检查患者意识状态，呼吸循环情况。已有气管插管患者检查导管深度是否合适，导管气囊是否漏气并予妥善固定。听诊两侧呼吸音不对称检查有否插管过深进入右侧支气管或有气胸、血胸和肺不张。双肺底湿性啰音提示肺感染或左心衰。支气管痉挛或喘息性支气管炎可发现双肺哮鸣音伴自主呼吸吸气相延长。测定患者动脉血压、脉搏、心电图和脉搏氧饱和度。麻醉医师应在了解患者术前基本情况,对并存疾患做出相应处理,争取初步纠正休克状态及作好相应抢救准备后再开始麻醉。

(二)麻醉前用药

休克患者麻醉前用药取决于休克程度。循环尚稳定患者处理与常人相同,只是休克患者动脉血压常常依赖增高的交感张力维持,一旦术前用药对抗了交感张力,本来对血压心率影响很小的苯巴比妥、麻醉性镇痛药和苯二氮卓类药物也有可能导致循环抑制。已经合并心肺功能不全患者,合并应用苯二氮卓类药物和麻醉性镇痛药可以产生循环波动和呼吸抑制,引起或加重低氧血症。因此对休克患者通常减少术前药用量,或等建立静脉通路后在输液支持下应用术前药。术前已经用过镇静镇痛药物患者应了解用量和给药时间。脑外伤和颅压增高患者不用可能引起呼吸抑制的药物。

休克患者麻醉前用药尽量通过静脉途径,低灌注状态下肌肉或皮下注射药物吸收速度受影响。原肌肉注射药物改由静脉注射时剂量亦应做相应调整。

三、麻醉药物与麻醉方法的选择

(一)局部麻醉和神经阻滞

局部浸润和神经阻滞麻醉操作简便,对全身影响小,适用于高危休克患者,但仅限于表浅外伤清创缝合或肢体手术。上肢手术最常用臂丛神经阻滞,下肢手术可在腰丛和坐骨神经阻滞下完成手术。神经阻滞一般单次用药剂量较大,而局麻药的血药浓度与血浆清蛋白含量成反比。休克患者因大量失血和输液,多存在低蛋白血症,对局麻药耐受能力下降,易于发生局麻药中毒,要严格控制单位时间的用药剂量。

循环状态不稳定或范围大需时长的手术,不要勉强在局麻下进行,避免术中病情加重处理不便。局麻(包括神经阻滞)与全麻联合应用,使患者有可能在浅麻醉下完成手术,可显著减少麻醉药用量,减轻麻醉药对机体功能的影响,有利于保证休克患者麻醉期间循环呼吸管理,也有利于术后恢复。

(二)椎管内麻醉

在休克未纠正前禁止应用椎管内麻醉,尤其禁止应用蛛网膜下隙麻醉。无论硬膜外麻醉还是蛛网膜下隙麻醉均产生交感神经阻滞,导致的血管扩张将减少静脉回流,减少心排量,降低外周血管阻力。交感神经阻滞范围决定于注药部位和药量。尽管在阻滞部位以上可以出现反射性血管收缩,但动脉血压仍会下降。T_4 以上高位阻滞时,心脏交感神经也被阻滞,使患者在外周血管扩张时不能产生代偿性心动过速,血压下降会更明显。处于代偿阶段的休克患者,其动脉血压在很大程度上依赖于血管收缩,椎管内麻醉使阻滞区域血管扩张可导致严重低血压,无复苏准备可使患者出现灾难性后果。

饱胃患者下腹部以下手术,如循环功能代偿尚好可以考虑应用硬膜外麻醉,减少全麻胃内容物反流误吸危险。麻醉应在血容量得到一定补充,病情初步稳定后进行。小量多次试探用药,每次用量不超过常规用量的 1/2,注药后密切观察循环反应,出现血压下降或改变体位时血压下降提示血容量不足,应继续输血补液,情况紧急时先应用适量麻黄碱支持血压。严格控制麻醉平面在可满足手术需要的最低水平。麻醉平面过高,腹肌张力下降,患者不能形成有效咳嗽保护气道,仍然可能发生误吸。少数诊断明确的失血性休克患者,如异位妊娠破裂出血,病变部位明确,手术时间短,若循环尚稳定,可先放置硬膜外导管,先在全麻下开始手术,待出血控制,低血容量状态基本纠正后分次注药,建立硬膜外麻醉逐渐取代全麻。术中密切观察血压心率变化,术后可保留导管提供硬膜外镇痛。

休克合并凝血功能障碍或有感染败血症患者不选用椎管内麻醉。

(三)全身麻醉

1.吸入麻醉药

几乎所有的现代吸入麻醉药都有循环抑制作用,影响程度与吸入浓度有关。作用途径包括抑制心肌收缩力、改变外周血管张力和影响自主神经活动。吸入麻醉期间易于出现房室交界性心律等室上性心律失常,心电图 P 波消失,处于代偿期休克患者可因丧失心房有效收缩而导致心排血量下降,血压降低。休克患者常见的动脉低氧血症也加重吸入性麻醉药的循环抑制作用。

在吸入性麻醉药中氟烷和恩氟烷心肌抑制明显,尤其氟烷降低心排血量和心肌收缩力,同时抑制颈动脉窦压力感受器反射,不出现代偿性心率加快,更易导致低血压。此外,氟烷降低儿茶酚胺引发心律失常的阈值,休克患者内源和外源性儿茶酚胺升高,麻醉更不宜应用高浓度氟烷。异氟烷、地氟烷和七氟烷降低血压主要是由于外周血管扩张的结果。与其他吸入麻醉药相比,氧化亚氮心肌抑制作用最轻,吸入浓度 25% 有镇静作用,25%~50% 镇痛,麻醉维持浓度 30%~70%,氧化亚氮因麻醉作用较弱,常与其他药物配伍应用。但患有气胸、肠梗阻或需要高 FiO_2 患者不宜应用。吸入麻醉药造成的低血压可通过降低吸入麻醉药的浓度,加快液体输注速度,谨慎地使用增强心肌收缩力药物或血管收缩药迅速缓解。

休克患者对麻醉药耐受能力降低,尤其低血容量状态下,皮肤和胃肠道血管收缩,心脑等重要器官血流占心排血量的比例相对增加,少于正常用量的麻醉药即可使患者进入麻醉状态,休克患者由于低心排和过度换气,吸入麻醉肺泡浓度升高速度加快,肺泡浓度高导致血药浓度高,心功能抑制等药物毒副作用也相应增加。由于多数吸入麻醉药的循环抑制作用是剂量依赖型,因此休克患者麻醉时倾向于小量联合应用,如氧化亚氮—氧气—肌松药,辅以小量恩氟烷或异氟烷,麻醉作用相加而循环抑制减轻。

更多情况是吸入麻醉药与静脉药物配伍。

2.静脉麻醉药

(1)氯胺酮:应用氯胺酮后产生血压升高和心率加快,静脉注射后 3~5 min 心率和平均动脉血压上升 20%~25%,20 min 后逐渐恢复到用药前水平。这一特点使氯胺酮在休克患者麻醉中占有重要地位。动物实验也表明,与氟烷等吸入性麻醉药相比,氯胺酮麻醉易于维持失血动物血压,提高休克动物的存活率。氯胺酮的循环兴奋作用是通过交感神经介导的,静脉注射后 2 min 血浆肾上腺素和去甲肾上腺素浓度升高,15 min 后恢复到用药前水平。血儿茶酚胺水平变化时相与用药后血压心率变化相吻合。氯胺酮除直接作用于 CNS 导致交感介质释放外,还可抑制神经节后交感神经末梢对去甲肾上腺素再摄取。用于感染性休克患者,氯胺酮可减少对正性肌力药的需要量。静脉诱导用量 1~2 mg/kg。临床常与肌肉松弛药和小量安定类药物配伍应用,后者可减少氯胺酮不良反应。离体实验表明氯胺酮对心脏有直接抑制作用,在内源性儿茶酚胺储备减少或交感神经系统代偿能力下降的危重患者,用药后偶可表现为血压下降和心排量减少。在出血性休克动物实验中,氯胺酮麻醉在维持动脉血压同时,动脉血乳酸浓度明显升高,提示氯胺酮维持动脉血压并未改善总体组织低灌注状态,甚至要以牺牲组织灌注为代价。

（2）依托咪酯：依托咪酯对循环影响小，不降低心肌收缩力也不阻断交感反应，适用于并存低血容量和循环状态不稳定的休克患者，由于降低脑代谢和脑血流，尤其适用于合并颅脑损伤的休克患者。诱导用量 0.2～0.4 mg/kg，静脉注射后一个臂—脑循环时间即可入睡，心率和心排血量基本不变，由于外周阻力降低，平均动脉血压稍有下降（<15%）。但随诱导剂量加大，动脉血压下降会更明显，因此，在循环血量严重不足患者应用依托咪酯亦应谨慎。和其他静脉麻醉药一样，依托咪酯无镇痛作用，气管插管等强刺激时会发生血压升高反应，诱导前 2～5 min 静脉注射芬太尼 0.05～0.1 mg 或与氧化亚氮联合应用可减轻插管应激反应。依托咪酯用药后偶发一过性肾上腺皮质功能抑制，可通过补充外源性激素治疗。

（3）咪达唑仑：苯二氮卓类药物具有减轻焦虑和遗忘作用，常与镇痛药联合应用于休克患者麻醉诱导和维持。

咪达唑仑是目前麻醉中最常应用的苯二氮卓类药物。0.2 mg/kg 静脉注射后出现血压下降、心率加快，血流动力学影响与硫喷妥钠 3 mg/kg 静脉注射相当。心排量不变，提示血压下降是由于外周阻力降低的结果。麻醉诱导剂量 0.1～0.2 mg/kg 静脉注射，诱导前应基本纠正低血容量状态，危重患者减小用量。咪达唑仑蛋白结合率高，在休克合并低蛋白血症时（如大量液体复苏后）其作用强度和时间也明显增加。由于遗忘作用突出，维持较浅麻醉时小量应用咪达唑仑可避免患者术后对术中过程的不良回忆。

3. 阿片类镇痛药

麻醉性镇痛药中以芬太尼对循环影响最小，不抑制心肌功能，也无组胺释放作用。50 μg/kg 静脉注射后血压、心率和心排量无明显变化。一般 1～2 μg/kg 用于提供镇痛，2～20 μg/kg 与吸入性麻醉药联合用于阻断气管插管和手术应激反应，50 μg/kg 也可单独用于手术麻醉。缺点是术中有时镇静程度不足，不能完全阻断对手术刺激的交感反应，术后需要机械通气。目前倾向于应用中等剂量 20～30 μg/kg 芬太尼与低浓度吸入性麻醉药或小剂量苯二氮卓类药物联合用于循环欠稳定患者手术麻醉。但有地西泮与大剂量芬太尼联合用于低血容量患者导致动脉血压和外周血管阻力明显下降的报告，临床应予警惕。

休克患者静脉麻醉耐量减少，除低蛋白血症使血浆游离药物浓度增加外，血管内容量相对减少也使血药浓度易于升高。因此安全处理休克患者麻醉的关键是无论选择何种药物，均应小量分次用药，依据患者反应决定用药总量。

瑞芬太尼以其独特的药代动力学优势将替代芬太尼。

4. 肌肉松弛药

休克患者全麻期间应用肌松药可使手术在较浅麻醉下进行。很多休克患者病情紧急，全麻诱导希望尽快完成气管插管，控制气道。

琥珀胆碱仍然是目前显效最快的肌肉松弛药，1～2 mg/kg 静脉注射，1 min 内即可提供满意肌松，循环影响轻微，是休克患者快速诱导插管的常用药物。琥珀胆碱重复用药或与氟烷联合使用可导致心律失常，在大范围软组织损伤、严重烧伤和截瘫患者可因严重高血钾导致心搏骤停。

非去极化肌松药种类很多，可根据临床要求选择应用。美维松（米库氯铵）作用快，维持时间短，适用于快速诱导插管。中短效药物维库溴铵循环稳定，但与大剂量芬太尼联合应用时可发生心动过缓，需静脉注射阿托品对抗。阿曲库铵不依赖肝肾代谢，无药物蓄积危险，用量大或注射速度快与美维松有相似组胺释放作用，容易引起血压下降。顺阿曲库铵在保留阿曲库铵代谢优点同时避免了组胺释放作用。中长效药物中泮库溴铵用药后心率增快,可对抗芬太尼心率减慢作用,罗库溴铵和哌库溴铵在临床用量不阻断交感神经节,无组胺释放作用,都可用于休克患者。

休克患者由于全身低灌注状态和肝肾功能减退影响药物代谢速度,肌松药作用时间延长,患者耐量减小,应用肌松药应适当减量。循环处于代偿边缘患者应用肌松药有可能导致血压下降,用药前后要注意观察。休克患者全麻期间在积极补充血容量,改善循环状态同时应给予足够麻醉深度,避免过分依赖肌松药。

四、麻醉管理

(一)严重创伤性失血性休克

(1)及时正确的病因治疗是根本。

(2)失血量达到 3 000 mL,HCT 小于 25% 时,以输血治疗为主,在维持 HCT 高于 20% 的基础上应用晶体液或胶体液,最好维持术毕 HCT 达到 30%。同时注意纠正凝血因子、血小板、纤维蛋白原的丢失。此外,应防止低渗性组织水肿。血流动力学稳定后,若尿量仍低于每小时 0.5 mL/kg,应给予呋塞米 10～20 mg 利尿以防治肺水肿和组织水肿。

(3)在严重创伤性休克患者活动性出血未有效止血前,可考虑目标导向液体复苏。高张晶体液/胶体液与等张晶体液相比,更有利于降低创伤患者的病死率。

(4)加强监测,包括创伤性血流动力学监测。

(5)大量输血时应注意血液质量和相互交叉反应,加强对低体温、凝血功能紊乱、急性肺损伤等并发症的防治。

(6)预防 MODS 的发生。

(二)严重感染性休克

1.液体复苏

此类患者血流动力学的特点最初为高排低阻,然后进入低排高阻,晚期为低排低阻。液体复苏应在 CVP、MAP、ECG、HR、HCT、PCWP 及尿量监测指导下进行,以胶体液为主,或高张晶体液/胶体液混合输注,增加回心血量并有强心利尿作用。贫血患者应积极输血。

2.血管活性药

有的应用早期的高排低阻可以增加外周血管阻力为主,如多巴胺每分钟 5～10 µg/kg 或肾上腺素每分钟 0.01～0.2 µg/kg。当出现低排高阻时,在强化扩容的基础上,可考虑正性肌力药和扩血管药联合应用,如多巴胺 2～5 µg/kg 联合多巴酚丁胺 2～10 µg/kg。如果发生心力衰竭可考虑硝酸甘油或硝普钠 0.5～5 µg/kg。

晚期则为低排低阻、全心功能障碍,出现 MODS 甚至 MOF,病死率极高。

3.纠正酸中毒和电解质紊乱

目前常用纠酸药仍为 5% 碳酸氢钠,首次 1～2 mL/kg,反复监测血气和乳酸水平后调整剂量。同时应注意阴离子间隙,预防低氯性碱中毒、低钾血症对酸碱平衡的影响。

4.控制感染

除去病因、彻底清创、引流和处理创伤是治疗严重感染性休克的根本。麻醉诱导后可选择头孢类广谱抗生素足量静脉注射,术后根据细菌培养和药敏试验加以调整。另外,术中可选择活力碘彻底冲洗创面。

5. 代谢和营养支持

6. 防治 DIC,防治 MODS

(三)严重过敏性休克

(1)立即停止致敏原接触。

(2)紧急处理:维持气道通畅,面罩加压给氧。如果发生严重低氧血症,应立即静脉注射肾上腺素 0.5～1 mg,给予快速顺序诱导插管(选择较细的导管)或环甲膜穿刺高频喷射通气。同时给予地塞米松 10～20 mg 和氨茶碱 0.25 g 静脉注射。

(3)液体复苏:目的在于防治外周血管麻痹性扩张和血浆外渗引起的血容量不足而致的血压下降。可考虑应用高渗晶体液/胶体液。

(4)药物治疗:肾上腺素为首选药物,病情危急时,可考虑在 ECG 监测下,10 μg/min 静脉输注,病情好转后降至 0～4 μg/min。

肾上腺皮质激素,尤其适合于有支气管痉挛的患者,国外常选择氢化可的松 200 mg 静脉注射,每 6 h 重复一次。

抗过敏药物,如异丙嗪 25 mg 肌肉注射,10% 葡萄糖酸钙 10～20 mL 缓慢静脉注射。大剂量维生素 C 可减轻毛细血管通透性,每次 5～10 g 静脉输注,每日 1 次。

其他药物:氧自由基清除剂、钙通道阻滞剂、白三烯拮抗剂、血小板活化因子等可作为探索性治疗选择。

(5)预防 DIC 和 MODS。

第十五章　门诊手术麻醉

随着医学技术的发展,门诊手术患者数量逐年增多。门诊手术不仅能缩短患者与家庭的分离时间,还能减少住院接触性感染和并发症,患者不必考虑住院床位,可灵活选择手术时间,并可最大效率地使用手术室和恢复室。与住院患者相比,门诊手术化验检查少、术后用药少、收费低。

第一节　门诊手术患者的选择

一、门诊手术的适应证

门诊手术患者大多为 ASA Ⅰ~Ⅱ级,但对于 ASA Ⅲ级的患者,只要病情稳定,也可行门诊手术,手术时间以不超过 2 h 为宜。门诊手术患者需有特殊的术前医嘱,并具备适当的接送设施。合理选择患者有利于提高该类疾病门诊手术治疗的安全性。

二、不适合行门诊手术的患者

(一)儿童

(1)小于 36 周的早产儿。

(2)患呼吸系统疾病的患儿。

(3)伴有心血管系统疾病的患儿。

(4)有明显上呼吸道感染的患儿。

(二)成人

(1)ASA Ⅲ~Ⅳ级的患者,术后需较长时间术后监护和治疗。

(2)伴有明显呼吸系统疾病的患者。

(3)术后需行复杂镇痛者。

(4)伴有明显发热、喘息、鼻黏膜充血、咳嗽的患者。

三、门诊手术禁忌证

有如下情况者应列为门诊麻醉禁忌证或相对禁忌证,至少也应在严密监测下谨慎实施麻醉。

(1)呼吸道感染。

(2)严重慢性阻塞性肺部疾患。

(3)胃潴留。

(4)急性上消化道大出血。

(5)休克,严重心、脑、肝、肾衰竭者。

(6)妊娠及哺乳期。

(7)年龄小于 3 岁的儿童。

（8）严重鼾症及过度肥胖。

（9）严重心动过缓。

（10）对镇静药物有过敏史。

（11）急性腹膜炎。

（12）结肠扭转或广泛粘连。

（13）严重消瘦或恶液质。

（14）检查前 6 h 内曾进食或 4 h 内饮水。

（15）癫痫患者。

四、门诊手术的种类

（1）牙科手术。

（2）切除皮损。

（3）增殖体切除、上颌窦造口术、纤维喉镜检查、鼓膜切开术、鼻息肉摘除术、扁桃体摘除术。

（4）白内障手术、睑板腺囊肿切除术、麻醉下检查、鼻泪管探查、眼睑下垂矫治术、斜视矫正术、眼压测量。

（5）活组织检查、内镜检查及肿物切除术、痔核切除术、疝修补术、脓肿切开和引流术、曲张静脉剥离术。

（6）活组织检查、扩宫术、刮宫术、引产术、巴氏腺囊肿切除术、宫腔镜检查术。

（7）支气管镜检查、内镜检查、乙状结肠镜检查。

（8）腕管减压术、外生骨疣切除术、神经节切除术、手及足部手术。

（9）化学性交感神经阻断术、硬膜外注射神经阻滞术。

（10）简单的美容手术。

（11）包皮环切术、膀胱镜检术、阴茎系带切除术、尿道扩张术。

第二节　麻醉前准备

一、术前准备

患者尽量穿宽松的服装，方便穿和脱，把珠宝首饰类放在家里；患者平时吃的药是否应该停用，应听从麻醉医生的意见。

二、术前检查

日间麻醉要满足日间手术的需要，麻醉医生需要对患者的健康状况进行评估，来判断患者是否适合日间手术麻醉。门诊手术患者的术前检查项目需依照患者的年龄、健康状况、用药史等加以确定，检查项目结果也需依据各项结果加以分析。小于 40 岁女性需检查血红蛋白；40～60 岁男性应检查心电图、尿素氮、葡萄糖、血红蛋白；大于 60 岁患者查心电图、尿素氮、葡葡糖、血红蛋白、胸部 X 线片等。

三、术前禁食

成年人日间手术需禁饮 4 h、禁食 6 h；幼儿术前 2～3 h 内可少量饮用含糖清饮料 3～5 mL/kg。术前 2 h 饮用各种饮料并不增加残留胃内容量。相反，饮水可冲淡胃液，刺激胃排空，减少胃液量。当日下午手术的患者，早晨饮用茶、咖啡、果汁可避免焦虑、咖啡因戒断和低血糖等不适，减少困倦、头晕、口渴及术后疲劳、恶心，即使术前 1 h 也可允许患者饮用少量水服药。H_2 受体拮抗剂和甲氧氯普胺等可减少残留胃液量。

四、术前给药

应选用作用快、维持时间短、不影响术后清醒的镇痛药。选用术前静脉滴注地西泮 0.2 mg/kg 或咪唑安定 0.05～0.1 mg/kg，哌替啶 1 mg/kg 或芬太尼 1～3 μg/kg。可提供满意的镇静、遗忘、抗焦虑作用，不会延迟恢复时间。全身麻醉时需加用抗胆碱药如阿托品或东莨菪碱。氟哌啶（5～15 mg/kg）可达到镇静及抗恶心、呕吐作用。

第三节　麻醉方法和麻醉药

全麻、区域阻滞麻醉和局麻均可用于门诊手术。

一、全身麻醉

应选用起效快、消退迅速（半衰期短）及降解产物无不良反应的麻醉药品。

（一）静脉诱导麻醉，根据需要可选用

(1)硫喷妥钠 3～6 mg/kg。

(2)乙托咪酯 0.1～0.3 mg/kg。

(3)氯胺酮 1～2 mg/kg 与咪唑安定 0.05～0.1 mg/kg 合用。

(4)异丙酚 2～2.5 mg/kg。

（二）吸入麻醉面罩诱导，用于小儿

(1)$N_2O\text{-}O_2$＋吸入麻醉药。

(2)$N_2O\text{-}O_2$＋吸入麻醉药＋麻醉性镇痛药。

(3)$N_2O\text{-}O_2$＋吸入麻醉药＋麻醉性镇痛药＋肌肉松弛药。

(4)$N_2O\text{-}O_2$＋麻醉性镇痛药＋肌肉松弛药。

(5)异丙酚＋吸入麻醉药＋肌肉松弛药。

（三）麻醉辅助用药，选用起效及消退快者

(1)镇静安神药：地西泮或咪唑安定。

(2)麻醉性镇痛药：芬太尼、舒芬太尼、阿芬太尼。

(3)肌肉松弛药：阿曲库铵、维库溴铵。

二、区域阻滞

（一）与全身麻醉相比有以下优点

（1）避免了全身麻醉的不利影响（恶心、呕吐、头晕、嗜睡）。

（2）避免了气管内插管的不利影响。

（3）术后恢复快。

（4）术后镇痛作用好。

（5）辅以镇痛药及镇静药则其效果更完善。

（二）蛛网膜下隙阻滞(subaradmoid block)

（1）较硬膜外阻滞起效快而完全。

（2）下肢、下腹部以下及会阴部手术、无蛛网膜下隙阻滞禁忌证者皆可选用。

（3）应避免头痛及尿滞留的发生。

（三）硬膜外阻滞(epidural block)

（1）凡适用于蛛网膜下隙阻滞者皆可选用硬膜外阻滞。

（2）手术时间不定及不适用于蛛网膜下隙阻滞者也可选用硬膜外阻滞。

（四）神经丛及神经阻滞(nerve plexus and nerve block)

根据手术部位的不同可按需要选择颈丛、骶神经丛及各种神经干的阻滞。

（五）局部麻醉(local anesthesia)

局部浸润麻醉最适用于门诊的体表短小手术。经常使用的局麻药是 0.25％～0.5％或 1％普鲁卡因及 0.25％～0.5％利多卡因。

第四节　诊断性检查的麻醉

一、特点及要求

（1）多在远离手术室的条件下进行麻醉，故一切麻醉所需用具应尽可能齐备。

（2）必要的监测设备，如无创血压、脉搏氧饱和度及心电图等。

（3）麻醉药物及急救药物能随时备用。

（4）应配备麻醉辅助人员，能协助麻醉医师及时给患者以妥善处理。

（5）有些检查只需要患者能配合不动，故成人可用镇静药加局部麻醉。不合作的小儿可用地西泮或浅麻醉，待操作完毕后能迅速苏醒。

二、气管、支气管镜检查及取异物的麻醉

（一）成人

（1）术前禁食、禁水。

（2）镇静药哌替啶 50 mg 肌内注射。

(3)抗胆碱药阿托品 0.5 mg 或东莨菪碱 0.3 mg 肌内注射。

(4)表面喷局麻药 1% 地卡因 1~2 mL。

（二）小儿

(1)婴幼儿仅给阿托品 0.02 mg/kg 及异丙嗪 1 mg/kg 肌内注射。

(2)2 岁以上患儿给阿托品 0.02 mg/kg 及哌替啶、异丙嗪各 1 mg/kg 肌内注射。

(3)镜检时由助手固定好患儿保持不动,面罩吸氧,喷入表面麻醉药。

(4)放入气管镜后由侧管供氧气吸入。

(5)术中严密观察患者,监测脉搏氧饱和度及心电图。

(6)心率减慢及脉搏氧饱和度低于 80% 时应立即停止镜检,将支气管镜退到气管,充分供氧,待情况好转后再继续检查。

(7)如果检查或取异物的时间较长,可预防性使用氢化可的松或地塞米松。成人剂量分别为 50~100 mg 及 5~10 mg。小儿剂量为 0.5~1.0 mg/kg,以避免发生声门水肿。

三、支气管造影的麻醉

(1)成人及较大的儿童可用镇静药(哌替啶 1 mg/kg)、抗胆碱药(阿托品 0.02 mg/kg)及表面麻醉药即可使咽喉部敏感性降低,将细塑料造影管经一侧鼻腔插入患侧主支气管后注入造影剂进行造影。

(2)小儿可经全麻诱导后显露声门,依次插入细塑料造影管及气管内插管。气管内插管接麻醉机,以吸入麻醉药维持麻醉,待造影完毕后将造影剂及分泌物吸除干净,患者完全清醒后再拔除气管插管。

四、食管镜检查的麻醉

(1)一般多用于取异物或疾病诊断,操作时间短暂。

(2)术前禁食、禁饮。

(3)术前肌内注射镇静药(哌替啶 1 mg/kg)及抗胆碱药(阿托品或东莨菪碱)。

(4)成人用表面喷雾麻醉(1% 地卡因)。

(5)小儿可用基础麻醉或强化麻醉,局部用表面喷雾麻醉。

五、心导管检查、心血管造影术及介入性治疗的麻醉

(1)术前禁食、禁饮。

(2)成人应充分镇静,肌内注射哌替啶 50 mg 或安定 10 mg 或苯巴比妥 0.1 g。皮肤切口用局麻。

(3)小儿用基础麻醉(羟丁酸钠 80 mg/kg 静脉缓注),时间过长可追加地西泮 0.02 mg/kg,皮肤切口用局麻。

(4)婴幼儿用全身麻醉(氯胺酮 4~6 mg/kg,肌内注射)。

(5)基础麻醉及全身麻醉时给面罩吸氧,麻醉监护并随时备用吸引器。

六、脑血管造影术

此项检查时要求患者能配合不动,但有以下情况者需要进行麻醉监护。

(1)糖尿病患者。

（2）收缩压高于 21.3 kPa(160 mmHg)。

（3）肌酐高于 106 μmol/L(1.2 mg/dL)。

（4）经常(1 d 超过 1 次)出现短暂的脑供血不足者。

（5）中风发作后不足 30 d 者。

（6）有脑梗塞或肿物的患者心率缓慢,应根据心电图监测的结果给予适量的阿托品后再进行造影。

（7）不合作的小儿予应给基础麻醉或全身麻醉,颅内压高的患者不能用氯胺酮。

七、计算机体层扫描(computed tomography scan,CT)

此项检查操作是无痛的,但需要患者配合不动。故不合作的患儿常需要用全麻或基础麻醉以保持固定不动的体位,同时要进行麻醉监护。

八、核磁共振成像(nuclear magnetic resonance imaging,NMRT)

（1）一般患者不需要麻醉。

（2）特别紧张的患者需要镇静药。

（3）不合作的患者及小儿需用全身麻醉或基础麻醉。

（4）应注意金属物质不能放在磁场内,以免影响影像效果。

第五节　术后管理

一、术后镇痛

（1）局部麻醉及阻滞麻醉术后镇痛作用继续延长一段时间,有利于早期离院。

（2）全身麻醉清醒后没有继续镇痛作用,有时会影响早期离院,往往需要给予镇痛药(静脉滴注、肌内注射或口服),应注意不要抑制呼吸或引起嗜睡。

二、术后注意事项

患者务必要遵守医生的指导,才能最快、最安全、最愉快地康复。如果有问题,需随时到医院复查。

（1）大多数患者可在 1～4 h 之内回家,也可能需要留院观察。

（2）不要喝酒精类饮料,也不要随便用药。

（3）不要开车或操作危险机械。

（4）不要做重要决定。

（5）患者经常会感觉困倦和其他一些小问题,包括肌肉疼痛、嗓子疼痛、嗜睡和头痛,随着时间的延长,不良反应会迅速减少。

三、离院标准

（1）自行回家者:多为短小手术、采用局部浸润麻醉者。

（2）必须经陪伴回家者，必须达到以下标准方能离院：①神智完全清醒；②重要器官功能检查完全正常；③疼痛已基本控制，仅需口服药即能缓解者，④无显著恶心，可以进食者；⑤伤口无渗血；⑥自行排尿无困难。

（3）需在恢复室内留观，隔夜后回家者应注意以下几点：①疼痛难忍，口服药不能缓解；②排尿困难或不能自行排尿；③伤口渗血需进一步观察；④需要继续进行静脉输液治疗。

四、随访制度

电话随访及通信或来门诊拆线时随访，通过随访工作继续积累对门诊手术的经验并改进工作。

五、常见并发症

1. 呼吸抑制

异丙酚可引起呼吸变浅、呼吸暂停而发生 SpO_2 降低，大多持续时间短暂，一般 $1\sim2$ min，给氧或无需特殊处理可自行恢复。

2. 循环抑制

异丙酚引起血压下降的原因主要是外周血管阻力降低。

3. 反流、误吸

术前禁食不严、咽喉部的不良刺激以及原有胃肠道疾病是造成反流和误吸的主要原因。

4. 心动过缓甚至心搏骤停

丙泊酚可造成迷走神经张力增高以及手术操作刺激迷走神经均会引起心率减慢。

5. 支气管镜操作还会引起喉、支气管痉挛及气道梗阻

门诊手术的种种好处和广泛成功并不意味着临床可无限制使用，在发展中国家，医疗服务不够及时、家庭环境不甚理想、医院的通宵护理费用也比较便宜，门诊手术并不一定都适宜，故不能仅以费用减少为标准，痛苦和并发症通常不能以金钱衡量，自费医疗的国家门诊手术发展很快，但公费医疗的国家其花费并不减少。据调查显示，门诊手术患者常常抱怨回家太早，在家里疼痛和呕吐得不到足够的关注，因此，门诊手术及麻醉仍需观察对比，提高医疗护理质量。

第十六章　麻醉患者护理

第一节　麻醉前患者的护理

做好麻醉前病情评估,参与麻醉前准备,消除手术和某些诊疗操作时的疼痛和不适,减少手术等引起的不良反应并减轻应激反应,提供良好的手术或操作条件,有利于保障患者在围手术期的安全和防治并发症的发生。

一、护理评估

(一)健康史

详细了解患者的既往疾病史,特别是与麻醉有关的疾病如高血压、冠心病、脑血管疾病、哮喘等及相应的治疗情况,既往麻醉史和手术史、药物过敏史及使用情况(如心血管药、抗凝药、类固醇及精神类药等)、吸烟史、饮酒史等。

(二)身体状况

了解患者的全身状况,观察有无发育不全、营养障碍、贫血、脱水、浮肿、发热等,了解近期体重变化,明确心、肺、肝、肾等重要脏器功能状况,检查脊柱有无畸形或病变,穿刺部位有无感染,下颌关节和脊柱的活动度,检查牙齿有无缺损、修补、松动及义齿,了解麻醉方法,应用的麻醉药和剂量,了解是否需要特殊的麻醉技术(如低温、控制性降压等),了解拟实施的手术部位、手术难易程度、出血程度、手术时间长短和手术危险程度等。

美国麻醉医师协会(American Society of Anesthesiologists,ASA)在麻醉前根据患者体质状况和对手术危险性分为六级,对病情的判断有重要参考价值。

一般认为,Ⅰ～Ⅱ级患者麻醉和手术耐受力良好,麻醉经过平稳,风险较小。

Ⅲ级患者麻醉有一定危险,麻醉前准备要充分,对麻醉期间可能发生的并发症要采取有效措施,积极预防。

Ⅳ级患者麻醉危险性极大,即使术前准备充分,围手术期死亡率仍很高。

Ⅴ级为濒死患者,麻醉和手术都异常危险,不宜行择期手术。

(三)辅助检查

(1)实验室检查:血、尿、便常规,出、凝血时间,血液电解质,肝、肾功能,血气分析等。

(2)心电图检查、胸部 X 线检查。

(3)选择性的针对疾病的特殊项目检查。

(四)心理—社会状况

了解患者是否紧张和焦虑,患者及家属对疾病、麻醉、手术的认知度。评估患者的精神状态及其合作程度,患者及其家属对麻醉和手术的顾虑和经济状况以及家庭社会的支持系统的关心度等,并进行相应的解释和心理护理。

二、常见护理诊断/问题

1. 焦虑或恐惧

与不了解疾病性质，缺乏手术和麻醉的相关知识，担忧麻醉效果、安全性、并发症及经济负担、疾病预后有关。

2. 知识缺乏

缺乏麻醉有关方面的知识，缺乏麻醉配合的知识。

3. 有呼吸、循环功能异常的危险

有呼吸、循环功能异常的危险与心肺疾病或麻醉药物不良反应有关。

三、护理目标

(1)患者焦虑或恐惧症状减轻，使其放松思想，解除恐惧心理。

(2)患者心理状态得到改善，能在良好的心理状态下接受麻醉和手术，安全渡过手术期。

(3)患者能复述麻醉配合与护理的知识。

四、护理措施

(一)患者的准备

1. 心理护理

由于麻醉和手术都是有风险的治疗方法，患者必然对其安全性和可能出现的一些并发症感到紧张、焦虑甚至恐惧，术前应针对性地以关心和鼓励的方法消除其思想顾虑和焦虑心情；必要时可酌情解释麻醉方法、可能发生的不适感及如何配合等；耐心听取和解答患者提出的问题，对于过度紧张而难以自控者，应辅以药物治疗。

2. 胃肠道准备

择期手术前应常规排空胃，以避免麻醉手术间发生胃内容物的反流、呕吐而导致的窒息或吸入性肺炎。正常人的胃排空时间为 4～6 h，但在情绪激动、恐惧、焦虑、创伤或疼痛等情况下会显著延长胃排空时间，因此，成人择期手术前一般常规禁食 8～12 h，禁饮 4 h，以保证胃排空。小儿术前应禁食(奶)4～8 h，禁水 2～3 h。急症手术患者也应充分考虑胃排空问题，必须全麻者，行清醒气管内插管，以免发生呕吐和误吸。

3. 口腔卫生准备和护理

麻醉后上呼吸道的一般细菌容易被带入下呼吸道，在术后抵抗力低下的情况下，可能引起肺部感染等并发症。因此，对有龋齿松动或牙周炎者，术前需经口腔科诊治，有活动义齿者进入手术室前应摘下，以防麻醉时脱落，造成误吸入气管或食管内嵌顿。

(二)麻醉物品的准备

为使麻醉和手术能安全顺利地进行，防止意外事件，无论采用何种麻醉方法术前都应事先准备好各项麻醉用物。

(1)麻醉器械和仪器准备，包括氧气、麻醉机、监测仪器、听诊器、吸引器、吸引管、牙垫、喉镜、光源、不同型号气管导管、导丝、通气道、面罩；钠石灰罐内是否装有钠石灰，该钠石灰是否有效等。保证各种物品性能完好且随手可取，避免遗漏。

(2)麻醉药品与急救药品准备是否充分齐全，已备好的各种药品标签是否贴牢且明确，急用时是否随手可取。

（3）输血输液准备，中等以上手术术前应检查患者的血型，准备一定数量的血液制品，做好交叉配血试验。

（三）麻醉前用药

1. 麻醉前用药目的

（1）镇静和催眠：消除患者对手术的恐惧、紧张、焦虑情绪，使患者情绪稳定、配合麻醉。

（2）镇痛：提高患者的痛阈，增强麻醉效果，减少麻药用量，缓解术前和麻醉操作引起的疼痛，预防和减少某些麻醉药的不良反应。

（3）抑制腺体分泌：减少呼吸道分泌物，维持呼吸道通畅。

（4）消除或避免不利的神经反射：降低基础代谢和神经反射的应激性，调节自主神经功能，特别是迷走神经引起的反射和限制交感肾上腺系统的反应，缓和或解除术前的疼痛，从而使麻醉过程平稳。

2. 麻醉前常用药物

麻醉前用药的原则与方法是根据病情、年龄及麻醉方法来选择药物种类、剂量、用药途径与用药时间。根据医嘱，一般多在术前 30～60 min 应用。

五、护理评价

（1）患者焦虑或恐惧症状是否减轻，使其放松思想，解除恐惧心理。

（2）患者心理状态是否得到改善，能在良好的心理状态下接受麻醉和手术，安全渡过手术期。

（3）患者是否能复述麻醉配合与护理的知识。

第二节　局部麻醉患者的护理

局部麻醉简称局麻，又称部位麻醉，是指在患者神志清醒状态下，将局麻药应用于身体局部，使机体某一部分的感觉神经传导功能暂时被阻断，运动神经传导保持完好或同时有程度不等的被阻滞状态。这种阻滞应完全可逆，不产生任何组织损害。广义的局部麻醉还包括椎管内麻醉，但由于后者有其特殊性，故习惯于将其作为单独的麻醉方法。局部麻醉的优点在于简便易行、安全、患者清醒、并发症少和对患者生理功能影响较小。常用的局部麻醉方法有表面麻醉、局部浸润麻醉、区域阻滞麻醉、神经干及神经丛阻滞麻醉。

一、常用局部麻醉方法

1. 表面麻醉（surface anesthesia）

将穿透力强的局麻药与局部黏膜表面接触，穿透黏膜作用于黏膜下神经末梢而产生局部麻醉作用的方法，称为表面麻醉。眼、鼻、咽喉和尿道等处的浅表手术或内镜检查时常用此法。根据作用部位的不同，表面麻醉有多种给药方法，如眼部用滴入法，鼻腔用涂敷法，咽喉、气管用喷雾法，尿道用灌入法。临床上最常用的表面麻醉药有 0.5％～1％丁卡因和 2％～4％

利多卡因。

2.局部浸润麻醉(local infiltration anesthesia)

将局麻药注射于手术区的组织内,阻滞神经末梢而达到麻醉作用的方法,称为局部浸润麻醉。局部浸润麻醉主要用于体表短小手术、有创伤性的检查及治疗术。浸润麻醉的优点是麻醉效果好,对机体的正常功能无影响。缺点是用量较大,麻醉区域较小,在做较大的手术时,因所需药量较大而易产生全身毒性反应。根据需要可在药液中加用肾上腺素(2.5 μg/mL),可减缓局麻药的吸收,延长作用时间。

所用药物应根据手术时间选用:①短时效药选 0.5%～1%普鲁卡因,是最常用的局麻药;②中等时效药选 0.25%～0.5%利多卡因;③长时效药选 0.2%～0.25%丁哌卡因。

3.区域阻滞麻醉(regional block anesthesia)

围绕手术四周和底部注射局麻药,以阻滞进入手术区的神经干和神经纤维的传导,使该手术区产生麻醉作用的方法,称为区域阻滞麻醉。囊肿切除、局部肿物切除术、腹股沟疝修补术等短小手术麻醉常用此法。其优点在于避免穿刺病理组织,手术区局部解剖清楚。用药同局部浸润麻醉。

4.神经干及神经丛阻滞麻醉(nerve plexus block anesthesia)

将局麻药注射至神经干、神经丛或神经节的周围,暂时阻断神经的传导功能,使受该神经支配的区域产生麻醉作用的方法,称神经干(丛)阻滞麻醉。常见的有颈丛、臂丛、肋间、指(趾)神经阻滞等。

二、护理评估

(一)健康史

(1)了解目前患者的病情、意识状态、有无高血压、心脏病等治疗情况和局麻部位的皮肤情况。

(2)患者的心理状态、合作程度、对局麻药知识的认知程度。

(3)了解患者既往麻醉和手术史、既往是否使用过局麻药、有无不良反应、过敏反应及反应的程度。

(二)身体状况

1.毒性反应

局麻药吸收入血液后,当血药浓度超过一定阈值时,就会发生局麻药的全身毒性反应,严重者可致死。其程度和血药浓度有直接关系。引起毒性反应的常见原因有以下几点。

(1)一次用量超过患者的耐量。

(2)误注入血管内。

(3)注药部位血供丰富,未酌情减量,或局麻药药液内未加肾上腺素。

(4)患者体质差对局麻药耐受力低或有严重肝功能受损。

(5)药物间相互影响使毒性增高,如普鲁卡因和琥珀胆碱都由血内同一种酶分解,两者同时使用,普鲁卡因的分解减少容易中毒。用小量局麻药即出现毒性反应症状者,称为高敏反应(hyper susceptibility)。局麻药毒性反应的发生有较大的个体差异,轻者只感觉到有些不适,如头晕、耳鸣、舌头麻木等,一般不需要特别处理;严重者可发生抽搐、惊厥甚至呼吸心跳停止而致死。

2.过敏反应

临床上酯类局麻药过敏者较多,酰胺类极罕见。表现为在使用少量局麻药后,出现荨麻疹、咽喉水肿、支气管痉挛、低血压和血管神经性水肿,严重时可危及患者生命。

三、常见护理诊断/问题

(1)心排出量减少:与局麻药中毒或过敏反应等因素有关。

(2)低效性呼吸型态:与局麻药中毒或过敏反应等因素有关。

(3)焦虑:与担心麻醉及手术安全性等有关。

(4)潜在并发症:局麻药毒性反应及过敏反应。

四、护理目标

(1)患者焦虑或恐惧、疼痛缓解。

(2)患者过敏反应、毒性反应发生的危险性减少。

(3)患者生命体征平稳,无休克、呼吸困难发生。

五、护理措施

(一)局麻前护理

(1)饮食:小手术不必禁饮食;估计手术范围较大者,按常规禁食禁饮。

(2)术前用药:常规应用苯巴妥钠;中等以上手术需加用哌替啶;门诊手术患者不宜用哌替啶,以免引起头晕或回家途中发生意外。

(3)过敏试验:使用普鲁卡因、丁卡因前,需做皮肤过敏试验,皮试阴性者才能使用;阳性或有过敏史者,宜改为利多卡因或其他麻醉方法。

(二)急救处理和预防

1.反应处理

局麻药毒性反应的处理应该快速、连续、有效。处理原则是:①一旦发现中毒反应,应立即停止用药;②面罩给氧,保持呼吸道通畅,必要时行气管内插管和人工呼吸;③轻度兴奋者,可静脉注射地西泮 $0.1\sim0.2$ mg/kg;④惊厥发生时应静脉注射 2.5% 硫喷妥钠 $1\sim2$ mg/kg,若惊厥仍未控制,在可控制呼吸的条件下,用短效肌肉松弛药琥珀胆碱 1 mg/kg 静脉滴注;⑤出现循环抑制时,应快速有效地补充血容量,同时根据具体情况酌情使用血管活性药物以维持血流动力学的稳定;发生心跳呼吸骤停者,应立即进行心肺复苏;⑦若发生过敏反应应首先停止用药,急救用肾上腺素 $0.2\sim0.3$ mg 静脉滴注,保持呼吸道通畅并进行吸氧治疗,维持循环稳定主要靠适当补充血容量,紧急时可适当选用血管加压药如麻黄碱或间羟胺升血压,用氨茶碱或异丙肾上腺素解除支气管痉挛,同时应用糖皮质激素如地塞米松 10 mg 和抗组胺药如苯海拉明 $20\sim40$ mg 肌内注射。

2.预防

(1)麻醉用药前,询问过敏史、做皮肤过敏试验。

(2)施行局部麻醉时,在每次注药前应习惯性地回抽注射器以避免药物注入血管。

(3)严格限量,杜绝逾量使用:普鲁卡因成人一次限量为不多于 1 g,利多卡因不超过 0.4 g,丁卡因不超过 0.1 g,年老和体弱患者应酌减用药剂量。

(4)麻醉前用药可选用巴比妥类、地西泮、抗组胺类药物,可预防或减轻局麻药毒性反应的发生。

(5)积极纠正患者术前异常的病理生理状态,提高机体对局麻药的耐受能力,可加入微量肾上腺素以减慢吸收,但如果有高血压、甲状腺功能亢进症等,不可加肾上腺素。若需使用混合局麻药,最好是长效与短效合用,这样可以减少局麻药毒性反应的发生。

(三)局麻后护理

局麻药对机体影响小,一般无须特殊护理。门诊手术患者,如果术中用药多、手术过程长应于术后休息片刻,观察无异常反应方可离院;并告之患者若有不适,即刻就诊。

六、护理评价

(1)患者焦虑或恐惧、疼痛是否缓解。

(2)患者过敏反应、毒性反应发生的危险性是否减少。

(3)患者是否生命体征平稳,无休克、呼吸困难发生。

第三节 全身麻醉患者的护理

一、全身麻醉分类

(一)吸入麻醉方法

吸入麻醉(inhalation anesthesia)是指挥发性麻醉药或麻醉气体由麻醉机经呼吸系统吸收入血,抑制中枢神经系统而产生全身麻醉的方法。吸入麻醉的实施包括麻醉前处理、麻醉诱导、麻醉维持、麻醉苏醒及恢复。

1. 麻醉前处理

麻醉前处理主要包括患者身体与心理的准备,麻醉前评估、麻醉方法的选择及相应设备的准备和检查以及合理的麻醉前用药。此外,还应根据吸入麻醉诱导本身特点向患者做好解释工作及呼吸道的准备。

2. 麻醉诱导

麻醉诱导是指患者接受全麻药后,由清醒状态到神志消失,并进入全麻状态后进行气管内插管的这一阶段,也是麻醉过程中的危险阶段。诱导前应准备好麻醉机、气管插管用具及吸引器等,开放静脉和胃肠减压管,测定血压和心率的基础值,有条件者应监测心电图和血氧饱和度(SpO_2)。全麻吸入诱导方法有开放点滴法、麻醉机面罩吸入诱导法。

3. 麻醉维持

麻醉诱导完成后即进入麻醉的维持阶段。此期间应满足手术要求,维持患者无痛无意识,肌肉松弛及器官功能正常,应激反应得到抑制,水、电解质及酸碱保持平衡,血液丢失可得到及时补充。目前低流量吸入麻醉是维持麻醉的主要方法。术中应根据手术特点、术前用药情况以及患者对麻醉和手术刺激的反应来调节麻醉深度。在不改变患者的每分钟通气量的情况下,改变麻醉深度主要是通过调节挥发罐开启浓度和增加新鲜气流量来实现。

4.苏醒及恢复

吸入麻醉患者的苏醒过程与诱导过程相反,可以看作是吸入麻醉药的洗出过程。在手术结束时应比高流量麻醉更早关闭挥发罐。整个手术操作结束后,用高流量纯氧来快速冲洗患者及回路里的残余麻醉药。吸入麻醉药洗出越干净越有利于苏醒过程的平稳和患者的恢复,过多的残余不仅可能导致患者烦躁、呕吐,甚至抑制清醒状况和呼吸。在洗出吸入性麻醉药时,静脉可给予一定的止痛药来增加患者对气管导管的耐受,以有利于吸入药的尽早排出,同时还可减轻拔管时的应激反应。

(二)静脉麻醉方法

静脉麻醉(intravenous anesthesia)指静脉全身麻醉,是将一种或几种药物经静脉注入,通过血液循环作用于中枢神经系统而产生全身麻醉的方法。静脉全麻的实施包括麻醉前处理、麻醉诱导、麻醉维持、麻醉恢复。

1.麻醉前处理

麻醉前处理主要包括患者身体与心理的准备,麻醉前评估、麻醉方法的选择及相应设备的准备和检查,以及合理的麻醉前用药。

2.麻醉诱导

静脉麻醉诱导更为舒适,适合多数常规麻醉情况(包括吸入性全身麻醉),特别适合需要快速诱导的患者。根据给药方式的不同,静脉麻醉可分为单次注入、分次注入、连续注入和靶控输注(TCI)。药物的选择和剂量应根据患者的具体情况调整,如体重、年龄、循环状况、术前用药等。对于老年患者或循环时间较慢的患者(如休克、低血容量及心血管疾病等)用药量应减少,且注射应减慢速度,同时密切监测心血管系统的变化。

3.麻醉维持

麻醉维持时应强调联合用药。完善的麻醉在确保患者生命体征稳定的前提下,至少应该做到意识消失、镇痛完全、肌肉松弛以及自主神经反射的抑制。为了实现这四个目的,这就需要麻醉药的联合使用。主要涉及三大类药:静脉全麻药、麻醉性镇痛药、骨骼肌松弛药。

4.麻醉恢复

静脉麻醉后,患者苏醒时间与中央室(血浆)麻醉药的浓度密切相关。对于单次注入的药物,其血药浓度的降低主要取决于药物的分布半衰期和清除半衰期。对于较长时间持续输注麻醉药物,其血药浓度下降的快慢则不仅取决于分布半衰期和清除半衰期,还与其外周室是否迟钝有关。

(三)复合麻醉

复合麻醉(combined anesthesia)又称平衡麻醉,是将两种或两种以上的全麻药物或(和)方法复合应用以达到最佳麻醉效果的麻醉方法。它包括静脉复合麻醉、静吸复合麻醉。

(四)基础麻醉

基础麻醉(basal anesthesia)是麻醉前使患者处于类似睡眠状态的麻醉方法,适用于各种短暂的体表手术及操作,尤适合于小儿麻醉。

二、护理评估

(1)健康史:了解患者既往麻醉和手术史、药物过敏史、用药史等。

(2)心理状态:观察患者精神紧张、焦虑和恐惧的程度。

(3)麻醉前准备情况：了解患者是否按照要求禁饮食、身体状况(包括各种化验和辅助检查等结果)如何。是否接受麻醉前用药、麻醉方式、麻醉药物种类和用量。

(4)生命体征：如测量体温、脉搏、呼吸、血压等。

三、常见护理诊断/问题

(1)有窒息危险：与舌后坠、呼吸道分泌物过多、痰液黏稠等因素有关。

(2)低效性呼吸型态：与喉头水肿、呼吸道阻塞或麻醉过浅过深等因素有关。

(3)疼痛：与手术创伤和麻醉药消退等因素有关。

(4)体温异常：与手术中内脏暴露过久、大量输液输血、感染和中枢性体温调节失常等因素有关。

(5)有受伤的危险：与全麻苏醒期躁动等因素有关。

(6)潜在并发症：心律失常、心力衰竭、栓塞、呼吸道感染、坠积性肺炎、呼吸衰竭、电解质紊乱等。

四、护理目标

(1)保持呼吸道通畅，防止呼吸困难、窒息发生。

(2)患者能摄入充足的液体，体液恢复平衡。

(3)患者主诉疼痛减轻，舒适感增强。

(4)患者体温维持正常。

(5)避免患者意外损伤的发生。

五、护理措施

(一)一般护理

1.体位与防止意外伤害

除特殊医嘱外，患者平卧，头偏向一侧，保持气道通畅；固定各种管道，保持输液及各种引流通畅；监测并记录用药量；麻醉苏醒过程中常有躁动现象，保护患者安全，严防坠床、外伤等情况发生。

2.病情观察

全麻苏醒前，患者应有专人护理。麻醉恢复期应常规监测心电图、血压、脉搏和呼吸频率，并每 5～15 min 记录一次，直到稳定为止。为防止发生术后低氧血症，应持续监测 SpO_2，直到患者完全恢复。

(二)常见并发症的观察与护理

1.呼吸系统的并发症

(1)呕吐、反流和窒息：为最常见的并发症，是目前全麻患者死亡的重要原因之一。呕吐及反流常发生于饱食后、腹内压增高(如肠梗阻、产妇)、创伤、失血、休克、高颅内压及昏迷患者。临床表现包括急性呼吸道梗阻、吸入性肺不张、吸入性肺炎等。为预防呕吐和反流引起误吸意外，全麻前应严禁饮食，使用镇静、镇吐或抗胃酸类药，必要时做胃肠减压。全麻下如发生反流和误吸时，应立即取头低位，使声门高于食管入口，头偏向一侧，便于及时清除呼吸道分泌物。如因误吸酸性胃液，尤其是出现胃酸误吸综合征时，除气管内吸引外，应使用地塞米松、氨茶碱、抗生素等药物治疗，为稀释并中和胃酸可用生理盐水 10 mL 进行气管内冲洗和清吸，同时进行人工呼吸。

（2）上呼吸道梗阻：常见原因为机械性梗阻，如舌后坠、口腔内分泌物及异物阻塞、喉头水肿多发生于婴幼儿及气管内插管困难者，也可因手术牵拉或刺激喉头引起。患者表现为呼吸困难并有鼾声，完全梗阻者有鼻翼扇动和三凹征，虽有强烈的呼吸动作而无气体交换。舌后坠时可将头后仰、托起下颌、置入口咽或鼻咽通气道，同时清除咽喉部的分泌物及异物，即可解除梗阻。喉头水肿轻者可静脉滴注皮质激素或雾化吸入肾上腺素。严重者应行紧急气管内插管或气管切开。

（3）下呼吸道梗阻：常见机械性梗阻原因为气管导管扭折、导管斜面过长而紧贴在气管壁上、分泌物或呕吐物误吸入后堵塞气管及支气管。梗阻严重者可表现为呼吸困难、潮气量降低、气道阻力高、缺氧发绀、心率加快和血压降低，如果处理不及时可危及患者的生命。麻醉前应仔细挑选气管导管，术中应经常检查导管的位置，避免因体位改变而引起导管扭折。如果发生下呼吸道梗阻，应及时用吸引器将气道内分泌物吸出，应减浅麻醉以恢复患者咳嗽反射，或结合体位引流以排除痰液，同时要吸氧，坚持有效的人工通气以维持较好的氧合。

（4）低氧血症：吸空气时，$SpO_2<90\%$，$PaO_2<60$ mmHg 或吸纯氧时 $PaO_2<90$ mmHg 即可诊断为低氧血症（hypoxemia）。临床表现为呼吸急促、发绀、躁动不安、心动过速、心律失常、血压升高等。常见原因：①麻醉机的故障、氧气供应不足可引起吸入氧浓度过低；②弥散性缺氧；③肺不张；④肺误吸入；⑤肺水肿。治疗包括纤维支气管镜吸痰，强心、利尿、扩血管、吸氧及机械通气治疗。

（5）呼吸抑制或停止：由使用大量或快速静脉注射对呼吸有抑制作用的麻醉药或肌松药、全麻过深、体位不当、体温下降等所引起。疾病和手术亦有影响。呼吸暂停一旦发生，治疗应针对病因，同时给氧吸入并维持有效的人工通气，必要时行气管插管辅助呼吸。

2.循环系统的并发症

（1）高血压：是全身麻醉中最常见的并发症，是指血压升高超过麻醉前的20%或血压达160/95 mmHg。除原发性高血压者外，多与麻醉过浅或镇痛不全、麻醉操作、缺氧和二氧化碳蓄积等因素有关，也可由颅内手术牵拉或刺激颅神经、寒冷、尿潴留、术后伤口疼痛、升压药使用不当引起。术中严密监测麻醉全过程血压的变化，有高血压病史者，在全麻诱导前可静脉滴注芬太尼 $3\sim5$ $\mu g/kg$，可减轻气管插管时的心血管反应。术中出现高血压可根据手术刺激的程度调节麻醉深度。对于顽固性高血压者，可用降压药和其他心血管药物以维持循环稳定。

（2）低血压：是指血压降低幅度超过麻醉前20%或收缩压降低达80 mmHg。麻醉中引起低血压的原因，包括麻醉药引起的血管扩张、术中脏器牵拉所致的迷走反射、大血管破裂引起的大失血，以及术中长时间容量补充不足造成严重缺氧和酸血症等。严重低血压可导致循环功能衰竭而致死。术中严密监测患者血压、尿量、心电图、血气分析的变化，治疗应针对病因，如控制麻醉药用量或麻醉深度，补充血容量，纠正缺氧、水和电解质紊乱及酸碱平衡失调，手术操作中应避免对心脏或大血管的压迫，必要时使用升压药。

（3）心律失常：麻醉中引起心律失常的常见原因，包括：二氧化碳蓄积和缺氧；某些药物（如氟烷）作用；手术操作刺激；神经反射；电解质紊乱；低温等。术中严密监测麻醉全过程心律的变化，去除诱因，术前纠正电解质紊乱，特别是严重低钾者；麻醉中避免缺氧、过度通气或通气不足。如果发生完全性房室传导阻滞，用阿托品、异丙肾上腺素或安装起搏器治疗。如果为频发性期前收缩和室性心动过速，用利多卡因或电击转复治疗。

（4）心跳骤停：是麻醉和手术中最严重的并发症，一般都有明显的原因，如病情危重、低血容量、冠心病、严重缺氧和高碳酸血症、电解质或酸碱平衡紊乱、低温、麻醉药逾量或中毒、神经反射、手术刺激等。应针对各种原因积极预防，一旦发生心脏骤停，立即行心肺脑复苏减少死亡。

3. 中枢神经系统的并发症

（1）术中知晓和苏醒延迟：术中知晓是指患者在术后能回忆起术中所发生的事，并能告知有无疼痛情况。这是一种不愉快的经历，可给患者带来不同程度的精神损伤，也给术后护理增加了一定困难，并对患者生命安全构成威胁。苏醒延迟是指停止麻醉后 90 min 呼唤患者仍不能睁眼和握手，对痛觉刺激亦无明显反应，其原因有：麻醉药的影响，低或高二氧化碳血症，电解质紊乱（如低钾等），术中发生严重并发症（如大量出血、严重心律失常、长期低血压等），术前有脑血管疾病患者（如脑栓塞、脑出血等）。术中麻醉不宜过浅，脑电双频谱分析和脑干听觉诱发电位监测有助于预防术中知晓的发生。对于术后苏醒延迟的患者，应常规监测 ECG、SpO_2、$P_{ET}CO_2$、血气、血电解质及肌松情况，以帮助确定苏醒延迟的原因。

（2）高热、抽搐和惊厥：可能与全身麻醉药引起中枢性体温调节失调有关，或与脑组织细胞代谢紊乱、患者体质有关。常见于小儿麻醉，系婴幼儿体温调节中枢未发育健全，全麻药物不良作用引起中枢性体温失调，出现高热甚至惊厥。如果高热不及时处理，可致呼吸、循环功能衰竭而死亡。一旦发现体温升高，立即用冰袋等物理降温措施降温，尤其是头部降温，以防脑水肿。手术室温度应保持在 22 ℃～25 ℃，相对湿度保持在 40%～50%，所输的液体经过加温处理，尤其是儿童。老年患者尽量进行体温监测。

（三）全麻诱导期的护理

（1）静脉通道的建立，输液途径一般采用桡静脉、大隐静脉、肘正中静脉等部位套管针留置，对较大的手术采用颈内静脉等深静脉穿刺。建立静脉通道和保持静脉通道的通畅是麻醉和手术中给药、补液、输血及患者出现危症时极为重要的一项抢救措施。

（2）全麻诱导后，患者将在 1～2 min 内快速丧失意识，全身肌肉松弛，彻底失去防御能力，可能迅速发生身体某个部位的坠落。护士应在全麻诱导前，完成患者的四肢固定，做到完全制动，并且根据不同的手术方式采取相应的体位，要达到既能保证术野暴露明显，又能使患者舒适，且还要保证全麻过程中患者肢体、神经不会受到挤压，呼吸及循环功能顺畅。

（四）全麻苏醒期的护理

（1）苏醒期的观察和护理直接影响患者的安危和术后恢复，所以复苏期的护理是一个十分重要的环节。手术完毕，及时停止吸入性麻醉药和静脉麻醉药，将患者的手术体位恢复为麻醉开始前的仰卧位，头偏向一侧以利于分泌物的排出，并及时进行吸痰处理。体位恢复过程中动作应轻柔，固定好各种管道，防止脱出。如有气管导管的患者，护士在拔管前准备好吸引器和吸痰管，便于麻醉医师洗尽咽部及套囊上方气管内分泌物，以防拔管时发生窒息和吸入性肺炎。拔管后，在意识未恢复前护士应守在床边。

（2）评估患者麻醉恢复情况，达到以下标准可转回病房：神志清醒，有定向力，能正确回答问题；呼吸平稳，能深呼吸和咳嗽，动脉血氧饱和度 SaO_2＞95%；血压及脉搏平稳 30 min 以上，心电图无严重心律失常和 ST-T 波改变。也可采用麻醉恢复评分法评定患者麻醉恢复状况。总分 7 分以上者可离开恢复室，7 分以下者则继续观察。

六、护理评价

(1)患者是否保持呼吸道通畅,是否可防止呼吸困难、窒息发生。

(2)患者是否能摄入充足的液体,体液恢复平衡。

(3)患者是否主诉疼痛减轻,舒适感增强。

(4)患者是否体温维持正常;是否避免患者意外损伤的发生。

第四节　椎管内麻醉患者的护理

一、椎管内麻醉分类

(一)蛛网膜下隙阻滞

蛛网膜下隙阻滞(subamchnoid block)是将局麻药注入蛛网膜下隙,阻滞部分脊神经的传导功能,使其所支配区域产生麻醉作用的方法,简称脊麻或腰麻。

1.适应证

适用于 2~3 h 以内的下腹部及盆腔(如阑尾切除术、疝修补术、膀胱手术、子宫及附件手术等)、下肢手术(如骨折或脱臼复位术、截肢术)及肛门会阴部的手术(如肛瘘切除、痔疮切除术等)。

2.禁忌证

①中枢神经系统疾病:包括脊髓或脊神经根病变、颅内高压患者心血管疾病;②如较重的高血压、冠心病、各种心脏病合并心力衰竭者;③急性失血性、低血容量性休克,严重贫血及其他原因引起的休克患者;④脊柱畸形,穿刺部位或四周有感染灶,明显的腰背疼痛史者;⑤腹内高压:如腹腔肿瘤、大量腹水及中期以后妊娠;⑥婴幼儿及不合作者(如精神病患者);⑦凝血功能异常者;⑧全身情况较差的老年人。

3.麻醉方法

常用于蛛网膜下隙阻滞的局麻药有普鲁卡因、丁卡因、丁哌卡因及利多卡因。根据所给局麻药液的比重与脑脊液比重的关系,可分为重比重脊麻、轻比重脊麻和等比重脊麻。侧卧位是最常选用的体位。背部与手术台边沿相齐,头下弯、弓腰、手抱膝姿势,如此可使腰椎间隙张开有利于穿刺。两肩部及两髂部连线相互平行,并与地面垂直。

首选穿刺点,两髂前上棘连线与脊柱中线的交点处即为 $L_3 \sim L_4$ 脊间隙,其次为 $L_4 \sim L_5$、$L_2 \sim L_3$ 脊间隙。穿刺成功后,固定好针的位置,注药前、后应回抽,如有脑脊液回流,证明针在蛛网膜下隙无移动。

在蛛网膜下隙阻滞中,如果麻醉药的配制方法和剂量已经确定,则穿刺部位、患者体位、注药速度和针口斜面方向,就成为影响麻醉平面的重要因素。注药后一般在5~10 min 之内调节体位,以获得所需麻醉平面。超过此时限,麻醉药与脊神经已充分结合,调节体位的作用就会无效。

（二）硬脊膜外腔阻滞

硬脊膜外腔阻滞也称硬膜外腔阻滞（epidural block），是将局麻药注入硬膜外腔，阻滞脊神经根，暂时使其支配区域产生麻痹的麻醉方法，简称硬麻。根据给药的方式可分为单次法和连续法，临床常用连续法，且应用广泛。根据穿刺部位可分为高位、中位、低位及骶管阻滞。

1. 适应证

主要适用于腹部及以下的手术，包括泌尿、妇产科及下肢手术。颈部、上肢及胸部手术虽可应用，但管理复杂。高位硬膜外主要用于术后镇痛或全麻复合硬膜外麻醉，以减少全麻药的用量。

2. 禁忌证

①穿刺部位感染或有菌血症可致硬膜外感染者；②脊柱明显畸形，腰背部疼痛在麻醉后可能加重者；③凝血机制障碍者；④低血容量、休克患者；⑤精神病、严重神经官能症以及小儿等不合作患者；⑥老年、体弱、高血压、心功能不全等患者慎用或不用，对呼吸困难的患者也不宜选用颈、胸段硬膜外阻滞。

3. 麻醉方法

常用于硬膜外腔阻滞的局麻药有 1%～2% 利多卡因、1% 罗哌卡因及 0.5%～0.75% 丁哌卡因。若无禁忌证，为延长局麻药的作用时间，椎管内阻滞的局麻药中可添加肾上腺素（浓度不超过 5 μg/mL）。临床上常采用侧卧位。穿刺点应根据手术部位选定，一般取支配手术范围中央的相应棘突间隙。进入硬膜外腔后留置导管，退出穿刺针，麻醉在导管中随时注药，所以麻醉时间不受限制。注药前应先回抽，无液、无血吸出时，注入试验量 3～5 mL，观察 5～10 min，在排除误入蛛网膜下隙可能后，根据试验量后麻醉平面出现及血压变化情况决定追加剂量。

二、护理评估

（1）健康史：了解患者既往麻醉和手术史、药物过敏史、用药史等。

（2）心理状态：观察患者精神紧张、焦虑和恐惧的程度。

（3）麻醉前准备情况：了解患者是否按照要求禁饮食，是否接受麻醉前用药，麻醉部位皮肤有无感染，脊柱有无畸形。

（4）生命体征：测量体温、脉搏、呼吸、血压等，尤其注意患者有无心脏病、体液平衡失调。

三、常见护理诊断/问题

（1）心排出量减少：与麻醉作用未消失、术中失血失液等因素有关。

（2）低效性呼吸型态：与麻醉平面过高或硬膜外麻醉时，麻药误入蛛网膜下隙所致全脊髓麻醉等因素有关。

（3）焦虑：与担心麻醉及手术安全性等有关。

（4）尿潴留：与骶神经阻滞有关。

（5）头痛：与脊麻后脑脊液流失致颅内压降低等因素有关。

（6）潜在并发症：恶心呕吐、全脊髓麻醉、局麻药毒性反应、神经损伤、硬膜外血肿、硬膜外脓肿等。

四、护理目标

(1)患者在麻醉苏醒期血压平稳,心排出量正常,无休克发生。

(2)患者呼吸循环功能维持正常、无呼吸困难发生。

(3)感染、尿潴留、头痛、意外损伤的发生得到预防或有效减轻。

(4)全脊髓麻醉得到及时发现和处理,避免严重后果。

五、护理措施

(一)一般护理

1.体位

患者手术后若硬膜外阻滞麻醉,不需要去枕平卧 4～6 h,待血压、脉搏平稳后按手术需要采取适当体位。若蛛网膜下隙阻滞麻醉,常规去枕平卧 6～8 h,预防头痛发生。

2.病情观察

椎管内麻醉后,可引起一系列生理扰乱,对循环、呼吸、消化、泌尿系统的生理功能都会产生不同程度的影响,其程度与阻滞平面密切相关,平面愈高,扰乱愈明显。因此,麻醉中要密切监测生命体征,密切观察病情变化,防止麻醉后并发症的出现,一旦出现及时妥善处理。

(二)常见并发症的护理

1.蛛网膜下隙阻滞

(1)血压下降和心率缓慢:当椎管内麻醉平面超过 T_4 时,可出现血压下降,同时伴心率减慢,严重者可因脑供血不足而出现恶心、呕吐、面色苍白、躁动不安等症状。主要是由于交感神经阻滞所致。

需立即加快输液速度,补充血容量;若血压持续下降,合并心率减慢者,遵医嘱静脉滴注麻黄碱 15～30 mg,或抬高下肢,增加静脉回心血量;需要时还可用阿托品 0.25～0.5 mg 静脉滴注,提高心率。

(2)呼吸抑制:当麻醉平面过高,胸段神经被阻滞后,可使呼吸肌运动无力或麻痹,胸式呼吸微弱,患者表现胸闷气短、说话无力、不能发声,甚至发绀等。应尽早氧气吸入或行辅助呼吸,保证通气量足够,必要时建立人工气道,机械通气。

(3)恶心、呕吐:主要的原因包括:①低血压引起脑供血骤减,兴奋呕吐中枢;②迷走神经功能亢进,胃肠道蠕动增加;③手术牵拉刺激腹腔内脏。若为麻醉平面高引起,可吸氧或提升血压。若为牵拉内脏所致,需减轻操作,必要时加以内脏神经阻滞,或给以氟哌利多 5 mg 或阿托品 0.5 mg。

(4)头痛:是脊麻后最常见的并发症之一。发生率为 $3\%～30\%$,原因可能是腰穿后脑脊液不断从穿刺孔漏入硬膜外腔,致颅内压下降,或颅内血管扩张而引起血管性头痛。典型的头痛可发生在穿刺后 6～12 h,伴有恶心呕吐、眼睛怕光(羞明)等,以枕额部痛明显,抬头或坐起时加重,平卧后减轻或消失。轻者 3～4 d 内缓解,重者可持续一周至数周。穿刺针粗细与头痛发生率明显相关,故麻醉时选用细针穿刺,力争一次腰穿成功,避免穿刺时出血;选用精制纯净局麻药;术中及术后注意补液防止脱水;术后常规去枕平卧 6～8 h,预防头痛发生。头痛一旦发生主要是卧床休息、静脉输液和对症治疗。对顽固性头痛,可向硬膜外腔注射生理盐水或中分子右旋糖酐或 5% 葡萄糖液 20～30 mL 填充。

(5)尿潴留：脊麻后的常见症状。由于骶神经阻滞后恢复较慢，膀胱逼尿肌松弛而不能排尿，多见于老年男性患者。肛门会阴部手术后，可因局部刺激引起反射性尿道括约肌痉挛，不能排尿。可以热敷、针灸或肌内注射副交感神经兴奋药治疗，必要时留置导尿管。

2.硬脊膜外腔阻滞

(1)全脊髓麻醉：是硬膜外麻醉最危险的并发症。其原因是穿刺或插管时刺破硬脊膜误入蛛网膜下隙未及时发现，致大量局麻药直接注入蛛网膜下隙而造成广泛的阻滞。表现为注药后短时间内进行性呼吸困难，继而呼吸停止、血压下降、意识消失，出现生命危险。一旦发生全脊髓麻醉，应立即以面罩加压给氧并紧急行气管内插管进行人工呼吸，加速输液，并予血管加压药维持循环稳定。若处理及时和正确，可避免严重后果，否则可导致心跳骤停。为了防止全脊髓麻醉的发生，施行硬膜外阻滞时，必须严格遵守操作规程，穿刺时仔细谨慎，导管置入硬膜外腔后应回吸无脑脊液，用药时必须给试验剂量，确定未误入蛛网膜下隙后方可继续给药。

(2)局麻药误入血管：可出现程度不同的局麻药中毒症状，患者可诉耳鸣、头昏心悸、胸闷等，严重者可有中枢神经系统和心血管毒性反应等。应立即停止注药，给予吸氧和对症处理。若症状轻微，停止注药后症状缓解，可将导管退出 0.5～1 cm，轻轻回抽，无血液流出，无上述症状出现。

(3)硬膜外脓肿：因无菌操作不严格，或穿刺针经过感染组织，引起硬膜外腔感染并逐渐形成脓肿。患者表现出脊髓和神经根受刺激和压迫的症状，如放射性疼痛、肌无力及截瘫，并伴有感染征兆。应予大剂量抗生素治疗，并及早进行椎板切开引流。

(4)硬膜外血肿、截瘫：发生率为 2%～6%，血肿形成引起截瘫的发生率为 1：20 000。凝血功能障碍或应用抗凝药者容易发生。硬膜外麻醉后若出现麻醉作用持久不退，或消退后再出现肌无力、截瘫等，都是血肿形成压迫脊髓的征兆。应及早做出诊断，争取在血肿形成后8 h内进行椎板切开减压术，清除血肿。若超过 24 h，则一般很难恢复。有凝血功能障碍或正在抗凝治疗者，禁用硬膜外阻滞。

(5)其他：另外尚有脊神经根或脊髓损伤、脊髓前动脉综合征、空气栓塞、穿破胸膜、导管拔出困难或折断等并发症。

六、护理评价

(1)患者是否在麻醉苏醒期血压平稳，心排出量正常，无休克发生。

(2)患者是否呼吸循环功能维持正常、无呼吸困难发生。

(3)感染、尿潴留、头痛、意外损伤的发生是否得到预防或有效减轻。

(4)全脊髓麻醉是否得到及时发现和处理，避免严重后果。

第十七章　麻醉恢复室术后复苏护理

对于术后复苏的患者,在麻醉后监测治疗室(PACU)留观的这段时期的护理是至关重要的。由于残余麻醉药物的影响,伤口疼痛和各种管道的刺激,以及面对术后所处的一个陌生环境和未知的手术结果,这些因素均可以导致患者病情的变化。为了更好地帮助患者度过手术及麻醉后的不稳定期,减少上述因素导致的各种并发症的发生,积极有效的护理措施是必不可少的。麻醉后监测治疗室的护士不仅需要为患者提供优质的基础护理,还要根据患者的病情提供个性化的专科护理。

第一节　头颈部手术后复苏护理

一、耳鼻咽喉及口腔颌面手术后复苏护理要点

1.耳鼻咽喉及口腔颌面手术后复苏护理观察要点

做好进入 PACU 评估,观察患者生命体征、意识状态、体位、皮肤黏膜情况;评估患者坠床风险、意外拔管风险、压疮风险、疼痛等。一般观察内容有以下几方面。

(1)应观察患者神志是否逐渐清醒,对呼其姓名有无反应、有无自主呻吟。注意其意识反应,有无与人交流的愿望或指出疼痛感觉的意愿。

(2)呼吸变化,是否依赖辅助呼吸,自主呼吸恢复情况如何,有无呼吸道梗阻现象及缺氧的表现。在观察呼吸的同时给予低流量吸氧。

(3)肌肉张力,注意观察有无自主的四肢关节屈曲、伸开等活动。有无在指令下四肢运动能力。

(4)肤色,正常应为红润,如肤色发绀、苍白除考虑术中失血循环不良外,应考虑呼吸功能异常。

(5)循环系统,应注意低血压,血容量因术中失血、失液而不足者仍须补充。

(6)苏醒期躁动,是指麻醉苏醒过程中出现的短暂意识障碍、定向力障碍和知觉改变。苏醒期躁动典型的临床表现为激动不安、意识模糊和不能识别周围环境,患者踢打,头后仰,无法被安抚,与医护人员无眼神交流,症状严重的患者还会拔输液管、尿管,甚至关键的治疗设备。对于这种患者要做好约束,加强安全措施,对可能发生的躁动原因进行分析,对症处理。

2.准确判断气管插管拔除时机

口腔、颌面及颈部手术后,可因肌肉松弛、舌后坠、咽或颈部肿胀、渗出或出血、血肿压迫致上呼吸道急性梗阻。而且,此类手术术后固定及包扎有特殊要求。头颈部包扎固定,有时采用特殊固定措施,如颌间或颞间固定,口腔内护板或特殊头颈位等;面颈部则常用敷料包扎,或因跨关节皮瓣,或两颧弓弹性固定,或两颌间钢丝固定,或缺牙,传统的方法是于术终在舌深部缝一根丝线,必要时牵拉以保持气道通畅;鼻出血患者术毕鼻腔常被填塞,经鼻腔通气受阻,因此必须保证经口呼吸通畅。此类患者一旦发生气道梗阻,很难处理。对于此类患者,应要求麻醉

尽早苏醒,在完全清醒后再拔管,使患者能自行清理呼吸道分泌物。在全身麻醉苏醒期,要力求平稳,患者无恶心、呕吐或躁动,否则可使伤口感染、口腔内缝合处撕裂、带蒂皮瓣或皮管撕坏,其他植入的人工代用品可被破坏等。鼻出血患者应彻底吸尽血液和分泌物,取出咽部纱条,用喉镜检查口咽部无血凝块和组织碎片,待患者完全清醒,咽部反射恢复后拔管,拔管时仍应防止血液入胃引起呕吐、反流、误吸。

因此,确定气管导管拔除的时机很重要,条件如以下几点。

(1)完全清醒,能明确、正确回答问话(示意)。

(2)在无额外刺激情况下的安静状态测量通气量达最满意程度,而且呼吸频率至少为10次/分(小儿20次/分)。

(3)喉反射完全恢复,有正常的咽反射;肌张力恢复良好,无明显舌后坠。

(4)拔管后患者清醒,能取半坐位。拔管时除麻醉医师外,应有外科医师在场,密切合作,随时准备抢救,做气管切开等。总之,该类患者苏醒标准应较一般全身麻醉苏醒标准更为严格。

3.备好急救器械

气管导管拔除后还可因咽喉或颈部肿胀、出血而阻塞呼吸道,故床旁必须备有撤除固定物的器械,以及气管切开和人工呼吸等急救器械。为减轻咽喉部肿胀,可使用地塞米松或氢化可的松进行治疗。

4.预防喉头水肿

喉头水肿一般在24 h内发生,症状出现早者发展迅速,症状严重,常需紧急气管切开;而出现晚者症状较轻,发展缓慢,非手术治疗常可奏效。有的口腔、颌面严重广泛创伤者,术后组织肿胀持续3 d以上才缓解,在此期间均可能发生气道梗阻意外,要提高警惕。小儿气管内插管后喉水肿的预防主要在于管径的选择及规范的术中管理,术后应常规行含有肾上腺皮质激素及抗生素的雾化液进行雾化吸入治疗。

5.苏醒延迟和躁动

手术创伤大或全身情况不稳定的患者发生苏醒延迟,应送入ICU。当患者出现躁动时,可引起口腔内出血、黏膜缝线撕开、护板等覆盖物、填充物或固定物破裂等,更应密切观察和监测生命体征变化。

6.镇静、镇痛和镇吐

术后由于麻醉药物效果消失,手术切口的疼痛是必然现象,剧烈的疼痛不仅给患者带来难以忍受的痛苦,而且还可导致其他生理功能的紊乱。而良好的术后镇痛可以减少创伤应激反应对免疫功能的抑制,对术后感染和肿瘤扩散均有积极预防作用。术后因疼痛引起的躁动可适当使用镇痛药镇痛;小量咪达唑仑、异丙酚既有助于对导管的耐受,又有很好的镇吐作用。盐酸托烷司琼(赛格恩)和甲氧氯普胺(胃复安)亦有良好的镇吐作用。需注意的是,在术中及术后,要及时清除咽腔的分泌物及血液。

7.需要加强术后监护项目

(1)中枢神经系统功能监测:对伴颅脑挫裂伤的颌面部复合伤应注意颅内压的监测。特别注意瞳孔大小、有无对光反射、各项反射的恢复情况及意识状况的改变。

(2)呼吸监测:对行耳鼻咽部手术患者,由于其生理呼吸方式变为经口呼吸,应注意存在肺部感染的可能;对喉部手术应防止术后喉阻塞的发生;气管镜检查取异物术,应严密观察有无喉水肿,术后在给予必要药物治疗的同时,重点观察呼吸困难的征象。除监测患者呼吸节律、频率和幅度及呼吸状况外,肺部听诊也是十分必要的。辅助呼吸者可根据呼吸机显示的潮气量、气道阻力等指标的监测综合评价呼吸功能。另外,通过动脉血气分析,各项指标的检查结果,也可客观地评价肺功能。

耳鼻咽喉及口腔颌面手术在 PACU 复苏患者中占 35%～40%,尤其是耳鼻咽喉手术,手术小,时间短,但患者年龄分布区间大,手术种类多,小儿手术如气道异物取出术、扁桃体腺样体刮除术、双耳置管术、电子耳蜗植入术;成年人手术如喉镜下喉新生物切除术、鼻内镜术、腭咽成形术、全喉切除术、乳突根治术等;小儿容易出现苏醒期躁动,提高了麻醉苏醒期管理的风险;在中老年人中多合并有高血压病、糖尿病、心脏病、支气管炎等慢性疾病,手术操作有可能会诱发此类疾病,因此,在 PACU,除了应重视麻醉的苏醒和手术后的监护外,还要准确掌握病史,加强对慢性疾病的管理。

二、常见眼科手术后复苏护理

1. 斜视矫正术

现认为斜视患儿接受手术的年龄越早越好。通常手术时间均在 1 h 内。气管插管或喉罩通气,静吸复合全身麻醉或全凭静脉麻醉均可。在呼吸道管理有保障的情况下,也可选用氯胺酮间断静脉注射,不做气管内插管或喉罩通气。采用氯胺酮辅以利多卡因或丙泊酚则可获得更平稳的效果。实施此类手术的麻醉需注意以下问题。

(1)斜视患儿可合并其他先天性疾病。

(2)斜视矫正术由于牵拉眼肌,特别是牵拉内直肌时,易引起眼心反射,术前应用足量阿托品可起到预防作用。术中监测心电图,一旦发生严重的心动过缓或心律失常,应暂停手术并作相应处理。

(3)施行眼肌手术的患者发生恶性高热的比例大。如果术中出现心动过速,呼吸频率加快,$P_{ET}CO_2$ 增高,但不能用麻醉浅解释者,应测体温。对于体温上升迅速,于 15 min 内增高 0.5 ℃以上者,必须警惕恶性高热。

(4)眼肌手术后易发生恶心呕吐,是由于眼胃反射所致,氟哌利多和甲氧氯普胺有预防作用。

术后通常不需要眼罩,因此要限制小儿手臂运动或用夹板固定,患儿虽然清醒了,但因眼部肿胀或眼药膏影响而造成视力不佳,使患儿很烦躁。斜视术后患儿的疼痛轻微,特别是小患儿,通常非麻醉性镇痛药或可待因 1.0～1.5 mg/kg 口服可以缓解患儿的不适。眼肌手术的小儿术后恶心呕吐的发生率较其他眼部手术为高,在个别因长时间呕吐不能离院的患儿,要制止这一并发症的发生。可避免术前使用麻醉性镇痛药,并在麻醉前使用止吐药。

2. 白内障、角膜移植或角膜、巩膜修复术

对于合作的成年人均可选择局部麻醉或镇静镇痛术,对不合作的儿童及复杂内眼手术则选择全身麻醉。双侧先天性白内障越早手术越好,因为它严重阻碍了对视网膜的刺激,妨碍视力的正常发展。单侧完全性先天性白内障也应在出生后头几个月内摘除,以防止剥夺性弱视。许多行先天性白内障摘除术的小儿,在出生后几天或几个星期即应接受手术。麻醉科医师要注意高氧引起的成熟前视网膜病变,因为直至出生后协同视网膜血管才长全。尽管视网膜病变是多因素的,但观察者仍建议吸入氧浓度以维持氧分压在 60～80 mmHg 为宜、保持眼内压

稳定,避免内容物被挤出,因此必须保持足够深度的麻醉,直到伤口完全闭合。

3.眼底手术

视网膜脱离修补术、玻璃体切割术等眼底手术通常需 1～3 h,对于合作的成年人一般局部麻醉加镇静术即可。复杂的视网膜脱离及玻璃体切除手术则需气管插管吸入麻醉。视网膜脱离术中牵拉眼外肌转动眼球是必需的操作,可引起眼心反射,通常采用玻璃体内注气的方法作为该手术辅助的治疗手段。当吸入 70% 一氧化二氮(N_2O)时,玻璃体注入 1 mL 空气,30 min时会变成 2.4 mL,60 min 时会变成 2.85 mL,因 N_2O 较氮气在血中溶解性更高,因而 N_2O 可更快地占据有空腔的地方。增大的气泡可导致眼压急剧、显著增高,影响视网膜的血循环。当停止吸入 N_2O 时,气泡会因 N_2O 快速消失而迅速缩小,这也将干扰手术的效果。因此,在注气前 15～30 min 应停吸 N_2O,以注入硅油代替注入惰性气体,可避免使用 N_2O 的顾虑。难度高的视网膜脱离修补术,常要求术后即刻改成俯卧位,以提高复位的成功率。全身麻醉难以做到,而镇静镇痛术加局部麻醉常可达此要求。

4.术后眼部评估和护理要点

(1)眼部护理评估:患者在进入 PACU 后,护理人员除给予常规护理外,还应注意评估患者的眼部状态,尤其是注意以下几点。

1)视功能障碍:视力下降、视野缺损、色觉障碍、视物变形、复视。

2)眼部感觉异常:眼痛、眼干、眼痒、异物感、畏光。

3)眼外观异常:眼红、眼睑肿胀、眼部分泌物增多、眼球突出或凹陷、瞳孔改变。

4)眼部充血、眼压变化等体征。如果患者出现上述症状体征,应及时与手术医师联系,做出适当的处理。

(2)护理要点:眼科手术精细,眼球是非常敏感的器官,眼内压和眼心反射会严重影响患者苏醒期的舒适程度,有时会出现心律失常等更严重的并发症,在 PACU,应严密监测生命体征及病情变化,全身麻醉患者遵医嘱给予氧气吸入及心电监护。观察术眼敷料有无渗血及绷带松紧情况。保持术眼敷料在位、干燥,预防伤口感染。对传染性眼病实行接触性隔离。若患者出现眼痛,应立即评估疼痛的性质、部位和伴随症状并告之医师,密切观察其变化,必要时遵医嘱给予镇痛药、镇静药和高渗脱水药。按照麻醉方式、术式,准备用物及抢救药品和器械,并遵医嘱采取适当卧位。

三、甲状腺手术后复苏及护理

1.护理评估和观察要点

评估及观察内容包括患者病情、手术方式、麻醉方式;患者意识状况、生命体征、呼吸状况、动脉血气分析结果,给氧方式;伤口敷料是否干燥,各种引流管是否通畅及固定情况,引流物颜色、性质、量;颈部是否肿胀,口唇皮肤颜色,苏醒后发音及有无手足发麻、抽搐;若为甲状腺功能亢进症患者注意观察有无高热、抽搐、大汗、心动过速等表现,警惕甲状腺危象的发生。

2.气管插管拔除

待患者完全清醒,咽喉保护性反射已恢复后,方可考虑拔除气管导管。由于出血、炎症、手术等因素,拔除气管导管后,患者可突然发生急性呼吸道梗阻。为预防此严重并发症,必须等患者完全清醒后,首先将气管导管退至声门下,并仔细观察患者呼吸道是否通畅,呼吸是否平稳,如果情况良好,则可考虑完全拔除气管导管,并继续观察是否出现呼吸道梗阻。如果一旦出现呼吸道梗阻,则应立即再施行气管插管术,以保证呼吸道通畅。

3.呼吸困难和窒息预防与处理

造成呼吸困难和窒息的原因主要如下。

(1)内出血或敷料包扎过紧而压迫气管。

(2)喉头水肿,可能是手术创伤或气管插管引起。

(3)气管塌陷,由于气管壁长期受肿大甲状腺压迫而发生软化,切除大部分甲状腺后,软化的气管壁失去支撑所致。

(4)喉痉挛、呼吸道分泌物等。

(5)双侧喉返神经损伤。临床表现为进行性呼吸困难,发绀,甚至窒息。

对疑有气管壁软化的患者,手术结束后一定待患者完全清醒,先将气管导管退至声门下,观察数分钟,如果没有呼吸道梗阻出现,方可拔出气管导管。如果双侧喉返神经损伤所致呼吸道梗阻,则应行紧急气管切开术。此外,在手术间或病房均应备有紧急气管插管或气管切开的急救器械,一旦发生呼吸道梗阻,甚至窒息,可以及时采取措施以确保呼吸道通畅。

4.喉返神经或喉上神经损伤的观察与处理

手术操作可因切断、缝扎、牵拉或钳夹喉返神经后造成永久性或暂时性损伤。若损伤前支则该侧声带外展,若损伤后支则声带内收,如两侧喉返神经主干被损伤,则可出现呼吸困难,甚至窒息,需立即行气管造口以解除呼吸道梗阻。如为暂时性喉返神经损伤,经理疗及维生素等治疗后,一般3～6个月可逐渐恢复。喉上神经内支损伤使喉部黏膜感觉丧失而易发生呛咳,而外支损伤则使环甲肌瘫痪而使声调降低,同样经理疗或神经营养药物治疗后可自行恢复。

5.手足抽搐的监测与处理

因手术操作误伤甲状旁腺或使其血液供给受累所致血钙浓度下降至 2.0 mmoL/L 以下,导致神经肌肉的应激性增高而在术中或术后发生手足抽搐,严重者可发生喉和膈肌痉挛,引起窒息,甚至死亡。发生手足抽搐后,应立即静脉注射 10% 葡萄糖酸钙 10～20 mL,严重者需行异体甲状旁腺移植。

6.甲状腺危象

甲状腺危象是甲状腺功能亢进症术后的严重并发症之一,可危及患者生命体征,病死率高达 20%～50%,临床表现为术后 12～36 h 患者出现高热＞39 ℃、脉快而弱＞120 次/分、大汗、烦躁不安、谵妄,甚至昏迷。若处理不及时或不当,患者常迅速死亡。虽然在 PACU,甲状腺危象鲜有发生,但因为此并发症可直接危及患者的生命,作为 PACU 的护理人员,对于甲状腺危象的急救配合及护理应有所了解。对发生甲状腺危象者,护士应遵医嘱及时落实各项抢救治疗和护理措施。

(1)碘剂:将 10% 碘化钠 5～10 mL 加入 10% 葡萄糖 500 mL 中静脉滴注,以降低循环血液中甲状腺素水平或抑制外周 T_4 转化为 T_3。

(2)氢化可的松:可用琥珀酰氢化可的松静脉给药,首剂 300 mg,以后每 8 h 1 次,每次 100 mg,病情好转后逐渐减少剂量,直至停药。

(3)肾上腺素能阻滞药:利舍平 1～2 mg,肌内注射;或普萘洛尔 5 mg 加入葡萄糖溶液 100 mL 中静脉滴注,以降低周围组织对儿茶酚胺的反应。

(4)镇静药:常用苯巴比妥钠 100 mg,或冬眠合剂 II 号半量肌内注射,每 6～8 h 1 次。

(5)降温:使用物理降温、药物降温和冬眠治疗等综合措施,使患者体温尽量维持在37 ℃左右。

(6)输液：静脉输入大量葡萄糖溶液。

(7)给氧：给予氧气吸入，减轻组织缺氧。

(8)心力衰竭者，加用洋地黄制剂。

PACU护理人员除给予患者常规的护理外，还应注意用药安全。在使用以上这些药物时，PACU护理人员要保证静脉输液通道畅通，还应注意静脉输注复方碘溶液时，应使用黑纸将输液瓶、输液管全部包上，避免光照，同时注意过敏反应，根据病情及时调整滴速，注意不要使液体渗出血管外，以免造成组织损伤。因碘溶液对血管刺激性大，温度过高或滴速过快都会引起静脉炎，故需密切观察预防静脉炎的发生。年纪大有心脏病的患者应注意输液速度不要太快，避免加重心脏负担，必要时给予吸氧以减轻组织缺氧。

7. 颈部护理

观察伤口敷料、负压引流量，测量颈围是发现皮下血肿的重要方法。术后进入PACU即予测量颈围，通过与入室时的基础颈围相比，可动态观察皮下出血量。观察术后出血症状，观察伤口敷料及负压引流情况，早期发现出血，避免患者拔管后出现血肿压迫导致呼吸困难。

8. 眼部护理

甲状腺功能亢进症患者可合并突眼。在麻醉及麻醉恢复期，对患者的眼保护非常重要，给予生理盐水纱布湿敷，或眼药膏涂眼。在患者清醒之前及时清洁干净，以减少患者的心理不适感。

9. 心理护理

甲状腺疾病以女性多发，心悸、情绪不稳定症状较多见，有些患者对外科手术存有较大顾虑或恐惧心理。当患者在PACU清醒过来，发现周边环境为自己不熟悉时，心情紧张，易发生躁动，加重生命体征的不稳定，可能导致术后并发症发生率增加。在PACU，患者清醒后，轻声告知其所处场所，并给予安慰，缓解患者的紧张与不适。

在PACU，患者可能出现明显的兴奋期，表现为躁动、幻觉等症状。甲状腺功能亢进症患者在PACU出现的躁动、幻觉症状与甲状腺危象症状不易鉴别，应有专人守护，做好防护，防止患者拔出引流管，也应防止坠床的发生。

第二节　胸部手术后复苏护理

一、护理评估和观察要点

(1)一般情况：评估患者的年龄、性别、体重、术前疾病、诊断、手术名称、手术并发症、麻醉方法、麻醉药、肺功能。

(2)评估患者意识状况，生命体征，动脉血气结果，给氧方式。

(3)评估术中出血、补液、输血情况。

(4)观察患者意识是否清醒、有无自主呼吸、胸廓起伏、呼吸频率。

(5)观察伤口敷料是否干燥,胸腔闭式引流是否通畅及固定情况,观察引流物颜色、性质、量。

(6)评估术中镇痛是否充足。

(7)特殊病情,特殊用药。

二、护理措施

1.常规护理

常规护理:执行 PACU 患者一般护理常规。

2.机械通气的护理

(1)根据患者体重、血气分析结果设置好呼吸机参数和报警值;密切观察患者生命体征的变化,观察有无自主呼吸,及时调整呼吸机参数;观察呼吸机有无报警,分析报警原因,并采取相对应措施。

(2)妥善固定好双腔支气管导管,防止滑脱、打折,对于不能短时间内拔管的患者应考虑将双腔管换为单腔管。

(3)做好气囊管理,掌握好气囊的充气量,双腔支气管导管在不需要肺隔离后,应将小套囊放气。放气前要充分吸除口鼻腔内分泌物,以免流入肺内继发感染。

(4)达到拔管指征时,遵医嘱拔管,拔管前充分吸除呼吸道及口鼻腔内分泌物,然后放掉气囊中的气体。吸痰时先把呼吸机调为吸痰模式,防止吸痰过程中缺氧,并密切观察生命体征和患者面色。拔管后注意观察 SpO_2 的变化,并选择鼻导管给氧还是面罩给氧,并做好再次插管的准备。

3.病情观察

术后常规监测血压、脉搏、心率、呼吸、SpO_2 等生命体征,呼吸系统与循环系统是肺部手术后复苏护理的重点。

(1)观察呼吸系统:PACU 呼吸问题的处理目标是避免缺氧与减少手术后呼吸系统并发症,如果患者自身能够保持气道通畅(保护性反射恢复,注意食管手术潜在吞咽、咳嗽反射恢复延迟)、神经肌肉接头功能恢复(确认无肌松药物残余作用)、麻醉药对呼吸的抑制作用消退,在充分膨肺之后可以考虑拔除气管导管。但在此处理过程当中,应避免缺氧,所以在吸痰、拔管过程中要始终供氧。对于胸内手术患者可用潮气量、胸廓起伏、呼吸频率及手握力等来判断潮气量恢复是否足够,没有必要在患者手术恢复早期最需要充分氧供的时候用脱氧自主呼吸观察氧饱和度是否能够维持的方法来判断。

PACU 要求气管导管拔除前需谨慎评估:①确保拔管后能够保证呼吸道通畅;准备加压面罩和口鼻咽通气道,必要时喉罩;在拔管前应在一定麻醉深度下清除呼吸道分泌物,包括气管、支气管和口腔,必要时进行气管镜检查;双腔支气管导管在不需要肺隔离后,应将小套囊放气,再次清理呼吸道。②确保拔管后能够保证足够的通气与氧合,带管自主呼吸如下:自主呼吸恢复平稳,呼吸频率小于 25 次/分,潮气量大于 8 mL/kg(可借助呼吸机采用 CPAP 通气模式,将压力参数设置为 0,通过监测数值来判断);尚未拮抗肌松药,如 TOF 在 0.75~0.9,可拮抗一次,使 TOF 大于 0.9;气体交换达标:FiO_2 40%,血气分析 $PaCO_2$ 小于 45 mmHg(既往有 COPD 者小于 50 mmHg),PaO_2 为 80~100 mmHg,SpO_2 为 99%~100%。③拔管前吸氧,适当膨肺,拔管后面罩吸氧,如果患者已清醒,可鼓励其深吸气、咳嗽交替进行后面罩吸氧。④循环系统拔管前要求血流动力学稳定,无明显活动性出血,胸腔引流量应小于 100 mL/h,PACU 患者的拔管时机是选择清醒后还是麻醉状态中拔管,因人而异,要充分考虑开放气道的难易程度,其次要考虑的是患者的心脏能否承受气管导管刺激所致的应激反应。

拔管后要注意观察是否潜在气道并发症。对气管塌陷或出现严重的皮下气肿、纵隔气肿,可能需要再次气管插管,故在拔管前应常规准备气管插管器具,对于存在困难气道的患者,拔管应慎重,必要时在导管内留置交换导管并准备相应的可视喉镜等设备。对于气管或支气管重建患者,特殊的体位造成再次插管困难,应保留气管导管直至患者自主呼吸恢复并能够良好配合。

(2)观察循环系统:PACU 中可以通过监测心电图、血压、中心静脉压及观察患者的末梢循环等来判断患者的循环功能。胸腔引流液的量、色均是观察的重点。拔管前后的吸痰过程中要注意既要吸净分泌物,又要防止患者剧烈咳嗽造成血管结扎线脱落。如果突然血压下降,首先要排除出血。如果出现大出血,及时开胸止血能够挽救患者的生命,一旦被拖延,则有可能失去抢救最佳时机。血压是反映循环功能的综合指标,血压降低一定要查明原因,切忌仅用升压药治标。在 PACU 中最常见的循环系统并发症是高血压,尤其是术前高血压且控制不佳的患者,有研究显示,853 例患者中出现并发症 196 例占 23%,其中高血压 82 例占 42%,排除疼痛因素外,可以用硝酸酯类或钙通道阻断药或乌拉地尔等控制血压,以免引起心脑血管意外。其次,胸部手术中较常见的是心律失常,有研究报道胸部非心脏手术 238 例,其中 38 例术后发生心律失常,发生率为 15.97%,在 PACU 中首先调整其内环境,包括水电、酸碱、血气、温度等,然后可以在镇静下行电复律,以消除心律失常带来的危害。对于全肺切除术后的患者,在搬动和改变体位时,要注意操作轻柔,避免纵隔摆动对生命体征的干扰。

4. 胸腔闭式引流的护理

胸腔闭式引流是胸部创伤常用的护理技术,用于血胸、气胸、脓胸、胸腔手术等,以达到排液、排气,调整胸腔内负压,维持纵隔的正常位置,促使肺复张、防止感染等。

(1)妥善固定引流瓶,防止脱出。

(2)引流瓶的位置应低于胸腔水平面 60~100 cm。

(3)保持引流系统密闭,搬动或更换引流瓶时,应双重夹毕引流管,防止空气进入。

(4)维持引流管通畅,定时挤压胸腔引流管,防止阻塞、扭曲和受压。密切观察长玻璃管中水柱随呼吸上下波动情况,在一般情况下,水柱上下波动范围为 4~6 cm。若水柱波动过大,提示可能存在肺不张;若无波动,提示引流管不通畅或肺已完全扩张。观察引流液的量、性质及颜色,当引流出大量血液时,应考虑有活动性出血,需立即通知医师。

5. 维持液体平衡

严格掌握输液的量和速度,防止前负荷过重而导致肺水肿。全肺切除术后应控制钠盐摄入量,24 h 补液量宜控制在 1 500~2 000 mL,速度控制在 20~40 滴/分。准确记录 24 h 出入水量,维持体液平衡。

6. 疼痛

疼痛是胸部手术后复苏护理的重点,胸部手术多因伤口大而感到剧烈疼痛,而有效缓解疼痛不仅可改善患者的呼吸功能,增加通气量,还有利于咳嗽、排痰,减少术后并发症。患者刚入 PACU 时,可评估术中镇痛是否充足,如果术中已充分镇痛,待患者清醒后仍主诉疼痛,可帮患者转移注意力,如放一些轻缓的音乐,如果还不能缓解疼痛,可让患者自己对疼痛评分,如果超过 4 分,汇报医师酌情给镇痛药;如术中未给镇痛或镇痛不充足,立即汇报医师给予充分镇痛,防止清醒时因疼痛而引起躁动,避免意外拔管和胸瓶脱落。另外,给患者营造一个安静、干净的环境也很重要,保持被褥干净、整洁,光线适宜,没有噪声等。

7.低体温的护理

术中由于环境、麻醉、手术、输液输血等多种原因容易造成患者体温过低,严重者会有寒战。低体温会影响机体代谢、延长术后恢复时间、增加心血管并发症等多种危害。患者到 PACU 后可采用周身覆盖吹热风式加温及液体加温输入的方式来提高患者体温,以避免寒战的发生;如有寒战,遵医嘱应用适量曲马多,多能缓解。

8.心理护理

当患者从麻醉状态中转为清醒状态时,首先会关注自身的手术情况,而处于一个陌生的环境中,使得紧张焦虑的情绪加重,更易发生躁动,同时也增加了术后并发症的发生。因此,患者清醒后,向患者自我介绍,告知自己的责任护士身份,对患者所处地点、时间、PACU 的功能作简单说明,以取得患者的信任。通过礼貌、诚恳、自然的交谈,帮助患者正确认识和对待自身疾病,减轻和消除消极情绪。

胸部手术因其创伤大,对患者循环和呼吸系统功能干扰大,术后恢复期间需要 PACU 护理人员密切观察呼吸、循环系统,做好充分的镇痛。另外,胸部手术的患者大多是带双腔支气管导管入 PACU,要熟练掌握双腔支气管导管的拔管指征,做好胸腔闭式引流的护理,帮助患者安全、平稳地从麻醉状态中恢复到正常生理状态。

第三节　腹部手术后复苏护理

腹部手术可以按手术部位分为上腹部手术、下腹部手术,也可根据系统科室分为普通外科手术和泌尿外科手术。腹部手术在临床上最为常见,手术和麻醉的数量也居首位。腹部手术后复苏护理的原则与其他手术后相同,即在保证患者安全、无痛和舒适的前提下,平稳度过恢复期。

一、护理评估和观察要点

(1)基本情况评估:年龄、性别、体重、有关病史、诊断、手术名称、手术并发症、麻醉方法、麻醉药、肝肾功能。

(2)患者意识状况,生命体征,动脉血气结果,给氧方式。

(3)评估术中镇痛是否充足。

(4)观察伤口敷料是否干燥,有无渗血、渗液,评估腹腔各种引流管是否通畅,并观察引流物的颜色、性质、量。

(5)评估胃肠减压是否有效,观察引流物的颜色、性质、量。

(6)观察尿的颜色、性质、尿量,评估出入量是否平衡。

(7)评估患者是否有苏醒延迟。

(8)麻醉手术药物对肝、肾功能的影响。

(9)评估水、电解质是否平衡,有无酸碱平衡紊乱。

二、护理措施

1.常规护理

执行 PACU 一般护理常规。

2.加强病情观察

术后常规监测血压、脉搏、心率、SpO_2 等生命体征,拔管前要密切观察患者有无自主呼吸、呼吸机有无报警,并及时处理。拔管后选择合适的给氧方式,注意 SpO_2 变化,观察患者呼吸的节律、频率、方式及有无呼吸困难。观察伤口敷料是否干燥,引流液的颜色、性质、量,注意血压的变化。

3.维持有效胃肠减压

有效的胃肠减压可防止胃肠内积液、积气,减轻胃肠内压力,有利于胃肠吻合愈合和胃肠功能的恢复。胃肠减压的护理包括以下几点。

(1)妥善固定胃管和防止滑脱:胃管固定床旁时,应留有足够长度,以免将胃管拽出;若胃管不慎脱出,避免患者将其自行插回。

(2)保持通畅:胃肠减压期间,避免胃管因受压、扭曲、折叠而引流不畅。

(3)观察引流液的形状、颜色及量:正常胃液的颜色呈无色透明,混有胆汁时是黄绿色或草绿色。

4.加强对腹腔引流的观察

腹部手术后腹腔会留置多根引流管,张贴管道标识,保持腹腔引流通畅,观察并记录腹腔引流液的形状、颜色及量,若术后持续从腹腔引流管引出大量新鲜红色血性液体,应怀疑有腹腔出血,须立即通知医师。

5.观察尿量

妥善固定导尿管,防止扭曲、受压,观察尿量的颜色、性质、量。

6.嗜铬细胞瘤患者术后护理

嗜铬细胞瘤围术期病情凶险,死亡率很高,有文献报道在 20 世纪 90 年代初嗜铬细胞瘤的手术死亡率高达 26%。近年来由于对其病理生理的深入了解以及术前准备,麻醉、手术和术后处理的进展,围术期死亡率已降低至 1%~5%。所以,在 PACU 期间应密切观察患者病情变化,其护理如下。

(1)术后监护:嗜铬细胞瘤患者术后血流动力学仍不太稳定,由于肿瘤切除后内源性儿茶酚胺突然降低,常表现为血压骤然下降,所以密切监护心血管及其他生理参数,包括血压、脉搏、心电图、血氧饱和度、中心静脉压或有创动脉压、尿量、血糖、血气分析。

(2)术后血容量的补充:嗜铬细胞瘤患者术前即存在血容量不足,瘤体切除后儿茶酚胺急剧下降,加上术中失血、术前 α 受体阻滞药的影响,术后血容量更加不足,应迅速予以补充。输液速度依据中心静脉压、尿量及患者对输液的反应而定,除存在急性心功能不全,一般术后应保持液体正平衡 1 000~1 500 mL。

(3)糖皮质激素的补充:双侧肾上腺嗜铬细胞瘤术后患者出现倦怠、腹胀、心动过速、血压下降往往提示肾上腺皮质功能降低、糖皮质激素补充不足,应给予氢化可的松。

（4）低血糖的纠正：由于儿茶酚胺调节的 β 细胞抑制被中止，可能出现术后低血糖，所以在术后应继续补充含糖液体，补充液体量的多少应根据血糖浓度而定。

7. 镇痛

腹部手术多因伤口大、患者耐受差而感到剧烈疼痛，应尽可能为患者缓解疼痛。患者入 PACU 时，即评估术中镇痛是否充足。若术中已充分镇痛，待患者清醒后仍主诉疼痛，可采取转移患者注意力的方式缓解疼痛。按照 VAS 疼痛评分标准，若此时患者自我疼痛评分超过 4 分，应汇报医师酌情使用镇痛药。若术中镇痛不充足，应立即汇报医师给予充分镇痛，防止清醒时因疼痛而引起躁动，避免意外拔管和腹腔引流管脱落。

腹部外科手术主要为腹腔内脏器质性疾病的手术，患者术前会有生理功能紊乱和全身营养状态恶化，在 PACU 期间要注意有无水、电解质、酸碱平衡紊乱，根据血气分析结果及时给予纠正，维持血流动力学稳定。肝肾功能代谢异常的患者可能会苏醒延迟，或清醒后患者比较躁动要注意约束，防止坠床。腹部手术伤口较大，要给予充分的镇痛，持续静脉补液，注意观察呕吐、出血等并发症。总之，腹部手术的患者病情比较复杂，需要经验丰富的护理人员密切观察病情。

第四节　妇科手术后复苏护理

一、护理评估和观察要点

（1）了解患者病情、手术方式、麻醉方式。

（2）判断患者意识状况，生命体征，呼吸状况，动脉血气分析结果，给氧方式。

（3）观察患者伤口敷料是否干燥，各种引流管是否通畅及固定情况，引流物颜色、性质、量。

（4）判断有无阴道出血，性质、量、伴随症状。

（5）观察患者皮肤完整性。

（6）了解患者特殊病情及用药情况。

二、护理措施

1. 常规护理

执行 PACU 一般护理常规。

2. 床边交接

手术完毕，患者被送至 PACU 时，管床护士应详细了解术中情况，迅速连接呼吸机、心电监护等设备做好监护工作。观察患者的生命体征，检查输液、手术伤口、阴道出血情况、背部硬膜外导管是否拔除或保留供镇痛泵用等；检查引流管是否通畅，妥善固定引流管，密切观察引流液的量、颜色、性质。

3. 体位

按手术及麻醉方式决定术后体位。全身麻醉患者在未清醒前应有专人守护。若患者已拔除气管导管，则将患者头偏向一旁，稍垫高一侧肩胸，以免呕吐物、分泌物呛入气管，引起吸入性肺炎或窒息。蛛网膜下隙麻醉者,去枕平卧 12 h,硬膜外麻醉者去枕平卧 6～8 h。由于脊麻穿刺留下的针孔约需 2 周方能愈合,蛛网膜下隙的压力较硬膜外间隙高,脑脊液有可能经穿刺孔不断流出至硬膜外,致使颅内压力降低,颅内血管扩张而引起头痛,尤其是在头部抬高时头痛加剧;平卧时,封闭针孔的血凝块不易脱落,可减少脑脊液流失量,减缓头痛。为此,脊麻者术后宜平卧一段时间,以防头痛。

4.观察尿量

在子宫颈外侧约 2 cm 处,子宫动脉自外侧向内跨越输尿管前方。在子宫切除术中,有可能伤及输尿管,术中分离粘连时牵拉膀胱、输尿管将会影响术后排尿功能。为此,术后应注意保持尿管通畅,并认真观察尿量及性质。术后患者每小时尿量至少 50 mL 以上。如果患者术中输液量较大、尿量较少,常会出现球结膜水肿等出入量不平衡的症状,严重时可能引起脑水肿,导致患者苏醒延迟,此时应及时通知医师,遵医嘱给予呋塞米等处理措施。患者通常于术后 24 h 拔除尿管,身体虚弱者可延迟至 48 h。当患者每小时尿量少于 30 mL,伴血压逐渐下降、脉搏细数、患者烦躁不安,或拔管后诉说腰背疼痛,或肛门处下坠感等,应考虑有腹腔内出血的可能。

5.观察阴道出血情况

妇科手术多涉及子宫及其双侧附件,术后苏醒期除了观察腹腔引流液的情况更要关注阴道出血情况。如有出血,应密切观察血液的性质、量及伴随的症状。若出血量较大、生命体征突然改变应及时通知医师,配合医师做好各项处理措施,保证患者的安全。

6.皮下气肿的护理

随着医学技术的发展,腹腔镜手术在妇科手术中应用已较为广泛。由于腹腔镜手术术中患者腹部被充入大量的二氧化碳气体,腹压增加,导致二氧化碳气体从腹膜穿刺孔处渗入腹前壁深层的深面,并逐渐扩散至腹股沟、会阴部等处形成气肿。大量的二氧化碳气体被吸收入血后,常会导致血液中的二氧化碳含量迅速增高造成患者酸碱平衡失调,并引起一系列的并发症,严重影响患者术后的苏醒。因此,PACU 护理人员在接收患者时及整个恢复期应详细评估患者有无皮下气肿情况发生,并根据患者的血气分析结果,及时通知医师,做好呼吸机参数的调节,纠正酸碱失衡。患者清醒后,嘱患者深呼吸以促进二氧化碳的排出。在患者离开 PACU 前再次评估其皮下气肿情况,血气分析结果较为正常后方可离开。回到病房后与病房责任护士做好交接工作,以便术后的观察处理,减少意外的发生。

7.缓解疼痛

虽然术后疼痛是常见问题,但妇科手术患者术后疼痛并不严重。腹式子宫切除术后疼痛和不适通常集中在切口处和下腹部,其他还可能有下背部和肩膀,多因在手术台上的体位所致。患者在麻醉作用消失后,会感到伤口疼痛和下腹部的坠胀感,通常手术后 24 h 内最为明显,持续而剧烈的疼痛会使患者焦虑、不安,甚至躁动,从而造成生命体征的变化。为此,PACU 的医护人员应详细分析引起患者疼痛的原因、准确评估患者的疼痛程度,根据患者的具体情况,及时给予镇痛处理,以保证患者在舒适状态下配合完成护理工作。

8.心理护理

妇科手术后的女性患者大多心理较为脆弱,在 PACU 苏醒后发现周边环境为自己不熟悉时,心情紧张,加上术后疼痛,对疾病预后的担心,很容易产生忧郁心理,甚至哭泣。为了更好地帮助患者度过麻醉后的不稳定期,减少患者心理创伤,在 PACU 中应倡导人文关怀思想下的个性化管理,加强对患者心理护理。

(1)注意保护患者隐私,尊重患者信仰:接受妇科手术的女性患者尤其需注意隐私保护。对于手术完毕、无法穿衣裤的患者,给予干净的病员服覆盖患者身体,在患者清醒之后做好解释工作。在进行一些暴露性操作时,要做好适当的遮拦,避免多人围观。交接班时,若患者存在明显或重大隐私(如患有淋病、梅毒、乙肝等传染性疾病)时,应采取私下或事先汇报的形式,切勿大声宣讲。尊重患者的知情权,在对患者进行任何操作之前要做好解释工作;严禁愚弄、嘲笑或歧视患者。尊重患者的信仰,若患者携带具有特殊意义的用物,医护人员应给予保护使其不受破坏,在患者清醒之后及时告知其用物完好并将用物置于患者能看到或者能摸得着的地方。在患者清醒并能配合医护人员工作后,应及时松解约束带,并做好解释安慰工作。

(2)让患者在 PACU 无疼痛、舒适自然地清醒:为避免清除呼吸道分泌物时引起剧烈咳嗽从而导致疼痛与不适,应在患者未清醒前清除呼吸道分泌物。根据患者的病情给予适量镇痛镇静药,以减少术后躁动,稳定患者心态。对于连接术后自控镇痛泵的患者,应根据患者的需要及时追加负荷量。当患者意识逐渐恢复后,发现自己身处陌生的环境,特别是气管插管患者突然发现自己无法发声时,会产生紧张、恐惧,甚至窒息感。此时患者出现躁动、挣扎等现象,医护人员应用亲切和蔼的话语主动介绍所处环境,告知其手术已结束,且有医护人员严密监护,切勿紧张,指导患者平静呼吸,配合好呼吸支持,并告知达到拔管指征时,医师将会拔除气管导管。通过改善患者的呼吸状态、补充液体量、纠正水电解质酸碱平衡紊乱、稳定循环系统等使其全身情况得到改善、自然苏醒。

(3)对患者实施良好的心理护理:相对于手术间,PACU 医护人员应更加注重仪态,穿戴整齐、举止得体、以诚相待,良好的印象是建立信任的基础。对患者进行细致的观察和分析并根据每个患者的不同心理状态,采取灵活多样的心理护理措施。安慰哭泣的患者,注重目光的交流,谈话尽量从患者熟悉的方面开始。患者为老年人时,由于老年人自尊心强、敏感性强,手术对老年人来说是一种生与死的考验,因此会变得脆弱。应注意倾听她们的需要,不与之争论,保护她们的自尊。中年人大多是家庭的支柱,面对疾病可能忧心忡忡,有较多顾虑,应该交给患者如何面对疾病、如何适应患者角色。对于恶性肿瘤患者来说,应鼓励她们增强信心,接受治疗。对于不孕者可能害怕家属的指责、抛弃,应注意谈话环境,以患者的角度换位思考,可向患者介绍一些术后成功怀孕的病例增加其信心。加强非语言交流,用手势或比画形象做好指导工作,或递给患者纸笔让其表达需要。

三、注意事项

(1)使用呼吸机时,保持呼吸机螺纹管、吸氧管各接头处连接紧密,避免造成脱落引起危险。

(2)注意观察阴道出血情况、性质、量。

(3)为患者解释时要认真有耐心。

在一般情况下,妇科患者术后恢复期的护理与其他手术后的患者差别不大,但由于患者都为女性,特别强调的是其隐私的保护,包括患者的身体及特殊病情。而且由于女性患者的心理承受能力较差,PACU 的护理人员应以人文关怀的理念为前提,耐心细致地做好沟通工作,减少患者的焦虑,帮助患者顺利度过麻醉恢复期。

第十八章　神经病理性疼痛

第一节　痉挛性疼痛

痉挛性疼痛(spasmus pain)为因牵张反射兴奋过度引起的肌张力增高,强直性肌肉收缩,刺激感觉神经发放传入冲动产生的疼痛感受。痉挛性疼痛病因复杂。病变部位在中枢神经系统、周围神经以及肌肉的病变都可引起,而且很多痉挛性疼痛尚原因不明。

一、病因

痉挛性疼痛确切病因尚不清楚。据临床和基础相关研究认为,所有急性、亚急性和慢性病变使神经系统、神经肌肉接头和肌肉本身接受刺激引起肌痉挛发作,均可产生疼痛。如各种炎症、创伤、血管疾病、变性病、占位病变压迫及缺氧性损伤等,均可诱发痉挛性疼痛。

二、病理生理

痉挛性疼痛病理生理学基础不完全清楚。观察肌张力异常可能是由于通往脊髓的运动通路和神经元间环路的网状脊髓束和其他下行通路的输入信号平衡改变,以及皮质脊髓系统之间的完整性受损造成的。

可以观察到脊髓运动器的下行张力或输入兴奋与抑制信号丧失,兴奋与抑制控制的节段性平衡改变,去神经支配超敏感现象以及神经元芽生。一旦出现痉挛状态,缓慢缩短的肌肉可发生一系列物理变化,如缩短和挛缩,从而进一步造成肌强直疼痛。

据生理学研究证实,网状脊髓束投射纤维被阻断,是痉挛状态形成过程中的重点。脊髓损伤时,双侧锥体束和网状脊髓束损伤能产生严重的痉挛状态和屈肌痉挛,表现屈肌群张力增高,伸肌群无力。

大脑损害同时累及 4 区和 6 区(Brodmann 分区)可致对侧痉挛状态伴轻偏瘫。观察健康受试者,快速肌肉伸展并不会导致反射性肌肉活动超过正常短反应时间的腱反射,相比之下,痉挛状态患者在痉挛肌肉伸展时则会出现肌肉收缩时间延长并诱发疼痛。通常急性损伤后痉挛状态在第 1 个月内,肌肉活动改善是靠伸展增强进行,然后阈值保持稳定水平,1 年后才逐渐下降。

发生痉挛性疼痛时,脊髓运动神经元,神经元间连接和局部反射通路的兴奋性出现一系列神经生理学改变,H-M 比率和 F 波幅增高,α 运动神经元兴奋性增加。另有研究,据肌梭 I α 传入纤维的记录判断,人类痉挛状态时肌梭敏感性并不增强,疼痛的敏感性亦有差异。

三、临床表现

痉挛性疼痛是神经系统疾病中的一个常见症状,多种疾病均可表现痉挛性疼痛,包括脑、脊髓、周围神经和肌肉病变等。痉挛性疼痛发病率不清楚,但其中痉挛状态已报道全世界＞1 200 万患者。另外,痉挛状态并非都是痉挛性疼痛。

(一)中枢神经痉挛性疼痛

1.大脑皮质及皮质下病变

大脑皮质运动、感觉区刺激性伤害,如多发性硬化、脑缺血或出血性卒中、脑外伤后、脑肿瘤、脑炎、缺氧性或中毒性脑病、局部性癫痫发作和特发性大脑变性等。根据神经损害的病理生理学,按功能定位,表现出身体相应部位痉挛性疼痛,病变范围可大可小,如某个趾指、一侧口角、一个肢体、一侧下肢(腓肠肌痉挛多见)、半身、躯干部位或呈全身发作。痉挛性轻重与疼痛程度有关,可见肢体变形,姿位异常,呈痛苦面容,呻吟或尖叫。发作时间几秒至几小时不等,可为偶发、频发或呈连续状态,伴发症状多为自主神经功能异常,如全身大汗,皮肤黏膜苍白、呼吸、血压、脉搏、体温改变,少数大小便失禁,甚者窒息样改变(我们遇到疼痛发作时呼吸骤停经抢救好转),心律失常,急需抢救处理。危重患者得不到救治有猝死报道。

2.丘脑病变

丘脑作为感觉神经中枢第三级神经元转换站,一旦损害产生丘脑痛(thalamic pain),同时疼痛受累区有不同程度肌痉挛。丘脑痛系一种慢性中枢性疼痛,又称丘脑疼痛综合征。丘脑痛发生机制尚不清楚。已知丘脑传入系统障碍,失去大脑皮质抑制,受损害性感觉神经系统活动活化,可诱发痛觉过敏及自发痛,或因丘脑内板内侧核兴奋也可致痛。另外,遗传因素和个体特异体质与丘脑痛相关。

(1)丘脑痛症状:疼痛位于病灶对侧,好发肢体远端,面部痛少见,呈广泛、深在或表浅性。痛的性质难以形容,呈发作性、撕裂性、牵扯性及烧灼性。有的持续痛,性格改变,抑郁不安。轻触患肢或温度刺激有过度反应,有感觉减低体征,痛觉过度。甚者,震动、压迫、声响、气味、光亮等刺激均可引发疼痛。除疼痛外,查体可见病灶区肌紧张或肌强直,特征性丘脑手,肌强直甚者疼痛更明显。

(2)丘脑痛病因:多见丘脑纹状体或膝状体动脉供血区的脑梗死或其他脑血管病、脑外伤等,常在病后半年至1年疼痛明显,但丘脑肿瘤疼痛少见。丘脑痛是一种较顽固的疼痛,治疗亦较棘手。

3.低位脑干病变

脑干的脑桥和延髓病损出现疼痛早被人注意,例如Wallenberg综合征出现疼痛,脑桥肿瘤包括结核瘤是脑桥痛的常见原因。延髓血管病(尤其是延髓橄榄核的后部软化)、延髓空洞症、多发性硬化、延髓肿瘤以及少见的延髓出血是延髓痛的原因。脑桥病变时疼痛出现于病灶对侧面部及上下肢,延髓病变时,病灶同侧面部及对侧肢体痛,呈交叉性,而且以延髓痛多见。起病时间在发病早期,病后数日、数周或数月。

脑桥、延髓痛特点:疼痛性质呈撕裂、烧灼或捣碎样剧痛,呈间歇持续性或发作性加重。痛的部位在病损对侧,深或浅在,以上肢外前臂、手、胸部痛重,腰背部及下肢也受累,局部有感觉障碍,提示脊髓丘脑束部分受损。延髓和脑桥痛时,疼痛部位肌紧张,有的呈肌痉挛发作,甚者呈中线强直状态。

4.脊髓病变

脊髓实质病变引起痉挛性肢体和躯干疼痛为脊髓痛,主要位于脊髓后索、后角,尤其是脊髓丘脑束的损害。

(1)脊髓后索痛:脊髓后索是非痛觉传导束,当后索受损时,因髓内机制引发后索痛。后索痛呈闪电样,从上向下放散,屈颈可引发,疼痛沿脊柱达上、下肢,并躯干僵硬,称为放电征

（Lhermitte 征）。见于多发性硬化、脊髓痨患者。

（2）后角痛：脊髓后角内有痛觉第二级神经元，当损害时于病灶同侧后角支配区出现疼痛或痛觉过敏，呈节段性分布。常因早期刺激性损害，同时，相应支配区可见肌痉挛状态。如脊髓内出血、脊髓空洞症、脊髓肿瘤等，疼痛时间据病变性质可达数小时、数日、数月或数年。注意临床上脊髓后根刺激性疼痛与后角痛不易区别。

（3）脊髓丘脑束痛：脊髓丘脑束损害时表现传导束性痛。特点是病灶以下出现性质难以形容的、定位不具体的疼痛，叫做束性痛。例如，脊髓丘脑束正中交叉部损害，在相应双侧对称性支配区出现疼痛。脊髓丘脑前束损害时在病灶对侧出现疼痛。据脊髓丘脑束损害程度轻重，呈完全或部分性，其束性痛程度有差别。束性痛时伴发有感觉过敏、异常感、蚁行感或烧灼痛，类似于丘脑综合征。

脊髓外伤束性痛早期就可见到，外伤数小时或数日（1 周左右）出现疼痛，触碰可增强，一般持续时间达 1 个月。Brown-Sequard 综合征在病灶同侧有后索痛，病灶对侧脊髓丘脑束性痛。

脊髓空洞症有后角痛及节段型分离性感觉障碍。疼痛分布与后角支配区相一致。颈髓空洞时疼痛多见上肢，但远离病灶区也痛。性质以电击或烧灼样伴客观感觉障碍，疼痛呈发作性或持续性，以自发痛常见。由于脊髓丘脑束与脊髓锥体束相邻，束性痛常伴骨骼肌痉挛，或因锥体束刺激致痉挛性疼痛。

（4）脊髓痨性电击痛：因脊髓特异感染，脊膜增厚，后索、后根退行性变，腰骶段更甚，好发于下肢为主的短促阵发钻痛及撕裂样、烧灼样、刀割样或电击样剧痛，并发短暂肌痉挛。常经胸腰髓支配区垂直向深部发展，达下肢胫骨内缘、足趾部，而躯干、上肢或面部痛少见，少数应与三叉神经痛、内脏痛、心绞痛、急腹症相鉴别。

（二）周围神经痉挛性疼痛

1.脑神经痛

痉挛性疼痛以脑神经病变为主者，可见三叉神经痛患者痛性抽搐（ticdouloureux）。其系面部肌肉反射性抽搐，患侧口角上提，伴面红、皮温高、结膜充血、流泪等。非典型面痛（atypicalfacial pain）常因紧张、人格障碍而致面部僵硬及下面肌双侧深在、弥散、模糊不定疼痛。偏侧面肌痉挛（hemifacial spasm）多见特发性面部不自主阵挛性抽动，甚者累及颈阔肌，其明显疼痛少见，但受累肌呈深在不适、隐痛、压迫感或麻木感。

2.脊神经痛

31 对脊神经单根、多根或全部周围神经受到刺激性伤害均可引起肌痉挛性疼痛。

（1）枕神经痛（occipital neuralgia）：枕神经是枕大、枕小和耳大神经分布区疼痛的总称，起于脊神经。枕神经痛又称为上颈源性头痛，可因颈椎上段骨关节病、炎症、肿瘤压迫等发病。其表现多为一侧性，自枕部向头顶（枕大神经）、乳突部（枕小神经）和外耳（耳大神经）放射，呈持续钝痛，阵发加剧，触诊颈枕部肌痉挛，局部压痛或感觉减退，转头、咳嗽或喷嚏时加剧。

（2）臂丛神经痛：臂丛由 $C_5 \sim T_1$ 脊神经前支组成，支配上肢运动和感觉，臂丛神经刺激症常见臂丛神经炎（brachial neuritis）：泛指肩胛带、上肢痛，多见单侧，并局部肌痉挛、肌无力、晚期肌萎缩。病因不明，可能为变态反应病，常见成年人，有感染史、创伤或家族史，对症治疗后数周或数月恢复，有的恢复不全。

继发性臂丛神经痛，因邻近组织受压（外伤、肿瘤、炎症、软组织病变）致肩、上肢痛及肌痉挛,于活动或夜间明显,阵发加剧。

（3）颈椎病:因颈椎间盘退行性变,骨质增生,使颈神经根或脊髓受压,呈强迫头位,表现上肢痛、局部肌痉挛、凝肩,中、老年男性多见,病程慢,反复发作。另外,肩关节周围炎的肩袖痉挛性疼痛、腰椎病、腰肌劳损的腰背肌痉挛性疼痛等均与脊神经损害有关。

（4）肋间神经痛(intercostal neuralgia):由于胸膜炎、肺炎、主动脉瘤和胸椎、肋骨外伤、骨膜炎、肿瘤、带状疱疹等继发性损害肋间神经,产生肋间神经支配区疼痛综合征。临床特点为一个或几个肋间持续痛,深呼吸、咳嗽、转身运动加剧。查肋间皮肤感觉过敏,胸背部肌紧张,肋骨边缘压痛。

（5）坐骨神经痛(sciatica neuralgia):坐骨神经由 $L_4 \sim S_3$ 神经根组成,经臀向下分布于下肢,因原发性坐骨神经炎和继发性神经根、干受压,以及炎症刺激、外伤等引起坐骨神经疼痛综合征。表现下肢后部放射性痛,行走牵拉或夜间易加重,呈特殊姿势,腰部运动受限,查脊旁肌、腘臀肌痉挛,下肢后部多处压痛点,Lasfegue 征阳性等。

（6）股神经痛(femoral neuralgia):股神经由 $L_2 \sim L_4$ 脊神经组成,是腰丛中最大分支,因腰椎、骨盆、股骨处外伤、炎症、压迫及血管病等损伤致痛,又称 Wassermann 征。表现步态细小,病足拖曳,屈膝引发大腿前面和腹股沟区痛,膝反射弱,股四头肌痉挛,大腿水肿、青紫等。

（三）肌肉痉挛性疼痛

肌肉痉挛是临床常见症状,包括骨骼肌和平滑肌本身的肌细胞代谢障碍、肌膜电位异常、肌营养障碍,遗传因素或不明原因者,发病于身体任何部位。由于肌肉形态改变,肌张力障碍,当强烈收缩时可产生痉挛性疼痛。

1.持续性肌纤维活动症

持续性肌纤维活动症又称假性肌强直征(pseudomyotonia)、神经性肌强直征(neuromyotonia)。其病因不明,各年龄均可受累,5～60 岁间皆有发病,病情在数月或数年内逐渐进展加重。无论在静止或活动状态时肌肉均呈持续性收缩,伴有剧烈疼痛,一般先侵犯手足,以后向面部及咽喉部肌肉、舌肌和肢体、躯干肌肉蔓延,有广泛肌肉颤搐,可发生窒息,由于吸入性肺炎而死亡。

2.糖原沉积病

该病是遗传性糖原代谢障碍,其分型较多,与肌病痉挛性疼痛有关的主要有 V 型和 VII 型。

（1）肌糖原沉积病 V 型:又称 McArdle 综合征。本型仅限于骨骼肌中肌磷酸化酶缺陷,肌糖原不能分解,糖原主要沉积在骨骼肌中。多在青少年起病,活动后易疲劳,剧烈运动后肌痉挛、无力、疼痛,受累肌肉按之坚实,休息几分钟后缓解,或静脉注射葡萄糖减轻症状,运动后见暂时性肌红蛋白尿,久病者肌萎缩,肌肉缺血运动试验测血中乳酸浓度不增加有助诊断。

（2）肌糖原沉积病 VII 型:又称 McArdle 病。本型为肌肉中磷酸果糖激酶缺陷,致使糖原在骨骼肌中沉积,患者红细胞中磷酸果糖激酶活性明显下降。起病于童年,剧烈活动后肌肉强直性痉挛收缩被动牵引产生疼痛、无力,伴恶心,可继发肌红蛋白尿,血清 CPK 活性中度升高。休息时无异常。

3.僵人综合征(stiff-man syndrome)

僵人综合征又称 Moerech-Woltmann 综合征、全身性肌强直综合征、进行性肌僵硬。年龄不拘,多见男性,病因不明,有报道与脊髓或脊神经根敏感激惹有关。受累肌自躯干向四肢发展,呈板样强硬,因主动肌和拮抗肌同时痉挛,活动受阻,关节固定。表情肌、吞咽肌、呼吸肌亦累及。痉挛有波动性,每次加重数分钟。患者呼叫疼痛,出汗,脉速,血压升高,可因交谈、声响、运动诱发。感觉、智力正常,无锥体束征。安静时运动单位电位(EMG)正常。睡眠、蛛网膜下隙阻滞麻醉、周围神经封闭时症状减轻或消失,服安定药有效。若慢性进展(4~20 年)致残,尸检正常。应与破伤风、癔症、先天肌强直症等鉴别。

4.症状性肌强直

症状性肌强直又称局限性强直、假性肌强直或继发性肌强直。可因多发性神经根神经炎、多发性肌炎致病,以躯干肌、四肢肌、头颈肌分别或同时受累,除神经症状或肌炎表现外,部分患者肌肉强直性疼痛明显,按原发病治疗后痉挛性疼痛改善。

5.肌收缩性头痛(muscle contraction headache)

肌收缩性头痛又称紧张性头痛、心因性头痛、焦虑性头痛或神经性头痛,属慢性复发性头痛之一种。发病机制与心理、精神异常致头颈部肌紧张,肌痉挛性疼痛有关。表现无先兆性,头两侧、顶、枕项部强硬非搏动性钝痛,伴重压捆紧感。疼痛频度及强度多变,每次可持续数小时、数天、数周、甚者数月,可伴焦虑与晕眩感。治疗用肌肉松弛剂、抗忧郁剂及反馈性松弛锻炼(EMG 观察)有效。麦角胺类药无效。须与偏头痛相鉴别。

6.痉挛性斜颈(spasmodic torticollis)

该病系头颈肌产生阵挛性、强直性或强直阵挛性收缩,使头转向一侧,中晚期表现痉挛性疼痛。该病属肌张力障碍的一种类型。其发病机制不明,脑锥体外系器质性病变、精神因素均有所述。临床特点:颈肌、胸锁乳突肌、斜方肌等不随意收缩,早期头细小摇动,头颈倾斜,下颌逐渐向对侧扭转,头后仰或前屈,在坐位、立位、情绪激动及周围环境不良的影响下可诱发或加重,安静卧床减轻,睡眠时消失。给以抗阻力检查症状可消失,若压迫胸锁乳突肌腱及副神经时可诱发。该病继发型(如脑炎、外伤)者,痉挛性疼痛症状明显,患者晚期可呈全身性扭转痉挛,且疗效差。

7.平滑肌痉挛和脏器痉挛性疼痛

痉挛性疼痛除骨骼肌外,机体平滑肌痉挛性疼痛也是临床常见症状之一。肾结石引起肾绞痛,输尿管病变引起的腰痛、腹痛、胃炎、溃疡病引起胃痉挛疼痛,颈动脉、颞动脉病变引起的血管壁痉挛性头面痛,妇科痉挛性痛经,胆道蛔虫、胆石症引起的腹痛,胃肠炎引起的腹痛等,其基本机制都属肌痉挛性疼痛。

四、诊断与鉴别诊断

痉挛性疼痛作为症状学临床诊断不难。肌强直、肌容积改变、肌僵硬是阳性体征,受累肌部位疼痛或向远端放射痛,程度有轻有重,时间有长有短,可呈持续状态是自觉感受。可通过选用临床肌痉挛状态和疼痛量表进行肌痉挛疼痛的量化评定得出客观诊断,如肌收缩张力评定量表(Adductor Tone Rating)、总体疼痛量表(Global Pain Scale)。

鉴别诊断需要与非痉挛性疼痛疾患区别,如特发性神经痛、肿瘤、炎症、变性病等,直接对感觉神经的伤害性激惹等,也有纯精神或癔症发作性疼痛,可借助详细的真实病史、客观可靠的阳性体征及针对性强的辅助检查,经汇总分析做出鉴别诊断。

五、治疗

痉挛性疼痛的治疗原则是:解除肌肉痉挛,必要的止痛药对症处理。应采取多种策略,据病程发展过程,选用适合于患者的疗法,包括西医、中医药物选择,局部注射阻滞疗法,外科手术,物理疗法和作业疗法等。

1. 口服或静脉用药

口服或静脉用药对肌痉挛性疼痛早期为首选,且采用广泛、乐意接受,多数患者能不同程度地缓解症状,但是没有一种药对所有痉挛患者都有效,所有药都有潜在不良反应,用药前应审慎考虑,用量应适当或个体化选择。若长期大剂量应用注意不良事件发生。

(1)苯二氮卓类:苯二氮卓类在脑干和脊髓水平结合并增加 γ-氨基丁酸与 GABA 受体复合体的亲和力,增加突触前抑制,减少单突触和多突触反射。该类药改善关节被动活动范围,减轻反射亢进、痛性痉挛和焦虑。

1)地西泮(Diazepam,安定):血浆半衰期为 20～50 h,口服 1 h 达峰血药浓度,能形成延长疗效的活性代谢产物,初始量 2.5～5 mg 睡前服,需白天服者总量渐增至 30 mg/d,分次服。

2)氯硝西泮(Clonazepam,氯硝安定):血浆半衰期为 22～38 h,口服 1～2 h 达峰血药浓度,持续 6～8 h,初始量 0.5 mg 晚间口服,渐增量达 8 mg/d,分次服。

(2)神经妥乐平(Neurotropin):该药是用牛痘病毒疫苗接种于家兔皮肤,将产生免疫和炎症反应的皮肤组织经过提纯得到的一种非蛋白生理活性物质,具有镇痛、镇静、抗过敏和抗变态反应等作用。该药作用于中枢神经系统的 5-羟色胺能神经,激活功能低下的下行性痛觉抑制系统,发挥其镇痛作用。并抑制脊丘系统和边缘系统,改善慢性疼痛和知觉异常,对肌痉挛有效。用法:片剂(4 NU/片),2 片/次,2 次/天,口服;针剂(3.6 NU/支),1～2 支/天,静脉注射或肌内注射。

(3)曲马多(Tramadol)和多塞平(Doxepin,多虑平):联用治疗中枢性痉挛性疼痛。即曲马多每次 50 mg,多虑平每次 25 mg,口服,3 次/天。两药选择性抑制 5-羟色胺吸收,使神经系统对痛刺激产生适应性。后者改善痛性焦虑和抑郁,减少止痛药的心理依赖,对中枢感觉痛、痛性肌痉挛有较好疗效。

(4)硝苯呋海因(Dantrolene):该药直接作用于肌肉本身,经阻碍动作电位引起钙离子从肌细胞中释放,从而减轻肌肉收缩强度,控制痉挛。不良反应为肝细胞毒性及嗜睡、头晕、疲劳、腹泻等。用法:开始小量口服,25 mg/d,渐加可达 400 mg/d。

(5)巴氯芬(Baclofen,力奥来素、脊舒、氯苯氨丁酸):巴氯芬是一种 GABA 激动剂,主要作用位点在脊髓,通过与 GABA 受体结合而减少兴奋性神经递质和 P 物质的释放。该药治疗后,可改善肌阵挛、屈肌痉挛频率和关节活动范围,有助于膀胱直肠功能恢复,日常生活活动能力提高,明显抑制与痉挛相关的疼痛。该药主要不良反应为疲劳,注意力和记忆力下降,幻觉,肌张力减退,共济失调,癫痫等。但有人认为出现癫痫者常有脑外伤基础,纯脊髓起因者不会引发癫痫。该药是继加巴喷丁、替扎尼定和地西泮之后的常用药,肾功能不全者慎用,若与替扎尼定或苯二氮卓类药合用可有抑郁反应。用法:口服能完全吸收,剂量从每次 5 mg,2～3 次/天开始,渐加量达 80～100 mg/d,进餐时服用,吸收后脑中药浓度为血中 10 倍。若用至最大量时效果仍不满意,有可能耐药应减量停用。急性停药可致抽搐、幻觉、视觉障碍等神经精神反应。

巴氯芬鞘内注射是经 L_1～L_2 腰椎穿刺将导管导入蛛网膜下隙,在腹壁下植入充注该药的泵系统,直接将药释放入脑脊液,其剂量可在 12～650 $\mu g/d$,与口服药相比,量小效好。对下肢痉挛痛效果更佳,能增强移动能力,不良反应少,但仍应注意心肺功能抑制、共济失调和嗜睡。术后并发症包括泵袋感染、导管滑脱、扭结等。尽管如此,长期鞘内注药仍是安全有效,较破坏性外科手术优先使用。

2.阻滞和脊髓电刺激

(1)穴位注射疗法:据报道,选穴委中配合肾俞注射利多卡因治疗肾绞痛,取穴足三里、合谷、内关注射654-2治疗胃痉挛。在神经或运动点周围注入神经破坏性药物,如6%酚溶液或无水乙醇,能短期缓解肌痉挛。在用长效药前,先用局部麻醉剂做诊断性阻滞,如用芬太尼与利多卡因相比,芬太尼无脊髓不良反应,能缓解痉挛达3 h,适用于诊断性阻滞,当痉挛缓解时,有利于进行康复训练。神经阻滞较运动点阻滞效果持久达3~6个月,但易损害感觉支,可用肌电图(EMG)监测,选择运动支阻滞疗法。另外,硬膜外给予5%~7%的酚溶液或无水乙醇,可阻滞神经根缓解痉挛且作用时间长,但可能破坏神经根和圆锥反射,影响膀胱、直肠及性功能,或全身麻痹危险,应慎用。报道运动点EMG监测,用>99.7%的无水乙醇小量注射,达到神经松解术治疗严重痉挛痛疗效较好。

(2)脊髓电刺激:将一条短链刺激电极植入硬膜外间隙,固定在附近的脊柱上,以电流刺激脊髓的治疗方法缓解肌痉挛痛,其效果与电极摆放位置、电流强度、频率等相关。当负极置入髓旁时疗效好,单极刺激时,电极置于损伤部位以下有效。其作用机制可能是激活局部抑制通路或使局部兴奋性通路去极化所致。也有报道因治疗局部抑制性神经递质甘氨酸和牛磺酸浓度升高。但硬膜外植入电极费用高,有电极部位感染、电极移动或破损可能。

3.A型肉毒毒素(botulinum toxin type A,BTX-A)治疗肌痉挛性疼痛

BTX-A是肉毒杆菌中产生的细菌外毒素,系高分子蛋白神经毒素,分A、B、C、D、E、F、G型,其A型(1989年)FDA批准投产(英、美),中国(1993年)国产BTX-A(CBTX-A)问世至今已在全国广泛应用。

(1)BTX-A作用机制:可抑制神经肌肉接头处的乙酰胆碱(ACh)释放。一旦进入胆碱能神经末梢细胞内,BTX-A即可抑制ACh小泡与突触前膜的接触和融合,毒素在12 h至7 d内明显起效,疗效通常持续3~4个月,但也可更长或更短,通过受阻滞神经的再生或出芽形成新的神经肌肉接头,肌肉功能会逐渐恢复。

(2)BTX-A应用范围:主要包括脑瘫、多发性硬化、卒中、脊髓损伤、脑损伤、斜视、眼睑痉挛、偏侧面肌痉挛、痉挛斜颈、书写痉挛或神经变性病引起的痉挛状态。治疗作用包括:改善功能,缓解疼痛,整容,预防或治疗骨骼肌肉系统并发症(挛缩和疼痛)。对于上肢,能明确改善的包括肩内收和内旋、肘屈曲、前臂旋前、腕屈曲、拇指屈曲和握拳的痉挛状态。对于下肢,可明显改善引起髋屈曲、膝屈曲、大腿内收、膝关节伸直(即伸展)、马蹄形内翻足和纹状趾的痉挛状态。

(3)BTX-A应用方法:严格控制BTX-A用量,熟练掌握BTX-A剂量和注射技能,每例患者的治疗需个体化,病例选择应适当。BTX-A也不应单一使用,应配合物理和作业疗法。个体化治疗中,对BTX-A中任何成分过敏者、使用氨基糖苷类抗生素者、神经肌肉疾病患者、妊娠或哺乳期妇女等应慎用。

(4)BTX-A抗体形成:BTX-A抵抗特征为注药后无效或病肌萎缩,3%~10%可见BTX-A抵抗,以大剂量高频率注射多见。据统计,190例肌强直并疼痛用BTX-A治疗:应用最小有效量,治疗间隔延长,少强化注射,注射总量应<400 U为佳。检测血清抗体形成临床简易方法:在一侧皱眉肌或额肌内注10~20 U BTX-A,2~3周后观察抬眉和皱眉能力,或注射肌肉中检测到肌肉复合动作电位(compound motor action potential,CMAP)幅度显著下降,提示未

发生 BTX-A 抵抗。BTX-A 抵抗者,改为 BTX-B 可受益,但新药更应注意其不良反应。

4.物理和作业治疗及其他综合处理

肌肉痉挛并非全属功能障碍非治疗不可,机体受损后适度痉挛能增加肢体和躯干的稳定性,有利于患者安全移动,减少损伤加重,减少深静脉血栓和肺栓塞等,但痉挛严重并明显疼痛影响生活能力者,必须进行治疗。除上述用药外,综合处理及物理治疗同等重要,甚至为首选疗法。

对痉挛性疼痛通常应关注:皮肤刺激或其他并发症的诱发伤害,针对性护理不到位,对尿路感染、结石、压疮、膀胱直肠病变、深静脉血栓、穿衣过紧等处理不佳,因痉挛状态发生异位骨化(heterotopic ossification,HO)或病损后骨质疏松并骨折,原有脊髓空洞症或外伤后脊髓囊肿引起脊髓损伤(spinal coid injury,SCI)性痉挛痛等。以上种种原因均可引起或加重痉挛性疼痛,应及时处理。

物理和作业疗法的目的:降低肌张力,维持或改善肢体活动范围和能力,增加肌力和协调性,改善舒适度。治疗方法选择个体化,具体方法如下。

(1)体位训练:多见下半身痉挛疼痛,屈肌痉挛者选俯卧位,行伸展训练。伸肌痉挛者当仰卧位,侧卧位及坐位易强化,改变坐姿有治疗作用。脊髓不完全损伤者,肌张力高,被动关节活动困难,屈伸肌痉挛多见。患者站立或卧位行肢体被动活动,每日定时训练,通过肌腱力学改变和中枢神经系统(CNS)可塑性得到治疗。

当下肢残存部分肌力者,设置等速肌力训练,有助于偏瘫侧膝功能和痉挛性痛的恢复。对顽固性下肢伸肌痉挛性痛患者行斜板站立法,把握倾斜度和站立时间变化,兼有增强肌力训练,能改善下肢关节活动度和痉挛性疼痛。应用减重平板车即电动机械步行训练器,行强制性运动锻炼,可使神经功能重塑,缓解肌痉挛痛。应用矫形器,石膏和支撑器、使痉挛肢体保持在较正常位置,如踝—足矫形器可帮助保持足部屈曲和减轻腓肠肌挛缩。石膏是一种临时支撑器,经连续石膏固定逐渐伸展挛缩肢体。总之,正确体位可改善舒适度,并减轻痉挛性疼痛。

(2)运动疗法和运动再学习方案:20 世纪 60～70 年代,涌现出多种不同的运动功能康复技术,较为著名的有以下四种。①Bobaths 技术:即对偏瘫和脑瘫患儿用反射性抑制模式(RIP)改善体位反应,抑制共同运动和痉挛,使肌张力正常化,改善运动功能。②Brunnstrom技术:即提出脑损伤和恢复的六个阶段,早期可合理利用痉挛模式诱导患者向复杂的运动模式发展以达到自主运动目的。③Voss 和 Knott 的本体神经肌肉促通法(PNF):用一定手法技术对痉挛肌及拮抗肌交互抑制缓解肌痉挛,治疗疼痛。④Rood 技术:即用多种感觉刺激或皮肤感觉输入诱发技术,引导出正常的运动模式治疗肌痉挛性痛。注意,运动疗法需长期反复进行,逐渐积累才能建立持续效应。运动再学习方案是据人体活动的不同层面设计训练内容,进行正确的肌力和耐力训练。

(3)功能性电刺激(FES):通过电流作用于机体经周围神经传导,使主动肌和拮抗肌交互抑制,缓解肌痉挛性疼痛。机制较复杂,可能与节段反射中神经介质调整有关。

(4)生物反馈疗法:是应用电子仪器(如脑反射治疗仪)将意识不到的身体功能变化转变为感觉到的信号(如视、听反馈),主动控制自身不随意活动,对治疗痉挛性痛优于单用物理手法。

(5)温度疗法:①冷疗法,用水、冷气、氯乙烷、干冰等作用于人体,使肌肉在温度极低时,神经肌肉传导速度减缓,肌核兴奋性降低,相应抑制肌痉挛痛。②热疗法,热刺激皮肤温度感受器,减缓 γ 纤维神经传导速度,降低肌梭兴奋性,缓解肌痉挛性疼痛。

(6)直肠电刺激(RPES)疗法:用一个便于携带的电刺激器和一个有绝缘性的棒状探头组成,患者自己操作,经肛门插入治疗。每一次(约 15 min)治疗后,约 71%患者缓解痉挛有效。每次疗效作用时间约 24 h,主要用于脊髓损伤痉挛性疼痛,且对大小便功能有改善,未见不良反应。其作用机制尚不清,可能直接作用于腰骶丛,抑制神经纤维兴奋,抵消肌核电变化,消耗某些神经递质等减轻肌痉挛。

5.神经外科和功能矫形外科手术治疗

当患者痉挛痛严重、用药物或其他疗法无效时,可考虑行手术治疗。

(1)神经外科治疗:在脑、脊髓、周围神经和肌肉四个平面均可实施手术,但每种方法都有优缺点。选择性脊神经背根切断术(selective dorsal rhizotomy,SDR)对 $L_2 \sim S_2$ 神经后根选择手术,阻断传入与传出信号异常平衡,改善症状。主要对脑瘫患儿,尤其下肢痉挛,疗效长,效果好。

(2)矫形外科手术:进行肌肉和肌腱延长或松解术、骨骼手术,其目标是减轻痉挛状态,增大关节活动范围,增加对矫形器的耐受性,减轻疼痛,尤其是对儿童较满意。挛缩松解术对跟腱、膝、髋、肩、肘和腕部肌肉挛缩达治疗目的。肌腱移位术,防治关节变形,截骨术矫正畸形均可治疗痉挛性疼痛。

第二节　复杂性区域疼痛综合征

1994 年,国际疼痛研究会(IASP)提出复杂性区域疼痛综合征(complex regional pain syndrome,CRPS)的定义来代替过去沿用的反射性交感神经萎缩(reflex sympathetic dystrophy,RSD)和灼性神经痛,前者即 CRPS I 型,后者为 CRPS II 型。

一、病因与病理生理

目前均不完全清楚。可能的原因包括:①创伤性损伤,如骨折、脱位、挫伤、烧伤或枪伤,也可能是微小的损伤,如注射、穿刺等,多发生在神经末梢较丰富的部位。②其他疾病,如心肌梗死、脑血管意外、多发性硬化、截肢后、脊髓损伤后等,有时也无明显原因可查。

CRPS 的发病机制有以下几种学说:①交感神经活性增强;②外周痛觉感受器致敏;③脊髓后角神经元活动异常;④中枢敏化;⑤中枢下行抑制系统功能异常等。

二、临床表现与诊断

两型 CRPS 均以感觉神经、自主神经和运动神经功能异常的三联征为其特征,但病程和临床表现存在很大差异。

(一)CRPS I 型

1.症状

(1)疼痛:多为自发性,其严重程度可自轻微不适至难以忍受的剧痛,性质多为灼痛、针刺样痛、电击样痛、刀割样痛或多痛并存。疼痛范围可局限于损伤部位,也可随病程进展逐渐扩大,但并不沿神经走行。疼痛的程度往往与疾病的程度不一致,损伤治愈后疼痛还继续加重。

(2)感觉神经症状:存在痛觉过敏(hyperalgesia)或痛觉异常(allodynia),亦有感觉过敏或感觉减退。以感觉神经症状的高敏状态为主。

2.体征

(1)运动功能障碍:肌肉僵硬,主动运动减少,肌力减退,震颤和神经反射亢进。

(2)发汗功能障碍:发病初期为皮肤出汗过多,以后由于皮肤、皮下组织萎缩,出汗减少甚至停止。

(3)皮肤营养障碍:先为皮肤水肿,以后皮肤出现光泽变暗、萎缩、皱纹消失,以及指(趾)甲脆弱与头发脱落等表现。

(4)血管舒缩功能障碍:当舒张功能占优势时,皮肤温暖、干燥和带潮红色;反之,则皮肤湿冷、苍白。

3.分期

临床上根据疾病发展分为三期,但大多数很难明确分期。

(1)Ⅰ期(急性期):受伤后起约 3 个月,以自发性、持续性、剧烈的烧灼样疼痛为特点,疼痛发生在血管和外周神经分布区,手足肿胀和发红。X 射线检查初期无明显改变。6～8 周后可见肌萎缩,有痛觉过敏、感觉过敏或减退、局部活动受限。

(2)Ⅱ期(营养障碍期或缺血期):受伤 3 个月后,疼痛加剧,呈弥散和持续性烧灼痛,向周围扩散。皮肤发白、干燥,皮下组织、关节以及肌肉均可出现萎缩,头发脱落,指(趾)甲变脆和变形。

(3)Ⅲ期(萎缩期):各种治疗对疼痛均无效,形成恶性循环,临床和 X 射线检查均提示广泛性肌萎缩和关节挛缩。

4.诊断

CRPS Ⅰ型的诊断主要依靠病史、临床表现和辅助检查。

(1)诊断要点如下。

1)病史:有外伤、感染等病史。

2)临床表现:以烧灼样疼痛为主要表现,有感觉神经、自主神经和运动神经功能异常的"三联征"为其特点,诊断性交感神经阻滞可缓解病情,伴一定程度的心理障碍。

(2)辅助检查。

1)X 射线检查:应进行双侧对比,可见患肢肌萎缩、骨质疏松。

2)骨扫描术(bonescan):放射性核素^{99m}Tc 静脉注射后,对患肢骨摄像,可发现患肢骨血流增加及关节周围放射性核素聚集。

3)热像图检查:患肢温度可升高或降低,为早期诊断 CRPS 快速而敏感的方法。

4)诊断性交感神经阻滞试验:对诊断和选择治疗方案非常重要。采用长效局麻药如布比卡因,进行同侧星状神经节或腰椎旁交感神经节阻滞,当同侧指(趾)尖的皮肤温度增加到 >35 ℃可认为阻滞充分。疼痛的暂时减轻,表明交感神经参与疼痛的产生,但应排除由于局麻药扩散造成感觉神经阻滞而出现"假阳性"的可能。

5)酚妥拉明试验:神经节后轴突释放去甲肾上腺素,可兴奋感觉伤害性传入神经元;而酚妥拉明是 α_1、α_2 肾上腺素能受体拮抗剂,可阻断这种兴奋。原则上在患者见不到的地方注药,每 5 min 用 VAS 评分法记录疼痛评分数,先静脉注射生理盐水,以后每隔 5 min 静脉注射 1、

2、4、8、10 mg 酚妥拉明。如果疼痛减轻 50%，说明交感神经在疼痛产生中起一定作用。

(二)CRPS Ⅱ 型

此型在战伤患者中多发，组织学上有特征性改变即周围神经受到拉伸而不被切断。神经受累以坐骨神经为多(40%)，其次是正中神经(35%)和臂丛神经的中段(12%)。

1. 症状

(1)疼痛：多发生在神经损伤后数小时到 1 周，性质较 CRPS Ⅰ 型严重。疼痛部位，多为受损神经干和大的神经分支支配区，与活动有关。安静或入睡后疼痛减轻或消失。

(2)痛觉过敏和痛觉异常(触诱发痛)：与疼痛区域一致。

2. 体征

(1)自主神经功能紊乱的表现：局部皮肤颜色改变，可呈灰色，皮肤干燥、无光泽。

(2)营养性改变：皮肤变薄或发亮，局部组织萎缩，手指关节肿胀压痛，可伴运动障碍。

(3)其他：可有相应神经受损的表现。

3. 诊断

根据病史、临床表现和辅助检查可做出诊断。

(1)病史和体征：有神经损伤病史，一般发生在四肢的混合神经支配区，有相应神经受损的表现。伤后数小时即出现持续性、难以忍受的灼痛和机械性痛觉异常。

(2)辅助检查：X 射线检查和体感诱发电位检查有助于诊断。

(3)诊断性交感神经阻滞：可减轻自发性和诱发性疼痛。

三、治疗

治疗原则：两型 CRPS 治疗基本相同，均强调早期预防和治疗，特别是 CRPS Ⅱ 型，一般疗效不佳，预后差，但若创伤后积极清创、抗感染和镇痛治疗，可防止其发展为 CRPS Ⅱ 型。

1. 镇痛治疗

(1)神经阻滞：神经阻滞疗效确切迅速，可扩张血管、解除肌痉挛、抗感染、抗过敏及阻断疼痛的恶性循环，从而达到治疗效果。主要有以下几种阻滞方法。

1)硬膜外阻滞：选择与病变相应神经支配区的棘突间隙为穿刺点做连续阻滞，选用 0.5% 利多卡因或 0.125% 布比卡因 10～15 mL，2 次/天，有时选用吗啡等麻醉性镇痛药，以达到长期镇痛和避免运动神经阻滞。

2)交感神经阻滞：交感神经阻滞为基本的首要治疗方法。最好在影像设备监视下进行，如效果确切，可考虑注射无水乙醇。

3)扳机点或痛点阻滞：在触诱发痛的局部采用长效局麻药和糖皮质激素注射。

4)局部静脉内交感神经节阻滞：在患肢近端用驱血带加压，静脉内注入神经节阻滞剂如胍乙啶 10～30 mg 或利血平 1～2 mg，同时加入利多卡因，疗效会更理想。

(2)药物治疗。

1)神经节阻断药及 α 受体阻断药：胍乙啶，20～30 mg/d，口服；酚苄明，80 mg/d，口服。连续用药 6 周。

2)硝苯地平：最初每次 10 mg，逐渐增加至每次 30 mg，3 次/天。

3)三环类抗抑郁药：解除持续性疼痛。阿米替林每次 25 mg，逐渐增加至 0.1～0.15 g/d；丙咪嗪，每次 12.5～25 mg，3 次/天，口服。

4)抗癫痫药:对发作性疼痛疗效较好。卡马西平每次 $0.1 \sim 0.2$ g,3 次/天,口服;或苯妥英钠每次 0.1 g,3 次/天,口服。加巴喷丁每次 $300 \sim 3\,600$ mg,3 次/天,口服。拉莫三嗪(Lamotrigine),$200 \sim 400$ mg/d,口服。

5)NSAIDs:对肿胀和持续性疼痛有效,但不能单独应用。

6)镇静催眠药物:对病史长的患者,可逐渐增量,尤其对伴有精神症状和心理障碍者。

7)镇痛药物:必要时短期应用阿片类药物,如奥施康定、芬太尼透皮贴剂等。

8)降钙素:防止骨质吸收。

9)糖皮质激素:口服泼尼松或硬膜外注射类固醇,如甲强龙、复方倍他米松等。

(3)射频热凝治疗:可进行脊神经根和脊神经后内侧支的射频热凝治疗,适用于胸背部和下肢的 CRPS。

(4)脊髓电刺激疗法:在疼痛相对应的硬膜外间隙置入电极后给予刺激。治疗原理可能有增加局部血流量和降低 WDR(广动力反应)神经元的兴奋性。

(5)手术治疗:对顽固性病例,晚期可进行交感神经节切除。

2.物理治疗

可采用多种形式的理疗,提高或保持受伤肢体的活动和功能,预防或防止肌肉和关节等挛缩。

3.心理治疗

心理治疗的具体形式有精神疗法和催眠疗法等。心理治疗结合其他治疗可提高疗效,使患者恢复正常的生活能力。

第三节 带状疱疹后神经痛

带状疱疹(herpes zoster,HZ)的急性痛即带状疱疹性疼痛(herpetic pain,HP)与带状疱疹后神经痛(postherpetic neuralgia,PHN)是依据疼痛持续时间长短来划分的。Dworkin 和 Portenoy 于 1994 年提出将 HP 和 PHN 分为三个时期:急性期、亚急性期和慢性期。急性期 HP 即出疹最初 30 d 内的疼痛;慢性期 PHN 是指急性期后持续疼痛超 3 个月者;介于两者之间的则为亚急性期。但也有观点认为,疱疹结痂脱落、皮损愈合后仍遗留或重新出现疼痛者即为 PHN。

一、病因与病理生理

带状疱疹的病原体为水痘—带状疱疹病毒(varicella-zoster virus,VZV)。VZV 在儿童可引起全身感染——水痘,而在老年患者则表现为局部感染——HZ。HZ 是 VZV 潜在性感染再活动的结果,初次感染 VZV 潜伏在感觉神经节中,当免疫力低下或某些情况下 VZV 可再度活动,并向感觉神经节支配的相应皮区扩散,形成 HZ。至于潜伏感染如何被激活及 HP 又怎样发展为 PHN,目前尚无明确结论。

二、临床特点

在受累神经分布区有剧烈疼痛,性质多样,如烧灼、针刺、刀割、电击、紧束感等。多有痛觉过敏和痛觉异常(触诱发痛),如风吹、轻触即可产生剧烈疼痛,常影响饮食和睡眠。由于长时间剧烈疼痛,患者多伴有抑郁烦躁等精神症状。在皮肤损害区域,可见皮损愈合后遗留的瘢痕、色素沉着或色素脱落。

三、治疗与预防

带状疱疹后神经痛的治疗应在对患者进行全面评估的基础上,采取个体化的综合治疗方案。治疗方法包括药物疗法、神经阻滞、神经毁损、手术疗法、物理疗法、心理治疗等。

1.药物疗法

药物治疗仍然是最基本、最常用的方法。选择用药应根据具体患者的病情特点,兼顾其他因素,合理选配,联合用药,以减少不良反应,并依据病情变化及时调整给药方案。可供选择的药物有抗抑郁药、抗癫痫药、麻醉性镇痛药、非麻醉性镇痛药等。

(1)三环类抗抑郁药:可采用丙米嗪(Imipramine)12.5～50 mg 或阿米替林 25 mg 睡前服,也可用氯丙米嗪(Clomipramine)50～75 mg/d。因其有心血管系统不良反应,自主神经受累者慎用,青光眼患者禁用。加用吩噻嗪类药物如氯奋乃静可提高疗效,但可加重体位性低血压。

(2)抗惊厥药:常用的抗惊厥药有卡马西平(200 ～ 300 mg/d)和苯妥英钠(200～300 mg/d)。服用时应注意肝肾功能,特别是老年患者或长期服药者,应倍加小心。加巴喷丁是 γ-氨酪酸的同类物,效果确切且不良反应少,是近年神经病理性疼痛治疗中最常用的药物之一。该药剂量范围大,300～3 600 mg/d,若同时应用三环类抗抑郁药和曲马多,应选用小剂量。也可考虑使用拉莫三嗪(Lamotrigine),200～400 mg/d。

(3)曲马多:一般 100～300 mg/d,对循环、呼吸和肝肾功能影响小,不良反应有口干、出汗、恶心、便秘、头痛和嗜睡等。不宜与单胺氧化酶抑制剂合用。

(4)辣椒素:用于皮肤和皮下组织损伤所致的表浅性疼痛,局部应用 0.075% 辣椒素乳剂,4 次/天。用药后可出现一过性灼痛、刺激感和皮肤红斑,一般 8 周后可缓解疼痛。

(5)神经营养药:弥可保,一般先肌内注射每次 500 μg,每日或隔日 1 次,1～2 个月后改为口服每次 500 μg,3 次/天。不良反应少,偶有皮疹或胃肠道反应,停药后消失。

2.神经阻滞疗法

神经阻滞是治疗 PHN 的有效方法,在给予药物治疗的同时即应进行病变部位的神经阻滞治疗,以迅速缓解疼痛。

对面部、头颈部及上肢的 PHN 可选用星状神经节阻滞,对片状的皮肤损害可选用皮内痛觉感受器阻滞,对胸腰段的 PHN 可选择肋间神经阻滞或同节段交感神经丛阻滞,但应注意避免损伤周围重要结构。

3.神经毁损疗法

神经毁损是治疗 PHN 最为直接有效的方法。以无水乙醇、酚甘油等药物进行的化学毁损,因其治疗规范和可控性的限制,临床应用已日趋减少。射频热凝毁损因其疗效确切、可控性强,愈来愈受到临床青睐,射频热凝半月神经节毁损治疗三叉神经痛、肋间神经及脊神经后支毁损治疗胸背部、腰背部 PHN 的报道日渐增多。

4. 物理疗法

PHN的物理治疗是一种辅助治疗方法,常用的有经皮神经电刺激(TENS)和超激光(SL)照射治疗。可根据疼痛部位及相应病变神经干或神经节,进行刺激和照射。在带状疱疹急性期疼痛时增加物理治疗可明显缓解疼痛,缩短疗程,有可能阻止向慢性期的发展,应引起临床重视。

5. 心理治疗

由于PHN病程迁延,疼痛剧烈,生活质量低下,因此对患者的精神影响非常突出,行为调节可有效打断疼痛—自我紧张和生活能力丧失—绝望—疼痛加重这一恶性循环,故对PHN患者的心理治疗要给予高度重视。

第四节 糖尿病性神经病变

糖尿病的常见并发症之一是糖尿病性神经病变,可累及中枢神经和周围神经,但以周围神经病变更多见。文献报道糖尿病性神经病变的发生率,一般占糖尿病患者总数的4%~5%,而神经电生理检测发现其发生率可高达90%以上,以40~60岁患者多见。

一、病因与发病机制

尚不肯定,但高血糖是一个重要因素。目前有以下学说。

1. 微血管病变

神经的营养血管由于基底膜增厚、内皮细胞增生和脂肪及多糖类堆积造成管腔狭窄,以及由于血液黏滞度增加导致微栓塞形成,促使神经营养障碍和变性。

2. 代谢和生化异常学说

神经细胞内山梨醇和果糖堆积,使细胞内渗透压增高,引起神经细胞肿胀变性,使神经节段性脱髓鞘;神经蛋白的合成和轴浆转运障碍,导致内源性生长因子缺乏,影响神经元存活和维持正常神经功能的蛋白质的合成;血浆中去甲肾上腺素水平增高与疼痛有相关性;神经肌醇代谢紊乱,由于葡萄糖竞争性抑制神经组织摄取肌醇,尿中肌醇排出过多,神经细胞内肌醇缺乏,导致神经功能障碍和轴索变性。

3. 维生素缺乏学说

糖尿病晚期患者常有营养障碍和维生素缺乏,而维生素缺乏可诱发神经病变的发生。

二、病理生理

糖尿病性神经病变的病理改变很广泛,主要累及周围神经和自主神经,也可累及脑和脊髓。周围神经受累时,可见神经束膜下水肿或神经束减少,有髓纤维数量减少,电镜下轴索内微管扩张、形成空泡,髓鞘变性、板层破坏。神经纤维变性同时,可见有髓和无髓纤维再生,Schwann细胞增生。自主神经受累则表现为自主神经和交感神经节细胞的变性。神经微血管受累时,表现为神经纤维间毛细血管数量减少,内皮增生、肥大,血管壁增厚、管腔变窄,严重时发生小血管闭塞。脊髓病变以后索损害为主,主要为变性。脑内病变以脑动脉硬化为多见,发生早,严重时发生脑软化。

三、临床表现

以周围神经病变更多见,有单发性神经炎和多发性神经炎两类。单发性神经炎一般不对称,可累及正中神经、尺神经、桡神经、股神经、坐骨神经和股外侧皮神经等。多发性神经炎,以对称性、多发性末梢神经炎较多见,少数为神经根炎(多见于颈胸段或腰骶段)。

主要临床表现为感觉障碍、运动障碍和自主神经功能障碍。单发性神经炎,呈片状感觉障碍,而多发性神经炎则呈套式感觉障碍。神经根炎则有按神经根分布的节段性感觉障碍、自发性疼痛及感觉异常,如麻木、蚁走感和烧灼感。早期感觉过敏,后期则感觉减退甚至消失。运动障碍有腱反射减弱、消失,以跟腱反射消失多见。少数有肌萎缩,以一侧近端为主。

脑神经病变多见于老年人,起病急骤,以单侧动眼神经损害多见,其次为展神经、面神经和三叉神经。少数可出现双侧性或多数性脑神经损害,出现复视,不伴瞳孔改变为其特征。

还有各种类型的自主神经功能紊乱,以心血管系统改变最为严重而紧急,如无痛性心肌梗死甚至心搏骤停或猝死。

四、诊断与鉴别诊断

1.诊断

根据糖尿病病史、症状和体征以及实验室检查即可做出诊断。但有些老年性糖尿病患者早期症状不明显,常以手足麻木和疼痛就诊,此时应考虑到糖尿病性神经病变的可能。

震动感觉减弱对早期神经炎有诊断价值。用频率 128 Hz 的音叉,以均匀力量拨动后放在桡骨头或肱骨内上髁处,让患者说出震动持续时间。正常人桡骨头处持续时间应大于 15 s,肱骨内上裸处应大于 10 s。

神经传导速度(NCV)和肌电图(EMG)检查,如异常则为诊断外周神经病变提供可靠依据,但两者的特征与外周神经病变的严重程度无直接关系。肌电图在区分神经源性和肌源性损害有一定诊断价值。一般认为糖尿病患者肢体远端肌肉中以神经源性损害为主,肢体近端中则以肌源性损害为主,故同时测定肢体远、近端肌肉有助于全面判断肌肉受损状态。选择病变比较明显的肌肉检查可提高检出阳性率。NCV 检查可发现亚临床神经损害,可在临床体征出现之前就有明显变化,其中感觉神经传导速度较运动神经传导速度减慢出现更早,且更敏感。

2.鉴别诊断

(1)中毒性神经末梢炎:有药物中毒或农药接触史,疼痛症状较突出。

(2)感染性多发性神经炎:常急性或亚急性起病,之前多有呼吸道或肠道感染史,表现为四肢对称性、弛缓性瘫痪,运动障碍重,感觉障碍轻,1~2 周后有明显的肌萎缩。脑脊液蛋白定量增高,细胞数正常或轻度增高。

(3)神经官能症(癔症):常因精神因素而发病,临床症状多变,神经系统检查多无阳性发现。

(4)心脏或肠道器质性病变伴发的自主神经功能紊乱:常有相应脏器病变的临床表现,实验室检查有相关的阳性发现。

五、治疗

糖尿病性周围神经病变的治疗,关键在于有效纠正糖代谢紊乱,控制饮食,合理用药。控制血糖能有效延缓病情恶化,若控制不好会引起急性神经痛。但血糖突然降低也可导致疼痛,血糖水平的突然变化可诱发或使伤害性感受器纤维产生冲动,甚至诱发相对缺氧和轴索变性。

1. 药物治疗

绝大部分患者经治疗后,严重疼痛可缓解或消除,但要长时间用药后才起效,慢性患者治疗中可有波动,故需坚持用药。应首选三环类抗抑郁药、加巴喷丁和曲马多。三种药物可联合应用。若疗效不佳,可考虑应用5-羟色胺再摄取抑制剂和阿片类药。如:多虑平每次 25 mg,2～3 次/天;卡马西平每次 100 mg,2～3 次/天;硫酸吗啡缓释片美施康定 10～30 mg,每 12 h 一次,或芬太尼透皮贴剂多瑞吉 2.5 mg,每 72 h 一次。

2. 神经阻滞

下肢疼痛严重者,可行骶管阻滞或低位硬膜外阻滞,采用 0.25％～0.5％利多卡因(或 0.125％布比卡因)和维生素 B_{12} 混合液,每周 1～2 次,5 次为一疗程,直至疼痛缓解或消失。注意不要加激素,以免加重病情。提倡硬膜外间隙留置导管连续注药,减少治疗中反复穿刺,操作过程中严格遵守无菌原则。

3. 物理治疗

应在结合其他治疗如镇痛治疗的同时进行物理治疗,一方面有助于疗效的巩固和提高,另一方面打断疼痛—活动受限—挛缩—疼痛加重的恶性循环。

第十九章 颈、胸背部痛

第一节 颈椎病

颈椎病(cervical spondylosis)是由于颈椎间盘退变及其继发性改变、刺激或压迫相邻组织并引起各种与颈椎相关的一组临床症状群,也称颈椎综合征(cervical spine syndrome)。颈椎病是一个广泛的综合征,包括颈部疼痛(cervical pain)、髓性症状(myelopathy,如步态不稳、行走无力等)和根性症状(radiculopathy,如上肢放射痛)等,临床症状复杂多样。

颈椎病是一种临床常见的退变性疾病,主要是颈椎间盘的退变,但并非都出现临床症状,这种个体差异主要取决于颈椎管的发育程度。

颈椎管狭小者容易产生症状,而颈椎管大者则不容易发病,一个明显发育狭小的椎管,即使髓核或纤维环略突入椎管,也可以明显使椎管容量改变,使局部的窦椎神经受刺激而引起症状。反之,一个大的椎管,即使是一个较大的突出对其容量的改变并不明显,椎管内结构并没有受到压迫,可以不出现症状。

除此之外,在颈椎原发性退变的基础上,随之而来的各种继发性改变也是形成颈椎综合征的另一重要因素,它包括动力性改变和器质性改变,前者如椎节失稳、关节松弛和错位等。后者则表现为髓核脱出,骨刺形成和继发性椎管狭窄。

一、病因

1. 颈椎间盘的退行性变

颈椎间盘由髓核、纤维环和上下软骨板构成,是人体退变最早的组织之一,椎间盘出现退变后,由于形态的改变而失去正常的功能,进而影响或破坏了颈椎运动节段的生物力学平衡而产生相关结构的一系列变化。

其中纤维环多于20岁以后出现退变,早期为纤维组织的透明变性,纤维增粗和排列紊乱,逐渐出现裂纹甚至完全断裂,形成肉眼可见的裂缝。长期屈颈位工作时间较长者可致髓核被挤向后方而增加该处的压力,如果不及时祛除诱因,可使局部缺乏良好的血供而难以恢复,并为髓核的突出提供基础。

髓核主要由水和蛋白多糖两部分组成,约24岁始,黏蛋白开始减少,髓核开始丢失水分,体积随即减少。髓核正常组织逐渐被纤维组织替代,硬度增大,其力学特性随之改变而逐渐不能有效传递负荷,椎间盘内部压力升高,髓核压力升高导致纤维环受压增大及受压不均匀,加速了纤维环的破坏;另一方面,髓核顺压力梯度向纤维裂隙移动并突向边缘。三层纤维环完全破裂后,髓核可以突出至后纵韧带或前纵韧带下方,导致韧带下骨膜分离、出血等反应,成为椎体边缘骨赘形成的基础。

变性髓核尚可沿后纵韧带下脱出至椎体后方,或突破后纵韧带脱入椎管。早期脱出髓核可以通过保守治疗使之回纳,脱出久的髓核会与周围组织发生粘连、固定而难以回纳。软骨板的退变较髓核、纤维环出现晚,髓核内部压力的增高,可能会通过几方面作用影响终板导致终板变性,包括使终板、髓核接触面的血供减少;髓核突破终板,形成 Schmorf 结节。终板自身变性后厚度变薄,滋养作用严重减退,这又进一步加剧了髓核的退变。

2.韧带—椎间盘间隙的出现与血肿形成

颈椎病的早期由于椎间盘的变性不仅使失水与硬化的髓核向椎体的后方或前方位移,最后突向韧带下方,使局部压力增高的同时,引起韧带连同骨膜与椎体周边皮质与骨间的分离,而且椎间盘变性的本身尚可造成椎体间关节的运动等异常活动,从而使韧带与骨膜的撕裂加剧,加速了韧带—椎间盘间隙的构成。椎间盘后方韧带下分离后所形成的间隙因多同时伴有局部微血管的撕裂与出血而形成韧带与椎间盘间隙血肿,可进一步刺激分布于后纵韧带的窦椎神经末梢而引起各种症状,同时分离了韧带下方压力,因而可出现颈部不适、酸痛、头顶部沉重感等一系列症状。

3.椎体后缘骨赘形成

颈椎间盘变性后椎节不稳导致该椎节上下椎体出现异常活动,椎体所受压力加大,椎体发生代偿性肥大,主要表现为椎体前后缘压力集中点骨质增生。

4.颈椎其他部位的退变

小关节间隙变窄导致椎间孔前后径与上下径均变窄,刺激脊神经根、脑脊膜、窦椎神经产生症状,黄韧带肥厚突入椎管内造成对脊髓的压迫,钩椎关节增生可能刺激神经根和椎动脉,前纵韧带和后纵韧带肥厚等都是导致颈椎病的因素。

5.慢性劳损

慢性劳损有别于明显的外伤或生活、工作中的意外,易被忽视,但其对颈椎病的发生、发展、治疗及预后等有着直接的关系,此种劳损的产生与起因大多来自以下三种情况。

(1)睡眠姿势不良:人的一生有 $1/4\sim1/3$ 的时间是在床上度过的,枕头过高及睡眠姿势不当可导致颈椎间盘内部受力不均,以及椎旁肌肉、韧带及关节的平衡失调,张力大的一侧易因疲劳而造成程度不同的劳损,并有椎管外的平衡失调波及椎管内组织,从而加速了颈椎退变的进程,临床常见患者主诉晨起后出现症状。

(2)工作姿势不当:从事长时间低头工作的人群,在屈颈状态下椎间盘压力大大高于正常体位时,这种体位易加速椎间盘的退变和颈部软组织的劳损。

(3)日常生活习惯不良及不适当的体育锻炼:长期打麻将、扑克、看电视,尤其是躺在床上看电视都是容易引起劳损的不良习惯,正常的体育锻炼有助于健康,但超过颈部耐量的活动或运动,如以头颈部为负重点的人体倒立或头部承重时可加重颈椎的负荷,加速颈椎退变。

6.颈部炎症

颈部炎症可刺激邻近的肌肉和韧带,致使韧带松弛,肌张力减低破坏了其稳定性,加速和促进退变的发生、发展。

7.颈椎的先天性畸形

颈椎病患者中,颈椎畸形的比例约为正常人群的 1 倍以上。颈椎先天性畸形对颈椎病发病的影响主要表现为压力改变和对神经血管的刺激和压迫。临床上最常见的与颈椎病相关的为椎体融合,多为双椎节融合,三椎节融合者罕见。部位以 $C_{2\sim3}$、$C_{3\sim4}$ 融合最为常见,其次为 $C_{4\sim5}$ 融合。这种融合会导致上下相邻椎节负荷增加,退变加速。其他先天畸形还有棘突畸形、颈发育不全和颅底凹陷症、韧带钙化、颈肋和 C_7 横突肥大等。

二、病理生理

1.颈椎间盘的改变

颈椎病的发生与发展源于颈椎间盘退行性改变,其病理变化是一个连续过程,从病理解剖与病理生理的角度可将其分为三个阶段。

(1)椎间盘退变早期阶段:椎间盘脱水变性及椎节松动阶段,纤维环变性的最早期改变是失水,并因此而造成椎节不稳定引起与加速髓核的退变,从而使其抗压力与抗牵拉力性能降低,使原来处于饱和稳定并能承受数倍以上头颈重力的椎间盘失去原来的正常功能状态。同时,椎节周围的前纵韧带和后纵韧带等也随之出现退变,致整个椎间关节处于松动状态,在此种不稳定状态下由于椎体间隙内压力增高和分布不均匀而使髓核很容易向四周移动。

(2)椎间盘变性髓核突出阶段:在早期阶段突出的基础上,由于前纵韧带强大而后纵韧带薄弱,已经脱水的髓核最易突向后方,形成髓核突出。如果突出的髓核一旦穿过中央有裂缝的后纵韧带进入椎管内,就形成髓核脱出。无论是突出或脱出,在椎管狭窄的情况下,首先刺激椎节局部的窦椎神经,渐而有可能压迫脊髓,也可以压迫或刺激脊神经根或椎管内的血管。髓核的突出与脱出反过来会加重椎节的松动与不稳,并可使韧带或骨膜撕裂而形成韧带—椎间盘间隙及局部的创伤性反应甚至形成局部血肿,从而构成向下一期病理变化的病理解剖与病理生理基础。

(3)骨刺形成阶段:此阶段突出的髓核及其引起的骨膜下血肿通过骨化的过程将其持续化,这种源于韧带—椎间盘间隙血肿的机化、骨化或钙化,最终形成骨赘。从生物力学看,骨赘的形成是代偿性反应,是处于松动状态的椎间关节重新构建力学平衡,是一种人体的防御机能。骨赘多见于两侧钩突、小关节边缘及椎体后上缘,位于椎体后缘的骨赘主要刺激脊髓和硬脊膜,钩突、小关节突等侧方骨赘主要刺激根袖而出现根性症状,椎体前缘的骨赘十分巨大时才有可能刺激食管,$C_{5\sim6}$椎体处于颈椎生理前曲的中点,骨赘也最多见,骨赘一旦形成则无有效药物将其消除,除非采用手术切除之。

2.相邻重要组织的继发性改变

(1)脊神经根损伤:骨赘、脱出的髓核等刺激压迫脊神经根而出现病变,早期可有根袖处水肿等反应性炎症。若压力持续存在,则可继发粘连、蛛网膜炎、根袖纤维化。这种继发性病理学变化又可进一步增加局部的压力并造成神经根处的缺血性改变,而缺血又将进一步加重病情形成恶性循环,最后神经根本身出现明显的退变,出现相应的临床症状。

(2)脊髓损伤:其变化多较复杂,除了突出的髓核和骨赘以及增厚内陷的黄韧带直接对其形成压迫外,椎间关节不稳所造成的椎节前后滑动形成的嵌挟作用,尤其是在发生椎管狭窄作用下,更易引起脊髓的病理改变。

(3)椎动脉损害:椎动脉较为深在,几乎都是因钩椎关节增生或变位,使椎动脉发生扭曲甚至呈螺旋状,引起血流动力学的异常,致使颅内供血减少而出现一系列症状。

三、临床表现与诊断

颈椎病的临床表现较复杂,除常见的神经根症状外,自主神经性血管营养障碍的表现常常也较显著,有时可因机械压迫和血运障碍而产生脊髓受损的症状。临床上根据受累的组织结构及症状的不同,将颈椎病相对地分为几种类型,即颈型、神经根型、脊髓型、椎动脉型、交感神经型及混合型。

（一）颈型颈椎病

此类型是颈椎退变后椎节的松动、失稳引起颈椎局部肌肉的防御性痉挛，并直接刺激分布于后纵韧带和两侧根袖的窦椎神经末梢，产生颈部症状。发病时间多在晨起或长时间低头工作或学习后，常在过劳或遇到寒冷刺激时症状加重。此型较常见，症状虽然较轻，但如果处理不当，则易发展成其他类型。

1. 临床特点

（1）症状：以青壮年居多，但颈椎管矢径较宽者发病年龄亦可偏大，常见症状为颈肩部疼痛、酸胀及不适感。患者常诉颈部突然疼痛不适，颈部僵硬、无力或软弱，任何姿势都不舒服。部分患者有颈部活动受限，少数患者可有一过性上肢麻木，但无肌力下降及行走障碍。

（2）体征：颈椎生理曲度减少或消失，棘突间及棘突旁可有压痛。

（3）辅助检查：X线片示颈段脊柱曲度改变或椎间关节不稳，具有"双边""双突""双凹""增生"等改变，侧位伸屈动力摄片部分病例可发现椎间隙松动，表现为轻度梯形变或屈伸活动度大。MRI检查除髓核可有早期变性征象外，少数病例可发现髓核后突。

2. 诊断标准

（1）颈部、肩部及枕部疼痛、头颈部活动因疼痛而受限。

（2）查体可有颈肌紧张，枕神经有压痛，C_2 棘突处压痛，棘间及棘旁可有压痛。

（3）X线片上显示颈椎曲度改变，动力摄片上可显示椎间关节不稳与松动及梯形变。MRI检查可有轻度间盘变性。

3. 鉴别诊断

落枕系颈部肌肉扭伤所致，其发病与颈型颈椎病相似，于晨起时发病，多因睡眠时颈部体位不良，局部肌肉痉挛所致，主要鉴别点如下。

（1）压痛点：颈型者多见于棘突及两侧椎旁处，程度多较轻，用力压之患者可忍受，且与受累的神经根分布区一致；而落枕者则多见于肌肉损伤的局部及两侧肩胛内上方处，急性期疼痛较剧，压之无法忍受。

（2）肌肉痉挛：落枕者可触摸到条索状压痛肌肉，颈型颈椎病一般不伴有颈部肌肉痉挛。

（3）对牵引反射不同：用双手稍许用力将患者头颈部向上牵引时，颈型颈椎病有症状消失或缓解感，落枕者则疼痛加剧。

（4）治疗性诊断：痛点注射，颈椎病多无效，落枕者则症状立即消失或明显缓解。

（二）神经根型颈椎病

神经根型颈椎病是较常见的一型颈椎病，其发病年龄多在30岁以后，较其他类型为早，主要是由于颈椎间盘向后外侧突出和从椎体边缘、关节突关节、钩突关节后侧陷凹以及椎间孔长出的骨赘，关节突关节上下错位，使椎间孔纵向狭窄；韧带松弛，椎体滑脱，使椎间孔横向变窄；神经根袖处粘连和瘢痕挛缩等原因，引起脊神经根的刺激或压迫，所产生的一系列症状。因为其病理变化复杂，临床症状也有很大差异，若以前根受压为主，则出现肌力的改变明显，肌张力减低，更甚者肌肉萎缩。若以后根为主，则表现感觉障碍为主。

1. 临床表现

（1）颈部症状：引起根性受压的原因不同而轻重不一，髓核突出使局部窦椎神经直接遭受刺激而多伴有明显的颈部痛、椎旁肌肉压痛及颈部强迫立正式体位，颈椎棘突或棘间直接压痛或叩痛多为阳性。

（2）根性痛：多见，其范围与受累椎节的脊神经分布区相一致，但必须将其与干性痛和丛性痛相区别，同根性痛相伴随的该神经分布区的其他感觉障碍，以手指麻木、感觉过敏及皮肤感觉减退最常见。

（3）肌力障碍：常以前根受压者最明显，早期肌张力增高，腱反射活跃，但很快减弱，并出现肌萎缩症，严重者反射消失。应同干性及丛性肌萎缩相区别，并应与脊髓病变所引起的肌力改变相区别，单纯根性受压不会出现病理反射。若伴有病理反射则表示脊髓本身也有损害，必要时应行肌电图检查。

（4）腱反射改变：受累神经参与的反射弧出现异常，早期表现为活跃，中后期减弱或消失，单纯根性受累不应有病理反射，若伴有病理反射，则表示脊髓同时受累。

（5）特殊试验。①引颈试验：患者端坐取中立位，检查者用双手分托下颌部和枕部或医生胸部紧贴患者枕部双手托其下颌，用力向上牵引颈部。椎间孔狭窄的患者，可出现患肢麻痛减轻或耳鸣、眩晕症状减轻，则为阳性。②臂丛神经牵拉试验：患者颈部前屈，检查者一手放于头部患侧，另一手握住患肢的腕部，呈反方向牵拉，患肢出现疼痛麻木则为阳性。③叩顶试验：患者端坐，检查者以一手平置于患者头部，掌心接触头顶，另一手握拳叩击放置于头顶部的手掌，患者感到颈部不适、疼痛或上肢（一侧或两侧）窜痛、酸痛，则试验为阳性。神经根型颈椎病患者上述实验常可呈阳性。

（6）影像学检查：X射线侧位片可见颈椎生理前凸减小、变直、成"反曲线"，椎间隙变窄，病变椎节有退变，前后缘有骨赘形成。伸屈位侧位片可见有椎间不稳，在病变椎节平面常见相应的项韧带骨化。斜位片可见椎间孔狭窄。MRI成像可显示椎间盘变性，髓核后突，大多偏向患侧，亦可见黄韧带肥厚等相应改变。CT检查对发现韧带钙化、骨化改变较好。

2.诊断要点

（1）具有典型的根性症状，其范围与受累椎节相一致，颈肩部、颈后部酸痛，并随着神经根分布区向下放射到前臂和手指，相应皮肤区域可有痛觉过敏，抚摸有触电感，神经根支配区域可有麻木及明显感觉减退。

（2）脊神经根牵拉试验多为阳性。

（3）X射线正位所显示钩椎关节增生，侧位片生理曲度变直或消失，椎间隙变窄，骨刺形成，斜位片示相应椎间孔狭窄，伸屈动力位片示颈椎不稳。

3.鉴别诊断

（1）肩关节周围炎：又名冻结肩，多发于50岁左右，是肩关节周围软组织病变引起的肩关节疼痛和活动障碍，常可自愈。其好发年龄与颈椎病者相似，鉴别要点如下。①肩关节活动：肩关节周围炎，常伴有肩关节活动受限，上肢不能上举和外展而颈椎病一般不影响肩关节活动。②压痛点：颈椎痛的压痛点多位于棘间，多以棘突及椎旁处为中心，可有肩部痛，但肩关节周围压痛不明显；而肩关节周围炎者，则多局限于肩关节及周围处。

（2）胸腔出口综合征：又称胸腔出口狭窄，因其可直接压迫臂丛下干或由于前斜角肌牵缩，炎性刺激而使颈脊神经前支受累，引起上肢症状，多以感觉障碍为主，并可引起手部肌肉萎缩及肌力减弱等。此病患者查体常可见锁骨上窝饱满，可触及条索状前斜角肌或颈肋，用力压局部可诱发或加剧症状，Adson征多为阳性。

（3）尺神经炎：尺神经由 C_7、C_8 和胸脊神经参与组成，本病易与 C_8 脊神经受累者相混淆，两者均可造成小指麻木和手部内在肌影响导致"爪形手"，但尺神经炎患者在肘关节后内侧的尺神经沟处多有较明显的压痛,且可触及条索状变性的尺神经,而且两者感觉障碍分布不尽相同,尺神经炎感觉障碍分布区较第八颈脊神经分区为小,尺侧前臂处多不波及。

(4)正中神经受损:正中神经由 $C_7 \sim T_1$ 脊神经参与构成,其多因外伤或纤维管道受卡压所致,本病易与 C_7 脊神经根受压者相混淆,正中神经受损感觉障碍多波及背侧指端及掌侧 $1 \sim 3$ 指,而前臂部则多不波及,同时还多伴有大鱼际肌萎缩和手部潮红、多汗、灼痛感,正中神经受累时多无明显反射改变,而 C_7 脊神经根受累时,肱三头肌反射可减弱或消失。

(5)腕管综合征:主要为正中神经在腕管处受压所致,在临床上亦较多见,尤以中老年及腕部外伤后患者多发。鉴别要点:①手腕部加压试验阳性,$1 \sim 3$ 指麻木或刺痛,颈椎病无此体征。②腕背屈试验阳性,让患者腕关节向背侧屈曲持续 $0.5 \sim 1$ min,若出现拇、食、中指麻木或刺痛,即为阳性。③神经阻滞试验,用 1% 利多卡因行正中神经阻滞,症状缓解,而颈椎病无效。

(6)椎管及椎管处肿瘤:凡侵及脊神经根部及其附近的肿瘤,包括硬膜囊侧方、根管及其相邻组织的肿瘤均可引起根性痛,可以行 X 射线、CT 扫描或 MRI 检查排除。

(7)心绞痛:左侧 C_7 脊神经根受压可引起同侧胸大肌痉挛和疼痛而出现假性心绞痛,胸大肌有明显的压痛,局部阻滞后症状消失。如真性心绞痛常有心电图改变,服用硝酸甘油有效。

(三)脊髓型颈椎病

脊髓型颈椎病(cervical spondylotic myelopathy,CSM)是以椎间盘退变为病理基础,通过一系列病理变化,引起相邻椎节椎体后缘骨赘的形成,对脊髓及其附属结构、血管产生压迫导致不同程度的脊髓功能障碍。

本病多发于 55 岁以上的中老年人,脊髓型颈椎病较颈型和神经根型少见,其症状发展隐匿,易误诊为其他疾病。由于其主要损害脊髓且病程慢性进展,遇诱因后加重,因此脊髓性颈椎病在颈椎病的各型中最应受到重视。

1.临床特点

(1)锥体束征:为脊髓型颈椎病之主要特点,产生机制是由于锥体束(皮质脊髓束)的直接受压迫或局部血供减少与中断引起。症状先从双侧或单侧下肢发沉麻木开始,随之出现行走困难,下肢肌肉发紧,抬步慢,不能快走,重者有明显步态蹒跚,双下肢协调能力差。腹壁反射及提睾反射大多减退或消失。渐而呈现为典型痉挛性瘫痪。根据症状出现的先后和严重程度分:中央型(上肢为主型)、周围型(下肢为主型)和前中央血管型(四肢型)。

(2)肢体麻木:主要由于脊髓丘脑束同时受累所致。其出现症状的部位及分布与椎体束征相吻合,部分患者可出现痛温觉和触觉的分离性感觉障碍,注意要和脊髓空洞症相鉴别。

(3)反射障碍:生理反射早期多为亢进或活跃,后期则减弱或消失,腹壁反射、提睾反射和肛门反射可减弱消失,病理反射以 Hoffmann 征及掌颏反射阳性率最高,其次是踝阵挛,髌阵挛及 Babinski 征等。

(4)自主神经症状:以胃肠、心血管及泌尿系统症状多见,但临床上症状复杂,特异性差,常常在患者治愈颈椎病后才确诊为颈椎病的症状。

(5)大小便功能障碍:多出现于病程的后期,初起时尿急,排空不良,尿频及便秘多见,继而引起潴留或大小便失禁。

(6)肌力下降:肌力下降是脊髓型颈椎病的体征之一。手内在肌和肱三头肌肌力下降是脊髓型颈椎病的典型早期症状和脊髓严重损伤的表现。

2.影像学改变

X线片常见椎管狭窄,颈椎不稳,骨赘形成等。其他征象还包括韧带钙化、骨化。MRI检查直观地反映了脊髓受压的情况,可以在多种退变表现中明确主要致压物,对颈椎病的诊断、分型及确定是否手术有着重要的意义。但需要明确指出的是,影像学不能作为诊断颈椎病的第一标准,确切的临床症状是颈椎病诊断的主要指标,MRI上提示有明确颈髓受压迫的患者不一定是颈椎病。

3.诊断要点

(1)典型髓性症状。

(2)影像学明显退变征象或椎管狭窄,脊髓受压。

(3)除外其他疾病,如肌萎缩性脊髓侧索硬化症、脊髓肿瘤、脊髓空洞症、脊髓结核等。

(4)鉴别诊断如下。

肌萎缩性脊髓侧索硬化症:是运动神经元疾病的一种,病因尚不明确。脊髓前角细胞、脑干运动神经核和锥体束受累,表现为上、下运动神经元损害同时存在的特征。主要表现为以上肢为主的瘫痪或四肢瘫。多于40岁后发病,无感觉障碍,发病快,多无明显的诱因,肌萎缩较重,可超过C_4平面,影像学检查无明显脊髓受压征象。目前尚无有效的治疗方法,手术可加重病情或引起死亡。

进行性肌萎缩,其实质是脊髓前角细胞的变性,多于30岁左右起病,男性多见。表现为肌无力、肌萎缩和肌束颤动等下运动神经元受损症状。起病隐匿,首发症状以上肢远端肌萎缩无力开始,逐渐向肢体近端发展。无感觉障碍,括约肌功能不受累。

多发性硬化:是中枢神经白质脱髓鞘病变,可以出现锥体束症状及感觉障碍,易与颈椎病相混淆。鉴别要点在于多发性硬化好发于20～40岁,女性患者多;常伴有欣快等精神症状;可有发音障碍、脑神经症状及共济失调症状。

(四)椎动脉型颈椎病

椎动脉型颈椎病(cervical spondylosis vertebral artery,CSA)为颈椎病的常见类型之一,临床症状复杂,诊断亦较困难,目前尚存在争议,其主要临床表现为椎基底动脉供血不足症状。由于钩椎关节退行性变,刺激或压迫引起椎动脉供血不足产生眩晕甚至猝倒。椎动脉受压后可产生循环障碍,一侧椎动脉受压尚不致出现脑动脉缺血症状;若一侧已有病变,而做向健侧转颈使健侧椎动脉也受压迫后则可出现症状。枕寰关节及寰枢关节不稳错位,常加大椎动脉第3段的扭曲,极易引起双侧椎动脉供血不足而发生眩晕或昏厥。

1.临床表现

(1)一般症状:因此型也属于颈椎病,表现出颈椎病的一些症状,如颈痛、枕后痛和颈部活动受限。如果病变波及脊髓或神经根时,则出现相应的症状。

(2)椎基底动脉供血不足相关症状:主要表现为偏头痛,以颞部跳痛和刺痛常见,一般以单侧为主。①迷路症状:主要为耳鸣、听力减退及耳聋等症状,发生率为80%～90%。②前庭症状:主要表现为眩晕,约占70%;颈椎的旋转动作为诱发其发作的主要原因。③精神症状:主要以神经衰弱为主要表现的约占40%,另外猝倒的发病率约占20%,多因椎动脉痉挛引起锥体交叉处突然缺血所致,多突然发作,并有一定规律性,即当患者在某一体位头颈转动时突然头晕、头痛,患者立即抱头,双下肢似失控状,发软无力,随即跌倒在地,发作前多无任何先兆,发作过程中因无意识障碍,跌倒后即可自行爬起。

2.影像学特点

X 射线检查除可发现颈型颈椎病特征外，尚可发现钩椎关节增生、椎间孔狭小及椎骨畸形。

3.诊断标准

(1)有椎基底动脉缺血综合征和猝倒史，但要除外耳源性及眼源性眩晕。

(2)旋颈诱发试验阳性。

(3)X 线片显示椎体间关节失稳或钩椎关节骨质增生。

4.鉴别诊断

(1)梅尼埃病：主要是由于内耳淋巴回流受阻引起局部水肿所致。本病具有发作性眩晕、波动性、进行性和感音性听力减退、耳鸣三大特点。因椎动脉型颈椎病有时亦可出现上述相似症状，须将二者加以鉴别。

(2)眼源性眩晕：本病多因眼肌麻痹及屈光不正所致，与颈性眩晕有以下鉴别要点：①闭眼难立征阴性；②眼源眼震试验多呈阳性；③有屈光不正，其中以散光多见；④闭目转颈试验多为阴性。

(3)颅内肿瘤：第四脑室或颅后窝肿瘤可直接压迫前庭神经及其中枢，患者转头时可突发眩晕，颅内肿瘤多合并头痛、呕吐等颅内压增高的表现，临床上如能详细检查一般不难鉴别，头颅 CT 或 MRI 扫描可鉴别。

(4)锁骨下动脉窃血综合征：也可出现椎基底动脉供血不足的症状，但是锁骨下动脉窃血综合征的患者，可出现患侧上肢血压较健侧低，桡动脉搏动减弱或消失，锁骨下动脉区有血管杂音，一般行血管造影可发现锁骨下动脉第一部分狭窄或闭塞，血流方向异常。

(5)动脉硬化症：该病在全身动脉硬化的同时，椎动脉本身亦出现硬化，同时多伴有高血压症。其病理改变除管壁增厚、硬化及弹性减弱或消失外，可出现结节样变，可借助于 MRI、DSA 或椎动脉造影确诊。

(五)交感型颈椎病

由于增生性突出物在椎间孔或横突孔处，刺激或压迫交感神经，所引起的复杂的临床症状。其症状累及范围特别广泛，可包括患侧的上半部躯干、头部及上肢，即颈交感神经分布的所谓"上象限区"。

1.临床表现

(1)疼痛与感觉障碍：交感神经痛的特点主要为酸痛，压迫性或灼性钝痛，其产生的部位多较深在，界限模糊，并具有弥散扩散倾向，但并不沿周围神经干的经路传播。与颈型颈椎病相似，但与根型颈椎病不同。查体可发现患区的皮肤有界限模糊的痛觉过敏与异常，尤其深部感觉更为敏感，往往在活动多、负荷大和交感神经纤维比较丰富的部位有显著的压痛，如颈肩部肌腱、韧带和筋膜的附着点，肩关节周围等处。此外，疼痛还常伴有肌肉痉挛、强直的反应，如产生前斜角肌综合征等。

(2)血管运动与神经营养障碍：由于交感神经长期受刺激，可引起患侧上肢的血管运动及营养障碍。若表现为肢体发凉、发绀、水肿、汗腺分泌改变，皮肤变薄，关节周围组织萎缩、纤维化乃至关节强直，骨质疏松或钙化等。

(3)心脏症状：其主要表现为心前区疼痛(所以有人称之为颈性心绞痛)，常呈持续时间较长的压迫痛或钻痛，亦可呈发作性特点而往往持续 1~2 h，发作期多只有肩痛，有些亦可始于心前区。其最大特点是转动颈部,向上高举手臂或咳嗽、打喷嚏时疼痛可明显加剧。亦常伴心跳加速,个别甚至出现期间收缩。心电图检查一般正常。

2.影像学检查

X射线检查,侧位片颈椎生理前弧消失或变直,椎间隙变窄,骨赘形成,部分患者可有明显的颈椎椎体不稳表现。MRI检查,一般有椎间盘变性、突出、硬膜囊受压表现。CT检查可见椎间盘变性、突出、硬膜囊受压表现。

3.诊断

(1)交感神经兴奋症状:①头部症状,头痛或偏头痛、头沉、头昏、枕部痛或颈后痛;但头部活动时这些症状并不加重。②面部症状,眼裂增大、视物模糊、瞳孔散大、眼窝胀痛、眼目干涩、眼冒金星等症状。③心脏病症状,心跳加快、心律紊乱、心前区疼痛和血压升高。④周围血管症状,因为血管痉挛,肢体发凉怕冷,局部温度偏低,或肢体遇冷时有刺痒感,或出现红肿、疼痛加重现象。还可见颈部、面部和肢体麻木症状,但痛觉减退并非按神经节段分布。⑤出汗障碍,表现为多汗。这种现象可局限于一个肢体、头部、颈部、双手、双足、四肢远端或半侧身体。

(2)交感神经抑制症状:头昏眼花、眼睑下垂、流泪鼻塞、心动过缓,以及血压偏低、胃肠蠕动增加等。

(3)X射线检查:侧位片示颈椎生理曲度变直或消失,椎间隙变窄,部分患者有骨赘形成,部分患者可有明显的颈椎椎体不稳表现。MRI、CT检查一般有椎间盘变性、突出,或硬膜囊受压表现。

4.鉴别诊断

(1)冠状动脉供血不足:其症状是心前区疼痛加剧,伴有胸闷气短,只有一侧或两侧上肢尺侧的反射疼痛,无上肢脊神经刺激症状,心电图常有异常改变,服用硝酸甘油类药物时症状可减轻。

(2)神经症:没有颈椎病的改变,无神经根和脊髓压迫症状,应用药物治疗有一定效果,但需要长期观察,反复检查以鉴别诊断。

(3)梅尼埃病:是源于中耳不明原因的耳科疾病,症状有头痛、眩晕、恶心、呕吐、耳鸣、耳聋、眼球震颤、脉搏缓慢、血压偏低。行耳科检查可鉴别。

(4)椎动脉型颈椎病:可有与交感型颈椎病类似的症状,两者有时可同时存在。行高位硬膜外阻滞无效,严重者可行椎动脉造影加以鉴别。

(六)混合型颈椎病

患者同时存在两型或两型以上的症状体征,此型症状复杂,诊断及鉴别诊断也较困难。颈椎间盘及邻近组织退行性改变,压迫或刺激周围的脊髓、脊神经根、椎动脉和交感神经而引起相应的临床症状。它可以是单一因素引起的两种或两种以本的组织受累,也可以是多因素引起两种或两种以上的组织同时受累。

单因素常见于椎间盘突出压迫脊髓的同时压迫脊神经根,相邻的钩椎关节不稳、增生压迫神经根及椎动脉。多因素常见于椎间盘突出引起脊髓型的同时,小关节增生引起神经根型或椎体前缘骨刺引起食管受压型。本型症状较复杂,预后较单一型差。本病大多由以下两型或多型组成:颈型+根型,最常见约占本型的48%左右;颈型+椎动脉型,占25%左右;颈型+根型+椎动脉型,占12%左右;根型+脊髓型,占6%左右;脊髓型+椎动脉型,占4%左右;脊髓型+食管型,占24%左右;其他类型占3%左右。

1.临床表现

同时并发两种或两种以上类型症状和体征,年轻者主要因颈椎椎节不稳引起颈椎局部遭受刺激与压力的同时,相邻的钩椎关节亦出现不稳,使脊神经根和椎动脉遭受激惹而同时出现两种或两种以上的症状,老年人则主要由于椎节局部骨质广泛增生,以致使多处组织受侵犯所致。X线片可出现如椎间隙狭窄、椎体小关节骨质增生或椎体不稳等表现。CT 及 MRI 表现可能出现椎间盘变性、膨隆、突出、黄韧带增厚、脊神经根受压。

2.诊断

原发各型之间组合不同,症状与体征有明显的差异,此型症状复杂,诊断也较困难。需全面考虑,从病理上搞清楚前后顺序,主次之分,这样可减轻治疗上的复杂性,按轻重缓急依次处理,以防顾此失彼。

四、治疗

各种类型颈椎病首先均以非手术治疗为主,但经正规系统的非手术治疗无效者应考虑微创手术或手术治疗。

1.非手术治疗

非手术治疗是对颈椎病行之有效的治疗方法,可使大多数患者病情减轻或明显好转,特别是疾病早期阶段患者甚至可以治愈。

(1)药物治疗:应用非甾体抗炎止痛药物、活血止痛药物及消除神经根水肿的药物有一定的疗效。急性期可辅用小剂量皮质类固醇激素以增强抗感染、消肿及止痛作用,常用的非甾体抗炎止痛药物有布洛芬、吲哚美辛、美洛昔康、双氯芬酸钠和塞来昔布等,活血止痛药物有根痛平和复方三七胶囊等,常用的消除神经根水肿的药物有甘露醇和七叶皂苷钠等。有些患者可辅助应用肌肉松弛剂,如氯唑沙宗和妙纳等。对长期疼痛患者,可辅助应用抗抑郁药物如阿米替林和多虑平等。

(2)颈部固定:为限制颈部过度伸屈或旋转等活动,宜在白天围戴特制的脖领,夜间睡眠时枕中式圆枕。

脖领的制作方法:可用具有一定弹性的硬纸板或废 X 线片,按患者颈部的高度和围长剪成上述形状,并用棉花衬垫其内面,亦可用两层剪成上述形状的羊毛毯合在一起,然后放入线织或毛织的套筒内,一端钉纽扣,而另一端锁扣眼或两端皆钉上布带以固定。围上脖领后,应使颈部保持轻度前屈,颏部稍内收位;圆枕的松硬度要适度,中间稍凹陷,仰卧位时头颈部枕上后应高低合适,以稍加限制头部向左右旋转,侧卧位时力求颈脊柱不形成侧弯,以避免其过分前屈或后伸。此外,对上肢疼痛较严重的病例,亦可用布带或三角巾将患臂悬吊于胸前,以减轻对神经根的牵扯。

(3)颈椎牵引治疗:引颈试验阳性的颈椎病患者均可采用颈椎牵引治疗。一般认为本疗法具有以下功效:①增宽颈椎间隙;②减轻颈肌痉挛;③减少椎间盘内的压力,以缩小其膨出;④增大椎间孔,从而使神经根受压及其水肿减轻,促进椎间关节半脱位复位,减轻椎动脉弯曲扭转。通常用枕颏吊带坐位间歇性牵引,其方法简便,不需要特殊的设备,一般患者均可在家中进行。患者端坐在椅上,套上以双层布制的枕颏吊带,枕颏两叶缚在一起,每侧上角分别挂在比头稍宽的木弓中间接上牵引绳,牵引绳事先穿过;固定于前上方横杆(可钉在门框或窗框上)即可。临行牵引前,最好先以热水袋热敷颈部 10 min 或行颈部阻滞,以缓解颈肌的痉挛;

牵引时应保持颈部轻度屈曲或侧位(患者宜根据症状减轻或加重自我感受找到合适的头位),颈背部肌肉放松;牵引结束后围戴脖领固定 3 h 以上,有助于巩固和提高疗效。

(4)物理治疗:主要增强局部的血液循环,缓解肌肉痉挛,消除局部疼痛和不适。常用的方法有:红外偏振光、电疗、光疗、超声波疗法、石蜡疗法、温热疗法、中药电熨疗法。因其无创舒适,患者易于接受,临床应用广泛。

(5)推拿按摩:对于劳损性及退变性慢性疾病和颈椎病治疗后残留肩颈部纤维组织炎或肌肉痉挛者可用按摩疗法,主要缓解肌肉痉挛,改善局部血供。脊神经受损及脊髓受压者禁用,老年及骨质疏松患者应慎用。推拿部位大多以椎旁压痛点或风池穴处为主,或选择其他压痛明显的部位,操作次数 3～5 次为准,最好不要长期接受此方法治疗。

(6)中药熏蒸疗法:多采用活血化淤药物加水煮沸后产生蒸汽(40 ℃～50 ℃)熏蒸患部,也可将药物碾成粉末,采用自动控温加热器加热来产生蒸汽,以提高药物疗效和安全性,每次 30～60 min,1 次/天,注意防止烫伤。

(7)针灸:一般选取主穴为风池、后溪,配穴可选用肩中俞、外关、天柱、悬钟、阿是穴等,临床上多以主穴为主,配穴选 1～2 穴即可,采用中强刺激手法,有针感后可留针 20 min,1 次/天,一般 2～3 次可明显缓解症状。

(8)痛点注射及神经阻滞治疗:对于颈型颈椎病及其他类型颈椎病颈肩部压痛明显者,可用 2%利多卡因 5 mL、复方倍他米松 1 mL,加生理盐水 14 mL,行痛点、椎旁小关节、横突注射治疗,每周 1 次,2～3 次为一疗程。可阻断疼痛恶性循环,解除肌肉痉挛,促进无菌性炎症的吸收,治疗效果满意。

2. 微创手术治疗

颈椎病经非手术治疗无效,且颈椎间盘突出是引起症状的主要因素者,可考虑行颈部椎间盘微创手术治疗,若适应证选择合适,疗效显著,这一点已在临床上得到初步证实。

(1)经皮穿刺颈椎间盘切除术(PCD):在 X 射线 C 型臂引导下,局麻后用细导针经颈部皮肤血管鞘旁安全间隙穿刺,进入椎间盘,再将套管扩展器套入导针,拔出导针,用带有吸引器的环锯反复旋转切割髓核组织,使颈椎间盘内的压力降低,减轻或消除椎间盘突出或膨出所致的窦椎神经刺激或神经根、脊髓压迫,以达到治愈或减轻症状的目的。

(2)经皮激光椎间盘减压术(PLDD):有效率为 70%～94%。与传统的手术方式相比,具有创伤小、恢复快,不干扰椎管内结构,不影响颈椎的稳定性,并发症低,操作简单等优点。

(3)胶原酶溶盘术:用于颈椎间盘突出症的治疗,若适应证选择合适,穿刺准确到达突出物部位,疗效显著。常用的穿刺方法有椎间孔后入路法和硬膜囊侧后方入路法和硬膜外间隙前间隙置管注入法。

(4)臭氧(O_3)颈椎间盘内注射:利用臭氧的强氧化性,氧化髓核蛋白多糖,破坏髓核细胞来达到使突出的髓核回缩,神经根受压迫缓解的目的。另外,臭氧通过拮抗感染症反应中释放的免疫因子、炎性介质,减轻神经根水肿及粘连,达到抗感染的目的。臭氧可抑制无髓损伤感受器纤维,激活机体中的抗损伤系统,并通过刺激抑制性中间神经元释放脑啡肽而起镇痛作用。臭氧溶盘术是目前最安全的微创治疗,具有操作简单、损伤小、感染机会少的特点。用于治疗颈椎病,若适应证选择好,疗效显著。

(5)其他微创治疗:其他常用于治疗颈椎间盘突出的微创治疗有射频、等离子等。

上述方法可联合应用,以增加疗效,一般可采用 PLDD+O_3、射频+O_3、胶原酶+O_3。

3.手术治疗

适用于：①脊髓压迫症状进行性加重者。②重型神经根型或椎动脉型颈椎病，经系统的非手术治疗或微创手术无效，并严重影响日常生活和工作者。

五、预防与保健

注意保护和合理使用颈椎，是延缓颈椎退变、预防颈椎病最好的方法。许多现代生活工作方式造成颈椎慢性劳损是构成颈椎退变的重要原因，而事实上这种易为人忽略的慢性劳损，对颈椎病的发生、发展、转归和预后却有着直接关系。

1.纠正不良睡眠姿势

一个人每天至少有 1/4～1/3 的时间是在床上度过的，如果睡眠姿势不当，则易引起或加重颈椎病。枕头是维持头颈段本身生理曲线、体位的重要工具，这种生理曲线不仅是颈椎外在肌群平衡的保证，而且对保持椎管内的生理解剖状态，也是必不可缺的条件。如果使用不当，不仅破坏了颈椎管的外在平衡，而且也直接影响到椎管内容积的大小和局部解剖状态。

正常状态下，颈椎的生理前凸是维持椎管内外平衡的基本条件。如果枕头过高，头颈部过度前屈，颈椎后方的肌群与韧带易引起劳损，此时椎管内的硬膜囊后壁则被拉紧，并向前方移位。如果枕头过低，头颈部过度后仰致使前凸曲度加大，不仅椎体前方的肌肉与前纵韧带易因张力过大而出现疲劳，而且可引起慢性损伤。这种过伸状态，易引起椎管被拉长使容积变小，椎管处于饱和状态易因各种附加因素（如髓核突出及骨刺形成等）而出现症状，严重者可直接压迫脊髓与两侧的脊神经根。可选用中间低两端高形状的枕头，既可以维持颈椎的生理曲度，同时对颈部可起制动与固定作用。理想的枕头应该是质地柔软、透气性好。符合颈椎生理曲度要求。理想的睡眠体位应该是使整个脊柱处于自然曲度，髋膝关节呈屈曲状，使全身肌肉放松。

2.纠正与改变工作中的不良体位

不良的工作体位不仅影响患者的治疗与康复，而且是某些颈部疾患发生、发展与复发的主要原因。可采取以下预防措施：①定期改变头颈部体位。让患者在其头部向某一个方向停顿过久之后，再向另一相反方向转动，并在短短数秒钟内重复数次，每次 30 min 左右，重复上述动作。②调整桌面高度与倾斜度，要以头颈胸保持正常生理曲度为准，尤其是具有颈椎病症状者，切勿过屈，亦无必要过伸，对于长期伏案工作者，可定做一与桌面呈 10°～30°斜面的工作板。

第二节　颈椎间盘突出症

颈椎间盘突出症是指颈椎间盘单独突出引起颈髓或神经根受压的临床综合征。长期以来，本疾病主要根据临床表现和 X 线片上退变的程度做出诊断，往往延误诊断与治疗。MRI问世后其诊断的准确性得到提高，由于其临床表现及治疗与颈椎病相似，也可将颈椎间盘突出看做颈椎病的一种，只是其发病年龄较颈椎病早、退变较颈椎病为轻。

一、病因与病理

颈椎活动频繁且活动度大,其解剖结构又相对较薄弱,故颈椎、尤其是下颈椎更易发生劳损。此外,随着年龄增长,椎间盘退变可在某种外力的作用下(如扭伤、摔伤、乘车时突然刹车、颈部闪伤等)而发生纤维环破裂与髓核突出;或因髓核逐渐老化失去弹性而萎缩;或纤维环向外膨出而压迫颈神经根或脊髓;出现相应的临床症状。颈椎间盘突出症的发生率以 $C_{5\sim6}$、$C_{6\sim7}$ 最多见,其次为 $C_{4\sim5}$ 多发于年长者;男性多于女性。

二、分型

1.根据病程分类

(1)急性颈椎间盘突出症:指有轻重不等的颈部外伤史,影像学检查证实有椎间盘破裂或突出而无颈椎骨折或脱位,并有相应的临床表现。

(2)慢性颈椎间盘突出症:无明显诱因缓慢发病或因为颈部姿势长期处于非生理位置,如长期持续低头作业者、不良睡眠姿势者等。

2.根据症状分类

(1)神经根型:颈神经根受累所致。

(2)脊髓型:是椎间盘突出压迫脊髓引起的一系列症状,临床中主要以此类多见。

(3)混合型:同时表现以上两种症状。

3.根据突出的方向分类

可分为中央型和侧突型。

三、临床表现与诊断

颈椎间盘向侧方突出与向中央突出临床表现不同。向侧方突出者常有典型的神经根症状,即沿受累颈神经根的支配区域引起放射痛和麻木感。当咳嗽、喷嚏或用力时疼痛加重。体位变动、颈部活动也可使疼痛加剧。常伴有受累神经所支配肌肉的运动障碍、腱反射减弱。疼痛的性质和程度也表现多样,开始可仅限于颈、肩部,之后逐渐向上肢放射。一般在夜间加重,可影响睡眠。

为避免因运动和用力而诱发疼痛,患者常为头颈部制动的被动体位,如头偏向健侧。临床检查:击顶试验、椎间孔挤压试验、臂丛牵拉试验可阳性。$C_{5\sim6}$ 椎间盘突出则引起拇指、前臂桡侧麻木及神经过敏和上臂桡侧疼痛,肱二头肌无力,二头肌腱反射减弱;$C_{6\sim7}$ 椎间盘突出则表现为中指和正中神经支配区域麻木、疼痛及感觉过敏感,肱三头肌无力,三头肌腱反射减弱。$C_7\sim T_1$,椎间盘突出时引起 C_8 脊神经障碍,表现为上肢尺侧感觉过敏、疼痛、麻木、伸屈腕无力且可出现骨间肌萎缩。

若合并有单侧脊髓受压时,可出现同侧下肢肌张力增强,腱反射亢进,Babinski 征阳性。对侧则有自下而上的感觉异常,痛、温、触觉减弱或消失。

椎间盘向后中央突出时,则以脊髓受压症状为主,表现为锥体束受压症状:双下肢肌紧张、腱反射亢进、双侧 Babinski 征阳性,严重者出现下肢瘫痪及大、小便失禁。

X 线、CT、MRI 检查对诊断及鉴别诊断都具有重要价值。X 线侧位片显示颈椎生理前曲减小或消失,甚至后凸,此改变常发生在椎间盘突出的间隙。与正常情况相反,椎间盘突出的椎间隙变得前后相等或前窄后宽。病程长者可表现为椎间隙变窄。CT、尤其是 MRI 可较清楚地看到椎间盘突出的程度与周围组织的关系及脊髓和神经根受压的情况。

四、治疗

其治疗与颈椎病基本相同,只是颈椎间盘突出症患者因其症状主要是由颈椎间盘压迫神经及脊髓引起,所以更适合应用 PCD、PLDD、溶盘、臭氧、射频等微创手术治疗,这些方法单独或联合应用可解除大多数颈椎间盘突出症患者的痛苦。近几年在此方面已有了不少的临床经验,取得了很好的治疗效果,且因其比开放手术创伤小、痛苦小、恢复快而易为患者接受。对于颈髓受压迫明显者或保守治疗及微创手术无效者可考虑行手术治疗。

第三节　胸背部痛

一、胸椎根性神经痛

胸椎根性神经痛(thoracic segmental neuralgia)又称胸椎病或称胸椎骨软骨病、区段性神经痛,是指因胸段脊神经前、后支分支的部位发生病变,引起该神经支配区的区段性神经痛及交感神经或血管等受损而产生的一种临床综合征。

(一)病因

多因年龄的增长、代谢障碍引起的退行性改变,炎症(风湿、病毒及细菌感染)、肿瘤、循环障碍,以及长期肩背负重,胸椎慢性劳损和急性损伤等原因,造成胸椎生理弯曲改变(侧弯、后突)、脊椎变形性病变或椎间盘的钙化等而形成骨关节炎。当体重增加不均等或急剧变换体位时,使原病变部位发生炎性反应,刺激附近的脊髓神经根与交感神经,使之受压缺血而引起一系列相应的临床症状。

(二)临床特征与诊断

(1)疼痛沿神经后根感觉纤维的皮肤分布区域放射,为本症的主要症状。常于扭伤或长时间负重后发生,夜间疼痛加重,因而影响睡眠。疼痛部位多出现于背部、两肩胛之间。呈钝痛或灼痛以及胸部重压感。病情严重时,疼痛可向相应的肋间、腹部或内脏区放射,呈剧烈的刺激或灼痛,转动身躯、咳嗽、用力均诱发或加重疼痛等根性神经痛的特征。

(2)临床检查可见患者胸椎活动受限,尤其为后伸限制明显。叩击病椎处,可引起相应区段的区域自发性痛。受累根区的皮肤常显示感觉过敏及浅表触痛。

(3)由于胸椎解剖的特点,与交感神经的关系十分密切,往往交感神经也同时受损。因此在临床上表现根性神经痛症状的同时,也合并有某些内脏症状,以致常被误诊为各种内脏疾患。这种现象是该症的又一个重要特征。

(4)本症表现的内脏痛,特别是心前区疼痛与心脏疾患的鉴别非常重要。本症引起的心前区痛常与背痛同时发生,且有搬重物、不良体位或咳嗽、喷嚏等诱因。疼痛的性质为压迫、紧束感;且多呈带状分布,由背部向心前区或腋下放射。疼痛持续时间较长。而心绞痛时,除上述表现特点外:①叩击脊椎试验不诱发疼痛;②含用硝酸甘油类药物症状可缓解;③病椎节段皮区内无压痛;④也可采用诊断性神经阻滞加以区别;⑤心电图检查在疼痛发作时有极重要的诊断价值。

(5)在胸椎下段根性神经痛时,可引起类似急腹症性质的腹痛,尤其是常被误诊为阑尾炎。且常与不典型之肺癌相混淆,应提高警惕,注意鉴别。

X线检查有较大的诊断价值,X线片显示有比较广泛的胸椎间隙变窄,软骨板硬化,椎体前缘和外侧缘唇样骨赘等改变。部分病例可见 Schmorl 结节阴影,胸脊柱侧凸及生理曲度加深等改变。必要时加拍断层或 CT,以除外恶性肿瘤压迫转移。

(三)治疗

1.非手术疗法

临床以该疗法为主,如休息,应用镇痛、消炎剂等,一般情况下能够缓解疼痛。局部理疗、按摩、推拿以及牵引治疗,也有一定的疗效。

2.神经阻滞疗法

神经阻滞疗法是治疗本症常用而且有效的治疗措施,特别是对疼痛剧烈或持续性钝痛、痛苦很大的患者。

首先可选用脊椎旁脊神经阻滞术,即在被侵及部位的脊神经根部进行阻滞。在该部位施行椎旁阻滞时,有并发血、气胸的危险。若同时有数支脊神经根被累及时,则必需行多次穿刺。若反复、多次施行有困难时,应推荐硬膜外阻滞,可收到一次穿刺注药、阻滞多支脊神经根的效果。此症患者脊椎骨退行性变比较严重,穿刺时正中入路多较困难,应采取正中旁入路为宜。

胸椎硬膜外间隙阻滞时常会引起低血压,在治疗中应注意。特别是在门诊施行此术时或对老年患者尤应慎重,须备有必要的抢救措施,对由此而产生的血压下降应给予充分的重视。一般在门诊治疗时,0.25%～0.5%利多卡因,总量不超过 10～15 mL,即可收到满意的效果。对急性期或有脊神经受压迫症状者,也可加入激素(一般为地塞米松 5 mg)。注药后应嘱患者卧床 1 h 左右。多数病例当注药后,疼痛即刻减轻并能持续 1～2 d,使患者夜间能安然入睡。但多数患者需连续治疗,每周 2 次,5 次为一疗程,总疗程可依病情而定。对住院患者,必要时可留置硬膜外导管行连续阻滞治疗。

二、肋间神经痛

肋间神经痛(peripheral intercostal neuralgias)是指胸神经根或肋间神经由于不同原因的损害而发生的一种胸部肋间呈带状区疼痛的综合征。

(一)病因

大多数的肋间神经痛为继发性,常与以下原因有关。

(1)贫血、风湿症、肾炎、糖尿病、中毒(包括乙醇中毒)等全身性疾患中的一个症状。

(2)上呼吸道感染而继发者较多。

(3)寒冷、潮湿。

(4)外伤性如肋骨骨折、胸部手术后继发顽固性胸痛。

(5)变形性脊椎症等由于脊椎及其周围组织的刺激而引起。

(6)肋间部软组织的纤维织炎、肿瘤、脓肿以及转移癌的局部刺激。

(二)疼痛特征

(1)自背部胸椎开始沿被侵及的肋间神经走行至前胸部,呈半环形局限性的剧烈放射性疼痛,为典型的症状。如病变侵及下节段肋间神经,其疼痛部位可表现为由背部向腹部呈带状区放射。

(2)疼痛性质多为刺痛或灼痛,呈持续性或阵发性发作,常伴有患区肌肉痉挛。深呼吸、咳嗽、喷嚏或躯体活动时,常可使疼痛加剧。因此患者不敢大声谈笑,常保持静止防御体位。

(3)疼痛多局限于一侧单支或2～3支受累肋间神经分布区内。

(三)诊断依据

(1)查体时,可见患部的胸椎棘突、棘突旁、肋间、腋下、胸骨旁或腹壁有压痛。受累神经分布区皮肤常有感觉过敏或减退,偶有肌肉萎缩等体征。根据询问上述病因,排除根性、区段性神经痛和内脏神经痛之后,对此症不难做出诊断。

(2)本症需与胸椎病变引起的根性肋间神经痛、带状疱疹发疹前期相鉴别。

(3)X线检查是必要的检查方法之一,可以排除因胸椎病变而引起的节段性根性神经痛。胸片和ECG也属重要的检查项目,以鉴别和排除心、肺、纵隔、食管疾患所引起的牵涉痛或压迫痛。肋间神经阻滞也具有重要的鉴别诊断作用。

(四)治疗

首先应进行病因治疗。

1.一般治疗

在疼痛发作期,应令患者卧床休息,同时可服用镇静、止痛剂。

2.经皮电刺激疗法(TENS、SSP、HANS,TEHNS)及局部理疗

经皮电刺激疗法及局部理疗均有一定的止痛效果,但对慢性顽固性者效果常不稳定。

3.神经阻滞疗法

对疼痛剧烈或慢性、顽固性疼痛患者,采用神经阻滞疗法是十分有效的治疗措施之一。其中椎旁阻滞术,常被推荐使用且具有确实的止痛效果。即使是根性肋间神经痛,也有明显的疗效。但由于胸椎的部位特殊,疼痛治疗医师常因惧怕发生气胸而不愿选用。如此,可改为从其末梢处、即肋间神经处进行阻滞,每点注射0.5%～1%利多卡因5 mL。尽管肋间神经阻滞较胸椎旁阻滞术操作简便,但并不是绝对安全,仍有可能并发气胸,故绝不可因其简便而大意。

另外,在压痛明显处,也可施行局部痛点阻滞。在所用药液中,也可适当混入激素,可增强止痛效果。对胸部手术后引起的持续性疼痛,常能在肋间切口瘢痕中找到压痛点。于此点行局麻药局部浸润注入,配合疼痛区域肋间神经和(或)椎旁神经阻滞,可明显地改善疼痛。

4.硬膜外阻滞

硬膜外阻滞不但能达到止痛的治疗目的,而且能明确诊断。慢性顽固性者为避免反复穿刺引起的弊端,有条件时可行硬膜外间隙留置导管,连续注药。对胸椎转移癌所致的顽固性肋间神经痛症,也可施行相应神经根乙醇毁损,或注入阿霉素毁损。

三、肋软骨炎

肋软骨炎是一种非特异性疾患,又称为蒂策综合征(Tietze syndrome)、特发性痛性非化脓性肋软骨肿大。表现为肋软骨的痛性肿胀,尤其是好发在第2肋,占全部病例的3/4。

(一)病因

对其确实的病因尚不明了,一般认为与劳损、外伤或上呼吸道病毒性感染有关,疲劳、气候突变可能是发病的诱因。也有人认为是一种营养障碍的现象。

(二)疼痛特征

本症多发于 20～30 岁之女性,为男性的 7～9 倍。局限于第 2 肋(或第 3 肋)骨与软骨交界处。发病急骤或缓慢,病程可持续数日至数周,甚至可在几年内反复发作。疼痛的性质为胸部受压或勒紧样感,呈持续性或间断性痛,当深呼吸或平卧位时疼痛加重。有时疼痛可向肩及手部放射。

(三)诊断依据

根据临床检查第 2、3 肋骨与软骨相交处局限性梭形肿胀,可见局部软骨隆起,并有自发痛和明显压痛。诊断该症并不困难。对症状不典型者应与胸壁结核、老年性肋软骨钙化等症鉴别。X 线检查对本症无诊断价值。但有鉴别其他疾患的作用。

(四)治疗

本症预后良好,部分病例虽未经治疗也能自然治愈。故对患者应做好解释工作,使之消除顾虑。对症治疗中,应告知患者注意休息,勿做过度活动,避免全身疲劳。

1.一般疗法

局部可行热敷、理疗能减轻疼痛。并可服用镇静、止痛、消炎药物及维生素类营养药物;复合 B 族维生素、鱼肝油等。

2.神经阻滞疗法

疼痛严重时,可局部施行浸润阻滞术。为保证疗效,阻滞时应将局麻药、激素混合液分别注于肋骨病变部的上、下、前三面,每点 1～3 mL。多数病例经 3～5 次治疗常可收到显著效果。也可行相应的肋间神经阻滞,每隔 2 d 一次,连续数次即可治愈。

四、肋胸骨痛

肋胸骨痛(costostemal cliondrodymia)是指在肋软骨与胸骨连接部附近发生的自发性疼痛。

(一)病因

由于外伤、上呼吸道感染、病毒感染、受寒冷侵袭等而引起胸大肌附着部的肌纤维织炎,从而刺激末梢的肋间神经而产生疼痛。

(二)疼痛特征与诊断

本症的特征是局限于第 2～5 肋骨软骨与胸骨的接合部,有自发性疼痛。并从受累之胸肋关节部向肋间部放射,但疼痛最明显处多在肋骨外缘。疼痛的性质为锐利、切割样或撕裂样疼痛。

临床检查时在胸骨外缘有明显压痛点。有时也可扪及胸肋关节处肿胀。两侧胸壁加压时,病变处出现疼痛。该症常与肋软骨炎相混淆,以致误诊。其鉴别点为:①肋软骨炎的压痛点位于肋骨和软骨的交接部,在该症常见痛点的外侧。②肋软骨炎好发于第 2 肋骨。③2/3 的病例发病年龄在 40 岁以下,而该症多发于 40 岁以上且很少伴有呼吸运动障碍。

(三)治疗

首先进行病因治疗,根据不同致病原因,采取相应的对症治疗。

对疼痛剧烈者,也可采用局部浸润注射局麻药、维生素 B_{12}、激素混合液,每痛点处注射 1～2 mL,有半数以上病例治疗 1 次即可使疼痛完全消失。对慢性、顽固性病例,须反复行局部浸润注射。每隔日 1 次或每周 2～3 次。根据病情也可并用肋间神经阻滞。同时,也可采用综合疗法,局部理疗、激光治疗也有疗效。口服药物一般多首选镇痛、消炎及抗病毒制剂等。

五、剑突痛

以剑突部疼痛为主的前胸部疼痛,称之为剑突痛(xiphoidalgia)。

(一)病因

剑突部位的疼痛,可在心脏疾患、胃肠疾患以及其他全身代谢性疾患时伴随出现。然而,多数病例为单独发病。

剑突部的解剖特点是:有左右两侧 $T_4 \sim T_8$ 的肋间神经和膈神经复杂地重叠、交错分布,而且也是与胸腔和腹腔内的脏器有着密切联系的场所。因此,各种原因都可能是引起剑突痛的机制。此外,当剑突痛发作时,疼痛可向胸、腹部乃至肋间部广泛放射。

(二)疼痛特征与诊断

疼痛常常是在能使剑突活动的动作时诱发,如扭转身躯、扩胸等动作。另外,当胃饱满时,局部压力增大,也可引起疼痛。疼痛的性质,表现为欲呕吐时那种深在持续性的痛感,发病后疼痛并不剧烈,常在 1 d 内有数次发作。临床体检时,任何正常人当按压剑突部时都有疼痛感。但在剑突痛时,则可伴有向整个胸部、心窝部、肩及背中间部位的放射痛。X 线检查有时显示剑突较正常稍长、或与胸骨的解剖关系呈现角度。在老年患者可见骨质增生影像。

(三)治疗

该症常不被患者重视,致使就诊不及时。一般情况下,多数病例经数周至数月可自然而愈。对症状明显、疼痛严重者,施行局麻药、激素混合液局部浸润注射 2~3 mL,能收到满意的疗效。这也是治愈该症的捷径。其他治疗方法,如局部热敷、理疗、服用镇静止痛剂,也可缓解疼痛,取得一定的疗效。

六、肌筋膜疼痛综合征

(一)病因

肌筋膜疼痛综合征主要是肌肉和筋膜超负荷或受损而产生的非炎性疼痛综合征。本病是引起颈肩腰背及肩关节周围疼痛的常见疾病,以往常称之为纤维肌炎。

(二)临床表现与诊断

(1)本病多见于中老年人,女性多于男性,约为 3:1。

(2)多数患者发病前有受伤、风寒、劳累或动作不协调史。

(3)腰背部是好发部位,受累肌肉主要为斜方肌、背阔肌、菱形肌及冈上肌等。

(4)持续性疼痛,沿颈项、脊椎旁、胸背腰部疼痛。斜方肌筋膜疼痛综合征可引起颈部牵涉痛,冈上肌肌筋膜疼痛综合征可引起肩部牵涉痛。本病多无具体痛点,可伴有肌肉痉挛,活动受限。

(5)疼痛可持续数周或数月自愈。若转为慢性疼痛时轻时重,晨起、劳累、气候变化、久坐久立或改变体位时加重。

(6)由于疼痛导致关节活动受限及相应症状,查体时可见局部皮肤增厚,痛区可扪及痛性结节或条索。

(三)诊断

疼痛界限不清,疼痛区按压可有扳机点,痛点阻滞后疼痛消失或缓解。X 线和血清学无异常。

(四)治疗

1.一般治疗

急性期注意休息,可做轻度按摩和局部热敷,使僵硬肌肉放松伸展。慢性期应适当活动,注意变换姿势的活动和防潮防寒。

2.神经阻滞疗法或局部注射

对急性期患者局部阻滞效果极好,多数患者经1~2次治疗即可痊愈。依疼痛部位和范围大小注入消炎镇痛液10~20 mL;若粘连重、硬结大者可加用透明质酸酶,阻滞方法可取多点阻滞或以长7号腰椎穿刺针做扇形阻滞,但务必注意椎旁阻滞勿进针过深损伤胸膜引起气胸或损伤其他脏器。另外,根据疼痛特点还可并用星状神经阻滞等。

3.药物治疗

常用消炎镇痛药如消炎痛每次25 mg,3次/天;布洛芬每次0.2~0.4 g,2~3次/天;急性期可口服泼尼松每次5 mg,2次/天。外用药物如双氯芬酸乳膏、红花油或伤湿止痛膏等。

4.针刀疗法

针刀疗法效果确切,部分患者可以根治。

5.其他物理疗法

其他物理疗法可促进局部血液循环,缓解肌肉痉挛;必要的心理疗法亦有一定作用。

七、胸肋椎关节紊乱症

肋椎关节由肋骨后端与胸椎构成,包括肋小头关节与肋横突关节。肋小头关节由肋骨小头关节面与胸椎椎体两侧的肋凹及椎间盘构成。第2~10肋的肋骨小头与相邻的两个胸椎肋凹面相应构成关节。肋横突关节由第1~10肋的肋结节关节面与相应胸椎横突凹面构成,均是平面关节,关节囊松弛。

(一)病因

本病多见于重体力劳动者,也见于长期强迫体位、腰背不适当活动者。由于胸椎过分扭转或遭受外力冲击,小关节活动不协调使关节滑膜嵌入关节间隙中间发病。肋椎关节和肋横突关节可单独发病,也可同时发病。

(二)症状与诊断

突然扭动、闪动引起一侧胸背部疼痛,并沿肋间向前胸壁放射。上胸椎发病一般以T_2~T_4多见。表现肩胛背部和前胸痛。急性期可剧痛,呼吸时疼痛加重,不敢咳嗽;轻者可表现胸背不适、酸痛、肋间痛、心前区痛,亦可伴有心律失常。上胸部疼痛务必由心内科医师首诊,排除冠脉病变后方能进行疼痛治疗。中胸段以T_6~T_8多见,临床表现多为肋间神经痛。

检查以两手拇指分别按压脊柱两旁,在肋椎关节处有一小片状明显压痛区,牵拉患侧上肢激发或加重疼痛。除疼痛外可发现肌肉痉挛、僵硬和结块。此病很难和肋间神经痛、肋软骨炎区别,部分患者可久治不愈,产生焦虑情绪。X线检查常无异常发现。

(三)治疗

1.手法治疗

患者坐位,先用拇指推揉患处,然后双手置患者腋下突然向上提拔,使错位修复。若仍疼痛,医生一拇指抵压背区痛点,另一手从患者腋下伸入绕至其颈项部使头项部旋转4~5次后,突然加大旋幅并用适当力量向上提动,而挤压痛点的拇指同时向下方推挤,有时可听到"咯嚓"声,疼痛可减轻或消失。也可令患者俯卧床上,医生双手按压错位处,令患者深呼吸至呼气末时,双手掌向床方向顶至错位处。

2. 其他

阻滞疗法按肋间神经痛处理。

第二十章 肩及上肢部痛

第一节 肩关节周围炎

肩关节周围炎简称肩周炎,也称关节囊炎、漏肩风、凝肩、冻结肩、五十肩,是临床最常见的肩部疼痛症之一。肩周炎不是独立的疾病,而是由于肩关节周围肌肉、肌腱、滑囊和关节囊等软组织的慢性炎症、粘连引起的以肩关节周围疼痛、活动障碍为主要症状的综合征。

一、病因与病理

肩关节周围炎的病因目前尚不十分清楚,可能与肩关节退行性变、肩部的慢性劳损、急性外伤、受凉、感染及活动少等因素有关。也有人认为可能与全身性疾病(如冠心病、肺炎、胆囊炎等)、上肢骨折、颈椎病等直接或间接引起肩部痛,与上肢固定较久、肩关节活动受限有关。

肩关节系人体活动最多的关节,但肱骨头较关节盂大 3 倍,且关节韧带相对薄弱,稳定性很小,所以稳定肩关节的周围软组织易受损害。肩关节的关节囊薄而松弛,虽然这能够增加关节的灵活性,但易受损伤而发炎。

肩关节的外侧为肩峰,前方是喙突,喙肩韧带和喙肱韧带形如顶盖罩在关节之上,也易受磨损而发炎,加之退行性变,导致顶盖变薄、钙化、断裂。在肩峰和三角肌下面的滑液囊有助于肱骨头在肩峰下滑动,使肩关节可以外展至水平面以上。

肩关节周围炎的病理过程可分为凝结期、冻结期和解冻期。凝结期主要表现为肩关节囊下皱褶相互粘连、消失,肱二头肌长头腱与腱鞘间有轻度粘连。病情逐渐加重,出现关节囊严重挛缩、关节周围软组织受累、滑囊充血、水肿、增厚、组织弹性降低,即进入冻结期。此期喙肱韧带、冈上肌、冈下肌、肩胛下肌发生挛缩,同时伴发肱二头肌长头腱鞘炎,使肩关节活动明显受限。一般冻结期经 6～12 个月后局部炎症可逐渐减轻、消退、疼痛消失,肩关节活动恢复,称为解冻期。

二、临床表现与诊断

肩关节周围炎起病缓慢,逐渐出现肩关节疼痛及肩关节活动受限,多无明显的外伤史、受凉史。该病多发于 50 岁左右,40 岁以下少见,女性多于男性,约 3:1,左侧多于右侧,也有少数患者双侧同时发生,但在同一肩关节很少重复两次发病。主要症状和体征如下。

1. 疼痛

疼痛主要位于肩关节前外侧,初为轻度疼痛,逐渐加重。疼痛的性质为钝痛,部位深邃,按压时反而减轻。有时可向肘、手、肩胛部放散,夜间疼痛加重,或夜不能眠。患者为减轻疼痛往往不能卧向患侧。平时患者多呈自卫姿势,将患侧上肢紧靠于体侧,并用健肢托扶以保护患肢。

2. 活动受限

肩关节活动逐渐受限,外展、上举、外旋、内旋受限,严重者不能完成提裤、扎腰带、梳头、摸背、穿衣脱衣等动作，影响日常生活和劳动。

3.压痛

肩关节周围有数个压痛点，主要是肌腱与骨组织的附着点及滑囊、肌腱等处，如喙突、肩峰、三角肌止点、肩峰下、结节间沟、四边孔、肱二头肌长头腱部、冈下肌群及其联合腱等。于冈下窝、肩胛骨外缘、冈上窝处可触及硬性条索，并有明显压痛，冈下窝压痛可放射到上臂内侧及前臂背侧。

4.肌肉萎缩

病程持续较久者可因神经营养障碍及失用导致肌肉萎缩，尤以三角肌最明显。

5.肌肉抗阻试验

主要发生病变的肌肉，不仅在其起止点、肌腹及腹腱衔接处有明显压痛，且抗阻试验阳性。即让患者完成该肌应该完成的动作时，给予一定的阻力，则疼痛加重。若在检查三角肌时，让患者肩外展，并给予阻力，则疼痛加重，压痛点更明显。

6.影像检查

X线肩部正侧位片仅部分患者可显示肌腱钙化影像，骨质稀疏或肱骨头上移及增生等。B超可探出肩部肿块。X线颈椎正、侧、斜位片，可排除颈椎病变，有时须行颈椎 CT 或 MRI 检查。除 X 线摄片外，还可以通过生化检查与关节结核、肿瘤、风湿性关节炎、痛风等鉴别。

三、治疗

肩周炎有自愈倾向，但病程较长，痛苦大。治疗目的在于镇痛、解除肌肉痉挛和恢复关节功能。治疗时应尽可能寻找病因，以做到心中有数，有的放矢。

1.一般治疗

通过局部保温、按摩、热敷、理疗等可减轻患者肩部疼痛。也可口服消炎镇痛药及活血化淤中草药。适用于轻型及病程早期病例。

2.药物治疗

用镇痛、镇静类药物常可以减轻疼痛，如布洛芬、凯扶兰、莫比可或地西泮、艾司唑仑等。也可应用舒筋、散寒、活血类中药，如风湿液、活络丹等。

3.神经阻滞疗法

肩关节主要由腋神经和肩胛上神经支配，司肩胛肌群的运动。且肩关节周围自主神经纤维分布密集，常因疼痛刺激引起反射性的局部血液循环障碍，从而形成疼痛的恶性循环。神经阻滞疗法通过阻滞相关支配神经，达到阻断恶性循环、改善局部血运、松弛肌肉痉挛、消除局部炎症、促进局部组织新陈代谢和利于关节功能恢复的作用。

(1)腋神经阻滞：一般在四边孔处进针。当针尖触及肱骨外科颈后内侧受阻，退针少许，回吸无血可注射消炎镇痛液 5～10 mL 加地塞米松 5 mg 或利美达松 4 mg、维生素 B_{12} 50 μg，每周 1～2 次，5 次为一疗程。

(2)肩胛上神经阻滞：肩胛上神经阻滞是治疗肩关节周围炎常用的神经阻滞方法，适用于肩部痛广泛、肩胛上神经走行部位有压痛者。注射时，针尖应刺入肩胛切迹内。此切迹位于肩胛骨中点外上方 2.0 cm 处，进入皮肤后，寻找切迹，找到切迹使针尖向深刺入 0.3～0.4 cm，回吸无血即可注入消炎镇痛液。

有效者在注药数分钟后，肩部、上肢出现温暖感，僵硬、疼痛消失，肩关节活动范围增大。

每周治疗 2～3 次,6 次为一个疗程。连续治疗 4～5 个疗程。

(3)局部痛点阻滞:准确的痛点定位和穿刺是决定治疗效果优劣的重要环节。治疗前要在肩关节周围寻找局限的压痛点,多见于肱骨大结节、小结节、肱二头肌沟、喙突、三角肌附着点、肩锁关节、肩峰下或四边孔等处。穿刺中有明显异感时每点注入消炎镇痛液 2～3 mL,1～3 次为一疗程。

(4)星状神经节阻滞:适用于病情顽固或因外伤引起的单侧肩关节周围炎患者。早期行星状神经节阻滞可以起到预防反射性交感神经营养不良的作用。同时也可促进颈、肩、上肢的血液循环,改善局部营养状况,消除肩关节周围炎症。

4.麻醉下手法松解

适用于发展成冻结肩、功能严重受限者,可采用肌间沟臂丛或肩胛上神经阻滞,待阻滞完善后,采用手法将肩关节周围之软组织粘连松解。

方法:操作者一手握住患肢前臂,一手握住肩部,将患肢外展 90°并向头部方向屈曲,徐徐向床面按压,直至将上肢贴于床面,臂上举 180°。休息数分钟后,让患者坐起,将患肢内旋,使手指触及对侧肩胛骨,手在头后摸到对侧耳轮;再内收,使肘关节达胸骨中线,掌心达对侧肩。此疗法有即刻恢复功能之效果,但手法松解本身也是对肩关节周围软组织的一次新的创伤,因此松解术后应适当使局部休息,应注意制动会造成新的粘连。

5.功能锻炼

功能锻炼适用于慢性期患者。以往有"爬墙"锻炼等方法,但这些方法往往容易使粘连的肌腱、韧带撕裂,造成再粘连,因而锻炼时应注意。坚持正确而有效的锻炼,可防止粘连、舒筋活血、改善局部血循环,防止肌肉萎缩及痉挛。

目前较好的功能锻炼的方法有肩关节"划圈"锻炼。方法:患者略弯腰,在患侧腕部绑一重 2～3 kg 的重物,放松肩部和上臂,以肩关节为中轴做划圈动作。每日做 2～3 次,根据患者不同情况对锻炼时间进行调整。

6.物理治疗

物理治疗有助于缓解肌肉痉挛,并有一定的镇痛作用。常用的方法有 TENS、SSP 和 HANS 疗法、激光、偏振光等治疗方法。

7.针刀疗法

具有松解粘连、缓解肌肉痉挛和强直等作用。主要适用于病灶局限、压痛明显的滑囊、腱鞘及肌筋膜粘连等。

8.手术治疗

对于经长期保守治疗无效者,可考虑进行手术治疗。

第二节　肩部其他疾病

一、肩峰下滑囊炎

肩峰下滑囊炎又称三角肌下滑囊炎,是所有滑囊中发病最多的滑囊,也是局限性的肩痛疾患中最常见者,是引起肩关节周围炎的重要原因之一。

(一)病因与病理

肩峰下滑囊炎可由直接或间接外伤引起,但大多继发于肩关节周围退行性变,以滑囊底部的冈上肌腱损伤、退行性变、钙盐沉积最常见,偶尔也可因感染引起。

(二)临床表现与诊断

临床上,肩峰下滑囊炎患者常以肩部痛、活动受限、肌肉僵直和局部压痛为主要症状。好发于肩部经常负重职业的人,右侧比左侧发病多2倍,多见于30~40岁的男性,曾有局部外伤史。根据发病和病程之急缓,临床可分为以下三期。

1. 急性期

以突然疼痛起病,疼痛往往是不可忍受的剧痛,因疼痛夜不能寐。疼痛的部位以肩峰最剧烈,并向肩及拇指侧或颈部和肩胛方向放射。肩关节前后活动尚可,外展和旋转时则明显受限,并引发剧痛。

一般持续10~14 d。急性期由于滑囊肿胀,有时肉眼也可见肩关节前部明显肿胀,三角肌前后缘处向外突呈哑铃形,压其一侧使另一侧膨大突出,而且局部压痛剧烈、敏感,睡眠时患肩不能受压。

2. 亚急性期

特点是发病缓慢,症状稍轻。此期的滑囊炎,可能经过几个月自然治愈或发展为冻结肩。

3. 慢性期

特点是症状较轻,几乎无肌肉僵直和运动受限,常常经过数年症状自然消失。临床上往往难以和肩周炎区分,可根据发病的急、缓和病程进行诊断和鉴别。在该期也可因肩部过度活动或外伤症状突然加重而转为急性期。

X线检查可在肩关节冈上肌腱部发现钙沉着之X线显影物,此征对慢性滑囊炎有一定诊断价值。

(三)治疗

肩峰下滑囊炎病例多能自然治愈。治疗的主要目的在于解除疼痛和预防肩关节的运动功能障碍。神经阻滞疗法有很大的使用价值,也可并用物理疗法和体育疗法。在急性期肿胀时,可抽出囊内积液,以生理盐水冲洗后,注入地塞米松5~10 mg或利美达松4 mg,多数患者可立即减轻。无效者也可行针刀治疗,纵行划开滑囊前、后壁,使滑液流出囊腔,被周围组织吸收。

二、肩胛—肋骨综合征

肩胛—肋骨综合征是引起肩部、上肢复杂疼痛的肌筋膜征的原因之一。本综合征临床非常多见,中年人约占1/3,30~40岁者最多。患者常以肩凝或肩胛区、背部疼痛并向枕部、肩臂部、前胸处扩散为主诉而就诊。

(一)病因与病理

发病机制尚不十分明了。局部原因多与上肢和躯干某些频繁不协调的劳动姿势有关,例如肩胛骨不断的过度外展,致使肩胛骨经常移向肋角上面,使附着在肩胛骨内上角与内侧缘的提肩胛肌和大、小菱形肌肌肉、筋膜及其附近的骨膜长期受到牵拉、摩擦产生慢性挛缩、纤维织炎、肌筋膜炎或移位的滑囊炎。

（二）临床表现与诊断

1.疼痛

早期为肩胛骨上内侧缘区有局限性疼痛,随着病情发展,疼痛逐渐加重,并向患侧头枕部、肩峰部、上肢尺侧及前胸等处放射。疼痛呈间歇性反复发作,可持续数年不愈。

2.压痛

在肩胛骨上内侧部(肩胛骨内上角与内缘中点),相当于肩胛提肌及大、小菱形肌处有明显压痛区,有时可触及痛性条索或硬结。

若患者将患侧手掌置于对侧肩部时,痛点更明显。

（三）治疗

1.神经阻滞疗法

对急性期患者一般采用痛点阻滞即可奏效,触摸、确定痛点后,用4号长针头刺向肩胛骨下方滑入深部,出现针感后注入1%利多卡因或0.25%～0.375%罗哌卡因3～5 mL(内含地塞米松4 mg或利美达松4 mg或得宝松1支)。

2.针刀疗法

对触到痛性条索或硬结的患者可采用针刀疗法。

3.其他疗法

如按摩、理疗、经皮电刺激疗法等。

三、肩锁关节损伤

（一）病因与病理

多因外伤、劳损或过度提起锁骨外端以及抬肩动作不协调,致使锁骨外端离开原位,向上、向前或向后方轻微挫伤,造成肩锁关节骨错缝和周围韧带及关节囊挫伤。

（二）临床表现与诊断

(1)有用力过猛提起重物、举臂工作过久或过度抬肩等外伤史、劳损史。

(2)局部隐痛不适,在主动或被动活动肩部时,有摩擦声。

(3)压痛不明显,但用手压患侧肩峰加压旋转时,关节内有轻微痛感。

(4)在主动抬起上肢的开始或者抬高患肢超过135°时出现疼痛。

(5)仔细触摸局部,并对比患肩外观,发现外侧端稍有向前、向后高凸的错位。

X线片无异常,但对上述错位时有参考价值。

（三）治疗

1.手法整复

先在肩锁关节处做按摩,顺锁骨由内向外和在局部旋动,然后沿着锁骨上下缘的肌肉,由内向外做推拿和捏拿。

2.针刀疗法

对挫伤时间长、合并有筋结、筋索等软组织异常、手法不能解决的,可以用针刀治疗。

3.药物治疗和功能锻炼

手法和针刀治疗后均可以外用食醋热敷5～7 d。每晚1次,每次5～10 min,同时服用舒筋活血药物。手法和针刀治疗后要做耸肩及肩部向前和向后锻炼各20次左右。

四、肩胛骨周围肌肉劳损

肩胛骨周围肌肉劳损大多不是单一肌肉损伤，而是多块肌肉同时损伤或劳损。多见于冈上肌和冈下肌劳损，大小菱形肌、大小圆肌和肩胛下肌损伤。

（一）病因与病理

大多见于上肢猛力掷物、摔跤和向后突然用力引起，也可见于长期伏案工作所致的慢性劳损。

（二）临床表现与诊断

(1)询问患者往往有上肢突然用力和菱形肌损伤史。

(2)将患侧上肢被动向前上方上举，可引起剧烈疼痛，个别患者可不出现。

(3)在 T_5 和肩胛下端的连线以上和肩胛骨的内侧缘有明显的压痛点。

（三）治疗

1.阻滞疗法

局部肿胀、疼痛明显者可在压痛明显处注射消炎镇痛液 5～8 mL，多数一次即可治愈。

2.手法治疗

患者俯卧于治疗床上，术者用拔法、揉法 4～5 min 后，采用叩击法，最后用一指禅推法。同时配合中药舒筋活血内服外用。

3.针刀疗法

上述治疗效果不明显者可采用针刀疗法。

患侧上肢自然放于胸前，略向健侧，在压痛点明显处做好标记，常规消毒，术者左手拇指固定压痛点皮肤，右手持针刀，刀口线与菱形肌走向平行刺入，只做横行剥离即可。剥离时不可太深，以免刺入肋间，刺伤胸膜和肋间神经。

五、喙突下滑囊炎

1.病因与病理

其主要原因为慢性损伤、受凉及老年退行性变。

2.临床表现与诊断

(1)有受凉、慢性损伤史或可能存在老年退行性变。

(2)发病缓慢，局部酸痛或发作性剧痛。

(3)局部可触及囊性肿胀物，压痛明显。

(4)屈肘提物或做内收动作时可引起剧痛，抬举抗阻试验阳性，即上臂向前抬举时给予一定阻力，则疼痛加重。

(5)肩关节活动无明显受限，但患者后伸患侧上臂，被动加大后伸幅度时疼痛加重。

3.治疗

神经阻滞及针刀疗法。在锁骨远端稍内的前下方触及喙突，沿喙突向下滑移至尖部，即可触及明显压痛之囊性物或条索状物，此即为进针点。若喙突压痛也明显，则可退针至皮下再向内直刺向喙突，注入消炎镇痛液。

六、菱形肌损伤

该病又称为菱形肌功能紊乱，是引起肩背部疼痛的主要原因之一。

（一）病因

主要是由于各种急慢性损伤，如摔跤、上肢猛力掷物等造成的急性损伤。菱形肌止于肩胛骨的脊柱缘，与肋骨和上后锯肌相邻。急性损伤时出血、渗出、日久粘连结疤。如损伤在肋骨面上，便与肋骨和上后锯肌粘连，限制菱形肌和上后锯肌的伸缩运动而发病。当上肢勉强活动时，牵拉到粘连处，就会引起再损伤。如此反复，加上治疗不当，形成恶性循环。

（二）临床表现与诊断

1.病史

有肩挑、扛抬、手提等长期负重的病史及长时间伏案写字、打字所引起的损伤及劳损。

2.症状

（1）疼痛：早期为颈背部酸胀不适，逐渐发展为持续性钝痛，并可向颈、腰部放射，引起颈僵腰痛。急性损伤者以肩背部疼痛为主。

（2）活动受限：病情严重者因仰头、耸肩时疼痛加重而使活动受限。急性损伤者耸肩活动明显受限。

3.体征

在肩胛骨内侧缘和脊柱之间可触及硬性条索并有压痛。

4.特殊检查

（1）耸肩抗阻试验：患者取坐位，医者在背后将两手按压患者双肩，让患者耸肩，肩背部出现疼痛者为阳性。

（2）仰头挺胸试验：患者仰卧，双上肢放于身体两侧，让患者做仰头挺胸、双肩向后扩展的动作，肩背部出现疼痛为阳性。

根据患者的病史、症状、体征及耸肩抗阻试验阳性、仰头挺胸试验阳性可做出诊断。

（三）治疗

1.痛点阻滞及针刀疗法

触及痛性条索后下压，固定到肋骨上，注入消炎镇痛液 5~8 mL。须行针刀治疗者，局麻后持针刀入痛性条索，纵剥横推数次。术后可用食醋热敷。

2.功能锻炼

双上臂外展 45°，屈肘，双手手指触肩，双肘同时向前划圈 9 次，再向后划圈 9 次，反复数次。

七、冈上肌损伤及冈上肌腱炎

该病也称为肩袖损伤，是引起肩部痛和僵直的常见原因。

（一）病因与病理

多因摔跤、抬重物或其他体力劳动而损伤，损伤部位多在冈上肌起点，也有在肌腱和肌腹处。损伤在肌腹时，常被诊为肩痛，损伤在冈上窝起点时，认为是背痛。因支配冈上肌的神经来自臂丛神经锁骨上支的肩胛上神经，受 $C_{5,6}$ 脊神经支配，所以 $C_{5,6}$ 脊神经受压迫也可引起冈上肌痛。

（二）临床表现与诊断

1.病史

多有外伤史，45 岁以上男性体力劳动者和运动员多见。

2.疼痛特点

肩关节外侧深部和上臂外侧持续性钝痛,可放射到颈部、前臂桡侧手指。局部温度高时肩部变热,痛阈降低,故夜间因被窝内温度高而疼痛加重。

3.压痛

在肩外侧,肱骨大结节及其后、下缘深压痛,肩峰下、冈上肌也有明显压痛。

4.肩关节活动受限

肩关节外展高举受限,以外展高举60°～120°内疼痛最重,因在此范围内,冈上肌腱止点处被挤压在肩峰和肱骨头之间,超过此范围则疼痛减轻或消失。在0°～60°时,肌腱未被挤压,120°以上时,大结节已深入到肩峰下也不被挤压,所以只在60°～120°时疼痛最明显,故称之为痛弧。

5.肌肉萎缩

病程长的患者,肌纤维束的体积变小,力量减弱,呈失用性萎缩。

6.X线检查

X线片一般无异常改变,病程长者可显示晚期骨关节的继发改变,如骨质疏松、密度不匀,也可显示肌肉、肌腱的钙化和骨化影。

(三)治疗

1.制动、休息

急性损伤病例,宜将上臂外展30°予以制动,使肩袖肌松弛,得到充分休息。

短期制动待肿胀缓解后进行功能锻炼,同时配以消炎镇痛药,舒筋活血、化淤等药物对症治疗。

2.手法治疗

急性期以轻手法为主,慢性期手法宜稍重。施行手法时,先用拿法,拿捏冈上部、肩部、上臂自上而下、疏松经络,然后以冈上及肩部为重点,自上而下揉摩,舒筋活血,后用拇指反复点按冈上肌至肩部数次,最后术者一手扶住患肩,另一手托住肘部,将肩部摇转外展高举,反复操作数次,每日1次,12次为一个疗程。

3.阻滞疗法

寻找痛点,针对性地进行阻滞治疗,阻滞药液要注射到痉挛的肌束、变硬的条索内。也可进行肩胛上神经阻滞,以缓解疼痛。

4.针刀疗法

适用于陈旧性冈上肌损伤。

患侧上肢外展90°,在痛点及冈上肌腱肱骨大结节处将针刀刀口线和冈上肌纵轴平行刺入,深度直达骨面,针体与上肢呈135°角,先纵行后横行剥离。

若病变在冈上窝,患者坐位,稍弯腰,患肢自然下垂放置大腿上,针刀刀体与背部平面呈90°角,针刀刀口线和冈上肌纤维走向平行刺入,深度直达骨面,先纵行后横行剥离。手术48 h后用食醋热敷,每晚1次,每次5～10 min。

第三节　肘及前臂部疾病

一、肘部扭伤

（一）病因与病理

肘关节系桡骨与尺骨上端、肱骨下端组成，在肘的两侧有韧带固定，当跌到肘部着地或用力过猛，可引起韧带、筋膜、肌腱的扭伤或撕裂。肘关节后脱位较常见，肘部肿胀、呈 45°屈曲位，合并侧方脱位时，肘内、外翻畸形，肘内、外髁和鹰嘴形成的三角关系发生改变。

（二）临床表现与诊断

1.症状

有明确的肘部外伤史，严重时肘部肿胀、压痛明显、活动受限。

2.体征

韧带撕裂时有明显的疼痛。

3.特殊试验

伤侧肘关节韧带牵拉试验阳性。

（三）治疗

1.一般治疗

扭伤初期局部肿胀，24 h 以内可以冷敷，之后用热敷和祛淤消肿止痛药，如七厘散、舒筋活血片内服。单纯关节脱位可以行手法复位，制动休息2～3 周。若有肿胀，可辅以理疗、药物治疗。

2.针刀疗法

对受伤时间长，其他疗法无效者，可选用此方法，必要时局部封闭。针刀应在痛点进针，刀口线与肌肉、肌腱走向平行刺入，不能达骨膜。

二、肱骨外上髁炎

肱骨外上髁炎又名"网球肘"，多由于桡侧腕短伸肌的慢性劳损，导致肱骨外上髁无菌性炎症，引起肱骨外上髁及其附近疼痛的综合征。

（一）病因与病理

肱骨外上髁是腕伸肌总腱、桡侧副韧带的共同止点，腕、肘部活动过多、慢性劳损、撕裂等，均可引起伸肌总腱下滑囊炎、肱骨外上髁骨膜炎、骨炎、环状韧带变形及肱桡关节滑膜皱襞增生肥大、神经血管嵌顿等。

（二）临床表现与诊断

1.症状

起病缓慢，早期肘关节外侧酸困不适，用力时出现，休息时消失。继之发展为持续性疼，多为肘关节外上方活动时疼痛、钝痛，可向前臂、上臂外侧放射，常伴有手持物无力，在端壶、拧毛巾、扫地等腕部活动时诱发或加剧疼痛。

2.体征

肘关节活动正常，无红肿。在肱骨外上髁处有一局限而敏感的压痛点。

3.特殊检查

采用伸肌腱牵拉试验(Mill 征)及伸肌紧张试验(Cozen 征)。X 线检查多无异常。

本病多见于青壮年木工、铁匠、运动员或有肘部损伤史的患者。根据临床表现、体征及特殊检查可做出诊断。

(三)治疗

1.一般治疗

早期患者,休息、避免患臂的伸屈动作,症状重、发病急者可用三角巾悬吊或小夹板固定,腕部制动 1～2 周,局部热敷或红花油外用。

2.药物治疗

主要为非甾体类抗炎药,如口服双氯芬酸钠每次 25 mg,3 次/天。

3.局部阻滞疗法

患者前臂旋前,肘半屈,在肱骨外上髁压痛最明显处注射 1% 利多卡因、维生素 B_{12}、得宝松 3～4 mg 混合液 2～3 mL,每周 1 次,3 次为 1 个疗程。

4.手术治疗

极少采取手术治疗,但对经久不愈或反复发作的患者,可据病情选用皮下神经血管束切除术、伸肌总腱附着点松解术。

三、肱骨内上髁炎

肱骨内上髁炎,又名高尔夫球肘,是由损伤和慢性劳损引起。

1.病因与病理

肱骨内上髁是腕屈肌总腱和旋前圆肌的附着点,在肱骨内上髁后内侧的前沟内有尺神经通过。由于扭挫伤和累积性损伤,如高尔夫运动员,因肘关节内侧的不断损伤,可引起局部出血、肿胀和增生,刺激或挤压尺神经皮支引起疼痛。

2.临床表现与诊断

该病多见于青壮年,有肘部职业劳损的工人、农民、运动员等。临床表现与肱骨外上髁炎相似,但疼痛在肘关节内上方活动时出现。检查发现肱骨内上髁有明显的压痛点,有时可触及一硬性条索,屈肌抗阻试验阳性。

根据病史及体格检查即可做出诊断。

3.治疗

该病的治疗同肱骨外上髁炎。

四、尺骨鹰嘴滑囊炎

尺骨鹰嘴滑囊炎又称肘后滑囊炎,又称"矿工肘",常因撞伤或经常肘部摩擦而发生损伤性炎症。

(一)病因与病理

正常情况下,尺骨鹰嘴有三个各不相同的滑囊,即尺骨鹰嘴皮下滑囊(在尺骨鹰嘴和皮肤之间)、鹰嘴腱内囊(在肱三头肌腱内)、肱三头肌腱下囊(在肱三头肌和尺骨鹰嘴之间)。三个囊均起到润滑肌腱的作用。在肘部撞伤或经常摩擦时,可发生损伤性炎症,引起局部肿胀和肘后部疼痛。

(二)临床表现与诊断

该病多见于矿工,农民、军人、运动员等也常见,大多由外伤和劳损史。表现为患肘伸屈时肘后疼痛,局部稍肿,若合并感染,可有红、肿、热、痛,患肢不能伸直,但在半屈状态下可提物。检查时在尺骨鹰嘴后部可触及一囊性肿块,质软,有滑动及波动感,鹰嘴两旁的沟消失。X线检查多无异常发现。

根据临床表现及体格检查可做出诊断。

(三)治疗

以非手术治疗为主。

1.一般治疗

对早期或病程短者,应注意休息,避免患肘用力。局部热敷或外敷止痛、消炎药。对病情长或经上述疗法治疗效果欠佳者,可在局麻下行推拿治疗。

2.局部阻滞疗法

主要为尺骨鹰嘴滑囊内注射。在局麻下抽出滑囊内积液,然后用1%利多卡因、维生素B_{12}、得宝松5~7 mg混合液8~10 mL,行关节内注射和关节周围浸润阻滞,治疗后加压包扎。病程较短者,注射1~2次即可痊愈,慢性病例需隔1~3 d反复注射,连续5~7次。

3.针刀疗法

也有一定的效果。

五、肱桡滑膜炎

(一)病因与病理

上尺桡关节的桡骨颈部有环状韧带包绕,该韧带外侧有一滑囊,名肱桡滑囊,也称肱二头肌桡骨囊,具有减少肌肉与韧带之间摩擦的作用。当其过度频繁地伸屈、旋转或外伤,可引起该关节滑囊的磨损、闭锁和肿胀时,则导致炎症。

(二)临床表现与诊断

肘关节外下侧酸软、肿胀、疼痛,夜间及休息时更重,患者常自主或被动活动肘关节。多见于从事以屈伸、旋转肘关节为主要活动者。检查发现在肱骨小头的外、前、后侧有压痛,可触及大、小不等的囊性肿块。肘伸位时,肘关节掌面外侧、桡骨粗隆处有明显的压痛,屈肘位时压痛不明显。前臂旋后抗阻试验及腕背伸抗阻试验均为阳性,Mill征阴性。根据临床表现及检查可做出诊断。

(三)治疗

1.一般治疗

伤后1周左右,选用指揉法、散法、轻快拿法推拿按摩。

2.局部阻滞疗法

取肘关节伸直位,肘下垫枕,将肱桡肌拉向外侧,在压痛点最明显处下压进针,注入消炎镇痛药液3~5 mL,每1~2周一次。

3.针刀疗法

在压痛点最明显处进针,针体和进针处皮肤呈90°角,达骨膜时稍退针至滑囊处,切开剥离2~3刀。局部阻滞疗法和针刀结合应用效果更好。

六、前臂交叉综合征

(一)病因与病理

该病为前臂肌腱周围组织,特别是肌健交叉摩擦处的滑膜组织无菌性炎症引起的一系列临床症状。

桡侧腕长伸肌、腕短伸肌与拇长外展肌和拇短伸肌,在前臂下 1/4 桡背侧,以无腱鞘交叉重叠,易在各自的活动时发生磨损,尤其遇到猛烈牵拉、扭转、碰撞或反复长期摩擦等,肌腱周围更易产生炎性反应,引起一系列病理反应。最常发生在桡侧伸肌腱周围,称为"桡侧伸肌腱周围炎"。

(二)临床表现与诊断

该病多见于用前臂劳动较多或前臂受伤者。

(1)症状:病变部位或腕上部酸痛,特别是腕关节向尺侧偏时局部有明显的疼痛,可沿前臂桡侧向上放射至肘部,向下放射至拇指。病变处可出现与肌腱走行一致的肿胀和压痛。

(2)体征:当腕部活动时,前臂下 1/4 桡侧有握雪感。嘱患者做诸指伸屈动作,并使前臂稍加旋转,则可产生握雪感,为典型症状。根据临床表现及检查即可做出诊断。

(三)治疗

1.一般治疗

理疗、热敷、外用涂搽剂有一定疗效。但易复发。

2.局部阻滞疗法

取患侧前臂略旋前位,放在操作台上。术者寻找前臂桡背侧伸肌群交叉处触痛最显著、捻发音最响处作为进针点,快速进针,达诸肌群交叉、发炎处,患者自感酸胀、疼痛,注入消炎镇痛药液 3~4 mL,再退至皮下,沿各交叉肌向上、下、上内、下外各注药 1 mL。

3.针刀疗法

对已粘连的慢性病例,可平行肌腱刺入针刀,纵向剥离,横向推移诸肌腱,松解粘连。

第四节　腕及手部疾病

一、桡骨茎突狭窄性腱鞘炎

桡骨茎突狭窄性腱鞘炎也是门诊常见的痛症之一。女性多于男性,尤其是哺乳期、更年期妇女罹患此症者更为常见。

1.病因与病理

在腕部拇长展肌腱及拇短伸肌腱,经过桡骨茎突部的骨沟,上有韧带覆盖,形成纤维性骨管。肌腱出此骨管后折成一定角度分别止于拇指及第一掌骨。长期使拇长展肌处于紧张状态的姿势容易发生本病,如编织工、长时间织毛衣等,使局部增加摩擦,形成慢性刺激,发生炎性反应,久之,肌腱充血、水肿、变韧,纤维管壁增厚而逐渐产生症状。

2.临床表现与诊断

起病多较缓慢,也有在过度活动后急性发病。临床以桡骨茎突部局限性疼痛为主要症状,可向手部及前臂乃至肩部放射。腕及拇指活动时疼痛加重。

检查时,于桡骨茎突处可见轻度软组织肿胀,并可触及硬结,有明显压痛。握拇尺偏试验,桡骨茎突处发生剧痛者为阳性。

3.治疗

早期症状较轻者,可采取局部热敷、按摩、物理治疗等方法,腱鞘内注射局麻药、糖皮质激素混合液可有显著疗效。病程较长者或局部鞘管显著增厚者,是针刀治疗的适应证。对极少数上述治疗无效的病例,影响生活、工作者,可考虑手术治疗。

二、尺骨茎突狭窄性腱鞘炎

(一)病因与病理

该病是指尺侧腕伸肌腱鞘在尺骨茎突处发生的炎性病变。尺侧腕伸肌是腕部最内侧的一块肌肉,止于肱骨外上髁,于伸肌支持带上 1～2 cm 处进入同名滑液鞘内,经尺骨茎突后的骨纤维鞘管,止于第 5 掌骨的背面,支配伸腕和手内收。创伤、过伸腕关节或长期从事使腕关节劳累的工作,尺侧腕伸肌反复与尺骨茎突的骨纤维鞘管摩擦,引起肌腱、腱鞘损伤,发生充血、水肿、退化变性而发生腱鞘管腔狭窄。

(二)临床表现与诊断

此病多发于面案工作者、纺织工人等。

1.症状

尺骨茎突桡侧疼痛,劳累或冷水刺激时加重,前臂旋后、腕关节背伸等牵拉尺侧腕伸肌的动作可加重疼痛。疼痛可沿尺侧向肘部放射,向尺侧 3～5 指及相应手背放射。

2.体征

在尺骨茎突后外侧有时有腱鞘增厚的肿块,有明显的压痛及酸胀感。患者感患臂无力,尺侧腕伸肌短缩,伸腕肌力减弱,甚至不能捏物或端碗。

3.特殊检查

(1)伸腕桡倾试验:患者患腕背伸 10°,再向桡侧倾斜,尺骨茎突处疼痛为阳性。

(2)老鹰回头试验:患者患侧五指并拢呈鹰嘴状,屈腕并同时旋后,茎突部出现剧痛。

(三)治疗

治疗方法同桡骨茎突狭窄性腱鞘炎相似,但阻滞疗法和针刀疗法的进针或进刀点不同。

三、腕背隆突综合征

腕背隆突综合征又称腕突症,发病于第 2、第 3 掌骨的腕掌关节背侧,是一种少见的手部疾病。

1.病因与病理

本病病因尚不十分清楚,有人认为与腕部劳损有关。从解剖力学分析,当腕关节背屈受力时,受压力作用,腕部第 2、第 3 掌骨基底部或两者与其相对应的小多角骨和头状骨反复碰撞、挤压,可造成急慢性损伤,对局部反复刺激、缺血引起无菌性炎症,以致骨质增生,因此,多见于手工劳动者。此外,某些用力伸腕动作,使桡侧伸腕长、短肌经常牵拉第 2、第 3 掌骨基底部,同样可造成此部位的慢性劳损,如击剑运动员的反手剑等。

2.临床表现与诊断

主要症状为腕部隆起、疼痛、手腕无力,特别是手腕强劳动时疼痛加重。第2、第3腕掌关节背侧有局限性隆起,局部压痛明显,在腕部过度背伸支撑或抗阻力伸腕时疼痛加重,但腕关节一般活动不受限。X线检查是诊断本病的主要依据。腕掌关节背伸切线位片,可见第2、第3掌骨的腕掌关节处,有双唇样骨质增生,关节间隙狭窄,不平整,局限性骨质硬化。

3.治疗

对于症状轻微,疼痛不重,骨隆起不大,病程较短的患者,可采用理疗、中药外敷等手段。对于疼痛较甚者,可采用局麻药加醋酸泼尼松龙局部痛点注射封闭。对于病程长,骨隆起大,疼痛明显,对工作有妨碍,经保守治疗无明显效果者,可行针刀治疗。本病手术治疗的长期价值尚有争议。

四、腕及手部滑囊炎

滑囊是位于人体摩擦频繁或压力较大处的一种缓冲结构。其外层为纤维结缔组织,内层为滑膜,平时囊内有少量滑液。

1.病因与病理

骨结构异常突出的部位,由于长期、持续、反复、集中和力量稍大的摩擦和压迫是产生滑囊炎的主要原因。病理变化为滑膜水肿、充血、增厚呈绒毛状,滑液增多,囊壁纤维化等。滑囊在慢性损伤的基础上,也可因一次较大损伤而炎症加剧,滑膜小血管破裂,滑膜呈血性。

2.临床表现与诊断

多无明确原因而在手及腕部关节或骨突出部逐渐出现一圆形或椭圆形包块,缓慢长大伴压痛。一般较表浅,可扪及清楚边缘,有波动感,皮肤无炎症。当受到较大外力后,包块可较快增大,伴剧烈疼痛,此时皮肤有红、热,但无水肿。包块穿刺,慢性期为清晰黏液,急性损伤后为血性黏液。偶尔因皮肤摩擦而继发感染,则有化脓性炎症的表现。腕部及手部滑囊炎多较易诊断。但需与结核性滑囊炎、类风湿性滑囊炎相鉴别。

3.治疗

慢性损伤性滑囊炎,经穿刺抽出囊内容物后注入醋酸泼尼松龙,加压包扎,多可治愈。如果有骨的畸形突起,应予以切除。改变不适当的工作姿势,避免局部反复挤压等,均是减轻症状,避免复发的基本方法。

五、屈指肌腱狭窄性腱鞘炎

(一)病因与病理

屈指肌腱狭窄性腱鞘炎又称"扳机指""弹响指",是发生于手指屈指肌腱纤维鞘管内的炎性病变,由于手指伸屈频繁,屈指肌腱和腱鞘因摩擦劳损而发病,尤以食指、拇指腱鞘炎最为常见。

病理变化是病变处纤维管水肿,继而纤维化,鞘管增厚,甚至出现鞘管软骨的变性和钙化。病变处的肌腱成梭形膨大,色暗黄,失去原有光泽。

(二)临床表现与诊断

本病多见于长期从事包装、缝纫、装订、绘画、机械装配等依靠手指单调频繁用力工作或需手持坚硬物体的工作者。也可见于家庭主妇。

1.症状

起病缓慢,早期患者仅在晨起时感掌指关节酸楚不适,手指僵硬、活动不灵,但活动后症状可消失。随病情进展,手指活动受限,局部有压痛、肿胀及手指放射痛,甚至手指麻木。以后疼痛逐渐加重,产生摩擦音,出现弹响,严重者手指被停留于伸直或屈曲位,产生"闭锁"现象。需经被动的屈和伸,才能"解锁"。

2.体征

于掌指关节掌面可触及结节状隆起,压痛明显;伸屈活动时,可在结节处触摸到摩擦感及弹跳感。

3.特殊检查

屈指抗阻试验:患者掌指关节伸直,检查者施阻力对抗后,再嘱患者主动屈曲掌指关节,若诱发疼痛则为阳性。

4.病情程度

根据症状轻重,可分为四度。Ⅰ度:局部有疼痛、压痛和肿块。Ⅱ度:除Ⅰ度症状外伴有摩擦感,偶有弹响。Ⅲ度:经常发生弹响,偶尔有闭锁。Ⅳ度:经常发生闭锁。根据病史、临床表现及屈指抗阻试验阳性即可做出诊断。

(三)治疗

1.一般治疗

早期或症状较轻的患者,可采用局部固定、制动,使患者休息,局部热敷、理疗或改换工作,大部分患者能够治愈。

2.鞘内阻滞疗法

适用于Ⅰ度、Ⅱ度患者。注射时应将药物准确无误地注入腱鞘内,使患者感到药液向远、近两端流动。

3.其他治疗方法

Ⅲ度、Ⅳ度患者或经局部治疗无效者可考虑针刀治疗或手术治疗。

六、腱鞘囊肿

腱鞘囊肿又称滑液囊肿、肌腱黏液变性。

(一)病因与病理

本病病因不明,有人认为是关节囊或伸肌腱之滑膜鞘向外突出形成囊性疝状物,多数人认为是腱鞘、关节囊及韧带中的纤维结缔组织因急慢性损伤或劳损、血液循环障碍导致营养不良发生退行性黏液性变性。囊肿可为单房或多房,很少与关节腔及腱鞘滑膜腔相通。

(二)临床表现与诊断

1.症状

从事体力劳动的女性多见,腕部最多见。腕掌关节面桡侧次之。可产生腕管综合征。也可见于掌指关节屈指肌腱鞘处。在好发部位出现一圆形包块,直径 1～3 cm,时大时小,时隐时现。若肿物较大,局部可有酸胀感,也可伴酸痛或放射痛。

2.体征

触之有囊性感、波动感,基底固定,表面光滑,与皮肤无粘连,与深部组织附着,穿刺抽出胶冻样黏液。

3.特殊检查

当关节位置调节之囊内压降低时,可测知波动。若压迫正中神经及尺神经,可出现相应的感觉及运动功能障碍。

(三)治疗

1.手法挤压

本病自愈的可能性甚小。常用手法挤压,但挤破后易复发。

2.局部注射治疗

局麻后用粗针穿刺,用力抽出囊内黏液,注入 1‰利多卡因与泼尼松龙 12.5 mg 混合液 3 mL,加压包扎 2~3 d,每周注射 1 次,连续 2~3 次可治愈。

3.其他疗法

经上述治疗 2~3 次再次复发者,可采用针刀治疗或手术治疗。

第二十一章　免疫及代谢相关的疼痛性疾病

第一节　风湿性多肌痛

风湿性多肌痛(polymyalgia rheumatica,PMR)是一种原因不明的疾病,1957 年由 Barber 首次提出,多见于 50 岁以上的老年人,是一组以持续性颈、肩胛带、骨盆带肌疼痛、僵硬感为特征的临床综合征。

一、病因与发病机制

PMR 的病因与发病机制还不清楚。可能是多种因素共同作用,通过免疫机制致病。本病几乎均在 50 岁以上发病,提示其与年龄有关,女性发病年龄明显高于男性,提示其与内分泌变化可能有相关性。

二、临床表现

PMR 常发生于 50 岁以上的老年人,男女之比为 1：2,起病隐袭,有低热、乏力、倦怠、体重下降等全身症状。典型的临床表现为对称性颈、肩胛带或骨盆带近端肌肉酸痛,僵硬不适,也可单侧或局限于某组肌群。僵痛以晨间或休息之后再活动时最为明显。急性发病者,常诉夜间上床时尚可,早晨醒来全身酸痛僵硬难忍,严重时日常活动(如梳头、穿衣、下蹲、上下楼)均有困难。这些活动障碍是因肌肉关节僵痛所致,活动后可渐缓解或减轻。体格检查阳性体征较少,可有轻度贫血、肩及膝关节轻度压痛、肿胀或少许滑膜积液征,关节镜证实可有滑膜炎。一般无内脏或全身各系统受累的临床表现。

三、辅助检查

风湿性多肌痛最突出的表现是血沉增快(40～50 mm/h),C 反应蛋白升高。类风湿因子、抗核抗体、血清补体与血清肌酶活性均正常。肌电图检查无肌源性和神经性损害征象。放射学检查及肌肉活检正常。

四、诊断与鉴别诊断

1.诊断标准

PMR 是一个临床综合征,其临床指标中无一项具有特异性。诊断应符合以下六方面。

(1)发病年龄超过 50 岁。

(2)颈、肩胛带及骨盆带三处易患部位中至少两处出现肌肉疼痛或晨僵,持续 4 周以上。

(3)实验室检查显示有全身性反应证据,若血沉明显增快(>40 mm/h),C 反应蛋白升高。

(4)受影响肌肉无红、肿、热,亦无肌力减退或肌萎缩。

(5)需排除类似 PMR 表现的其他疾病,如类风湿关节炎、慢性感染、多发性肌炎、恶性肿瘤等。

（6）对小剂量糖皮质激素治疗的反应良好。

2.鉴别诊断

在诊断 PMR 时，需与下列几种风湿病相鉴别。

（1）老年起病的类风湿关节炎：有晨僵、对称性小关节肿痛、畸形、类风湿因子阳性等。

（2）多发性肌炎：本病亦多见于老年女性，有近端肢带肌无力与疼痛、肌力显著减弱及血沉增快等，但本病是以肌炎为特征，血清肌酶活性增高，肌电图示肌源性损害，肌肉活检有肌炎的特征。

（3）纤维肌痛综合征：以关节外肌肉骨骼僵痛与疲乏为典型临床表现，躯体四肢有固定的压痛点，大多数患者有睡眠障碍，常伴发激惹性肠炎、激惹性膀胱炎、紧张性头痛，血沉正常等。

五、治疗

PMR 对糖皮质激素治疗具有良好的反应，可作为诊断性治疗指标。

一般用泼尼松 10～20 mg/d，次日或数日内症状明显减轻。对泼尼松治疗有反应者，一般维持 2～4 周即可开始减量，总疗程应根据撤药反应而确定。少数患者必须应用小剂量（7.5 mg/d）维持治疗 1～2 年。轻症患者可试用非甾体抗炎药物如吲哚美辛、阿司匹林等治疗，但不如小剂量糖皮质激素治疗效果好。对患者压痛、肿胀的肌肉、关节局部可配合直线偏振光治疗。

六、预后

PMR 也有自限性、复发性与缓解期交替，预后较好。

第二节　类风湿关节炎

类风湿关节炎（rheumatoid arthritis，RA）是一种病因不明、以关节滑膜炎症为特征的慢性全身性自身免疫病，多见于中年女性，我国患病率为 0.32%～0.36%，男女之比约为 1：3。主要表现为对称性、慢性、进行性多关节炎。关节滑膜的慢性炎症、增生，形成血管翳，侵犯关节软骨、软骨下骨、韧带和肌腱等，造成关节软骨、骨和关节囊破坏，最终导致关节畸形和功能丧失。本病还可累及多器官、多系统，引起系统性病变，常见的有心包炎、心肌炎、胸膜炎、间质性肺炎等。系统性病变的病理学基础是血管炎。

一、病因

RA 的病因尚未完全阐明。目前认为本病为多种因素诱发机体的自身免疫反应而致病。

1.遗传因素

有关研究发现，RA 的发病有轻微的家族聚集倾向，提示遗传因素在该病发病中起一定作用。现已知人类的细胞抗原（HLA）是一个重要的遗传基因系统，位于第 6 对染色体上，具有 A、B、C、D、DR、DQ 和 DP 位点，每点控制着不同数量的抗原，HLA-DR$_4$ 抗原和类风湿相关。Belchetor 观察 98 例 RA，HLA-DR$_4$ 检出率为 62%，对照组为 24%；HLA-DRw$_4$ 抗原检出率为 56%,对照组仅 15%。故他认为 RA 虽然并非遗传性疾病,但 HLA-DRw$_4$ 具有 RA 位点上的易感基因,在促发因子作用下易患 RA。国内也有类似报道。

2.感染因素

(1)细菌:奇异变形杆菌和结核分枝杆菌为迄今发现的与类风湿关节炎最为相关的两类细菌。

(2)病毒:对 EB 病毒在 RA 发病中的意义进行研究,结果表明 EB 病毒的感染率在正常人与 RA 患者无明显区别,但与正常人相比,RA 患者血清中的 EB 病毒抗体阳性率及平均血清滴度都明显升高,RA 协同核抗原(RANA)的研究表明这种与 EB 病毒有关的抗体阳性率及滴度在 RA 患者中均明显高于其他自身免疫病患者。

3.内分泌因素

RA 的患病率有性别差异,绝经前的妇女的发病率显著高于同龄的男性,妊娠、口服避孕药可缓解病情,这些现象提示性激素在 RA 发病中的作用,即雌激素促进 RA 的发生,而孕激素则可能减轻病情或防止发生。

4.其他因素

寒冷、潮湿、外伤、营养不良、精神刺激等常为本病的诱发因素。

二、病理

RA 的病变主要发生在关节,其病理性改变为伴有血管翳形成的慢性滑膜炎。急性期常有关节积液,积液中含有大量炎症细胞,主要为中性粒细胞和 T 细胞,早期即可见关节软骨的侵蚀性糜烂,在滑膜和软骨或骨的交接处,滑膜细胞及血管数量增加,长入软骨或骨组织,形成血管翳－软骨结合或血管翳－骨结合。晚期则由于机化,可形成纤维性关节强直或骨性强直,肉芽组织侵入邻近骨质,可造成骨质破坏。类风湿结节是最具特征的关节外病理损害,表现为中心区坏死的肉芽肿组织,见于大约 25% 的典型患者。

三、发病机制

类风湿关节炎这类自身免疫性疾病是如何被触发的至今仍不清楚。分子模拟假说认为,外来抗原侵入体内,引发机体对外来抗原的免疫反应。由于外来抗原在分子结构或(和)抗原性上和机体某种抗原相似,而造成对自身抗原的交叉反应。当免疫反应一旦建立,即使外来抗原被去除,自身免疫反应因自身抗原的存在而继续进行并导致自身免疫病。

四、临床表现

1.全身症状

患者常先有几周至几个月的疲倦乏力、体重减轻、胃纳不佳、低热、手足麻木等症状。

2.关节局部表现

典型患者表现为对称性的多关节炎。周围小关节和大关节均可受到侵犯,但以指间关节、掌指关节、腕关节及足关节最为常见,其次为肘、肩、踝、膝、颈、颞颌及髋关节。远端指间关节、脊柱、腰骶关节极少受累。RA 的另一个特点是一对关节的炎症尚未完全消退,而另一对关节又出现炎症,这明显有别于风湿热的游走性关节炎。受累关节因炎症所致充血水肿和渗液,局部可表现为肿胀、疼痛、活动障碍和晨僵等。

(1)晨僵:关节僵硬以晨起或关节休息后明显,活动后减轻,称为晨僵(morning stiffness)。

晨僵虽不是 RA 的特有症状,但却是其突出的临床表现,往往持续时间较长,一般超过 1 h 以上,活动后可减轻。僵硬最早发生在手指关节,晨起不能握拳,若病情发展,可出现全身强直感。关节僵硬程度可作为评价病情变化及活动性的指标,晨僵时间越长,其病情越严重。

(2)疼痛:指、腕、趾、踝关节首先疼痛,或单发、或多发,此起彼落,逐渐波及肘、肩、膝、颞颌等关节,呈对称性发病。疼痛常因病情反复或因天气变化、寒冷刺激而加重。

(3)肿胀:发病关节腔内有炎性积液,表现为关节处漫肿或红肿,以四肢小关节为主,手指关节多呈梭形肿大,当病情缓解时,关节肿胀可以消失。

(4)活动障碍:RA 早期,由于炎症疼痛和软组织肿胀常引起活动障碍。随着病情发展,肌肉萎缩,骨关节内纤维组织增生,关节周围组织也变得僵硬,关节不能恢复正常的功能活动。病情发展到晚期,关节破坏或呈半脱位,出现掌指侧偏,指关节呈鹅颈样、望远镜样、花束样或钩状畸形。

其他关节局部常可伴受累关节附近腱鞘炎、肌腱断裂、腕管综合征、滑囊炎、眼窝囊肿等。

3.关节外表现

RA 的关节病变仅造成功能障碍致残,而关节外表现则是其死亡的主要原因。

(1)类风湿结节:15%～20%的 RA 患者有类风湿结节,大多见于疾病病程的晚期。类风湿因子持续阳性,有严重的全身症状者,有时也可出现在 RA 的任何时期。结节易发生在关节隆突部以及经常受压部位,如肘关节鹰嘴突附近、足跟腱鞘、手掌屈肌腱鞘、膝关节周围等均为好发部位。结节大小不等,直径数毫米至数厘米,一般为数个,触之有坚韧感,无压痛。

(2)肺部表现:RA 损害可致结节性肺病、弥散性肺间质纤维化、胸膜炎等。

(3)心脏表现:RA 可伴发心包炎、心肌炎、心内膜炎和心瓣膜炎。

(4)其他:RA 患者可出现神经系统病变、眼部病变和肾损害等。

五、辅助检查

1.血常规检查

病情较重或病程长者,红细胞和血红蛋白有轻度或中度降低,贫血大多属正常细胞、正常色素型。约 25%为缺铁性贫血,血清铁、总铁结合力和转铁蛋白饱和度均降低。

2.血沉和 C 反应蛋白检查

血沉和 C 反应蛋白检查均为 RA 的非特异性指标,但可作为判断 RA 活动程度和病情缓解的指标。活动期间血沉增快,C 反应蛋白升高,经治疗缓解后下降。

3.类风湿因子(rheumatoid factor,RF)检查

类风湿因子是 1940 年 Rose 在 RA 患者血清中发现的,以变性 IgG Fc 片段为靶抗原的自身抗体,可分为 IgG、IgA、IgM、IgD 及 IgE 五种亚型,目前常用的乳胶凝集法检测的主要是 IgM,RF＞1:16 为阳性,正常人群阳性率为 5%,且随着年龄增大而阳性率增加,但滴度不高。70%～80%RA 患者可检测到 RF 阳性且滴度在 1:80 以上。滴度的高低与疾病的严重程度并不成比例,但高滴度则说明病变活动。除 RA 以外,许多结缔组织病如系统性红斑狼疮、干燥综合征、系统性硬化症、皮肌炎、多发性肌炎等 RF 也可阳性;慢性肝炎、结核病、麻风、亚急性细菌性心内膜炎,甚至疟疾 RF 也可阳性,但这些疾病 RF 滴度不高,因此,对 RF 应报滴度而不应只报阴性或阳性。因此,RF 是 RA 的诊断标准之一,但阳性不能诊断 RA,阴性也不能排除 RA,必须结合临床综合考虑。

4. 免疫学检查

由于 RA 存在着免疫调节的紊乱，因此在急性活动期，常可见体液免疫亢进，IgG、IgM 及 IgA 大多增高，尤以 IgG 增高最为明显，IgM、IgA 变化较小，补体 C_3 升高，总补体大多正常，但有明显的血管炎者 C_3 可降低，冷球蛋白可增加。近来发现抗 RA 协同核抗原抗体（抗 RANA 抗体）阳性，是诊断类风湿一项有力证据，阳性率 15% 左右。其他如抗角质蛋白抗体（AKA）、抗核周因子（APF）和抗环瓜氨酸多肽（CCP）等自身抗体对 RA 的诊断有较高的诊断特异性，但敏感性仅在 30% 左右。

5. 滑膜液检查

关节穿刺液为半透明草黄色渗出液，白细胞升高，一般为 $(5\sim50)\times10^9/L$，中性粒细胞 >0.50，清蛋白 $>40\ g/L$。细菌培养阴性。活动期可见白细胞浆中含有 RF 和 IgG 补体复合物包涵体吞噬细胞（类风湿细胞），关节液中 RF 可阳性。

6. X 线检查

为明确 RA 的诊断、病期和发展情况，在病初应摄包括双腕关节和手及（或）双足 X 线片，以及其他受累关节的 X 线片。RA 的 X 线片早期表现为关节周围软组织肿胀，关节附近轻度骨质疏松，继之出现关节间隙狭窄、关节破坏、关节脱位或融合。

六、诊断及鉴别诊断

1. 诊断标准

RA 的诊断主要靠临床表现、自身抗体及 X 线改变。典型的病例按 1988 年美国风湿病学学会分类标准诊断并不困难，但以单关节炎为首发症状的某些不典型、早期类风湿关节炎常被误诊或漏诊。对这些患者，除了血、尿常规及血沉、C 反应蛋白、类风湿因子等检查外，还应进一步结合免疫学检查、影像检查、滑液检查、滑膜检查等进行综合分析，对可疑 RA 患者要定期复查，密切随访。

2. 鉴别诊断

（1）骨关节炎：该病为退行性骨关节病，发病年龄多在 40 岁以上，主要累及膝、脊柱等负重关节。活动时关节痛加重，可有关节肿胀、积液。骨关节炎通常无游走性疼痛，大多数患者血沉正常，类风湿因子阴性或低滴度阳性。X 线示关节间隙变窄，关节边缘呈唇样增生或骨疣形成。

（2）风湿性关节炎：风湿性关节炎尤易与类风湿关节炎起病时相混淆，下列几点可供鉴别：①风湿性关节炎多见于青少年，起病急，有咽痛发热和白细胞增高；②以四肢大关节受累多见，为游走性关节肿痛，关节症状消失后无永久性损害；③常同时发生心脏炎；④抗链球菌溶血素"O"阳性，而 RF 阴性；⑤水杨酸制剂的治疗效果常十分迅速而且显著。

（3）强直性脊柱炎：本病主要侵犯脊柱，但周围关节也可受累，特别是以膝、踝、髋关节为首发症状者，需与类风湿关节炎相鉴别。该病有以下特点：①多为男性患者；②好发年龄为 15~30 岁；③有家族史，90%~95% 患者 HLA-B_{27} 阳性；④RF 为阴性；⑤主要侵犯骶髂关节及脊柱，外周关节受累多以下肢不对称关节受累为主，常有肌腱端炎；⑥X 线片典型的骶髂关节炎和脊柱呈竹节状改变。

另外，还应与银屑病性关节炎、肠病性关节炎、痛风性关节炎，以及常兼有多发关节炎的干燥综合征、系统性红斑狼疮、硬皮病等结缔组织病相鉴别。

六、治疗

目前对RA尚无特效治疗方法,治疗目的是缓解关节症状,延缓病情发展,减少残疾发生,尽可能维护关节的功能,改善患者的生活质量。

(一)一般治疗

(1)适当休息,加强营养。发热、关节肿痛等全身症状明显者应卧床休息。

(2)加强锻炼,预防关节畸形。过度休息和限制活动可导致关节废用,甚至促进关节强直。所以,待病情改变后应逐渐增加活动。

(二)药物治疗

治疗RA的常用药物分为四大类,即非甾体类抗炎药(NSAIDs)、慢作用药物(SAARDs)、糖皮质激素和植物药。

1. NSAIDs

该类药物通过抑制环氧化酶活性,减少前列腺素合成,从而起到抗炎、止痛、退热、消肿作用。该类药具有相同的作用机制,在风湿性疾病中起效快、止痛效果好,被称为抗风湿性疾病的一线药物。由于NSAIDs使前列腺素的合成减少,故可出现相应的不良反应,如胃肠道不良反应:恶心、呕吐、腹痛、腹泻、腹胀、食欲不佳,严重者有消化性溃疡、出血、穿孔等;肾脏不良反应:肾灌注量减少,出现水钠潴留、高血钾、血尿、蛋白尿、间质性肾炎,严重者发生肾坏死致肾功能不全。NSAIDs还可引起外周血白细胞减少、凝血功能障碍、再生障碍性贫血、肝功能损害等,少数患者发生过敏反应(皮疹、哮喘),以及耳鸣、听力下降、无菌性脑膜炎等。

近年研究发现,环氧化酶有两种同功异构体,即环氧化酶-1(COX-1)和环氧化酶-2(COX-2)。选择性COX-2抑制剂(如昔布类)与非选择性的传统NSAIDs相比,能明显减少严重胃肠道不良反应。必须指出的是,无论选择何种NSAIDs,剂量都应个体化;只有在一种NSAIDs足量使用1~2周无效后才更改为另一种;避免两种或两种以上NSAIDs同时服用,因其疗效不叠加,而不良反应增多;老年人宜选用半衰期短的NSAIDs药物,对有溃疡史的老年人,宜服用选择性COX-2抑制剂以减少胃肠道的不良反应。应强调,NSAIDs虽能减轻RA的症状,但不能改变病程和预防关节破坏,故必须与SAARDs联合应用。

虽然目前有许多新的NSAIDs制剂可供应用,但没有一种新的NSAIDs在治疗类风湿关节炎方面优于阿司匹林。水杨酸盐具有抗炎、解热和止痛的作用,许多年来一直是治疗炎性关节疾病最得心应手的药物。目前亦有许多水杨酸盐制剂型可供选择,但大多数应用水杨酸的实例中仍然选择阿司匹林。较新的水杨酸盐类,如三水杨酸胆碱镁,不良反应比阿司匹林小,但尚未显示出它们比阿司匹林更有效。这些药物看起来比阿司匹林引起的胃黏膜损害小,没有对血小板功能的不利影响,常被用于那些因胃部刺激或溃疡而对NSAIDs不能耐受的患者。

2. 慢作用药物(SAARDs)

该类药物较NSAIDs发挥作用慢,临床症状的改善需1~6个月,也称二线药物,包括改善病情的抗风湿药(DMARDs)及免疫抑制剂。目前强调应早期使用该类药物,至于治疗RA首选何种SAARDs尚不清楚。从疗效和费用等考虑,一般首选甲氨蝶呤,并将它作为联合治疗的基本药物。

(1)甲氨蝶呤(Methotrexate,MTX):具有免疫抑制与抗炎的作用,国外近年来应用较环磷酰胺广泛,认为见效快(4～6 周),不良反应并不比环磷酰胺高,而远期无致癌作用。主张小剂量静脉滴注,口服 60％吸收,但口服片剂方便、安全。每日给药可导致明显的骨髓抑制和毒性作用,故多采用每周 1 次治疗。常用剂量为每周 7.5～15 mg,个别重症患者可以酌情加大剂量。常见的不良反应有恶心、口炎、腹泻、脱发、皮疹,少数出现骨髓抑制、听力损害和肺间质病变,也可引起流产、畸胎和影响生育能力。服药期间应定期检查血常规和肝功能。

(2)柳氮磺吡啶(Sulfasalazine,SSZ):SSZ 治疗 RA 的确切机制尚不十分清楚,但大多系列临床观察证实 SSZ 能减轻关节局部炎症和晨僵,可使血沉和 C 反应蛋白下降,其作用和金制剂、羟氯喹及青霉胺相似,但 SSZ 的毒性相对稍小,起效也较快。故对于应用其他改变病情药物无效或因不良反应不能坚持治疗者,可考虑用 SSZ 治疗。一般服用 4～8 周后起效,从小剂量逐渐加量有助于减少不良反应。使用方法:从 250～500 mg/d 开始,之后每周增加 500 mg,直至 2.0 g/d。若疗效不明显,可增至 3.0 g/d,如 4 个月内无明显疗效,应改变治疗方案。其主要不良反应有恶心、呕吐、厌食、消化不良、腹痛、腹泻、皮疹、无症状性氨基转移酶增高和可逆性精子减少,偶有白细胞、血小板减少,对磺胺过敏者禁用。服药期间应定期检查血常规和肝功能。

(3)来氟米特(Leflunomide,LEF):是一种新型免疫抑制剂,与其他 SAARDs 相比起效较快,严重不良反应相对少见。治疗剂量为 10～20 mg/d。其主要不良反应有腹泻、瘙痒、高血压、肝酶增高、皮疹、脱发和一过性白细胞下降等。因致畸作用,故孕妇禁服。由于来氟米特和 MTX 两种药是通过不同环节抑制细胞增生的,故二者合用有协同作用。服药期间应定期检查血常规和肝功能。

(4)抗疟药(Antimalarials):这类药物抑制 RA 滑膜破坏的作用肯定,临床上常与甲氨蝶呤、柳氮磺吡啶及金制剂合用。常用的有氯喹(250 mg/片)和羟氯喹(100 mg/片)两种。该药起效慢,服用后 3～4 个月疗效达高峰,至少连服 6 个月后才宣布无效,有效后可减量维持。用法为:氯喹 250 mg/d,羟氯喹 200～400 mg/d。本药有蓄积作用,易沉淀于视网膜的色素上皮细胞,引起视网膜变性而致失明,服药半年左右应检查眼底。另外,为防止心肌损害,用药前后应检查心电图,有窦房结功能不全、心率缓慢、传导阻滞等心脏病患者应禁用。其他不良反应有头晕、头痛、皮疹、瘙痒和耳鸣等。

(5)青霉胺(D-Penicillamine,DP):可使 RF 所含的二硫键解聚,抑制胶原纤维的交链,从而发挥免疫抑制和阻止关节破坏作用。宜从小剂量开始治疗,缓慢加量至 250～500 mg/d;见效后可逐渐减至维持量 125～250 mg/d。青霉胺不良反应较多,长期大剂量应用可出现肾损害(包括蛋白尿、血尿、肾病综合征)和骨髓抑制等,若及时停药多数能恢复。其他不良反应有恶心、呕吐、厌食、皮疹、口腔溃疡、嗅觉丧失、淋巴结肿大、关节痛,偶可引起自身免疫性疾病,如重症肌无力、多发性肌炎、系统性红斑狼疮及天疱疮等。治疗期间应定期检查血、尿常规和肝肾功能。

(6)金制剂(Gold salt):作用机制尚不清楚,有研究发现能抑制免疫球蛋白的生成,抑制抗原诱导的炎症反应。金制剂有注射金和口服金两种。注射金常用的有硫代苹果酸金钠(Aurothiomalate)、硫代葡萄糖金和放射性胶体金(可做关节腔内注射)。口服金制剂金诺芬(Auranofm)商品名为瑞得(Ridaura),一般初始剂量为 3 mg/d,2 周后增至 6 mg/d 维持治疗。常见的不良反应有腹泻、瘙痒、皮炎、舌炎和口炎,其他有肝、肾损伤和白细胞减少、嗜酸性粒细胞增多、血小板减少或全血细胞减少、再生障碍性贫血;还可出现外周神经炎和脑病。为避免不良反应,应定期检查血、尿常规及肝、肾功能。孕妇、哺乳期妇女不宜使用。

(7)硫唑嘌呤(Azathioprine,AZA):口服后 50% 吸收。常用剂量为 1～2 mg/(kg·d),一般为 100 mg/d,维持量为 50 mg/d。不良反应有脱发、皮疹、骨髓抑制(包括血小板减少、贫血),胃肠反应有恶心、呕吐,可有肝损害、胰腺炎,对精子、卵子有一定损伤而出现致畸,长期应用致癌。服药期间应定期检查血常规和肝功能。

3.糖皮质激素

糖皮质激素被称为三线药物,能迅速减轻关节疼痛、肿胀,在关节炎急性发作或伴有心、肺、眼和神经系统等器官受累的重症患者,可给予短效激素,其剂量依病情严重程度而调整。小剂量糖皮质激素(泼尼松 10 mg/d 或等效其他激素)可缓解多数患者的症状,并作为 SAARDs 起效前的"桥梁"作用、或 NSAIDs 疗效不满意时的短期措施,必须纠正单用激素治疗 RA 的倾向,用激素时应同时服用 SAARDs。激素治疗 RA 的原则是:不需用大剂量时,则用小剂量;能短期使用者,不长期使用;在治疗过程中,注意补充钙剂和维生素 D,以防止骨质疏松。

4.植物药制剂

(1)雷公藤:具有消炎解毒、祛风湿功效。对轻、中度患者治疗效果较好。治疗剂量 30～60 mg/d,分 3 次饭后口服。其主要不良反应包括皮疹、口炎、血细胞减低、腹泻等,经减量或对症处理后消失。雷公藤对男女生殖系统有影响,育龄妇女服药后出现月经紊乱、闭经,男性患者精子数目减少和活性降低,引起不育,故对未婚男女慎用本药。

(2)青藤碱:青藤碱每片 20 mg,1～4 片/次,3 次/天,饭前口服。其常见不良反应有皮肤瘙痒、皮疹等过敏反应,少数患者出现白细胞减少。

(3)白芍总苷:常用剂量为每次 600 mg,2～3 次/天。其不良反应少,可见大便次数增多、轻度腹痛、食欲缺乏等。

(三)物理治疗

热疗用于止痛和使肌肉松弛,一般以辐射热和温热最好,热水浴、石蜡浴、中药熏蒸可减轻晨僵症状。局部肿胀、压痛明显者,可用超激光照射治疗。

(四)注射疗法和针刀疗法

对于局部症状突出、肿胀、压痛明显者,可对关节周围痛点(肌肉起止点、韧带、腱鞘、滑膜、骨膜等)进行注射治疗,往往能迅速缓解症状,而且不良反应少,操作简便,风险小。对关节内类固醇注射,则应严格掌握适应证,防止出现关节内感染等并发症。关节内皮质类固醇注射治疗急性突发性滑膜炎有效,其应用常可使疼痛和肿胀快速缓解,但缓解持续时间差异很大,如果不经常应用危险性很低,长期应用可引起进行性关节退化,显然关节损害的风险与药物应用的次数有关,而不是与所用药物有关,因此,关节内皮质类固醇应该仅用于那些注射后疼痛长期基本缓解的患者。

皮质类固醇关节内注射治疗少数关节滑膜炎的突发,注射频度不大于每4～6 个月一次,关节破坏的风险很小。注射前应先抽吸,如果关节积液不抽去,皮质类固醇结晶可被滑膜液隔离而不能到达炎症部位。

注射过程避免关节过分肿胀非常重要,因为过高的压力将导致药物外渗进入皮下组织,增加脂肪萎缩的危险。可根据病情应用针刀松解关节周围粘连组织,以改善关节功能,减少强直和畸形产生。

(五)手术治疗

RA 经长期药物治疗后效果不满意,可采用滑膜切除术、关节清理术。有条件者可在关节镜检查确诊后,同时做滑膜切除术或关节清理术,以阻断关节病变的恶性循环。对于晚期关节畸形患者,功能受到影响,可手术矫正畸形或置换人工关节等。

(六)心理治疗

关节疼痛、害怕残疾,或已经面对残疾、生活不能自理、经济损失、家庭朋友等关系改变、社交娱乐活动的停止等因素,不可避免地给 RA 患者带来精神压力;他们渴望治疗、却又担心药物不良反应或对药物实际作用效果信心不足,这又加重了患者的心理负担。医务人员要深入了解患者心理,用临床中治疗成功的实例来说服、开导患者,解除患者疑虑,疏泄其内心的烦恼和苦闷,树立其战胜疾病的信心。要给患者说明本病具有病程长且易反复发作的特点,同时也要让患者认识到,社会在进步,医学在发展,只要医患者密切配合,一定会获得更好的治疗效果。

(七)其他治疗

生物制剂如抗肿瘤坏死因子(TNF)-α、干细胞移植等新疗法已开始用于 RA 的治疗,其确切疗效和不良反应还待更多病例的长期观察随访。

七、治疗策略及预后

在目前 RA 尚不能被根治的情况下,防止关节破坏,保护关节功能,最大限度地提高患者的生活质量,是我们的最高目标,因此,治疗时机非常重要。早期积极合理使用 SSARDs 治疗是减少致残的关键。尽管 NSAIDs 和糖皮质激素可以减轻症状,但关节炎症和破坏仍可发生或进展。现有的 SSARDs 有可能减轻或防止关节破坏的作用。治疗类风湿关节炎的原则是迅速给予 NSAIDs 缓解疼痛和炎症,尽早使用 SSARDs,以减少或延缓骨破坏。药物的选择要符合安全、有效、经济和简便的原则。对局部症状突出者,应在全身用药的基础上,同时运用物理治疗或局部注射糖皮质激素治疗,这样可迅速有效地缓解症状,使患者树立对治疗的信心。

RA 患者一经诊断即开始 SSARDs 治疗。推荐首选常用的如 MTX、SSZ、羟氯喹,视病情可单用也可采用两种以上的 SSARDs 治疗。一般对单用一种 SSARDs 疗效不好,或进展性、预后不良和难治性类风湿关节炎患者,可采用机制不同的 SSARDs 联合治疗。联合用药时,可适当减少其中每种药物的剂量。为避免药物不良反应,用药过程中应严密观察血、尿常规及肝功能,并随时调整剂量。

对所有患者都应监测病情的活动性。对早期、急性期或病情持续活动的患者应当密切随访,直至病情控制。处于缓解期的患者可以每半年随访一次,同时,根据治疗药物的要求定期检查相应指标。

应该明确,经治疗症状缓解,不等于疾病根治,近期有效不等于远期有效。SSARDs 可以延缓病情发展,但亦不能治愈 RA。基于这一点,为防止病情发展,原则上不停药,但也可依据病情逐渐减量维持治疗,直至最终停用。

大多数 RA 患者病程迁延,患病 2~3 年内的致残率较高,若不及早合理治疗,3 年内关节破坏达 70%。积极、正确的治疗可使 80% 以上的 RA 患者病情缓解,只有少数最终致残。

目前尚无准确预测预后的指标,通常认为,男性比女性预后好;发病年龄晚者较发病年龄早者预后好;起病时关节受累多或有跖趾关节受累,或病程中累及关节数大于 20 个则预后差;

持续高滴度 RF 阳性，持续血沉增快，C 反应蛋白增高，血中嗜酸性粒细胞增多均提示预后差；有严重全身症状和关节外表现者预后不良；短期激素治疗症状难以控制或激素剂量不能减至 10 mg/d 以下者预后差。

第三节　强直性脊柱炎

强直性脊柱炎(ankylosing spondylitis，AS)是以中轴关节慢性炎症为主的疾病，病变主要累及骶髂关节和脊柱，骶髂关节炎是本病的标志。常见症状为腰背、臀区疼痛及僵硬，活动后可缓解；晚期可发生脊柱强直、畸形以至于严重功能障碍。严重的髋关节受累是引起患者残疾的重要因素。本病一般类风湿因子阴性，故与赖特综合征(Reiter syndrom，RS)、银屑病关节炎(psoriatic arthritis，PsA)、反应性关节炎(reactive arthritis，ReA)、炎性肠病关节炎等统称为血清阴性脊柱关节病(spondyloanthropathy，SpA)。

AS 的患病率在各国报道不一，美国的调查报告为 0. 13% ～ 0. 22%，日本为 0. 05%～0. 2%，我国患病率初步调查为 0. 26%。以往认为本病男性多见，男女之比为 10. 6：1，现报告男女之比为 5：1，男女发病比例的差异可能是由于女性发病较缓慢及病情较轻，很多女性患者未能诊断出来的缘故。

一、病因与病理

AS 的病因至今未明。从流行病学调查发现，基因和环境因素在本病的发病中发挥作用。已证实 AS 的发病和 HLA-B$_{27}$密切相关，并有明显家族发病倾向。正常人群的 HLA-B$_{27}$阳性率因种族和地区的不同差别很大，如欧洲的白种人为 4%～13%，我国为 2%～7%，而我国 AS 患者的 HLA-B$_{27}$阳性率达 91%。另有资料显示，AS 的患病率在普通人群为 0. 1%，在 AS 患者的家系中为 4%，在 HLA-B$_{27}$阳性的 AS 患者的一级亲属中高达 11%～25%，这提示 HLA-B$_{27}$阳性者或有 AS 家族史者患 AS 的危险性增加。但是，大约 80% 的 HLA-B$_{27}$阳性者并不发生 AS，而大约 10% 的 AS 患者为 HLA-B$_{27}$阴性，这提示还有其他因素参与发病，如肠道细菌及肠道炎症。

AS 的病理性标志和早期表现之一为骶髂关节炎。脊柱受累到晚期的典型表现为竹节状脊柱。外周关节的滑膜炎在组织学上与 RA 难以区别。肌腱末端病为本病的特征之一。因主动脉根部局灶性中层坏死可引起主动脉环状扩张，以及主动脉瓣膜尖缩短变厚，从而导致主动脉瓣膜关闭不全。

二、临床表现

本病发病年龄通常在 13～31 岁，30 岁以后及 8 岁以前发病者少见。本病发病缓慢，开始腰背部或腰骶部不适或疼痛，有时可放射至髂嵴或大腿后侧，疼痛可因咳嗽、打喷嚏或其他牵扯腰背部的动作而加重。清晨或久坐、久站后腰背部疼痛加重并伴僵硬感，活动后疼痛和僵硬可缓解。疾病早期疼痛多在一侧呈间断性，数月后疼痛多在双侧呈持续性，以后随病情进展可出现胸或颈椎疼痛，进行性脊柱活动受限甚至畸形。

AS 患者全身症状一般较轻,少数有发热、疲倦、消瘦、贫血等。虹膜炎或虹膜睫状体炎见于 1/4 的患者,部分可先于 AS 关节症状出现,单侧或双侧交替发生,一般可自行缓解,反复发作可致视力障碍。主动脉瓣关闭不全、二尖瓣关闭不全、心房扩大及传导阻滞见于 3.5%~10% 的患者。1/4 患者有慢性中耳炎改变;由于骨折导致脊髓压迫可出现相应的神经症状;慢性进行性马尾综合征为 AS 后期罕见而重要的并发症,表现为尿道、肛门括约肌功能不全,小腿或臀部痛觉消失,逐渐发展为尿、大便失禁、阳痿,其发生原因未明。极少数患者出现肺上叶纤维化,有时伴空洞形成而被认为结核。AS 可并发 IgA 肾病和淀粉样变性。

三、辅助检查

1.实验室检查

血白细胞计数正常或升高,淋巴细胞比例稍高。少数患者可有轻度贫血,血沉可增快,但与疾病活动的相关性不大,而 C 反应蛋白增高则较有意义。血清清蛋白减少,α_1 和 γ 球蛋白增加,血清免疫球蛋白 IgG、IgA 和 IgM 可增加,血清补体 C_3 和 C_4 常增加。大约 50% 患者的碱性磷酸酶升高,血清肌酸磷酸激酶也常升高。血清类风湿因子阴性。虽然 AS 患者 HLA-B_{27} 阳性率达 90% 左右,但无诊断特异性,因为正常人也有 HLA-B_{27} 阳性。HLA-B_{27} 阴性患者只要临床表现和影像学检查符合诊断标准,也不能排除 AS 可能。

2.影像学检查

(1)X 线检查:X 线检查对 AS 的诊断有极为重要的意义,AS 最早的变化发生在骶髂关节,其早期 X 线表现为骶髂关节炎,病变一般在骶髂关节的中下部开始,为两侧性。开始多侵犯髂骨侧,进而侵犯骶骨侧,继而可侵犯整个关节,边缘呈锯齿状,软骨下可有骨硬化,骨质增生,关节间隙变窄。最后关节间隙消失,发生骨性强直。

(2)CT 检查:有利于发现骶髂关节轻微的变化,对于临床高度疑似、X 线片正常或不能确定,以及 X 线片显示 Ⅱ 级骶髂关节炎者,为进一步确诊,需进行 CT 检查。值得注意的是,对骶髂关节的正常变异,以及其他可能引起 CT 异常表现的临床情况应有足够认识。通常 40 岁以下患者典型的骶髂关节炎的 CT 表现包括:骶骨端软骨下骨硬化、单或双侧关节间隙<2 mm、软骨下骨侵蚀以及关节部分或完全强直等。30 岁以下的正常人,骶髂关节一般是对称的,而 30 岁以上有 77% 对称,40 岁以上则有 87% 对称。一些学者认为,30 岁以上的正常人,髂骨端不均一的硬化、关节间隙局限性狭窄,以及关节附近边界清楚、有清晰硬化边的小囊变都不应视为病变的表现。由于骶髂关节解剖学的上部是韧带,因韧带附着引起的影像学上的关节间隙不规则和增宽,可给判断带来困难。另外,年长者髂骨面边缘模糊、韧带部骨皮质尤其是骶骨面边缘常不规则,酷似侵蚀,应予注意。老年人骶髂关节骨关节炎的表现也易与骶髂关节炎相混淆。

(3)磁共振检查:MRI 对了解软骨病变优于 CT,但在判断骶髂关节炎时易出现假阳性结果,又因价格较贵,目前暂不作为常规检查项目。

四、诊断与鉴别诊断

1.诊断标准

近年来有不同标准,但现仍沿用 1966 年纽约标准、或 1984 年修订的纽约标准;而对一些暂时不符合上述标准者,可参考欧洲脊柱关节病研究组(European Spondyloarthropathy Study Group,ESSG)标准,符合者也可列入此类进行诊断和治疗,并随访观察。

2.鉴别诊断

(1)骶髂关节结核：常为单侧发病,以关节破坏为主,软骨下骨硬化不明显,数月内可有脓肿出现。患者多有原发病灶,血沉显著增高。

(2)髂骨致密性骨炎：本病多见于青年女性,其主要表现为慢性腰骶部疼痛和发僵。临床检查除腰部肌肉紧张外无其他异常。诊断主要依靠 X 线前后位平片,其典型表现为在髂骨沿低髂关节之中下 2/3 部位有明显的骨硬化区,呈三角形者尖端向上,密度均匀,不侵犯骶髂关节面,无关节狭窄或糜烂,故不同于 AS。

(3)其他血清阴性脊柱关节病：AS 是血清阴性脊柱关节病的原型,在诊断时必须与骶髂关节炎相关的其他脊柱关节病,如银屑病关节炎、肠病性关节炎或赖特综合征相鉴别。

五、治疗

本病尚无根治方法,但是,大多数患者如能得到及时诊断及合理治疗,可以控制症状并改善预后。治疗的主要目的在于缓解症状、修复和改善病变组织;防止脊柱和髋关节的僵直畸形,最大限度保持关节功能,防止残疾。

1.患者教育

(1)教育患者和家属,使其了解疾病的性质、大致病程、可能采用的措施以及将来的预后,以增强其抗病的信心和耐心,取得他们的理解和密切配合。

(2)注意日常生活中的姿势,站立时应尽量保持挺胸、收腹和双眼平视前方的姿势,坐位也应保持胸部直立。应睡硬板床,多取仰卧位,避免促进屈曲畸形的体位。枕头要低,一旦出现上胸或颈椎受累应停用枕头。

(3)劝导患者要谨慎而不间断地进行体育锻炼,并要减少或避免引起持续性疼痛的体力活动。定期测量身高,保持身高记录是防止不易发现的早期脊柱弯曲的一个良好措施。

(4)保持乐观情绪,清除紧张、焦虑、抑郁和恐惧的心理;戒烟酒;按时作息。

(5)了解药物的作用和不良反应,学会自行调整药物剂量及处理药物的不良反应,以利于配合治疗,取得更好的效果。

2.体育疗法

体育疗法对各种慢性疾病均有好处,对 AS 更为重要,可保持脊柱的生理弯曲,防止畸形;保持胸部活动度,维持正常的呼吸功能;保持骨密度和强度,防止骨质疏松和肢体肌肉萎缩等。具体包括以下三种类型的运动。

(1)维持胸部活动度的运动：如深呼吸、扩胸运动等。

(2)保持脊柱灵活性的运动：如颈、腰各个方向的运动,转动等。

(3)肢体运动：种类繁多,如散步、俯卧撑、下肢前屈后伸和游泳等。游泳既有利于四肢运动,又有利于增加肺功能和使脊柱保持生理曲度,是 AS 最适合的全身运动。

患者可根据个人情况采用适当的运动方式和运动量,开始运动时可能出现肌肉关节酸痛或不适,但运动后经短时间休息即可恢复。若新的疼痛持续 2 h 以上不能恢复,则表明运动过度,应适当减少运动量或调整运动方式。

3.物理治疗

物理疗法可消除局部炎症,增加局部血液循环,使肌肉放松,减轻压痛,有利于关节活动,保持正常功能,防止畸形。一般可用热疗,如热水浴、温泉或矿泉浴、药浴等,亦可采用超激光治疗。

4.药物治疗

(1)非甾体类抗感染药(NSAIDs):NSAIDs 可迅速改善患者腰背部疼痛和发僵,减轻关节肿胀和疼痛及增加活动范围,无论是早期还是晚期,AS 患者的症状治疗都是首选的。NSAIDs 种类繁多,但对 AS 的疗效相当。

吲哚美辛对 AS 的疗效尤为显著,但不良反应较多。如患者年轻,又无胃、肠、肝、肾及其他器官疾病或其他禁忌证,吲哚美辛可作为首选药物,但宜采用缓释制剂。用法:吲哚美辛每次 25 mg,3 次/天,或意施丁(吲哚美辛缓释片)每次 25 mg,2 次/天,饭后服。夜间痛或晨僵显著者,晚上睡前用吲哚美辛栓剂 50 mg 或 100 mg,塞入肛门内,可获得明显改善。其他可选用的药物如阿西美辛每次 90 mg,1 次/天;双氯芬酸,75~150 mg/d;萘丁美酮每次 1 000 mg,每晚 1 次;美洛昔康每次 15 mg,1 次/天。近年来 2 个特异性 COX-2 抑制剂也用于治疗本病,罗非昔布(万络)因可增加心血管事件的发生率而退市。国内仍在应用的此类药物为塞来昔布(西乐葆)每次 200 mg,1~2 次/天。

(2)柳氮磺吡啶:可改善 AS 的关节疼痛、肿胀和发僵,并可降低血清 IgA 水平及其他实验室活动性指标,特别适用于改善 AS 患者的外周关节炎,并对本病并发的前色素膜炎有预防复发和减轻病变的作用,而对 AS 的中轴关节病变的治疗作用及改善疾病预后的作用尚缺乏证据。不过,目前国内临床上,一般都对诊断为 AS 的患者不论病期早晚,也不论是否有外周关节炎,都较普遍地采用柳氮磺吡啶治疗。但对于那些脊柱已发生竹节样变,又无外周关节炎表现的患者,用柳氮磺吡啶效果不佳。

临床通常推荐用量为 2.0 g/d,分 2~3 次服。剂量增至 3.0 g/d,疗效虽可增加,但不良反应也明显增多。本品起效较慢,通常在用药后 4~6 周,为了增加患者的耐受性,一般以每次 0.25 g,3 次/天开始,以后每周递增 0.25 g,直至每次 1.0 g,2 次/天,或根据病情或患者对治疗的反应调整剂量和疗程,维持 1~3 年。

为了弥补柳氮磺吡啶起效慢及抗炎作用欠强的缺点,通常选用一种起效快的 NSAIDs 与其并用,当临床症状完全控制后可先撤除 NSAIDs。

(3)甲氨蝶呤(MTX):活动性 AS 患者经柳氮磺吡啶和非甾体类抗炎药治疗无效时,可采用 MTX。本药仅对外周关节炎、腰背痛、发僵及虹膜炎等表现,以及 ESR 和 CRP 水平有改善作用,而对中轴关节的放射线病变无改善证据,通常以 MTX 7.5~15 mg,口服或静脉注射,每周 1 次,个别重症者可酌情增加剂量,疗程为 0.5~4 年不等。同时,可并用 1 种 NSAIDs。

(4)雷公藤多苷:雷公藤制剂为我国疗效肯定的独特的抗风湿药。近年来国内用以治疗 AS 也取得了疗效。可用雷公藤多苷每次 20 mg,3 次/天口服,病情控制后改为每次 10 mg,3 次/天维持。

(5)糖皮质激素:一般很少需要全身使用糖皮质激素,但可用糖皮质激素局部注射治疗。

5.注射疗法及针刀疗法

对 AS 患者可在脊柱小关节、脊间韧带等处注射类固醇激素复合液后,应用针刀松解棘间韧带,切开关节囊,并行按压手法矫治,以增加关节活动度,改善关节功能。对其他治疗不能控制的下背痛,可行骶髂关节注射治疗。对本病伴发的长期单关节(如膝)积液,可在抽吸积液后,行长效皮质激素关节腔注射,疗效显著。近年来,疼痛临床医师将低浓度臭氧用于病变脊柱小关节、棘间韧带、外周关节腔及肌肉附着点注射亦取得了较好疗效。

六、外科手术治疗

骶关节受累引起的关节间隙狭窄、强直和畸形是 AS 致残的主要原因。人工全髋关节置换可使绝大多数患者的关节痛得到控制,部分患者的功能恢复正常或接近正常,置入关节的寿命达 10 年以上。

七、预后

血清阴性脊椎关节病的预后要比类风湿关节炎好。AS 在临床上表现的轻重程度差异较大,有的患者病情反复持续进展,有的患者长期处于相对静止状态,可以正常工作和生活。但是,发病年龄较小,髋关节受累较早,反复发作虹膜睫状体炎和继发性淀粉样变,诊断延迟、治疗不及时和不合理,以及不坚持长期功能锻炼者预后差。

参 考 文 献

[1] 姚尚龙,王国林.麻醉学[M].北京:人民卫生出版社,2012.

[2] 谭冠先.疼痛诊疗学[M].3版.北京:人民卫生出版社,2011.

[3] 刘进,左云霞.麻醉与危重医学[M].北京:人民卫生出版社,2008.

[4] 邓小明.现代麻醉学[M].4版.北京:人民卫生出版社,2014.

[5] 姚尚龙.新编高危患者麻醉技术[M].北京:人民卫生出版社,2012.

[6] 王世泉,王明山.麻醉意外[M].北京:人民卫生出版社,2010.

[7] 赵继军.疼痛护理学[M].2版.北京:人民军医出版社,2010.

[8] 黄宇光.麻醉科诊疗常规[M].北京:人民卫生出版社.2012.

[9] 成战鹰.诊断学基础[M].北京:人民卫生出版社,2012.

[10] 葛均波,徐永健.内科学[M].8版.北京:人民卫生出版社,2014.

[11] 曾因明.麻醉学[M].2版.北京:人民卫生出版社,2008

[12] 成守珍,张振路.临床专科护理技术操作规程[M].广州:广东科技出版社,2008.

[13] 徐康清,冯霞.手术期麻醉药物治疗学[M].北京:人民卫生出版社,2009.

[14] 陈新嫌,金有豫,汤光.新编药物学[M].16版.北京:人民卫生出版社,2007.

[15] 马武华,古妙宁.围麻醉期风险与处理[M].北京:人民卫生出版社,2008.